多発性嚢胞腎の全て

[監修]
東原英二 杏林大学病院院長・泌尿器科教授

インターメディカ

多発性嚢胞腎治療の進展を願って

　本書は2001年に出版された「多発性嚢胞腎」（小出輝・東原英二編集、南山堂）の跡を継ぐものである。多発性嚢胞腎研究の進歩はすさまじく、治療も視野に入ってきたといえる。本書は、第49回日本腎臓学会学術総会（2006年6月14～16日、東京、京王プラザホテル）の記念として出版した。

　多発性嚢胞腎研究に画期的展開をもたらしたのは、Reeders氏の発表「ADPKD遺伝子は第16番染色体短腕α-globin近傍に位置する」(Nature,1985)であった。第10回国際腎臓学会(London,1987)でのシンポジウム"Acquired and congenital cystic disease of the kidney"で、私はMedullary Sponge Kidneyで発表する機会を得たが、同じ壇上でまだ若いReeders氏がADPKDの遺伝子部位について講演をした。その3年後、第11回国際腎臓学会（東京、1990）において、参加者でいっぱいになったPlenary sessionでReeders氏が講演を行い、私の恩師Seldin先生が「これが今後の腎臓学の向かうべき方向である」と絶賛されたことが印象的であった。しかし、PKD1遺伝子の配列を決定したのはHarris氏らのEuropean Polycystic Kidney Disease Consortiumであった（Cell,1994）。それ以降、PKD2遺伝子配列も解明され（望月俊雄先生、1996）、嚢胞は尿細管細胞の繊毛と関係していることがわかるなど、分子生物学的手法を用いた研究は大きく進展している。

　一方、Kansas大学のGrantham先生は1970年代初めの頃まではmicropuncture法を用いた腎臓生理学の研究をされていた。micropunctureで腎臓生理学の研究がしたくてTexas大学（Dallas）に私が留学した1976年には、Grantham先生の仕事はその世界で有名であった。その頃よりADPKD研究に移られ、1975年には

Macropuncture study of human adult polycystic renal diseaseという演題で発表されている。当時はすでにmicropuncture法は下火になっており、microperfusion法が隆盛を極めていた。この潮流から離れてGrantham先生はADPKD研究を独自の方法で始められ、cyclic AMPが囊胞を増大させるという研究結果を1980年代後半より発表されている。Grantham先生の教室からその後も続いて発表された研究成果が、多発性囊胞腎の治療にまでつながっていることを思えば、Grantham先生の功績は大きいといえる。

　日本人研究者も多数ADPKDの研究に携わり、世界的研究成果をあげている。1990年からADPKD研究をテーマとして取り上げてきた厚生労働省特定疾患進行性腎障害調査研究班、1993年から始まった囊胞性腎疾患研究会、1997年から行っている公開講座、はいずれも現在まで続いており、研究の進展や、患者の疾患理解などに貢献してきている。

　第49回日本腎臓学会学術総会を記念して、本書を刊行することができたのは望外の喜びである。多忙な中、執筆に快く協力された方々に御礼申し上げるとともに、多発性囊胞腎研究と治療が進展することを心より願って前文とする。

2006年6月

第49回日本腎臓学会学術総会
会長　東原英二
(杏林大学病院院長・泌尿器科教授)

執筆者一覧

[監修]

東原　英二　　杏林大学病院院長・泌尿器科教授

[執筆者]（掲載順）

東原　英二　　杏林大学医学部泌尿器科学教室教授

中西　浩一　　和歌山県立医科大学小児科学講師

吉川　徳茂　　和歌山県立医科大学小児科学教授

望月　俊雄　　北海道大学大学院医学研究科病態内科学講座・第二内科講師

清水　淑子　　杏林大学保健学部臨床遺伝学教室教授

溝口　満子　　東海大学健康科学部看護学科教授

花岡　一成　　東京慈恵会医科大学腎臓・高血圧内科助手

長尾　静子　　藤田保健衛生大学疾患モデル教育研究センター助教授

西井　一宏　　藤田保健衛生大学疾患モデル教育研究センター助手

高橋　久英　　藤田保健衛生大学疾患モデル教育研究センター教授

堀江　重郎　　帝京大学医学部泌尿器科学講座教授

土谷　　健　　東京女子医科大学第四内科講師

山口太美雄　　Univ. of Kansas Medical Center Kidney Institute研究助教授

中村　　司　　新松戸中央総合病院腎臓内科部長腎透析センター長

小出　　輝　　順天堂大学名誉教授・江東病院理事長

香村　衡一　　独立行政法人国立病院機構千葉東病院泌尿器科医長

奴田原紀久雄　杏林大学医学部泌尿器科学教室教授

塩川　芳昭　　杏林大学医学部脳神経外科学教授

乳原　善文	虎の門病院腎センター内科医長	
星野　純一	虎の門病院腎センター内科	
高市　憲明	虎の門病院腎センター内科部長	
荒井　純子	東京女子医科大学第四内科講師	
田邉　一成	東京女子医科大学泌尿器科学助教授	
稲冨　　淳	東京大学医学部附属病院小児科助手	
五十嵐　隆	東京大学大学院医学系研究科小児医学講座教授	
執印　太郎	高知大学医学部腎泌尿器制御学教授	
山崎　一郎	高知大学医学部腎泌尿器制御学助手	
蘆田　真吾	高知大学医学部腎泌尿器制御学助手	
石川　　勲	金沢医科大学腎機能治療学（腎臓内科学）教授	
佐藤　光博	仙台社会保険病院腎センター医長	
林　　紀子	PKDの会事務局長	
程内　栄子	多発性嚢胞腎財団日本支部事務局代表	
森　　豊樹	大塚製薬株式会社薬効開拓研究所所長	
中村　茂樹	大塚製薬株式会社薬効開拓研究所	
藤木　浩之	大塚製薬株式会社薬効開拓研究所	
山村　由孝	大塚製薬株式会社新薬開発本部	
出口　恭平	大塚製薬株式会社新薬開発本部	
佐藤　　修	大塚製薬株式会社新薬開発本部	

多発性嚢胞腎治療の進展を願って .... 東原英二　2

I 多発性嚢胞腎の基礎
●疫学

1. 多発性嚢胞腎の疫学 .... 東原英二　16
   1) 剖検上の頻度
   2) 臨床的・あるいは生存者を対象とした罹患率(Prevalence)
   3) 患者発生率(Incidence)
   4) 国民人口・透析患者に占める多発性嚢胞腎の割合
   5) 多発性嚢胞腎透析患者の死亡原因
   6) 剖検結果と臨床上の患者頻度の差について
2. ARPKDの疫学 .... 中西浩一・吉川徳茂　22

●常染色体優性多発性嚢胞腎遺伝子

1. PKD1
   1) 遺伝子の構造と決定までの歴史 .... 望月俊雄　24
   2) 変異の検出 .... 清水淑子　26
   3) 変異の特徴 .... 清水淑子　27
   4) 遺伝子変異と表現型の関係 .... 望月俊雄　28
   5) PKD1近傍遺伝子TSC2との関連 .... 望月俊雄　29
2. PKD2
   1) 遺伝子の構造 .... 望月俊雄　32
   2) 変異の検出 .... 清水淑子　32
   3) 変異の特徴 .... 清水淑子　32
   4) 遺伝子変異と表現型の関係 .... 望月俊雄　33
3. non-PKD1、non-PKD2 .... 望月俊雄　35
   1) non-PKD1、non-PKD2：PKD3に対する考え方
   2) PKD1、PKD2の表現型の違い
4. 日本人における遺伝子型 .... 溝口満子　37
5. PKD2類似遺伝子 .... 花岡一成　39
6. 動物のPKD遺伝子変異 .... 長尾静子・西井一宏・高橋久英　40
   はじめに
   1) PKD遺伝性自然発症突然変異動物の特徴
   2) PKD遺伝子操作動物の特徴

- **7. 遺伝子診断** .... 清水淑子 48
    - 1）遺伝様式と遺伝学的機序
    - 2）遺伝学をふまえた臨床診断
    - 3）遺伝子診断の実際
    - 4）遺伝子治療の展望

●PKD蛋白（polycystin）

- **1. polycystin 1（PKD1蛋白）** .... 望月俊雄 51
    - 1）全体的構造と発現
    - 2）細胞外構造と予測される機能
    - 3）細胞膜貫通部位
    - 4）細胞内構造と機能
    - 5）PC1その他の知見
    - 6）polycystinファミリー
- **2. polycystin 2（PKD2蛋白）** .... 花岡一成 66
    - 1）全体的構造・分布と発現
    - 2）細胞膜貫通部位
    - 3）polycystin 2 類似蛋白
    - 4）細胞内構造と機能
- **3. PKD1蛋白とPKD2蛋白の相互関連** .... 花岡一成 73
- **4. 修飾因子** .... 堀江重郎 77
    - はじめに
    - 1）疾患遺伝子に原因する問題
    - 2）修飾因子の候補

●嚢胞形成の機序

- **1. 遺伝学的嚢胞形成機序** .... 望月俊雄 89
    - はじめに
    - 1）ツーヒット説　（two-hit theory）
    - 2）ハプロ不全　（haplo-insufficiency）
    - 3）遺伝子量減少効果（gene-dosage-reduction effect）
    - 4）過剰発現（over-expression）
    - 5）TSC2遺伝子の喪失によるPC1の不活化
    - まとめ
- **2. 腎臓尿細管形成におけるPKD蛋白（tubulogenesis）** .... 望月俊雄 103
    - 1）管腔形成

2）MDCK 細胞における中空（hollowing）形成
3）C. elegans における腎尿細管の拡張を制限する apical and luminal 蛋白
4）尿細管形成における PC1 ならびに PC2 の役割
5）尿細管形成と細胞分裂

3. cilia　　　　　　　　　　　　　　　　　　　　　　　　　　土谷 健 111
1）cilia と IFT（intraflagellar transport）
2）cilia と PKD 蛋白：mechanosensor
3）cilia 関連蛋白異常と囊胞性腎疾患
今後の展開

4. 囊胞形成と細胞増殖　　　　　　　　　　　　　　　　　　　　山口太美雄 120
はじめに
1）Ca^{2+} チャネルとサイクリック AMP
2）上皮成長因子（EGF）と EGF 受容体（EGF-R）
3）JAK-STAT 刺激伝達系と細胞周期
4）細胞接着因子 β-catenin 等の関与
5）プロトオンコジーンの発現とアポトーシスの関与
6）血管新生（angiogenesis）

5. 囊胞形成と溶液転送異常　　　　　　　　　　　　　　　　　　花岡一成 127
1）cAMP と CFTR
2）CFTR と ADPKD
3）ADPKD における細胞増殖
4）細胞極性と溶液転送異常
5）cystic fibrosis と ADPKD

6. 囊胞形成その他の要素　　　　　　　　　　　　　　　　中村 司・小出 輝 132
1）細胞外マトリックスの異常
2）炎症
3）エンドセリン
4）oxidant stress
5）カリクレイン-キニン系
6）exocyst

●常染色体劣性多発性囊胞腎

1. ARPKD の原因遺伝子　　　　　　　　　　　　　　　　中西浩一・吉川徳茂 139
1）PKHD1 遺伝子
2）PKHD1 遺伝子異常
3）ARPKD 動物モデル

4）ARPKD蛋白の機能

II 多発性囊胞腎の臨床
●常染色体優性多発性囊胞腎

1. 診断 .... 香村衡一 150
    1）ADPKDの診断
    2）鑑別診断
2. 腎機能の予後 .... 堀江重郎 152
    1）腎機能予後因子
    2）腎容積
3. 高血圧 .... 奴田原紀久雄 155
    1）高血圧の特徴
    2）高血圧の発症機序
    3）ADPKDに伴う高血圧の治療
4. 多発性囊胞腎と頭蓋内血管障害 .... 東原英二 160
    はじめに
    1）多発性囊胞腎における血管障害
    2）多発性囊胞腎と頭蓋内出血、頭蓋内動脈瘤、頭蓋内囊胞
    3）その他の頭蓋内疾患：arachnoid cyst（くも膜囊胞）とarterial dolichoectasia
5. 頭蓋内動脈瘤の治療 .... 塩川芳昭 172
    はじめに
    1）未破裂脳動脈瘤の治療適応
    2）脳動脈瘤の治療選択
    おわりに
6. 腹部膨満と肝囊胞
    1）腹部膨満の治療
        （1）腎動脈塞栓術 .... 乳原善文 176
        （2）その他の治療 .... 香村衡一 180
    2）多発性囊胞肝 .... 乳原善文・星野純一・高市憲明 181
7. 心臓、大血管系の異常 .... 香村衡一 186
8. 感染 .... 香村衡一 188
    1）尿路感染症、肝胆道系感染症
    2）治療
9. 尿路結石 .... 奴田原紀久雄 190
    1）発生頻度

2）結石分析
　　3）発生機序
　　4）診断
　　5）治療
10. 疼痛 .... 奴田原紀久雄 193
　　1）疼痛の原因
　　2）疼痛の処置
11. その他の異常
　　1）膵臓の囊胞と総胆管拡張症 .... 香村衡一 195
　　2）腎、肝、膵以外の臓器の囊胞と男子不妊症 .... 香村衡一 195
　　3）大腸憩室と腹壁ヘルニア .... 香村衡一 196
　　4）血液系の異常 .... 香村衡一 196
　　5）肺動脈塞栓 .... 香村衡一 197
　　6）TSC2/PKD1 contiguous gene syndrome .... 東原英二 197
　　　（TSC2/PKD1隣接遺伝子症候群）
　　7）ADPKDに起きた、その他の疾患の合併報告 .... 東原英二 197

●常染色体劣性多発性囊胞腎

1. 臨床症状と予後 .... 中西浩一・吉川徳茂 202
　　1）ARPKDの診断基準
　　2）ARPKDの臨床所見
　　3）予後

Ⅲ 多発性囊胞腎の治療

1. 細胞（in vitro）レベルの実験と動物（in vivo）実験の結果 .... 東原英二 208
　　はじめに
　　1）バソプレシンV2受容体阻害薬（cAMP産生抑制による治療）
　　2）CFTR阻害薬（glibenclamide、niflumic acid）
　　3）大豆および魚油
　　4）epidermal growth factor receptor（EGFR）関連薬
　　5）caspase阻害薬
　　6）アルカリ
　　7）低蛋白食
　　8）protein kinase effectorsの阻害薬
　　9）pioglitazone

- 10) retinoids
- 11) 抗炎症薬
- 12) matrix metalloproteinasesの阻害薬 (batimastat)
- 13) c-myc antisense oligonucleotide
- 14) タキソール
- 15) 腎機能障害を起こすもの

2. 臨床試験結果　　　　　　　　　　　　　　　東原英二 222
- 1) long-acting somatostatin
- 2) simvastatin
- 3) 低蛋白食

3. 透析療法　　　　　　　　　　　　　　　　　荒井純子 225
はじめに
- 1) 維持透析患者数とその比率
- 2) 透析導入の時期
- 3) 透析の実際と注意点
- 4) 合併症
- 5) 予後

4. 腎移植　　　　　　　　　　　　　　　　　　田邉一成 233
はじめに
- 1) 移植前の検査
- 2) 腎移植における心血管系合併症の問題
- 3) 腎移植における消化器合併症
- 4) 腎移植と囊胞の感染、出血など
- 5) ADPKDに対する腎移植成績について

おわりに

IV 周辺の囊胞性腎疾患

1. ネフロン癆　　　　　　　　　　　　　　　稲冨 淳・五十嵐隆 238
2. 髄質囊胞腎　　　　　　　　　　　　　　　稲冨 淳・五十嵐隆 240
3. OFD 1型 (oral-facial-digital syndrome)　　稲冨 淳・五十嵐隆 241
4. 髄質囊胞性疾患　　　　　　　　　　　　　中西浩一・吉川徳茂 243
- 1) 概念
- 2) 疫学
- 3) 成因
- 4) 病理

5）診断
　　6）症状
　　7）治療

5. 糸球体嚢胞性腎 ……………………………………………………………… 中西浩一・吉川德茂 246
　　1）糸球体嚢胞性腎
　　2）家族性糸球体嚢胞性低形成腎

6. 結節性硬化症 …………………………………………………………………………… 高市憲明 248
　　はじめに
　　1）病因
　　2）臨床症状
　　3）皮膚症状
　　4）精神神経的特徴
　　5）腎病変
　　6）その他

7. von Hippel-Lindau病 ……………………………………………… 執印太郎・山崎一郎・蘆田真吾 250
　　はじめに
　　1）発症頻度、日本国内の家系数、遺伝形式
　　2）VHL病で発症する嚢胞と腫瘍
　　3）VHL病遺伝子の不活性化とそれに基づく細胞内蛋白の変化
　　おわりに

8. Bardet-Biedl症候群 ……………………………………………………………… 稲冨 淳・五十嵐隆 255
　　はじめに
　　1）主な症状・検査所見
　　2）経過
　　3）病因

9. 多嚢腎 ………………………………………………………………………………… 奴田原紀久雄 257
　　はじめに
　　1）症状
　　2）診断
　　3）合併症
　　4）治療

10. 多房性腎嚢胞（multilocular cyst） ………………………………………………… 奴田原紀久雄 261
　　1）定義
　　2）病因、症状
　　3）診断と治療

11. 髄質海綿腎（medullary sponge kidney） ………………………………………………… 東原英二 264

  1）病理学的所見と画像上の特徴
  2）用語の歴史
  3）遺伝・疫学・他の奇形との合併
  4）診断と鑑別診断
  5）臨床的特徴
  6）治療

12. 単純性腎嚢胞　　　　　　　　　　　　　　　　　　　　　　　香村衡一 279
  1）診断
  2）治療
  3）片側性腎嚢胞症
  4）常染色体優性単純性腎嚢胞

13. 腎洞性嚢胞と傍腎盂嚢胞、腎盂周囲嚢胞　　　　　　　　　　　香村衡一 282

14. 後天性嚢胞性腎疾患（多嚢胞化萎縮腎）　　　　　　　　　　　石川 勲 283
  1）多嚢胞化萎縮腎とは
  2）多嚢胞化萎縮腎の特徴
  3）多嚢胞化萎縮腎の診断と意義
  4）多発性嚢胞腎と多嚢胞化萎縮腎の鑑別
  5）多嚢胞化萎縮腎の発生機序
  6）多嚢胞化萎縮腎の治療

15. 腎杯憩室（腎盂性憩室）　　　　　　　　　　　　　　　　　　香村衡一 288

16. 片側性嚢胞性腎疾患　　　　　　　　　　　　　　　　　　　　佐藤光博 290

付録

付録1　常染色体優性多発性嚢胞腎診療ガイドライン（第2版）　　東原英二 294

付録2　厚生労働省特定疾患 進行性腎障害調査研究班
  　　における多発性嚢胞腎の研究の歴史　　　　　　　　　　東原英二 315

付録3　嚢胞性腎疾患研究会の歴史　　　　　　　　　　　　　　　東原英二 319

付録4　●患者の会の歴史
  1. PKDの会　　　　　　　　　　　　　　　　　　　　　　林 紀子 322
  2. 多発性嚢胞腎財団日本支部　　　　　　　　　　　　　　程内栄子 324
  　（PKDFCJ：Polycystic Kidney Disease Foundation Chapter of Japan）

付録5　生活上の注意　　　　　　　　　　　　　長尾静子・高橋久英・西井一宏 326

付録6　トルバプタンの開発の経緯
  　　　　　　　　森 豊樹・中村茂樹・藤木浩之・山村由孝・出口恭平・佐藤 修 330

I
多発性嚢胞腎の基礎

I　多発性嚢胞腎の基礎

● 疫学

1. 多発性嚢胞腎の疫学

1）剖検上の頻度

　Dalgaard[1]がまとめた、かなり古い文献の一覧表に、比較的最近の2文献を追加したものを**表1-1**に示す。病院における剖検では、多発性嚢胞腎患者は約350〜780人の患者に1人の割合で見いだされている。

　古い文献では、片側の多発性嚢胞腎や、腎の部分的多発性嚢胞腎も含まれているので、現在の定義からすれば多発性嚢胞腎以外の疾患も含まれている可能性がある。Dalgaardの疾患定義は現在われわれが用いている定義と同じであり、1950年以降のBell、Dalgaard、Simonの報告は信頼性があると考えられる。これらの結果では、323〜779人に1人の割合であった。

　最近のドイツ・ハイデルベルクでの剖検上の頻度[2]と香港の病院で死亡した中国人での頻度[3]は、ともに約340人に1人の頻度であった。剖検上の疾患頻度の場合は、母集団の偏り（地域特性、年代特性、病院による疾患特性など）が避けられず、それらを前提にして理解しなければならないが、病院剖検で見いだされる多発性嚢胞腎の頻度は、ほぼ350〜780人に1人であると考えられる。

2）臨床的・あるいは生存者を対象とした罹患率（Prevalence）

　Dalgaard[1]がまとめた、かなり古い文献の一覧表に、最近の結果を追加したものを

表1-1　病院剖検で多発性嚢胞腎が見いだされる頻度

年	著者	場所	患者数	被剖検者数	患者頻度 1：？	文献番号
1897	Naumann	キール	16	10,177	636	1
1928	Ssokoloff	レニングラード	192	50,198	261	1
1933	Braasch, et al	メイヨ・クリニック	9	9,171	1,019	1
1933	Roscher	オスロー	7	3,995	571	1
1934	Oppenheimer	NYマウント・サイナイ病院	14	6,000	428	1
1935	Pabst	ゲッチンゲン	38	8,423	222	1
1949	Fergusson	英国セントラル・ミドルセックス病院	16	－	375	1
1950	Bell	ミネソタ州	70	54,552	779	1
1954	Dalgaard	コペンハーゲン	143	98,000	773	1
1955	Simon	メイヨ・クリニック	35	－	323	1
1988	Zeier, et al	ハイデルベルク	86	29,047	338	2
1964〜1991	Chan	香港クイーン・メアリー病院	41	13,890	339	3

表1-2に示す。Dalgaardのまとめたデータ（表1-2の上段）は、病院受診患者数を分母とし多発性嚢胞腎患者を分子としたものである。泌尿器科専門の病院では342人に1人であるが、総合病院では3,000～4,000人に1人といえる。

Daviesによる英国の南・中部ウエールズの疫学調査（病院を受療した患者数をベースにして計算）では、人口210万人中診断されているADPKD患者数は303人で、1：6,930であった。診断されている家系内の家族の半数が罹患していると仮定した場合には患者数は551人増えて、一般人口の中に占める割合は1：2,459であった[4]。

日本で行った、進行性腎障害調査研究班の疫学調査結果では、1994年12月に病院を受診した患者数は14,594人（内4,594人は、透析患者数）で人口100万人中117人（1：8,547）であった。この年齢別頻度を基に将来病院を受診するであろうと推測される患者と現在病院を受診している患者の合計を推測すると、31,000人となり、患者数が総人口に占める割合は約1：4,033であると推測された[5]。この統計では、家族内の未診断者数は調査しなかったので不明であるが、潜在患者数を含めた患者数はもっと多くなるものと思える。

ポルトガル南部のアレンテジョで行った病院のデータを基本にした調査では、84人（人口6,470人に1人）で、家系内推定患者を含むと180人（人口3,019人に1人）であった[12]。

ウエールズとアレンテジョの病院受診者を基にした患者数の推測と、ほぼ同じ方法で行ったわれわれのデータの結果（ウエールズ／1：6,930、アレンテジョ／1：6,470、日本／1：8,570）は、方法論による誤差を考慮すると、近似した結果であると解釈できる。すなわち、一般人口における患者頻度（罹患率）に民族的な差はあまりないように思える。

表1-2 病院受診者集計による多発性嚢胞腎患者頻度

発表年	著者	場所	患者数	一般受診者数	病院受診患者中の頻度1：？	文献番号
1925	Cairns	ロンドン病院	79	389,773	4,933	
1933	Braasch, et al	メイヨ・クリニック	193	680,000	3,523	
1934	Oppenheimer	NYマウント・サイナイ病院	60	220,000	3,666	
1949	Fergusson	英国セントラル・ミドルセックス病院	29	100,000	3,500	1
1952	Higgins	クリーブランド・クリニック			4,000	
1954	Arrigoni	ミラノ泌尿器科インスティチュート	24	8,211	342	
1955	Simon, et al	メイヨ・クリニック	366	−	2,438	

発表年	著者	場所	患者数	調査地域人口	調査地域人口に占める患者頻度 1：人口数	文献番号
1991	Davies	南・中部ウエールズ（医療を受けている患者数）	303	2,100,000	6,930	4
		南・中部ウエールズ（透析を受けている患者数）	70	2,100,000	30,000	
		南・中部ウエールズ（推定家系内患者も含めた数）	854	2,100,000	2,459	
1998	Higashihara, et al	日本全国（医療を受けている患者数）	14,590	125,030,000	8,570	5
		日本全国（受療患者数と将来受療するであろう患者数）	31,000	125,030,000	4,033	
		日本全国（透析を受けている患者数）	4,590	125,030,000	27,240	
2001	Almedia, et al	ポルトガル・アレンテジョ（医療を受けている患者数）	84	543,442	6,470	12
		ポルトガル・アレンテジョ（推定家族内患者も含めた数）	180	543,442	3,019	

表1-3 多発性嚢胞腎透析患者のデータ

年		1986	1987	1988	1989	1990	1991	1992
(a)	新たに透析を開始した患者数	12,565	14,784	15,512	14,374	16,543	23,005	21,563
(b)	新たに透析を開始した多発性嚢胞腎患者数	366	466	479	445	483	687	581
(c)	多発性嚢胞腎の割合：% (b/a × 100)	2.9	3.2	3.1	3.1	2.9	3.0	2.7
(d)	全透析患者数	66,751	80,075	83,762	84,720	95,834	114,253	121,655
(e)	多発性嚢胞腎の透析患者数	2,055	2,510	2,714	2,739	3,183	3,816	4,000
(f)	多発性嚢胞腎の割合：% (e/d × 100)	3.1	3.1	3.2	3.2	3.3	3.3	3.3
(g)	透析導入平均年齢							

終末期腎不全で透析を受けているか腎移植を受けている患者数は、ウエールズで3万人に1人、日本で2.7万人に1人とほぼ同じであった。

3) 患者発生率（Incidence）

1935年から1980年までの間の米国ミネソタ州オルムステッド郡の調査結果[6]から、1年間に新たに診断される患者数は、人口10万人あたり1.38人であった。また、剖検で見いだされた患者数を含めると、2.75人に増える。

4) 国民人口・透析患者に占める多発性嚢胞腎の割合

表1-3に日本透析医療学会のデータを基に作成した、透析を受けている多発性嚢胞腎患者数等を示し、そのデータを基に図1-1に、全透析患者および人口との対比を年次変化で示した。全透析患者に占める多発性嚢胞腎患者数の割合（A）は、この20年間ほぼ一定で、3.3％である。新規透析患者に占める多発性嚢胞腎患者の割合（B）は、この間3％から2.3％に減少している。これは、糖尿病による新規腎不全患者が増加し、相対的に多発性嚢胞腎患者の新規透析患者に占める割合が減少したことによる。多発性嚢胞腎患者の新規透析患者に占める割合が減少しているにもかかわらず、透析患者に占める多発性嚢胞腎患者の割合が比較的一定なのは、糖尿病による腎不全患者の死亡率が高いためであると考えられる。

国民人口に対する透析を受けている多発性嚢胞腎患者の割合（C）、および国民人口に占める多発性嚢胞腎透析患者発生率（D）は1986年から2003年にかけて漸増傾向にある。しかし、65歳以上人口に対する割合をみれば新規透析患者の65歳以上人口に占める割合（E）は比較的一定になり、多発性嚢胞腎患者の腎不全が増加しているわけではないことがうかがえる。しかし多発性嚢胞腎透析患者の65歳以上人口に占める割合（F）は漸増傾向にある。これは、透析技術の進歩により、多発性嚢胞腎透析患者の生命予後が改善されてきているためであると考えられる。

多発性嚢胞腎透析患者の発症率をみた場合、人口100万人あたり1987～1989年の3.6～3.8人/年であったのが、2001～2003年では5.7～6.1人/年に上昇している（図1-1のD）。しかし、これは65歳以上の高齢者人口がこの間に増えたためであり、発症率を諸外国と

	1993	1994	1995	1996	1997	1998	1999	2000	2001	2002	2003	total
	23,440	24,059	25,858	28,409	28,870	29,641	31,483	32,018	33,243	33,710	33,966	443,043
	615	601	613	708	693	721	679	761	729	779	753	11,159
	2.6	2.5	2.4	2.5	2.4	2.4	2.2	2.4	2.3	2.4	2.3	2.52
	131,492	142,626	154,413	167,192	175,988	186,251	197,213	206,134	219,183	229,538	237,710	–
	4,304	4,594	4,862	5,250	5,521	5,793	5,899	6,404	6,763	7,134	7,519	–
	3.3	3.2	3.2	3.2	3.2	3.2	3.2	3.2	3.3	3.3	3.3	–
			57.8	57.8	58.7	58.6	58	59.7	59.72	58.82	61.53	

比較する場合、比較する年度の各国の人口構成を考慮しなければならないことを示唆している。

欧州では、多発性嚢胞腎で透析に入る患者は、全透析患者の8〜9%であり、多発性嚢胞腎患者数の割合が多い[2]。米国の1989年から1992年の統計では全透析患者に占める嚢胞性腎疾患（ほとんどは多発性嚢胞腎と考えられる）の割合は3.1%で[7]、日本と近似した数値であった。

5）多発性嚢胞腎透析患者の死亡原因

表1-4に多発性嚢胞腎透析患者と、全ての透析患者の主な死亡原因のみについて年

図1-1 多発性嚢胞腎透析患者の経年変化データ

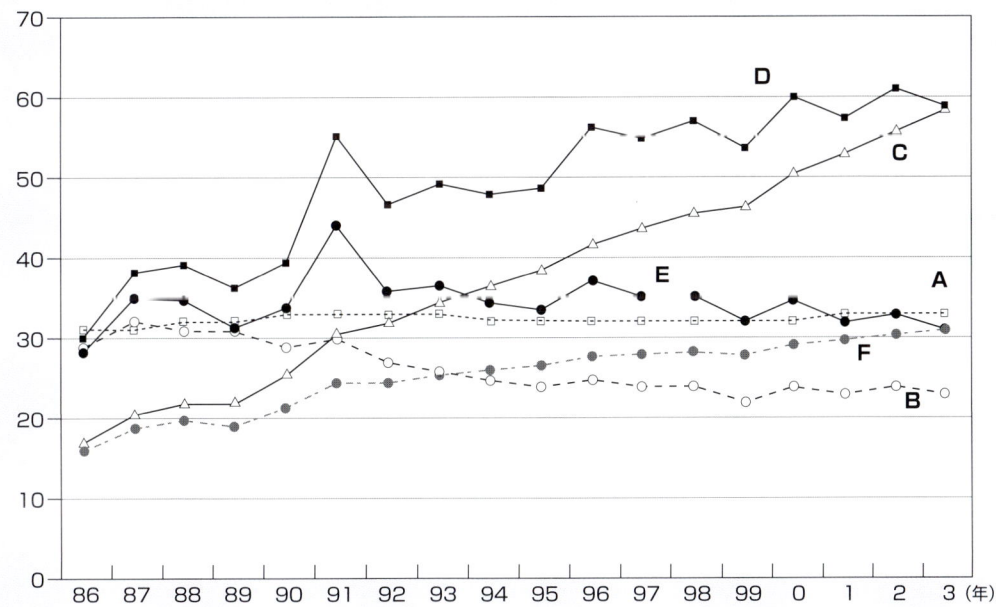

A：透析患者に占める多発性嚢胞腎患者の割合（×10%）、**B**：新規透析患者に占める多発性嚢胞腎患者の割合（×10%）、**C**：全人口に占める多発性嚢胞腎透析患者の割合（人口100万人対）、**D**：全人口に占める多発性嚢胞腎新規透析患者の発生割合（1/人口1000万人/年）、**E**：65歳以上人口に占める多発性嚢胞腎新規透析患者の発生割合（1/人口100万人/年）、**F**：65歳以上人口に占める多発性嚢胞腎透析患者の割合（人口10万人対）。

表1-4　多発性嚢胞腎透析患者と全透析患者の死亡原因分類比較（日本透析医学会資料による）

		1984年		1985年		1987年		1990年		1995年	
多発性嚢胞腎透析患者	心不全	12	27.3%	27	26.5%	35	23.0%	45	23.3%	61	21.1%
	脳血管障害	4	9.1%	17	16.7%	33	21.7%	49	25.4%	63	21.8%
	感染症	11	25.0%	20	19.6%	17	11.2%	25	13.0%	36	12.5%
	出血	2	4.5%	5	4.9%	7	4.6%	7	3.6%	12	4.2%
	悪性腫瘍	1	2.3%	6	5.9%	11	7.2%	15	7.8%	14	4.8%
	悪液質/尿毒症	5	11.4%	8	7.8%	10	6.6%	7	3.6%	13	4.5%
	心筋梗塞	1	2.3%	2	2.0%	8	5.3%	9	4.7%	20	6.9%
	全死亡者数	44		102		152		193		289	
全透析患者	心不全	1,211	34.0%	2,317	33.6%	1,985	32.7%	2,435	30.5%	3,180	25.5%
	脳血管障害	399	11.2%	794	11.5%	862	14.2%	1,139	14.3%	1,703	13.6%
	感染症	396	11.1%	770	11.2%	732	12.0%	927	11.6%	1,732	13.9%
	出血	279	7.8%	519	7.5%	318	5.2%	286	3.6%	347	2.8%
	悪性腫瘍	275	7.7%	490	7.1%	351	5.8%	637	8.0%	887	7.1%
	悪液質/尿毒症	287	8.1%	517	7.5%	336	5.5%	447	5.6%	798	6.4%
	心筋梗塞	132	3.7%	307	4.5%	363	6.0%	474	5.9%	951	7.6%
	全死亡者数	3,562		6,898		6,075		7,987		12,478	

次推移で示した。多発性嚢胞腎透析患者では、他の透析患者と比して有意（$p<0.01$）に脳血管障害が高い。この原因については、「4. 多発性嚢胞腎と頭蓋内血管障害」（P.160）で詳述している。

6）剖検結果と臨床上の患者頻度の差について

　剖検で得られる患者頻度が300〜1,000人に1人（**表1-1**）であるのに対し、病院を受診しているなどの患者数を基にした一般人口に対する罹患率は7,000〜8,000人に1人（**表1-2**）である。病院死亡患者頻度を1,000人に1人と仮定すれば、この差は、
①多発性嚢胞腎患者が病院で死亡する頻度は、その疾患をもたない人より7〜8倍高い
②多発性嚢胞腎患者のうち、病院外来へ受診している患者は一部（1/7〜1/8）である
などが原因として考えられる。

　米国ミネソタ州のオルムステッド郡の疫学調査で発症率（Incidence）から計算した結果では、生きている間に診断される患者は、約1/2である[6]。多発性嚢胞腎患者で一生診断されていない患者が1/2いるとすれば、病院受診者数を根拠にした地域住民に占める患者頻度は7,000〜8,000人に1人ではなく、3,500〜4,000人に1人になる。

　正確な患者頻度の計算はできないが、実際の多発性嚢胞腎患者で一生涯病院を受診しない患者数がかなりあることが推測される。

1996年		1997年		1998年		1999年		2000年		2001年		total	
62	21.6%	57	18.0%	50	16.2%	61	18.6%	63	19.5%	81	22.8%	554	20.6%
61	21.3%	68	22.4%	87	28.2%	62	18.9%	54	16.7%	66	18.6%	564	21.0%
37	12.9%	40	13.2%	35	11.4%	51	15.5%	46	14.2%	50	14.1%	368	13.7%
7	2.4%	4	1.3%	10	3.2%	8	2.4%	7	2.2%	3	0.8%	72	2.7%
26	9.1%	23	7.6%	16	5.2%	23	7.0%	31	9.6%	27	7.6%	193	7.2%
17	5.9%	14	4.6%	12	3.9%	16	4.9%	16	5.0%	18	5.1%	136	5.1%
18	6.3%	21	6.9%	26	8.4%	25	7.6%	17	5.3%	22	6.2%	169	6.3%
287		303		308		328		323		356		2,685	
3,217	24.3%	3,366	24.0%	3,446	24.2%	3,701	24.5%	3,690	23.5%	4,550	25.5%	33,098	26%
1,766	13.4%	1,803	12.9%	1,760	12.3%	1,729	11.5%	1,819	11.6%	2,072	11.6%	15,846	13%
1,933	14.6%	2,087	14.9%	2,136	15.0%	2,470	16.4%	2,632	16.8%	2,925	16.4%	18,740	15%
362	2.7%	317	2.3%	368	2.6%	323	2.1%	353	2.3%	412	2.3%	3,884	3%
989	7.5%	1,108	7.9%	1,102	7.7%	1,139	7.5%	1,294	8.3%	1,509	8.5%	9,781	8%
873	6.6%	837	6.0%	801	5.6%	826	5.5%	748	4.8%	797	4.5%	7,267	6%
1,000	7.6%	1,198	8.5%	1,158	8.1%	1,151	7.6%	1,109	7.1%	1,325	7.4%	9,168	7%
13,215		14,023		14,255		15,094		15,677		17,998		127,262	

※死亡原因としては、主なもののみとした。

文献

1) Dalgaard OZ : Bilateral polycystic disease of the kidneys : A flollowup of two hundred and eighty-four patients and their families. Acta Med Acand Suppl 328 : 1-251, 1957.

2) Zrier M, Geberth S, Ritz E, et al : Adult polycystic kidney disease-clinical problems. Nephron 49 : 177-183, 1988.

3) Chan KW : Adult polycystic kidney disease in Hong Kong Chinese : An autopsy study. Pathology 25 : 229-232, 1993.

4) Davies F, Coles GA, Happer PS, et al : Polycystic kidney disease Re-evaluated : A population-based study. Q J Med 79 : 477-485, 1991.

5) Higashihara E, Nutahara K, Kojima M, et al : Prevalence and renal prognosis of diagnosed autosomal dominant polycystic kidney disease in Japan. Nephron 80 : 421-427, 1998.

6) Iglesias CG, Torres VE, Offord KP, et al : Epidemiology of adult polycystic kidney disease, Olmsted county, Minnesota : 1935-1980. Am J Kidney Dis 2 : 630-639, 1983.

7) USRDS 1995 Annual Data Report. Chapter III, Incidence and Causes of treated ESRD. p25-37.

8) Milutinovic J, Fialkow PJ, Agodoa LY, et al : Autosomal dominant polycystic kidney disease : Symptoms and clinical findings. Q J Med 53 : 511-522, 1984.

9) Churchill DN, Bear JC, Morgan J, et al : Prognosis of adult onset polycystic kidney disease re-evaluated. Kidney Int 26 : 290-193, 1984.

10) Gonzalo A, Rivera M, Quereda C, et al : Clinical features and prognosis of adult polycystic kidney disease. Am J Nephrol 10 : 470-474, 1990.

11) Gabow PA, Johnson AM, Kaehny WD, et al : Factors affecting the progression of renal disease in autosomal-dominant polycystic kidney disease. Kidney Int 41 : 1311-1319, 1992.

12) DE Almeida E, Sousa A, Pires C, et al : Prevalence of autosomal dominant polycystic kidney disease in Alentejo, Portugal. Kidney Int 59 : 2374, 2001.

I 多発性嚢胞腎の基礎

●疫学

2. ARPKDの疫学

　ARPKDの正確な頻度は不明である。報告されている頻度はさまざまな集団（剖検例や生存例）、地域から報告されており、ばらつきが大きい[1]。文献から推定される正確な頻度は、10,000～40,000人に1人である[1〜4]。遺伝子頻度は約1/70と報告されている[3]。典型的な常染色体劣性型遺伝形式を示し、男女差はない。以前は乳児型と呼ばれることがあったが、実際は乳児期以降においても発見されるので、この言葉は使用されなくなりつつある。同胞が本疾患であった場合、次子が本疾患である確率は1/4である。ARPKDの家系において、罹患していない子が変異遺伝子のキャリアである確率は2/3である。

　北米では1990年以降、全国的症例登録がなされている[5]。しかし、生後24時間以内に死亡する症例の把握は困難であり、正確な出生頻度や死亡率の評価は不可能である。登録症例の大部分は白人であるが、黒人やその他の人種にもみられる。わが国における頻度が欧米と同じかどうかは不明である。

　これまでのところ、多彩な臨床像にもかかわらず単一遺伝子が原因であることが連鎖解析により示されている[1, 6, 7]。

文献

1) Dell KM, McDonald RA, Watkins SL, Avner ED：Polycystic kidney disease In Pediatric Nephrology. 5th ed, Avner ED, Harmon WE, Niaudet P（eds）. p675-699, Lippincott Williams & Wilkins, Philadelphia, 2004.
2) Zerres K, Mucher G, Becker J, et al：Prenatal diagnosis of autosomal recessive polycystic kidney disease（ARPKD）：molecular genetics, clinical experience, and fetal morphology. Am J Med Genet 76：137-144, 1998.
3) Zerres K, Mucher G, Becker J, et al：Autosomal recessive polycystic kidney disease. J Mol Med 76：303-309, 1998.
4) Lonergan GJ, Rice RR, Suarez ES：Autosomal Recessive Polycystic Kidney Disease：Radiologic-Pathologic Correlation. Radiographics 20：837-855, 2000.
5) Guay-Woodford LM, Desmond RA：Autosomal recessive polycystic kidney disease：the clinical experience in North America. Pediatrics 111：1072-80, 2003.
6) Mucher G, Becker J, Knapp M, et al：Fine mapping of the autosomal recessive polycystic kidney disease locus（PKHD1）and the genes MUT, RDS, CSNK2 beta, and GSTA1 at 6p21.1-p12. Genomics 48：40-45, 1998.

7) Alvarez V, Malaga S, Navarro M, et al：Analysis of chromosome 6p in Spanish families with recessive polycystic kidney disease. Pediatr Nephrol 14：205-207, 2000.

I 多発性嚢胞腎の基礎

●常染色体優性多発性嚢胞腎遺伝子

1. PKD1

1）遺伝子の構造と決定までの歴史

（1）ヒト第16番染色体への連鎖

1985年Reedersらは、常染色体優性多発性嚢胞腎（autosomal dominant polycystic kidney disease：ADPKD）が第16染色体短腕に存在するα-グロビン（α-globin）遺伝子の遺伝マーカー3'HVRに連鎖していることを報告した[1]。その後ポジショナルクローニング法[2,3]により、PKD1遺伝子領域は約500kbの範囲に絞られ、その中には20数個の遺伝子が存在すると予想された（図1-1）[4]。

（2）PKD1 breakthrough

結節性硬化症遺伝子（TSC2）を含め、次々に候補遺伝子が単離された。1994年PKD1遺伝子が同定されたが、その決め手になったのは染色体構造異常をもつ家系の解析であった（図1-2）[5]。その詳細を以下に示す。

①1993年に結節性硬化症遺伝子（TSC2）がPKD1領域で同定された[6]。

②染色体構造異常をもつ家系の表現型としては、PKDと結節性硬化症（TSC）両方の臨床症状をもつ患者（息子）と典型的なPKD患者（母と娘）であった。

③染色体解析の結果、母と娘には染色体16p13.3に切断部位をもつ22番染色体との均衡型遺伝子転座を認めた。

④息子には母と娘にみられた1本の転座染色体（16p13.3から遠位側および22q11.21から遠位側）が欠失した不均衡型遺伝子転座を認めた。

以上より、母と娘は16番染色体の転座点が原因でPKDを発症し、息子はそれに加えて染色体16p13.3より遠位側にあるTSC2遺伝子が欠失しTSCを合併していると考えられた。染色体転座部位にある遺伝子が単離され、ADPKDの責任遺伝子として改めてPKD1遺伝子と命名された。

（3）PKD1遺伝子

PKD1遺伝子は、mRNAの大きさが約14kbで、46個のエクソンよりなる巨大な遺伝子である[7]。その他、PKD1遺伝子に関する特徴を列記する。

重複領域：

蛍光in-situハイブリダイゼーション（fluorescent in-situ hybridization：FISH）マッピングやノザンブロット解析の結果、PKD1遺伝子の約70％（エクソン1からエクソン33の

図1-1 *PKD1*遺伝子領域(第16番染色体)

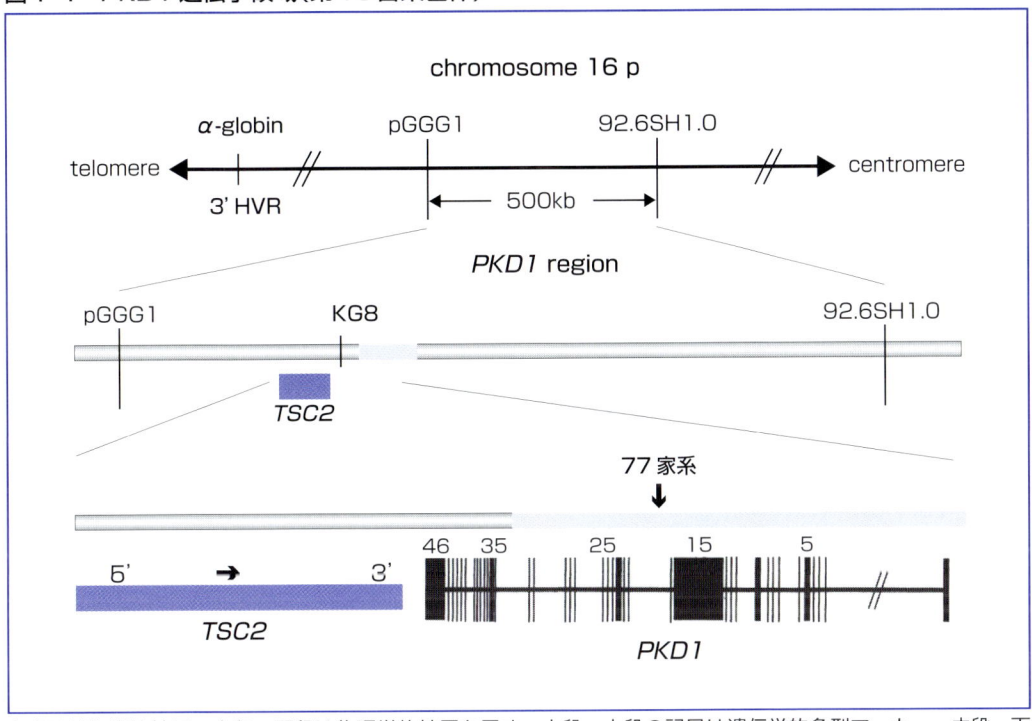

上段は遺伝学的地図。中段、下段は物理学的地図を示す。上段、中段の記号は遺伝学的多型マーカー、中段、下段の薄い紫色バーはゲノム重複領域を示す。77家系の矢印は遺伝子転座点を示す。*PKD1*遺伝子はエクソン・イントロン構造を、*TSC2*遺伝子は濃い紫色バーで示す。

図1-2 PKD1家系(77家系)

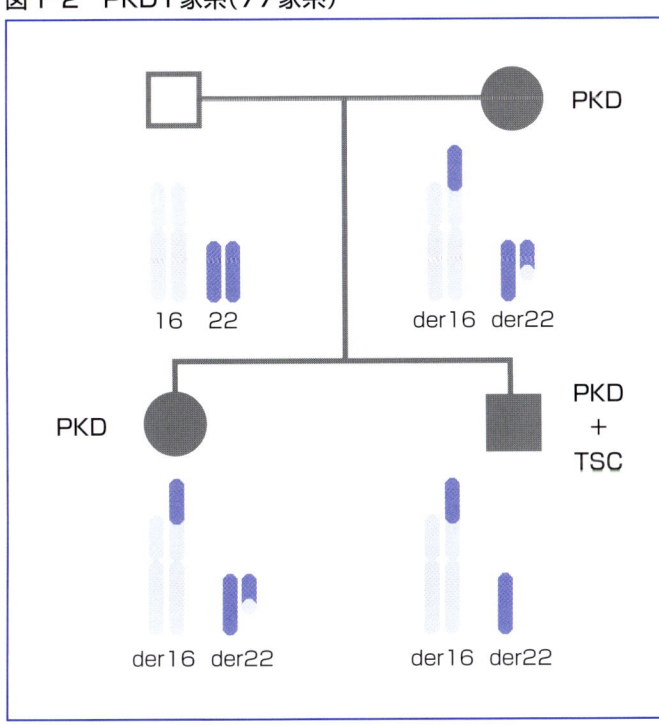

第16番染色体と第22番染色体での不均衡型遺伝子転座をもつ家系。母(上段右)と娘(下段左)は均衡型転座、息子(下段右)は不均衡型転座を示している。(文献5)より引用、一部改変)

最初の87塩基まで）を含むゲノムが第16番染色体上（16p13.1）に重複領域をもつことが明らかにされた（図1-1）[5, 8]。重複領域には約95〜97％の相同性をもつ相同遺伝子群（HG）が含まれており[7]、そのシークエンスから5つの相同遺伝子（*PKDP1*〜*PKDP5*）が同定された[8]。ただヒト神経グリア芽細胞腫細胞株でのRT-PCRでそのmRNAが全く翻訳されないことから、これらの相同遺伝子は偽遺伝子（pseudogenes）であると考えられている[8]。

イントロン21：

　イントロン21にはプリン・ピリミジン（Pu-Py）の繰り返し配列が存在する。Pu-Pyリピートは分子内で三重体を形成し、その付近で組み換えが高頻度に起こるとされている。*PKD1*遺伝子のPu-Pyリピートは2.5kbにわたり、ヒトゲノムの中でも最も長いPu-Pyリピートの一つであり[9]、実際に三重体のDNAを形成しDNA複製を有意に阻害していた[10]。

イントロン45：

　最後のイントロンであるが、哺乳類（ヒト、マウス、ラット、イヌ）でそのシークエンスが非常に高く保存されている（フグでは保存されていない）[11]。イントロン45の相同性は約94％であるのに対し、イントロン43、44では57、54％、エクソン43、44、45およびエクソン46の翻訳領域でも、それぞれ80、84、82、80％であった。イントロン45にスプライシングのために重要といわれる特殊なRNA二次構造（stem-loop構造）を進化の過程で取り入れたことなどが相同性の高い理由として考えられている。

プロモーター領域：

　*PKD1*と*PKD2*遺伝子のプロモーター領域にはTATA-Boxはないものの、E2F、EGRF、ETS、MZF1、SP1、ZBP89の結合部位が存在する。*PKD1*遺伝子のプロモーターには、さらにAP2、E-Box、MINIのモチーフと結合部位が認められた。マウス*Pkd1*プロモーターのリポーター遺伝子を用いた解析では、上流280塩基を含む領域で最も高い活性をもつこと、その中でE2F結合部位に変異を挿入するとプロモーター活性は減弱しており、*PKD1*遺伝子発現は細胞周期性蛋白としてE2Fが深く関わっていると考えられている[12]。

2）変異の検出

　PKD1遺伝子は46個のエクソンからなり、そのゲノムサイズは53kb、mRNAは、14.5kbで、その産物蛋白質は4,303個のアミノ酸からなると推定される。PKD1遺伝子は比較的大きいこと、重複領域（エクソン1〜33）と97〜98％の高い相同性をもつPKD1-like homologous gene（PKD1偽遺伝子）が同じ染色体の近位16p13.1に数個所存在していること、イントロン21に2.5kbにわたるピリミジントラクトをもっていることなどから変異検出は非常に複雑である。

　ユニーク領域（エクソン34〜46）における変異の検出は従来の方法で行うことができる。

200〜400塩基対のPCR（polymerase chain reaction）産物が得られるようにプライマーをデザインし、PCRを行う。われわれは18対のプライマーを考案して用いている[13,14]。PCR産物をSSCP（single-strand conformation polymorphism）法[15]、DHPLC（denaturing high performance liquid chromatography）法[16]、直接塩基配列決定法などによって解析する。PKD1は優性遺伝病であるため、1対（2コピー）ある遺伝子の片方が正常、もう一方が変異していると考えられる。したがってSSCP法でポリアクリルアミド電気泳動において正常と異なるバンドを、DHPLC法（WAVE）で異常なピークを検出した場合変異が疑われる。次に変異部位を決定するため、PCR産物の塩基配列を決定する[14]。さらに制限酵素を用いたPCR-RFLP法やアリル特異的PCR法によって変異を確認する。変異部位はcDNA（GenBank accession No. L33243）における塩基番号や変化したアミノ酸を開始コドンからの番号によって表す。

　重複領域（エクソン1〜33）における変異を検出するために、まずPKD1由来をPKD1偽遺伝子由来と区別する。そのため、片方のプライマーにPKD1遺伝子のユニークな塩基配列を用いて長い領域のPCR（long-range PCR：LR-PCR）産物を得る。エクソン1、エクソン2〜15、エクソン15〜23、エクソン23〜34のLR-PCR[17,18]を行う。次に10万倍に希釈したLR-PCR産物を鋳型に、nested PCRを行い上記したユニーク領域の場合と同様に解析する。その他の方法としてPKD1遺伝子はリンパ球において発現されているので、long RT-PCR法を行って、全mRNA（13,634bp）を作成し[19]、9個のプライマーセットでnested PCRを行い、MRF-SSCP（multiple restriction fragment-SSCP）法によって変異を検出する方法[20]や*in vitro*転写蛋白合成系を用いて、変異によって蛋白質の大きさが変化した場合検出できるPTT（protein truncating test）法がある。

3）変異の特徴

　Rossettiらは2001年に155家系においてPKD1遺伝子変異を52.3%の検出率で見いだし[21]、2002年には検出率を76%まで上げることができた[16]。さらに2005年にフィンランドの16番染色体に連鎖することを確認した16家系において、変異を全ての家系で検出できた[15]。データベース（The Human Gene Mutation Database　http://www.hgmd.cf.ac.uk）によれば、2006年1月現在269種類の変異が報告されているが、ホットスポットは見いだされていない。ナンセンス変異、ミスセンス変異、スプライシング変異、欠失や挿入によるフレームシフト変異が見いだされている。その中でナンセンス変異Q4041X変異が3ヶ国で見いだされている[22]。ミスセンス変異が多発性嚢胞腎の原因であることを結論するためにその変異が疾患と相関していること、100人以上の健常者に存在しないこと、アミノ酸の変化が進化的に保存されていることなどを確認する必要がある。最終的にはPKD1遺伝子の産物であるpolycystin 1の機能の喪失をみることによって証明する。多発性嚢胞腎において新しく変異が生じる割合は2.5%と算定されている。その高い突然変異

率の原因は未知であるが、一つはイントロン21に存在するピリミジントラクトにおいて、3重鎖構造が形成され、下流のエクソンの変異を誘導していること[9]やPKD1偽遺伝子の存在によると考えられる[8]。実際PKD1偽遺伝子との遺伝子変換（gene conversion）による変異と推測されるものが見いだされている[15]。このように全PKD1遺伝子の変異を検出する方法は確立されたが、そのスクリーニング法は複雑で容易ではない。一方プロモーター領域における変異はいまだ見いだされていない。

4) 遺伝子変異と表現型の関係（表1-1）

Rossettiらは、5'側の遺伝子変異をもつ患者のほうが3'側の変異をもつ患者より腎機能予後不良であることを報告した[23]。80家系をproportional hazards modelを用いた解析では、7812番目の塩基を境に、5'側の遺伝子変異をもつ患者は平均53歳で末期腎不全に至り、一方で3'側の遺伝子変異をもつ患者は平均56歳で末期腎不全に至っていた（$p=0.025$）。また60歳で年齢相応の腎機能を保持している患者は、前者で18.9%、後者で39.7%であった。短縮変異（truncating mutations：ナンセンス変異、フレームシフト変異、欠失、挿入、スプライシング変異）、インフレーム変異（in-frame mutations：挿入変異やスプライシング変異のうち、リーディングフレームが保たれているものを指す。ただしリーディングフレームの欠失は「97個以下のアミノ酸の欠失」であることが条件である）、ミスセンス変異という遺伝子変異型の比較では、5'側にインフレーム変異をもつ患者で有意に腎機能が悪化していることが判明した（$p=0.021$）。このほか、性別、ACE遺伝子多型、高血圧などでは、有意差を認めなかった。

さらに、Rossettiらは、5'側の遺伝子変異は脳動脈瘤の発症が有意に多いことも報告した[24]。脳動脈瘤を合併した51家系と脳動脈瘤を合併していない87家系と比較した。その結果、脳動脈瘤非合併家系では5'側からアミノ酸2773番目の位置に遺伝子変異が認められたのに対し、脳動脈瘤合併家系のそれは2163番目であり、有意に5'側に変異部位があることが示された（$p=0.0034$）。さらに、破裂脳動脈瘤をもつ家系、40歳前に破裂した脳動脈瘤をもつ家系、2つ以上の脳動脈瘤をもつ家系では、その遺伝子変異の位置はさらに5'側に存在し、それぞれ1811番目（$p=0.0018$）、1671番目（$p=0.0052$）、1587番目（$p=0.0003$）であった。receiver-operating characteristics（ROC）法を用いた解

表1-1 PKD遺伝子変異と表現型

PKD1	5'側（～7,812bp）の変異で腎機能予後不良である。 特にインフレーム変異で顕著である。 脳動脈瘤合併家系はより5'側に変異が認められる。 破裂、若年発症、複数の脳動脈瘤はさらに5'側に変異が認められる。
PKD2	変異部位による腎機能予後に差はない。 ただし、スプライシング変異では腎機能予後良好である。
PKD1 vs PKD2	診断時年齢、末期腎不全年齢、高血圧診断年齢ともにPKD1変異が有意に低い。

析によれば、変異アミノ酸の位置が2370番目以前にあると、PKD患者全体に比較して脳動脈瘤合併のリスクが7.5%から12.6%に上昇する。さらに、変異アミノ酸の位置が2125番目以前にあると、2つ以上の脳動脈瘤を合併するなど、重症となるリスクがPKD患者全体に比較して2.5%から7.1%に上昇することが報告された。

5) *PKD1*近傍遺伝子*TSC2*との関連

　*PKD1*遺伝子発見のきっかけとなった結節性硬化症遺伝子（*TSC2*）は、両遺伝子の3'側同士で隣接（わずかに60塩基しか離れていない）する遺伝子である（図1-1）。結節性硬化症（TSC）患者の中に多発性囊胞腎と類似した表現型を示す患者が存在することは以前から報告されていた。1994年にBrook-Carterらは、腎エコーを施行した45人のTSC患者のうち18人に腎囊胞が合併し、そのうちの1人に生後数ヶ月で巨大な多発性囊胞腎が合併したことを報告した[25]。その患者では遺伝子解析の結果*TSC2*と*PKD1*両遺伝子に及ぶ遺伝子欠失が明らかにされ、PKD1-TSC2 contiguous gene syndromeと名づけられた。さらに、幼少時にすでに重症の多発性囊胞腎をもつTSC患者6人の遺伝子解析の結果、やはり*TSC2／PKD1*両遺伝子に及ぶ大きな遺伝子欠失を認めた。その後も、LongaらとTorraらから同様の報告がされた[26, 27]。さらにSampsonらは、27人の多発性囊胞腎合併患者のうち、22人がPKD1-TSC2 contiguous gene syndromeであり、そのうちの17人の平均発症年齢は生後6ヶ月（1ヶ月〜10歳）で、83%が腹部腫瘤や腹部圧迫感の症状で発見されたことを報告した[28]。しかしSmuldersらは、PKD1-TSC2 contiguous gene syndromeであっても幼児期に必ずしも重症化しない患者を報告した[29]。19歳時に巨大血管筋脂肪腫からの出血のため緊急右腎摘出術を受けたが、26歳時の腹部エコー検査で左腎は3.5cmの孤立性血管筋脂肪腫と最大径4.5cmの多発囊胞を伴うものの、長径13.5cmで軽度の腎腫大を認めるのみであった。その原因には、臓器特異的なモザイクの可能性とセカンドヒットの遅さをあげている。このように、PKD1-TSC2 contiguous gene syndromeでも必ずしも重症になるわけではないことを彼らは強調している。

文　献

1) Reeders ST, Breuning MH, Davis KE, et al：A highly polymorphic DNA marker linked to adult polycystic kidney disease on chromosome 16. Nature 317：542-544, 1985.
2) ヒトの分子遺伝学. 村松正實監修, メディカル・サイエンス・インターナショナル, 東京, 1997.
3) 望月俊雄：多発性囊胞腎の基礎　分子遺伝学. 多発性囊胞腎. 小出輝, 東原英二編, p16-48, 南山堂, 2001.
4) Germino GG, Somlo S, Weinstat-Saslow D, et al：Positional cloning approach to the dominant polycystic kidney disease gene, PKD1. Kidney Int 43（suppl 39）：S20-S25, 1993.
5) The Europian Polycystic Kidney Disease Consortium：Polycystic kidney disease 1 gene

encodes a 14kb transcript and lies within a duplicated region on chromosome 16. Cell 77: 881-894, 1994.
6) The European Chromosome 16 Tuberous Sclerosis Consortium: Identification and characterization of the Tuberous Sclerosis gene on chromosome 16. Cell 75: 1305-1315, 1993.
7) Hughes J, Ward CJ, Peral B, et al: The polycystic kidney disease 1 (PKD1) gene encodes a novel protein with multiple cell recognition domains. Nature Genet 10: 151-160, 1995.
8) Bogdanova N, Markoff A, Gerke V, et al: Homologues to the first gene for autosomal dominant polycystic kidney disease are pseudogenes. Genomics 74: 333-341, 2001.
9) Blaszak RT, Potaman V, Sinden RR, et al: DNA structural transitions within the PKD1 gene. Nucleic Acids Res 27: 2610-2617, 1999.
10) Patel HP, Lu L, Blaszak RT, et al: PKD1 intron 21: triplex DNA formation and effect on replication. Nucleic Acids Res 32: 1460-1468, 2004.
11) Rodova M, Islam MR, Peterson KR, et al: Remarkable sequence conservation of the last intron in the PKD1 gene. Mol Biol Evol 20: 1669-1674, 2003.
12) Lantinga-van Leeuwen IS, Leonhard WN, Dauwerse H, et al: Common regulatory elements in the polycystic kidney disease 1 and 2 promoter regions. Eur J Hum Genet 13: 649-59, 2005.
13) 清水淑子：透析患者の合併症とその対策　第5章多発性嚢胞腎のカウンセリング. p39-50, 日本透析医会, 2003.
14) Mizoguchi M, Tamura T, Yamaki A, et al: Mutations of the PKD1 gene among Japanese autosomal dominant polycystic kidney disease patients, including one heterozygous mutation identified in members of the same family. J Hum Genet 46: 511, 2001.
15) Peltola P, Lumiaho A, Miettinen R, et al: Genetics and phenotypic characteristics of autosomal dominant polycystic kidney disease in Finns. J Mol Med 83: 638-646, 2005.
16) Rossetti S, Chauveau D, Walker D, et al: A complete mutation screen of the ADPKD genes by DHPLC. Kidney Int 61: 1588-1599, 2002.
17) Phakdeekitcharoen B, Watnick TJ, Germino GG: Mutation analysis of the entire replicated portion of PKD1 using genomic DNA samples. J am Soc Nephrol 12: 955-963, 2001.
18) Thomas R, McConnell R, Whittacker J, et al: Identification of mutations in the repeated part of the autosomal dominant polycystic kidney disease type 1 gene, PKD1, by long-range PCR. Am J Hum Genet 65: 39-49, 1999.
19) Burtey S, Lossi AM, Bayle J, et al: Mutation screening of the PKD1 transcript by RT-PCR. J Med Genet 39: 422-429, 2002.
20) Thongnoppakhun W, Limwongse C, Vareesangthip K, et al: Novel and de novo PKD1 mutations identified by multiple restriction fragment-single strand conformation polymorphism (MRF-SSCP). BMC Med Genet 5: 2-17, 2004.
21) Rossetti S, Strmecki L, Gamble V, et al: Mutation analysis of the entire PKD1 gene: genetic and diagnostic implications. Am J Hum Genet 68: 46-63, 2001.
22) Torra R, Badenas C, Peral B, et al: Recurrence of the PKD1 nonsense mutation Q4041X in Spanish, Italian, and British Families. Hum Mut 1S117-120, 1998.
23) Rossetti S, Burton S, Strmecki L, et al: The position of the polycystic kidney disease 1 (PKD1) gene mutation correlates with the severity of renal disease. J Am Soc Nephrol 13:

1230-1237, 2002.
24) Rossetti S, Chauveau D, Kubly V, et al : Association of mutation position in polycystic kidney disease 1 (PKD1) gene and development of a vascular phenotype. Lancet 361 : 2196-201, 2003.
25) Brook-Carter PT, Peral B, Ward CJ, et al : Deletion of the TSC2 and PKD1 genes associated with severe infantile polycystic kidney disease : a contiguous gene syndrome. Nat Genet 8 : 328-332, 1994.
26) Longa L, Scolari F, Brusco A, et al : A large TSC2 and PKD1 gene deletion is associated with renal and extrarenal signs of autosomal dominant polycystic kidney disease. Nephrol Dial Transplant 12 : 1900-1907, 1997.
27) Torra R, Badenas C, Darnell A, et al : Facilitated diagnosis of the contiguous gene syndrome : tuberous sclerosis and polycystic kidneys by means of haplotype studies. Am J Kidney Dis 31 : 1038-1043, 1998.
28) Sampson JR, Maheshwar MM, Aspinwall R, et al : Renal cystic disease in tuberous sclerosis : role of the polycystic kidney disease 1 gene. Am J Hum Genet 61 : 843-851, 1997.
29) Smulders YM, Eussen BH, Verhoef S, et al : Large deletion causing the TSC2-PKD1 contiguous gene syndrome without infantile polycystic disease. J Med Genet 40 : E17, 2003.

I 多発性嚢胞腎の基礎

●常染色体優性多発性嚢胞腎遺伝子

2. PKD2

1）遺伝子の構造

（1）PKD2遺伝子クローニング

1988年にADPKDの原因遺伝子は第16番染色体以外にも存在する、すなわち遺伝的異質性（genetic heterogeneity）の存在が明らかにされ[1]、1993年にPKD1遺伝子に次ぐ第2のADPKD原因遺伝子（PKD2遺伝子）が第4番染色体長腕（4q13-23）に局在することが報告された[2,3]。1996年、筆者らはポジショナルクローニング法を用いて、その一部がPKD1遺伝子とアミノ酸レベルで高い相同性をもつPKD2遺伝子を同定した[4]。

（2）PKD2遺伝子の構造と特徴

5.4kbのmRNAをもち、そのうち約3kbがアミノ酸をコードする部分である。ゲノムでは15エクソンからなり、約68kbにわたっている[5]。遺伝子構造の特徴としてあげられるのは、3'非翻訳領域が2kbと非常に長いことである。その意義は現在のところ不明である。プロモーター領域に関しては、PKD1遺伝子と同様に、TATA-Boxはないものの、E2F、EGRF、ETS、MZF1、SP1、ZBP89の結合部位が存在する[6]。

2）変異の検出

PKD2遺伝子は15個のエクソンからなり、ゲノムサイズは約68kbで、その転写物のサイズは5.4kbである。遺伝子産物であるpolycystin 2蛋白質は968個のアミノ酸からなると推定される。エクソンとイントロンの境界をプライマーに用いてエクソン領域の変異を検出する方法が一般的である[5]。エクソン1に対して3対のプライマー、エクソン2からエクソン15に対して1対ずつで合計17対のプライマーを用いる。PKD1に比べてその方法はシンプルで検出率も高いが、PKD2は多発性嚢胞腎の10〜15%にすぎないことから、PKD2に連鎖する家系を見いだすことが困難である[7]。検出方法はPKD1のユニーク領域と同様に、従来のPCR法での産物をSSCP法、DHPLC法を用いる。変異部位はcDNA（GenBank accession No. U50928）における塩基番号や変化したアミノ酸を開始コドンからの番号によって表す。

3）変異の特徴

データベース（The Human Gene Mutation Database　http://www.hgmd.cf.ac.uk）に

よれば2006年1月現在PKD2変異は73種類報告されているが、PKD1同様ホットスポットは見いだされていない。ナンセンス変異、ミスセンス変異、スプライシング変異、欠失や挿入によるフレームシフト変異が見いだされている。ナンセンス変異がミスセンス変異の3倍報告されていることは、ミスセンス変異の多いPKD1と異なっている。1個の嚢胞から変異を検出することができるので、2ヒット説を支持するデータが得られている[8]。PKD1患者の嚢胞からPKD2変異が、またPKD2患者の嚢胞からPKD1変異が見いだされた[9,10]。さらに以前にPKD3として報告された48人の大家族の連鎖解析と変異検出が再検討された結果、患者28人のうち12人にPKD2遺伝子ナンセンス変異が見いだされ、変異が見いだされなかった患者15人はロッドスコア3.0以上でPKD1に連鎖していた。また2人の患者は両遺伝子に変異をもち、症状はどちらかの遺伝子変異をもっている患者より重篤であった[11]。すなわちPKD1、PKD2のトランスヘテロ変異が存在した。このことからPKD1、PKD2のいずれにも連鎖しないPKD3の存在について疑念がもたれる。

4）遺伝子変異と表現型の関係

　*PKD2*遺伝子変異の部位と表現型、すなわち臨床的重症度との関係はあまり明らかではない。

　Hateboerらは、40種類の*PKD2*遺伝子異常を解析した[12]。その中で末期腎不全あるいは死に至った患者にとっては、その表現型スコア（高血圧、肉眼的血尿、腎結石、尿路感染の有無にてスコア化したもの）と年齢との間に正の相関がみられており（$r=0.5407$、$P<0.005$）、その表現型スコアをもとに遺伝子変異との関係を解析している。彼らは、表現型スコアをADPKDにおける臨床的重症度を示すものと考えており、それが同一の遺伝子変異をもつグループ内での違いよりも、遺伝子変異部位そのものによる違いのほうが有意に大きいことを示した（$P=0.0018$）。すなわち、*PKD2*遺伝子変異部位による、臨床的重症度の違いが存在することを示したのである。ただ、この報告では*PKD1*遺伝子のようにどの部位の変異がどれだけ重症になるかなどは、具体的に示されていない。

　Magistroniらは、*PKD2*遺伝子変異をもつ71家系の腎機能について解析した[13]。末期腎不全に至る年齢は、女性で76.0歳、男性で68.1歳であった。また5'側（1-1452塩基）の変異では72.2歳、3'側（1453-2904塩基）では72.5歳であり、有意差は認められなかった。しかし、スプライシング部位の遺伝子変異をもつ患者では、他の遺伝子変異（ナンセンス、ミスセンスあるいはフレームシフト変異）に比較して、腎機能は有意に保持されていた（$p=0.046$）（**表1-1**、P. 28）。

文 献

1) Kimberling WJ, Fain PR, Kenyon JB, et al：Linkage heterogeneity of autosomal dominant polycystic kidney disease. N Engl J Med 319：913-918, 1988.
2) Kimberling WJ, Kumar S, Gabow PA, et al：Autosomal dominant polycystic kidney disease：localization of the second gene to chromosome 4q13-q23. Genomics 18：467-472, 1993.
3) Peters DJM, Spruit L, Saris J, et al：Chromosome 4 localization of a second gene for autosomal dominant polycystic kidney disease. Nature Genet 5：359-362, 1993.
4) Mochizuki T, Wu G, Hayashi T, et al：PKD2, a gene for polycystic kidney disease that encodes an integral membrane protein. Science 272：1339-1342, 1996.
5) Hayashi T, Mochizuki T, Reynolds DM, et al：Characterization of the exon structure of the polycystic kidney disease 2 gene（PKD2）. Genomics 44：131-136, 1997.
6) Lantinga-van Leeuwen IS, Leonhard WN, Dauwerse H, et al：Common regulatory elements in the polycystic kidney disease 1 and 2 promoter regions. Eur J Hum Genet 13：649-59, 2005.
7) 清水淑子：多発性嚢胞腎の基礎2. 分子生物学的疫学．小出輝, 東原英二，p9-15, 南光堂, 2001.
8) Koptides M, Hadjimichael C, Koupepidou P, et al：Germinal and somatic mutations in the PKD2 gene of renal cysts in autosomal polycystic kidney disease. Hum Mol Genet 8：509-513, 1999.
9) Koptides M, Mean R, Demetriou K, et al：Genetic evidence for a trans-heterozygous model for cystogenesis in autosomal dominant polycystic kidney disease. Hum Mol Genet 9：447-452, 2000.
10) Watnick T, He N, Wang K, et al：Mutations of PKD1 in ADPKD2 cysts suggest a pathogenic effect of trans-heterozygous mutations. Nat Genet 25：143, 2000.
11) Pei Y, Paterson AD, Wang KR, et al：Bilineal disease and trans-heterozygotes in autosomal dominant polycystic kidney disease. Am J Hum Genet 68：355-363, 2001.
12) Hateboer N, Veldhuisen B, Peters D, et al：Location of mutations within the PKD2 gene influences clinical outcome. Kidney Int 57：1444-1451, 2000.
13) Magistroni R, He N, Wang K, et al：Genotype-renal function correlation in type 2 autosomal dominant polycystic kidney disease. J Am Soc Nephrol 14：1164-1174, 2003.

I 多発性嚢胞腎の基礎

●常染色体優性多発性嚢胞腎遺伝子

3. non-PKD1、non-PKD2

1) non-PKD1、non-PKD2：PKD3に対する考え方

　　　PKD1ならびにPKD2いずれにも連鎖しない家系が、カナダ、ポルトガル、ブルガリア、イタリア、スペインから次々に報告された[1〜5]。しかし、いずれもが新しい遺伝子座を同定するには至っていない。PatersonとPeiは、その理由として、①遺伝子型のタイピングエラー、②DNAサンプル違い、③父親違い、④誤診などの可能性をあげている。実際に、ポルトガルの家系において9cM（センチモルガン：遺伝子距離を示す）の間に常識的には考えられない4つの組み換えが起きていることを指摘した[6]。

　　　そこでPeiらは、PKD1ならびにPKD2いずれにも連鎖しない独自の大家系（48人のうち28人がADPKDと診断）について解析した[7]。PKD1、PKD2両方の遺伝子変異が同一家系内に認められる可能性（"bilineal disease"）を考え、直接遺伝子変異を検索した。その結果、12人の患者にPKD2遺伝子変異（2152delA；L736X）を認めた。さらにこれらの患者を除外した場合、PKD1遺伝子座に連鎖することが示された。なお両方の遺伝子変異をもつ患者2人は他の患者よりも臨床的により重症であった。

　　　その後、PKD3遺伝子に関する報告はない。またPKD1遺伝子、PKD2遺伝子の解析が進み、両者で十分に病態の説明が可能となった現在、PKD1ならびにPKD2と同じ表現型を示す新たな遺伝子の存在の可能性は非常に少ないと思われる。

2) PKD1、PKD2の表現型の違い

　　　PKD2患者は、PKD1患者より軽度の臨床表現型をもつといわれている（**表1-1**、P.28）。

　　　Torraらは、カタロニアのADPKD49家系の合計336人（患者は267人）について連鎖解析を行い、その中で連鎖が明らかになった146人のPKD1患者と20人のPKD2患者について解析を行った[8]。ADPKD診断時の年齢はそれぞれ27.4歳と41.4歳（P＝0.0002）、末期腎不全（ESRD）に至る年齢は53.4歳と72.7歳（P＜0.0001）、高血圧の診断年齢は34.8歳と49.7歳（P＝0.001）であった。性別でみたESRD診断年齢については、PKD1患者で男性49.5歳と女性53.1歳（P＝0.1）、PKD2患者で男性70.57歳と女性73.6歳（P＜0.01）であった。

　　　Hateboerらは、31家系333人のPKD1患者、31家系291人のPKD2患者、地理的にマ

ッチした対照398人の臨床データを比較した[9]。死亡または末期腎不全発症の年齢中央値は、*PKD1*家系で53.0歳、*PKD2*家系で69.1歳、対照は78.0歳であった。*PKD2*家系の女性は男性より長く生存した（71.0歳と67.3歳）。しかし*PKD1*家系では性差は明らかでなかった。末期腎不全の発症は、*PKD1*（54.3歳）に比して*PKD2*（74.0歳）では遅く、また*PKD2*患者では、高血圧（オッズ比0.25）、尿路感染症（オッズ比0.50）または血尿（オッズ比0.59）の既往歴が少なかった。

文 献

1) Daoust MC, Reynolds DM, Bichet DG, et al：Evidence for a third genetic locus for autosomal dominant polycystic kidney disease. Genomics 25：733-736, 1995.
2) de Almeida S, de Almeida E, Peters D, et al：Autosomal dominant polycystic kidney disease：evidence for the existence of a third locus in a Portuguese family. Hum Genet 96：83-88, 1995.
3) Bogdanova N, Dworniczak B, Dragova D, et al：Genetic heterogeneity of polycystic kidney disease in Bulgaria. Hum Genet 95：645-650, 1995.
4) Turco AE, Clementi M, Rossetti S, et al：An Italian family with autosomal dominant polycystic kidney disease unlinked to either the PKD1 or PKD2 gene. Am J Kidney Dis 28：759-761, 1996.
5) Ariza M, Alvarez V, Marin R, et al：A family with a milder form of adult dominant polycystic kidney disease not linked to the PKD1（16p）or PKD2（4q）genes. J Med Genet 34：587-589, 1997.
6) Paterson AD, Pei Y：Is there a third gene for autosomal dominant polycystic kidney disease？ Kidney Int 54：1759-1761, 1998.
7) Pei Y, Paterson AD, Wang KR, et al：Bilineal disease and trans-heterozygotes in autosomal dominant polycystic kidney disease. Am J Hum Genet 68：355-363, 2001.
8) Torra R, Badenas C, Darnell A, et al：Linkage, clinical features, and prognosis of autosomal dominant polycystic kidney disease types 1 and 2. J Am Soc Nephrol 7：2142-2151, 1996.
9) Hateboer N, v Dijk MA, Bogdanova N, et al：Comparison of phenotypes of polycystic kidney disease types 1 and 2. European PKD1-PKD2 Study Group. Lancet 353：103-107, 1999.

I 多発性嚢胞腎の基礎

●常染色体優性多発性嚢胞腎遺伝子

4. 日本人における遺伝子型

　多発性嚢胞腎（ADPKD）は遺伝子型によって重症度が異なり、一般にPKD1遺伝子がより重症傾向にあり、その割合は、85％がPKD1遺伝子、15％がPKD2遺伝子、数％はどちらでもないと報告されていたが、日本での割合は知られていなかった。またPKDの直接診断が容易ではないこともあり、病態理解の手がかりとして遺伝子型を知ることは有用である。

　筆者らは、アジア系民族である日本人ADPKD患者の遺伝子型を家系内連鎖解析法によって調べた[1]。患者2人以上、家系員4人以上を含む日本人21家系を対象に、末梢血から調製したDNAを用い、遺伝子近傍にあるマイクロサテライトおよびタンデムリピート、PKD1（16S521、KG8、16AC2.5、CW2、SM7、I42）、PKD2（D4S231、D4S1534、D4S1542、D4S1563、D4S1544、D4S414）をマーカーに、これらの部位のDNAをポリメラーゼ連鎖反応により増幅した。6％ポリアクリルアミドゲルにて4時間(18W)電気泳動後、バンド検出を行った。家系ごとに、構成員個々のハプロタイプを決定後、two pointまたはthree pointによりlod scoreを求めた。

　解析結果は、17家系がPKD1に連鎖、2家系がPKD2に連鎖し、これまでに報告された白人[2,3]、ラテン系民族[4]における割合とほぼ類似しており日本人も同様な傾向であることが確認できた。またPKD1、PKD2いずれにも連鎖していなかった2家系については、同一家系内に異なる変異が存在するか、あるいは検出エラーの可能性も否定できない。

表4-1　日本人および人種別ADPKD遺伝子型割合

	Caucasians[2]	Bulgarians[3]	Argentine[4]	Japanese[1]
PKD1	28 (0.81)	16 (0.73)	11 (0.91)	17 (0.81)
PKD2	5	5	1	2
non-PKD1・2	2	1	0	2
total	35	22	12	21

文 献

1) Mizoguchi M, Tamura T, Yamaki A, et al：Genotypes of autosomal dominant polycystic kidney disease in Japanese. J Hum Genet 47（1）：51-4, 2002.
2) Wright AF, Teague PW, et al：A study of genetic linkage heterogeneity in 35 adult-onset polycystic kidney disease families. Hum Genet 90：569-571, 1993.
3) Bogdanova N, Dworniczak B, Dragova D, et al：Genetic heterogeneity of polycystic kidney disease in Bulgaria. Hum Genet 95：645-650, 1995.
4) Iglesias DM, Martin RS, Fraga A, et al：Genetic heterogeneity of autosomal dominant polycystic kidney disease in Argentina. J Med Genet 34：827-830, 1997.

I 多発性嚢胞腎の基礎

●常染色体優性多発性嚢胞腎遺伝子

5. PKD2類似遺伝子

　PKD2類似遺伝子として、現在までにPKD2L1 [1]、PKD2L2 [2] がクローニングされている。Nomuraらにより発見されたヒトPKD2L1は染色体10q24に存在している16個のエクソンからなり、805個のアミノ酸で構成される膜蛋白のpolycystin 2L1を産生する。polycystin 2とは51％の相同性、70％の類似性を、カルシウムチャンネルとは21％の相同性、47％の類似性をもち、アフリカツメガエルの卵細胞での発現実験により、polycystin 2類似蛋白として初めてチャンネル活性の測定に成功した蛋白である[3]。マウスのPKD2L1遺伝子は染色体19C3に存在している15個のエクソンより構成されている。一方、Guoらにより発見されたPKD2L2はヒト染色体5q31に存在している17個のエクソンからなり、624個のアミノ酸で構成される膜蛋白のpolycystin L2を産生する。polycystin 2とは58％の相同性、polycystin 2Lとは59％の相同性をもつが、7回膜貫通部位をもつと考えられている。2つの蛋白ともalternative splicing formのmRNAレベルでの発現がさまざまな組織で発見されているが、どちらも精巣での発現が多いことは特記すべきである。またそれぞれの蛋白はカルシウムチャンネルとして機能しているようだが、生理学的な機能に関しては今後の検討が待たれる[3,4]。

文献

1) Nomura H, Turco AE, Pei Y, et al：Identification of PKDL, a novel polycystic kidney disease 2-like gene whose murine homologue is deleted in mice with kidney and retinal defects. J Biol Chem 273：25967-25973, 1998.
2) Guo L, Schreiber TH, Weremowicz S, et al：Identification and characterization of a novel polycystin family member, polycystin-L2, in mouse and human：sequence, expression, alternative splicing, and chromosomal localization. Genomics 64：241-251, 2000.
3) Chen XZ, Vassilev PM, Basora N, et al：Polycystin-L is a calcium-regulated cation channel permeable to calcium ions. Nature 401：383-386, 1999.
4) Volk T, Schwoerer AP, Thiessen S, et al：A polycystin-2-like large conductance cation channel in rat left ventricular myocytes. Cardiovasc Res 58：76-88, 2003.

I 多発性嚢胞腎の基礎

●常染色体優性多発性嚢胞腎遺伝子

6. 動物のPKD遺伝子変異

はじめに

　　　遺伝性疾患であるPKDでは、①病態（表現型）をもつ遺伝性自然発症突然変異動物と、②ヒトPKD遺伝子あるいはorthologな遺伝子《異種において構造上・機能上相同な遺伝子》を操作した動物を疾患モデル動物として用いることができる。
　　　私たちはこれらの疾患モデル動物を用いて、(1) 病気の治療、(2) 病態進行に関わる内在性あるいは外来性因子の存在、(3) 病態の発症機序、を明らかにしようとするが、その際、①であるか②であるかを含めたモデル動物の特徴を把握する必要がある。

1) PKD遺伝性自然発症突然変異動物の特徴 （表6-1）

　　　このタイプの疾患モデル動物は、ヒトPKDに類似した病態をもつことで遺伝育種学的に開発される。よって、腎臓に多発性嚢胞が発生するという病態は明確であるが、責任遺伝子は必ずしもヒトPKDの責任遺伝子とorthologな遺伝子ではない。
　　　そこで、本項では、まず、1年程度生存する嚢胞性腎臓疾患モデルを紹介する。

(1) PCKラット：*Pkhd1*遺伝子

　　　PCKラットは、勝山らによって発見された自然発症モデルである[1]。責任遺伝子

表6-1　PKD遺伝性自然発症突然変異動物

model (from phenotype)	disease※1	gene	R or D※2	protein	phenotype
PCK※3	ARPKD	*Pkhd1*	R	fibrocystin/polyductin	polycystic kidney
pcy	NPHP	*Nphp3*	R	nephrocystin-3	polycystic kidney
Han:SPRD-*Cy*※3	ADPKD	*Pkdr1*	D	SamCystin	polycystic kidney
cpk	ARPKD	*Cys1*	R	cystin	polycystic kidney
bpk	ARPKD	*Bicc1*	R	Bicaudal C	polycystic kidney and liver
orpk	ARPKD	*TgN737 Rpw*	R	polaris	polycystic kidney
wpk※3	Meckel-Gruber syndrome	*MKS3*	R	meckelin	polycystic kidney
—	NPHP	*Invs*	R	Inversin	polycystic kidney

※1　ARPKD：autosomal recessive polycystic kidney disease
　　　ADPKD：autosomal dominant polycystic kidney disease　　　NPHP：nephronophthisis
※2　R：recessive　　D：dominant
※3　rat

*Pkhd1*はラット9番染色体上に存在する[2]。この遺伝子は、ADPKDではなくて、ヒト6番染色体に存在するARPKDの責任遺伝子とorthologな遺伝子である。このラットでは、*Pkhd1*遺伝子のフレームシフト変異によって腎嚢胞と肝嚢胞を生じる（図6-1①）[2]。遺伝子産物はfibrocystinあるいはpolyductinと呼ばれ、腎臓で最も強く発現し、肝臓、膵臓等でも発現する。腎臓では集合管由来嚢胞が初期に発生し、後にネフロン全域に達する（図6-1②）。fibrocystin/polyductinは腎上皮細胞の繊毛等に分布する。肝臓では、生後1日齢ですでに胆管の拡張が認められ、加齢とともに肝臓が顕著に肥大する（図6-1③）[3,4]。寿命は1年程度である。

（2）DBA/2FG-*pcy*マウス：*Nphp3*遺伝子

高橋らによって発見されたpcyマウス[5]は、*Nphp3*遺伝子のミスセンス変異（TがG）によって腎嚢胞という表現型を示す（図6-2①）[6]。この*Nphp3*遺伝子は、ヒト若年性ネフロン癆のorthologな責任遺伝子である。遺伝子産物であるnephrocystin-3は、腎臓、膵臓、心臓、肝臓等に分布が認められる。腎臓では、胎生15日から尿細管の拡張が認められ、皮質－髄質境界部に嚢胞がみられる（図6-2②）。生後30週齢になると腎実質は内液を満たした嚢胞に置き換わり（図6-2③）、腎不全に陥りながら、1年弱生存する[5]。pcyマウスではヒトで認められる網膜変性と肝線維症はみられない。遺伝的背景により病態の進行が異なるので、調節遺伝子の存在が示唆されている[7]。

（3）Han:SPRD-*Cy*ラット：*Pkdr1*遺伝子

ドイツで発見されたHan:SPRD-*Cy*ラットは、ラット5番染色体に存在する*Pkdr1*遺伝子のエクソン13のミスセンス変異（CがT）によって幼若期から腎臓に嚢胞が発生する[8]。ミスセンス変異を含んだ領域を増幅後、その産物をMspI制限酵素で消化しても切れないことから、ワイルド（＋/＋）、ヘテロ（*Cy*/＋）、ホモ（*Cy*/*Cy*）接合体をそれぞれ区別できる（図6-3①）。嚢胞は、*Cy*ヘテロ接合体とホモ接合体ともに認められ（図6-3②）、

distribution in the kidney	distribution in the tissue	left-right axis defect	mutation DNA	amino acid	reference
cilia, basal body, cytoplasm	liver, pancreas	No	frame shift mutation IVS35-2 A to T exon36		2) 16) 17)
cilia?	pancreas, heart, liver, placenta, skeletal muscle	No	miss sense mutation T1841G	I614S	5)
?	brain, testis, skeletal muscle	No	miss sense mutation C to T	R823W	8)
cilia	liver	No	frame shift mutation exon1		11)
cilia		No			13) 18)
cilia, basal body	lung, testis, brain	Yes			12) 19)
?	brain	No	miss sense mutation C1181T	P394L	15)
cilia		Yes			20)

図6-1 PCKラット

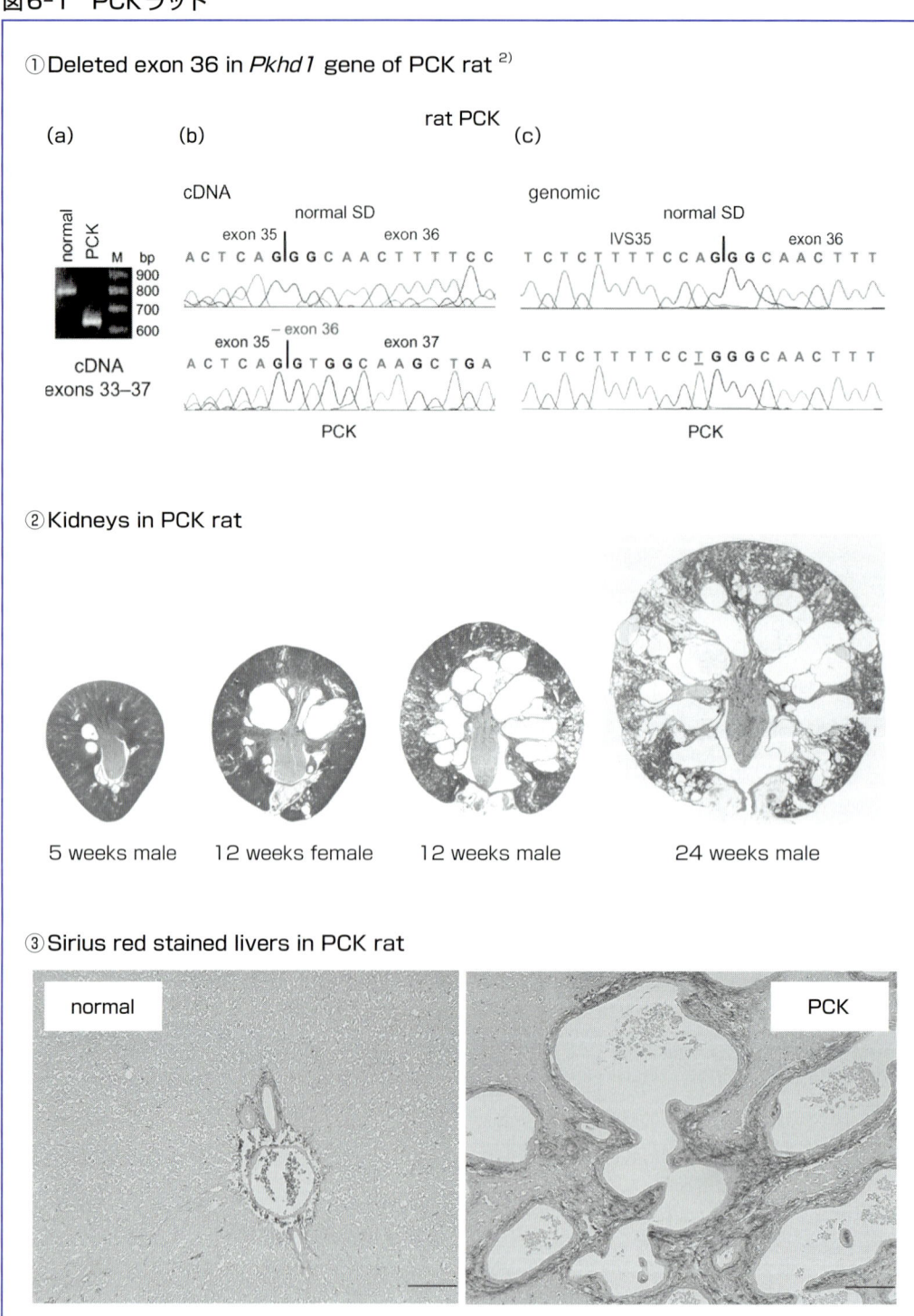

① Deleted exon 36 in *Pkhd1* gene of PCK rat [2)]

(a) cDNA exons 33–37

(b) rat PCK cDNA

exon 35 | normal SD | exon 36
A C T C A G | G G C A A C T T T T C C

exon 35 | − exon 36 | exon 37
A C T C A G | G T G G C A A G C T G A
PCK

(c) genomic

IVS35 | normal SD | exon 36
T C T C T T T T C C A G | G G C A A C T T T

T C T C T T T T C C T G G G C A A C T T T
PCK

② Kidneys in PCK rat

5 weeks male　　12 weeks female　　12 weeks male　　24 weeks male

③ Sirius red stained livers in PCK rat

normal　　PCK

図6-2　DBA/2FG-*pcy*マウス

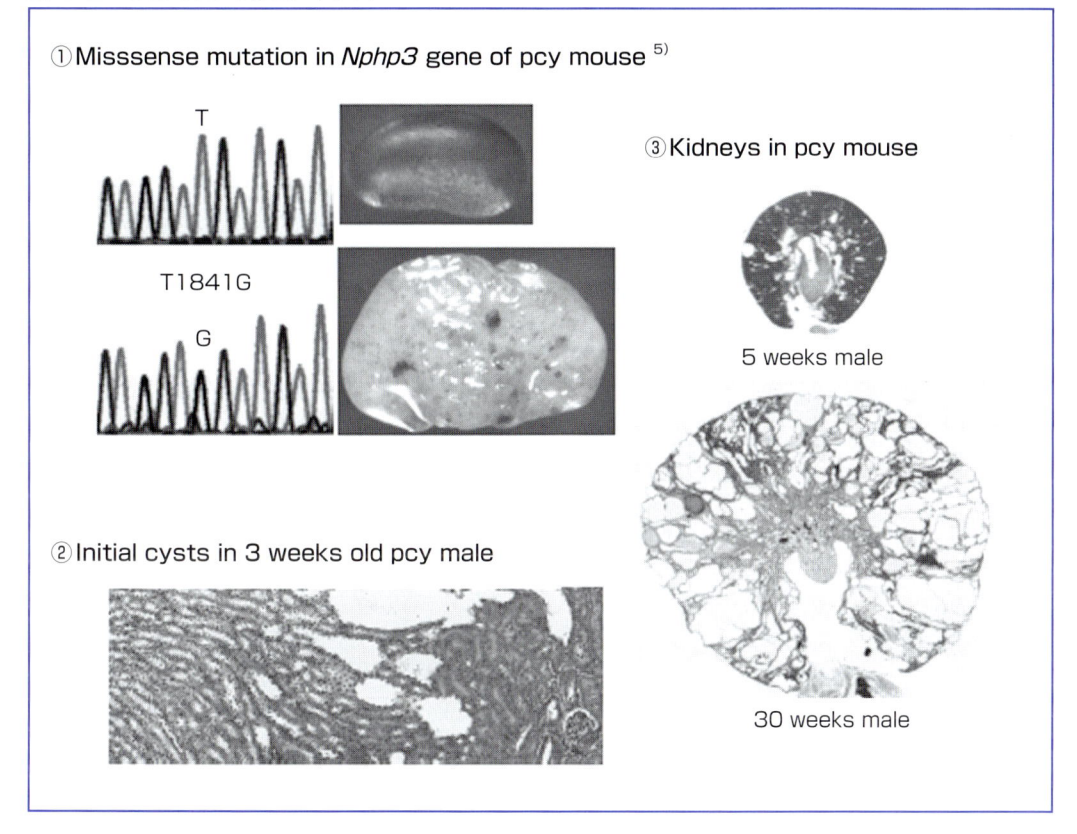

① Misssense mutation in *Nphp3* gene of pcy mouse [5]

② Initial cysts in 3 weeks old pcy male

③ Kidneys in pcy mouse
5 weeks male
30 weeks male

ホモ接合体では生後3週齢で死に至る（図6-3④）。ヘテロ接合体では雄のPKD進行が雌より早く、雄は1年程度、雌は1年半程度生存する[9]。ヘテロ接合体の近位尿細管由来初期嚢胞では、基底膜の肥厚とともに細胞増殖が顕著にみられる（図6-3③）。cAMP/B-Raf/ERKという異常な細胞情報伝達系が存在することも報告されている[10]。

以下の疾患モデルは、ARPKDの疾患モデルであるが、PKDの研究に欠くことのできないものであるので、簡単に紹介する。

(4) C57BL/6J-*cpk*マウス：*Cys1*遺伝子

マウス12番染色体上に位置する*Cys1*遺伝子によって発症するPKDは、ARPKDを解析するモデルとして最も古くから用いられてきた。最近、この責任遺伝子によって産生される蛋白質cystinは、繊毛に存在する蛋白質として同定され[11]、後述のpolaris、ヒトpolycystin 1とpolycystin 2とともに繊毛に存在することが明らかとなった[12]。病態発生初期（胎児期から新生児期）には近位尿細管の拡張と細胞増殖がみられるが、生後1週以降の病態後期には集合管由来嚢胞と細胞の死がみられるとともに腎不全に陥り、3週齢で死に至る。pcyマウスとともに病態の調節遺伝子の存在も報告されている（図6-4）。

図6-3 Han:SPRD-*Cy*ラット

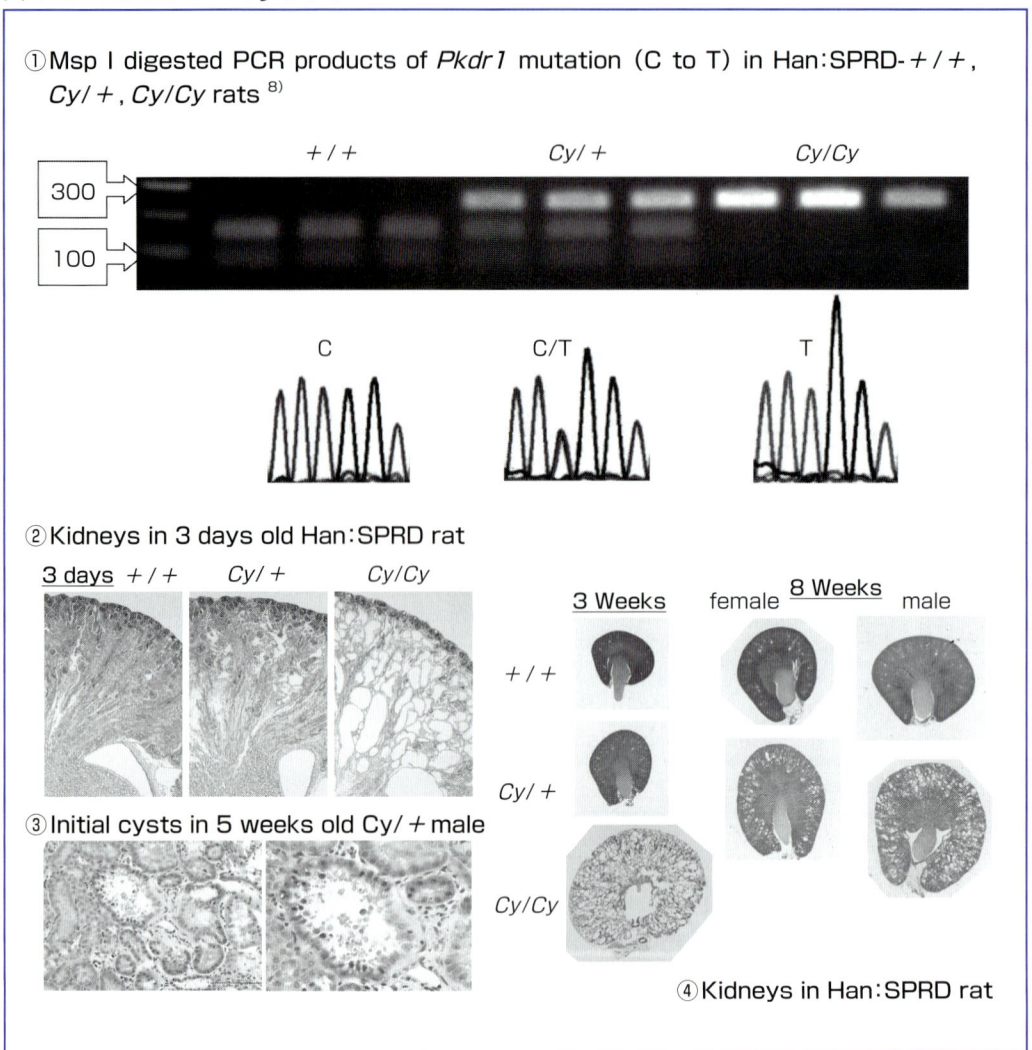

① Msp I digested PCR products of *Pkdr1* mutation (C to T) in Han:SPRD-+/+, *Cy*/+, *Cy*/*Cy* rats [8)]

② Kidneys in 3 days old Han:SPRD rat

③ Initial cysts in 5 weeks old Cy/+ male

④ Kidneys in Han:SPRD rat

図6-4 C57BL/6J-*cpk*マウス

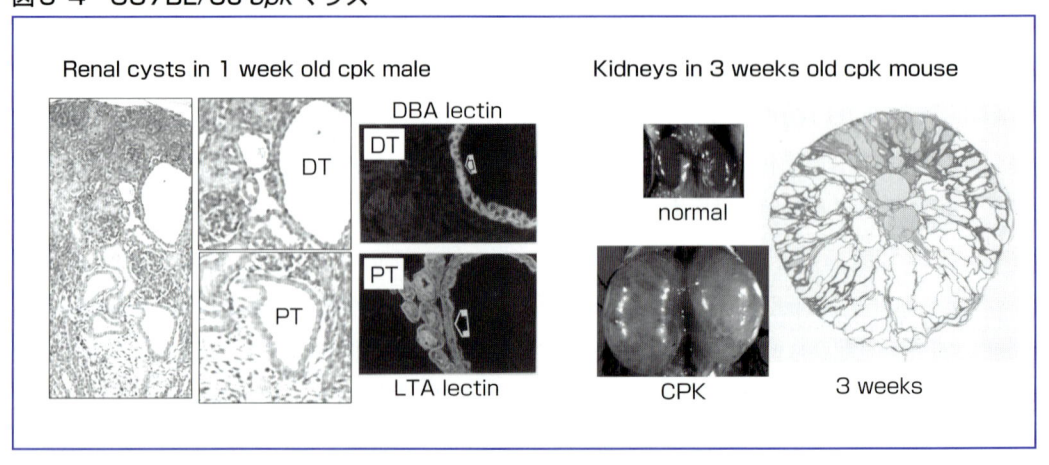

Renal cysts in 1 week old cpk male

Kidneys in 3 weeks old cpk mouse

(5) BALB/c-bpk マウス：Bicc1 遺伝子

BALB/cの遺伝子背景であるbpkマウスは、Bicc1遺伝子によって集合管由来嚢胞と胆管の拡張および肝臓内の胆管と門脈三管の増殖が認められる[13]。

(6) C3H-orpk マウス：TgN737Rpw 遺伝子

orpk（Oak Ridge polycystic kidney）マウスは、TgN737のhypomorphic遺伝子《野生型対立遺伝子と比較して形質発現に対する活性が低くなった突然変異対立遺伝子》であるTgN737Rpw遺伝子によって産生される蛋白質polaris[14]の異常によって嚢胞腎を発症し、上述のcystin、下述のpolycystin 1とpolycystin 2と繊毛に存在する。

(7) wpk ラット：MKS3 遺伝子

最近、ヒトメッケル-グルーバー症候群のMKS3責任遺伝子がwpkラットのorthologな責任遺伝子であることが報告された[15]。

なお、(1)～(4)のPKDモデル動物は、筆者の講座で継代維持している。

2）PKD遺伝子操作動物の特徴

ヒトPKDの責任遺伝子そのものあるいはorthologな遺伝子をDNA組み換え技術により操作して開発した疾患モデル動物である。利点として、責任遺伝子そのものを用いるため、病態の初期発症機序の解析に適している。しかし、ときとして期待した病態を示さないことがある。

表6-2に、Pkd1、Pkd2およびPkhd1遺伝子の遺伝子操作動物を示した。これらのPKD遺伝子操作動物の多くは、ホモ接合体では胎生致死となり、ヘテロ接合体では疾患モデル動物としてはPKDの進行が緩慢である。唯一、Pkd2遺伝子の不安定なWS25変異によりPKDを発症するヘテロ接合体マウスでは、ヒトの病態に近い多発性の嚢胞を腎臓や肝臓に発症するので、病気の治療実験にも用いられている。現在、コンデショナルノックアウト技術等を用いた開発が進められている[21]ので、今後に期待したい。

以上のように、現時点では、遺伝性自然発症突然変異動物とヒトPKD遺伝子操作動物を組み合わせて、PKDの研究を行うことが現実的である。

文献

1) Katsuyama M, Masuyama T, Komura I, et al：Characterization of a novel polycystic kidney rat model with accompanying polycystic liver. Exp Anim 49：51-55, 2000.
2) Ward CJ, Hogan MC, Rossetti S, et al：The gene mutated in autosomal recessive polycystic kidney disease encodes a large, receptor-like protein. Nat Genet 30：259-269, 2002.
3) Masyuk TV, Huang BQ, Masyuk AI, et al：Biliary dysgenesis in the PCK rat, an orthologous

表6-2 PKD遺伝子操作動物

disease	gene	human chromosome	mutant	exon	homozygote embryonic lethality
ADPKD	Pkd1	16q13.3	Del 34	34	+ (E18.5)
			Pkd1L	4-45	+ (E14.5-15.5)
			Del 17-21 β geo	1-21	+ (E13.5-14.5)
			Null	4	+ (E13.5-16.5)
			− / −	2-6	+ (E14.5)
			Null	1	+ (E12.5-birth)
			Pkd − / − /LZ+		−
ADPKD	Pkd2	4q21-23	WS25 (unstable)	exon 1 in IVS1	Live born
			WS183 (null)	1	+ (E13.5-18.5)
			− /LacZ	1	+ (E12.5-18.5)
ARPKD	Pkhd1	6p21	Del 40	40	
			GFPNeo15-del16	15-16	5% (?)
			Del 2	2	
			flox3-4	3-4	

E：embryonic day

model of autosomal recessive polycystic kidney disease. Am J Pathol 165：1719-1730, 2004.

4) Lager DJ, Qian Q, Bengal RJ, et al：The pck rat：a new model that resembles human autosomal dominant polycystic kidney and liver disease. Kidney Int 59：126-136, 2001.

5) Takahashi H, Calvet JP, Dittemore-Hoover D, et al：A hereditary model of slowly progressive polycystic kidney disease in the mouse. J Am Soc Nephrogl 1：980-989, 1991.

6) Olbrich H, Fliegauf M, Hoefele J, et al：Mutations in a novel gene, NPHP3, cause adolescent nephronophthisis, tapeto-retinal degeneration and hepatic fibrosis. Nat Genet 34：455-459, 2003.

7) Nagao S, Hibino T, Koyama Y, et al：Strain difference in expression of the adult-type polycystic kidney disease gene, pcy, in the mouse. Exp Animal 40：45-53, 1991.

8) Brown JH, Bihoreau MT, Hoffmann S, et al：Missense mutation in sterile alpha motif of novel protein SamCystin is associated with polycystic kidney disease in (cy/＋) rat. J Am Soc Nephrol 16：3517-3526, 2005.

9) Nagao S, Kusaka M, Nishii K, et al：Androgen receptor pathway in rats with autosomal dominant polycystic kidney disease. J Am Soc Nephrol 16：2052-2062, 2005.

10) Nagao S, Yamaguchi T, Kusaka M, et al：Renal activation of extracellular signal-regulated kinase in rats with autosomal-dominant polycystic kidney disease. Kidney Int 63：427-437, 2003.

11) Hou X, Mrug M, Yoder BK, et al：a novel cilia-associated protein, is disrupted in the cpk mouse model of polycystic kidney disease. J Clin Invest 109：533-540, 2002.

12) Yoder BK, Hou X, Guay-Woodford LM, et al：The polycystic kidney disease proteins, polycystin-1, polycystin-2, polaris, and cystin, are co-localized in renal cilia. J Am Soc Nephrol 13：2508-2516. 2002.

13) Nauta J, Ozawa Y, Sweeney WE Jr, et al：Renal and biliary abnormalities in a new murine

heterozygote			reference
renal cysts	hepatic cysts	pancreatic cysts	
(Yes)	(Yes)	(Yes)	Lu : Hum Mol Genet 2001. Lu : Nat Genet 1999. Lu : Nat Genet 1997.
?	?	?	Kim : Proc Natl Acad Sci USA 2000.
(Yes)	(Yes)	?	Boulter : Proc Natl Acad Sci USA 2001.
(Yes)	(Yes)	(Yes)	Lu : Hum Mol Genet 2001.
?	?	?	Muto : Hum Mol Genet 2002.
(Yes)	(Yes)	?	Wu : Hum Mol Genet 2002.
Yes	Yes	Yes	Nishio : J Clin Invest 2005.
WS25+/− : Yes	Yes		Wu : Nat Genet 2000. Wu : Cell 1998.
+/− : Yes	Yes (rare)	No	Wu : Nat Genet 2000. Wu : Cell 1998.
?	?	?	Pennekamp : Curr Biol 2002.
No	Yes	?	Moser : Hepatology 2005.
Yes	Yes	Yes	Wang : ASN 2005.
Yes	Yes	Yes	Woollard : ASN 2005.
Yes*	Yes	(Yes)	Garcia-Gonzalez : ASN 2005.

＊ : non-pancreatic cysts　　　　　　　　（表・上段　ONG & HARRIS : Kidney Int 2005. Modified）

　　　model of autosomal recessive polycystic kidney disease. Pediatr Nephrol 7 : 163-72, 1993.
14) Murcia NS, Richards WG, Yoder BK, et al : The Oak Ridge Polycystic Kidney (orpk) disease gene is required for left-right axis determination. Development 127 : 2347-2355, 2000.
15) Smith UM, Consugar M, Tee LJ, et al : The transmembrane protein meckelin (MKS3) is mutated in Meckel-Gruber syndrome and the wpk rat. Nat Genet 38 : 191-6, 2006.
16) Wang S, Luo Y, Wilson PD, et al : The autosomal recessive polycystic kidney disease protein is localized to primary cilia, with concentration in the basal body area. J Am Soc Nephrol 15 : 592-602, 2004.
17) Menezes LF, Cai Y, Nagasawa Y, et al : Polyductin, the PKHD1 gene product, comprises isoforms expressed in plasma membrane, primary cilium, and cytoplasm. Kidney Int 66 : 1345-1355, 2004.
18) Guay-Woodford LM : Murine models of polycystic kidney disease : molecular and therapeutic insights. Am J Physiol Renal Physiol 285 : F1034-1049, 2003.
19) Taulman PD, Haycraft CJ, Balkovetz DF, et al : Polaris, a protein involved in left-right axis patterning, localizes to basal bodies and cilia. Mol Biol Cell 12 : 589-599, 2001.
20) Otto EA, Schermer B, Obara T, et al : Mutations in INVS encoding inversin cause nephronophthisis type 2, linking renal cystic disease to the function of primary cilia and left-right axis determination. Nat Genet 34 : 413-420, 2003.
21) Nishio S, Hatano M, Nagata M, et al : Pkd1 regulates immortalized proliferation of renal tubular epithelial cells through p53 induction and JNK activation. J Clin Invest 115 : 910-918, 2005.

I 多発性嚢胞腎の基礎

● 常染色体優性多発性嚢胞腎遺伝子

7. 遺伝子診断

1) 遺伝様式と遺伝学的機序

　　遺伝性多発性嚢胞腎には常染色体優性のPKD1（16p13.3）とPKD2（4q21-23）、さらに常染色体劣性のPKHD1（6p12）がある。それぞれ原因遺伝子が単離同定されている。遺伝相談は発端者を中心に患者の家系図を描くところから始まる。そのパターンから常染色体優性か常染色体劣性かを決定する。家系内で垂直に遺伝していれば常染色体優性、両親に症状がなく水平に兄弟間で患者が存在すれば常染色体劣性である。ただし患者が1人の場合、*de novo*での孤発的な新しいADPKD変異と区別できない。常染色体優性の場合患者2人以上、家系員4人以上であれば連鎖解析によってPKD1かPKD2かを決定することができる[1]。PKD1、PKD2、PKHD1それぞれ原因遺伝子の変異を検出できれば、出生前診断、発症前診断などの遺伝子診断を容易に行うことができる。

2) 遺伝学をふまえた臨床診断

　　常染色体優性多発性嚢胞腎（ADPKD）は成人型多発性嚢胞腎とも呼ばれ1,000～2,000人に1人発症し、最も頻度の高い遺伝性腎疾患である。常染色体劣性多発性嚢胞腎（ARPKD）は小児型多発性嚢胞腎とも呼ばれ10,000～40,000人に1人発症する。ADPKDは片親が発病している場合1/2の確率で罹患する可能性があり、変異遺伝子を受け継いだ場合ほぼ確実に30歳までに嚢胞腎となる。発症年齢は乳幼児から30歳と幅があり、60歳までに患者の約半数が終末期腎不全へと進行する。PKD1患者の平均透析導入年齢が53歳、PKD2患者では69歳で、PKD1より症状が緩やかであるという報告があるが、われわれが日本人におけるPKD1連鎖家系とPKD2連鎖家系を比較したところ、症状はほとんど変わらなかった[1]。変異の種類によって症状が異なるという結果は得られていないが、PKD1のエクソン15までのフレームシフト変異とナンセンス変異の場合、エクソン31-46の変異をもつ患者に比べて腎機能の喪失に関してより重篤であるという報告がある[2,3]。ARPKDは平均発症年齢が4歳、30～50％の新生児が生後まもなく呼吸不全のため死亡する。症状は重篤であるが、成人まで生存する場合がしばしばみられる。

3) 遺伝子診断の実際

　　家系解析からPKD1あるいはPKD2のどちらかを見いだすことができれば相当する遺

伝子の変異を解析すればよい。家系解析ができない場合症状から決定できないため、両遺伝子の解析が必要である。PKD1の場合前述したように変異検出は複雑である。PKHD1の場合、家系解析と症状から予測できるが、変異部位を決定すれば、将来の出生前診断などが簡単にできる。67個のエクソンからなる遺伝子であるが、変異検出は可能である[4]。多発性嚢胞腎の場合、いずれも遺伝子診断が可能であるが、超音波検査などによって比較的診断が容易に確認できることを考え合わせて、経済的、時間的負担から、あまりメリットがないというのが現状である。しかしこれらの遺伝子診断によって今後病気の予防や、発症の遅延につながる場合意義は大きい。

4）遺伝子治療の展望

　遺伝子治療は究極の治療法であるが、倫理面からいえば、生命維持のためにほかに方法がなく唯一の方法である場合にのみ実行されるべきである。また生殖細胞、受精卵を操作することは許されていない。多発性嚢胞腎の場合、このような状況はきわめてまれであるだけではなく、腎臓は1対存在し、構造的に複雑であることから、遺伝子治療は事実上研究の段階にとどまっている。

　遺伝子導入の方法として、腎細胞を体外に取り出して治療遺伝子を含むベクターを導入するか、直接腎動脈から注入する。この際、アデノ随伴ウイルスベクター[5]、リポソーム[6]、エレクトロポレーション[7]などの方法がある。導入する遺伝子の候補として、原因遺伝子であるPKD1、PKD2、PKHD1があるが、PKD1、PKD2患者では正常な遺伝子が1コピー存在していることから、またPKHD1はサイズが大きすぎることから、遺伝子治療の標的にするのは困難である[8]。したがって遺伝子治療の標的として嚢胞の増大を阻害する、すなわち上皮細胞の増殖を阻害する遺伝子が試みられている。ARPKDのモデルマウスでは、多発性嚢胞腎において発現が高いc-myc遺伝子のアンチセンスオリゴの導入によって嚢胞が小さくなり、腎機能の亢進がみられたという[9]。最近、原因遺伝子産物であるpolycystinやfibrocystinは腎尿細管細胞の管腔の繊毛に存在し、尿流量のセンサーになっていることや細胞内のカルシウム濃度を調節し、上皮の細胞増殖や尿細管の形態形成・分化に関与していることが明らかになってきた。今後さらに嚢胞形成機序が明らかにされるに伴って遺伝子治療の標的分子が増え、その応用が加速されるであろう。

文　献

1) Mizoguchi M, Tamura T, Yamaki A, et al：Genotypes of autosomal dominant polycystic kidney disease in Japanese. J Hum Genet 47：51-54, 2002.
2) Rossetti S, Burton S, Stmecki L, et al：The position of the polycystic kidney disease 1(PKD1) gene mutation correlates with severity of renal disease. J Am Soc Nephrol 13：1230-1237, 2002.

3) Peltola P, Lumiaho A, Miettinen R, et al：Genetics and phenotypic characteristics of autosomal dominant polycystic kidney disease in Finns. J Mol Med 83：638-646, 2005.
4) Rossetti S, Torra R, Coto E, et al：A complete mutation screen of PKHD1 in autosomal-recessive polycystic kidney disease (ARPKD) pedigrees. Kid Int 64：391-403, 2003.
5) Takeda S, Takahashi M, Mizukami H, et al：Successful gene transfer using adeno-associated virus vectors into kidney：comparison among adeno-associated virus serotype 1-5 vectors *in vitro* and *in vivo*. Nephron Exp Nephrol 96：e119-126, 2004.
6) Ito K, Chen J, Asano T, et al：Liposome-mediated gene therapy in the kidney. Hum Cell 17：17-28, 2004.
7) Tsujie M, Isaka Y, Nakamura H, et al：Electroporation-mediated gene transfer that targets glomeruli. J Am Soc Nephrol 12：949-954, 2001.
8) Imai E, Isaka Y：Perspectives for gene therapy in renal diseases. Int Med 43：85-96, 2004.
9) Ricker J, Mata J, Iversen P, et al：C-myc antisense oligonucleotide treatment ameliorates murine ARPKD. Kidney Int 61：S125-S131, 2002.

I 多発性嚢胞腎の基礎

●PKD蛋白（polycystin）

1. polycystin 1（PKD1蛋白）

1）全体的構造と発現

（1）構造

　　PKD1遺伝子産物、polycystin 1（PC1）は4,304個のアミノ酸からなり、そのN末端は細胞外に、C末端は細胞内に存在し、11個の膜貫通ドメインをもつ膜貫通蛋白である（図1-1）[1]。

（2）発現

　　そのmRNAの発現はほぼ全ての臓器でみられるが、特に脳、腎、精巣、肺、副腎で強かった[2]。蛋白発現においても上皮細胞、血管平滑筋、心筋細胞などに広く発現している。ただ、その発現は、臓器ならびに各発生段階においてさまざまである[3,4]。

胎生期腎臓での発現：

　　腎臓形成期の間葉系細胞には発現せず、最も初期の上皮のネフロン前駆体（S-shaped bodyと尿管芽）に初めて発現する。糸球体においては近位尿細管に隣接したボウマン嚢に発現が認められた。各発生段階において発現の程度は異なる。マウスでは胎生14日から生後1週の間で最高となり、その後急速に発現は低下する。発現部位は、尿管芽、集合尿細管と腎杯であった。異なる在胎齢（13～40週）のヒト胎児の腎臓でも、週齢の多い胎児では遠位尿細管優位の発現パターンを示したが、より早期にはボウマン嚢と近位尿細管を含む全てのネフロンセグメントでの発現が認められた[4]。

成体腎臓での発現：

　　主に集合尿細管と腎杯に認められる。その発現は非常に弱い。

嚢胞腎での発現：

　　70～90％の嚢胞に発現が認められる。

腎外組織での発現：

　　肝臓、膵臓などの管上皮細胞に発現が認められる。

細胞内局在：

　　PC1はまず尿細管上皮細胞の基底外側膜、尿細管管腔側での局在が確認された[5,6]。さらに中間フィラメント複合体である接着斑（デスモソーム）への局在[7]や、ビメンチン（vimentin）などの中間フィラメントとの直接結合も報告されている[8]。また細胞側面のadherens junctionにおいて、カドヘリン（E-cadherin）やカテニン（catenin）などととも

図 1-1 polycystin 1 の構造

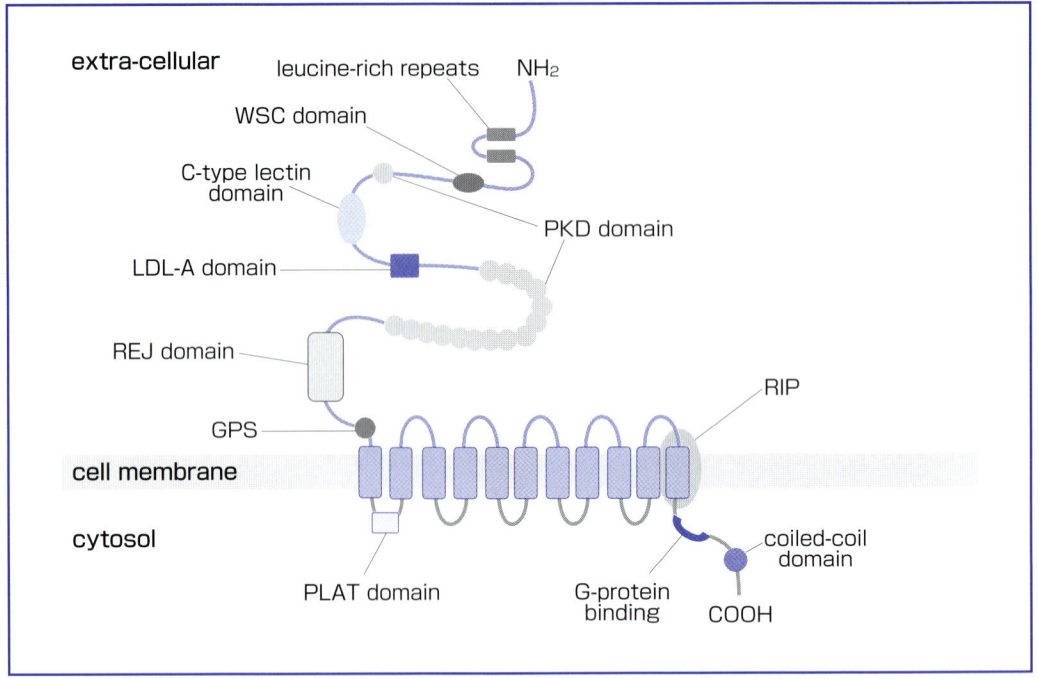

polycystin 1 は細胞外から細胞内に及ぶ膜貫通蛋白である。各ドメインについては本文参照のこと。

に存在し、複合体を形成する[9]。さらに2002年にYoderらによって繊毛（cilia）に局在することが明らかにされ、「polycystinと繊毛」の研究が始まった[10]。

ただ、PC1の局在は、polycystin 2（PC2）の発現と密接に関連していると考えられている。まず、Hanaokaらは、PC2の存在下でPC1は細胞表面に局在すると報告した[11]。その後、Grimmらは、逆にPC2存在下ではPC1は粗面小胞体（endoplasmic reticulum：ER）に局在し、PC2$^{-/-}$マウス尿細管上皮細胞においてはPC1が細胞表面に発現することを報告した[12]。このようにPC1は細胞や組織により局在が変化することやPC2の相対的な発現量により調節されている可能性がある。

細胞内輸送：

PC1の細胞内から細胞膜側面への細胞内輸送（trafficking）にはTSC2の産生蛋白tuberinが関与するといわれている[13]。

2）細胞外構造と予測される機能（図1-1）

細胞外部分は3,000個以上のアミノ酸で構成されており、多くの接着ドメインをもっている。細胞－細胞間ならびに細胞－細胞外マトリックス間の相互作用に関与しているものと考えられている[14]。

(1) leucine-richリピート(LRRs)

　　24個のアミノ酸共通配列により特徴づけられるLRRsを*PKD1*のエクソン2、3に認める。蛋白結合における蛋白認識に関わるとされる。Malhasらは、PC1 GST-LRR蛋白を用いて、PC1 LRRが細胞外マトリックス蛋白であるI型コラーゲンとファイブロネクチンに結合することを明らかにした[15]。さらにPC1 LRRは脳星状膠細胞腫（astrocytoma）ならびにヒト胎児腎（HEK293T）の培養細胞においてその増殖を抑制した[15]。PC1 LRRは細胞－マトリックス相互作用ならびに細胞増殖の調節に働いているものと考えられている。

(2) (putative)WSCドメイン

　　酵母で発見されたcell wall integrity and stress component proteins 1-4と相同性の高い部分がLRRsと最初のPKDドメインの間に認められる[16]。PC1における実際の機能は不明だが、WSC蛋白はstress-activated PKC1-MAP kinaseカスケードの上流の調節因子であり、ヒートショック反応や細胞壁の維持機構に関与すると考えられている[17]。

(3) C-type lectinドメイン

　　115～130個のアミノ酸のモジュールからなるC-type lectinに相同性の高い部分を*PKD1*のエクソン6、7に認める[1,18]。そのファミリーはカルシウム依存性に炭水化物と結合するといわれており、細胞内シグナル伝達やエクソサイトーシスなどさまざまな生物学的過程に関与する[19]。GST融合蛋白として作成されたPC1 C-type lectinドメインはカルシウム依存性に細胞外マトリックスのI型ならびにIV型コラーゲンとの結合を認めた[20]。

(4) LDL(low density lipoprotein)領域

　　低密度リポ蛋白質-A（LDL-A）の相同領域が*PKD1*のエクソン10に認められる[18]。LDL-A領域は約40個のアミノ酸残基のシステインの豊富な配列であり、多くの蛋白質の細胞外部分に存在し、LDL受容体関連分子のリガンド結合部位となる[21]。

(5) PKDドメイン

　　約80個のアミノ酸からなるドメインである。エクソン5に1個とエクソン11～15に15個の計16個のPKDドメインが存在する[1,22]。

①核磁気共鳴構造（NMR）分析によれば、PKDドメインはβ-sheet構造をもち、免疫グロブリンに類似している。特にその10番目は進化的にも保存されており、レセプターとしてリガンドが結合する部位と推定されている[23]。

②Madin-Darby犬の腎臓（MDCK）細胞において、PKDドメイン同士でカルシウム依存性に結合し、またPKDドメインに対する抗体がその結合を阻害する[24]。

③腎臓の臓器培養では、PKDドメインに由来するペプチドが尿管芽の分枝を阻害した[25]。

　　このように細胞－細胞間の相互作用を司るPKDドメインは、細胞接着や尿細管分枝などの重要なメディエーターの役割をしていることが予想される。

(6) REJ(receptor for egg jelly：卵子ゼリーレセプター)ドメイン

　　ウニの先体反応（acrosome reaction：精子頭部先端で起こる卵との反応）において、

精子膜糖蛋白質であるウニREJ蛋白（suREJ1あるいはsuREJ3）が活性化され、先体形質膜に存在するウニPKD2ホモログと結合し、Caチャネルとして機能する[26]。PC1には、PKDドメイン2〜16の下流にREJと高い相同性をもつ部分があり、*PKD1*のエクソン15〜27に存在する[22]。また、suREJのヒトのホモログ（PKDREJと称される）が同定され、約2,000個のアミノ酸にわたりPC1と相同性を有していることが明らかにされた[27]。REJドメインは、suREJと同様にPC1がPC2によるカルシウム流入を支持するために機能する部分と考えられている。

(7) GPS（G protein-coupled receptor proteolytic site）ドメイン

GPSとは、GTP蛋白質結合型レセプターの蛋白分解部位であり、latrophilin/CL-1としても知られている[28]。suREJにも存在するが、PC1ではこのGPSをREJモジュールの下流に認める。PC1ではLeu3048-Thr3049ペプチド結合で内因的に切断され、3048のアミノ酸からなるN末端と1255のアミノ酸からなるC末端に分解される[16]。PC1合成後すぐに切断されるが、N末端はその大部分が細胞表面に残り、分泌されるのはわずかである。*PKD1*遺伝子REJドメインの突然変異では、PC1はGPSで切断されず、また細胞内情報伝達もできなくなる。このことから切断にはREJ領域が必要であり、REJ領域はGPS領域を露出させるための構造あるいは他の分子と結合するための構造をもつと推察されている[29]。ただ、この切断（cleavage）という現象がどのような意義をもつのか、また切断されたPC1N末端、C末端がどのような振る舞いをみせるのかなど詳細については現在のところ不明である。

3) 細胞膜貫通部位（図1-1）

(1) 細胞膜貫通ドメイン（TM）

ヒトPC1の最初の配列分析では、細胞外のN末端の部分が11個の膜貫通（TM）領域（TM1〜11）をもっていると報告された[1]。その後ヒトPC2、フグPC1、ウニREJなどの発見により若干の修正が必要であった。結局11個のTMドメインを保持していたが、はじめの3つのドメインの代わりに3つの新しいTMドメインが含まれることが明らかにされた[22]。また生化学的な解析によりその11個のTMドメインが正しいことが証明されている[30]。

(2) PLAT（polycystin-1, lipooxygenase and alpha toxin）ドメイン

TM1とTM2の間の細胞内の領域に認められた新しい蛋白質ドメインである[31]。ヒトとフグのPKD1遺伝子で保存されており、その配列はリポキシゲナーゼ、トリアシルグリセロールリパーゼとリポ蛋白質リパーゼを含む。PLATドメインの三次元構造は、ヒト膵リパーゼ、ウサギ15-リポキシゲナーゼ、Welch菌からのアルファ毒素でよく知られており、各々4つの索の2枚のシートからなるβ-サンドイッチ構造である。PLATドメインは、蛋白質-蛋白質と蛋白質-脂質結合に関係している[31]。PKD1類似蛋白の一つである、線虫のlov-1遺伝子[32]にもこのPLATドメインが存在する。lov-1のPLATドメインにATP-2

が結合することから、PLATドメインは繊毛におけるエネルギー産生に関わっている可能性を指摘されている[33]。

(3) regulated intramembrane proteolysis(RIP)

RIPとは、細胞が膜結合型の転写因子を遊離してシグナルを伝える一つの細胞プロセスである。多数の細胞表面成長因子レセプターは、リガンド結合および外部ドメイン切断後にRIPを受けることが知られている[34,35]。

Chauvetらは、全長PC1を過剰発現した細胞において、そのC末端が細胞膜から切断され核内へ移行していることを見いだした[36]。その切断部位は明らかではないが、最後の膜貫通ドメイン内あるいはその近傍と考えられている。すなわち、PC1においては上述したGPSにおいて細胞外ドメインを遊離し、その後RIPを受け細胞内ドメインを細胞内に遊離する。さらにPC1のC末端（CTT）は核内へ移行し細胞内シグナルを活性化する。

尿流が減少する片側性尿管閉塞症（UUO）においては、RIPならびに核内移行が増加した。また、CTTによるAP-1シグナルの活性化は、PC2との共発現により1/2から1/3に低下した。このことから、このRIPと核内移行は、PC2の発現増加ならびに繊毛からの機械的刺激の減少により阻害されるものと考えられている[36,37]。

4）細胞内構造と機能（図1-1）

(1) coiled-coilドメイン

細胞内のC末端にはcoiled-coilドメインが存在する。yeast-2-hybrid法ならびに免疫沈降法により、PC2がPC1に結合する部位として報告された[38,39]。

(2) G蛋白共役受容体（G protein-coupled receptors）（図1-2）

GTP結合蛋白質（G蛋白）のうち、ヘテロ三量体G蛋白はリガンドを結合した受容体からの刺激によりGDPがGTPに変換/活性化され、細胞内へシグナルを伝達する。$G\alpha$と$G\beta\gamma$の3つのサブユニットから構成され、特に$G\alpha$はいくつかのグループに分類され、$G\alpha$サブタイプにより作用が異なることが知られている。

PC1はその塩基配列にG蛋白活性化部位（G蛋白結合ドメイン）をもっており、PC1がG蛋白に関するシグナル伝達を調整するといわれている。

G蛋白との結合：

Parnellらは、PC1のC末端が$G\alpha_{i/o}$ヘテロ三量体G蛋白と結合することを報告した[40]。

RGS7（regulators of G protein signaling 7）の安定化：

RGSとは$G\alpha$サブユニットのGTPase（GTPからGDPへ変換）を活性化し、G蛋白を不活性化させる調節因子である。RGS7はそのファミリーの一つで、$G\alpha_i$ならびに$G\alpha_q$サブユニットを失活させる。またユビキチン-プロテアソーム経路によって急速に分解する半減期の短い蛋白質である。Kimらは、RGS7がGGL（Gγ-like）領域のcoiled-coilド

図 1-2 polycystin 1 の細胞内シグナル伝達

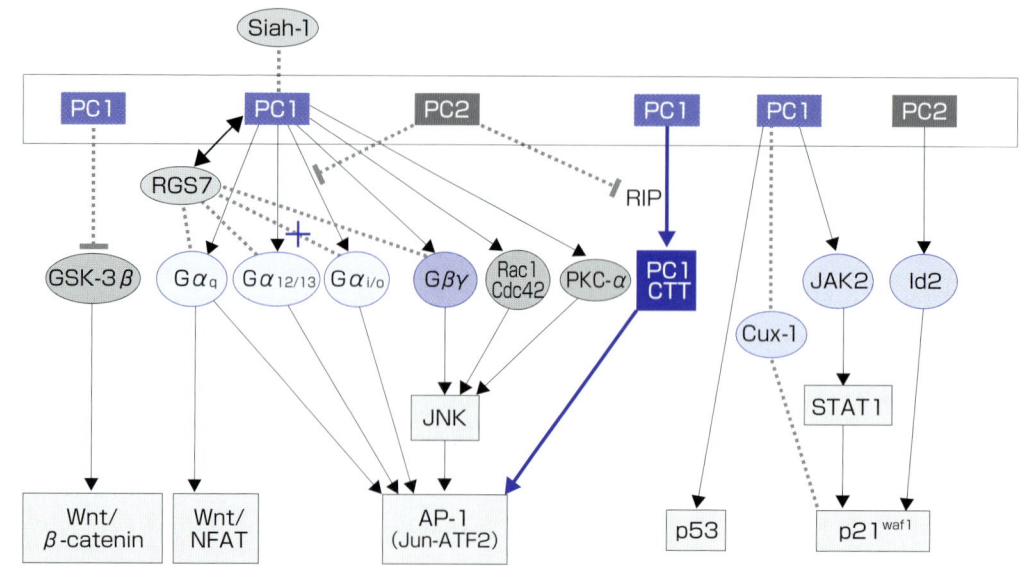

PC1 が直接関係する細胞内シグナル伝達を示す。詳細は本文参照のこと。

メインでPC1のC末端と結合することを報告した[41]。PC1に結合すると、RGS7は細胞膜へ局在化してプロテアソーム分解を免れ、その半減期が延長する。このRGS7の安定化がPC1により活性化されたG蛋白シグナル伝達を調整していると考えられている。

G蛋白の活性化とPC2による抑制：

Delmasらは、ラット交感神経において全長PC1ならびにN末端の1811アミノ酸を欠失したPC1を過剰発現させると、RGS7とは独立してG蛋白の活性化が起こることを報告した[42]。ここではPC1がGα_q-G蛋白でなくG$\alpha_{i/o}$-G蛋白を活性化する機能をもち、その結果カルシウムチャネルならびにカリウムチャネルの活性を調整する。さらにPC2を共発現させると、逆にG蛋白の活性化は抑制された。したがってPC1がG蛋白結合型レセプターとして作用し、その活性はPC2によって物理的に調整されると考えられる。

G蛋白によるAP-1ならびにJNKの活性化：

Parnellらは、ヒト胎児腎細胞（HEK293T）にPC1のC末端を導入すると、activator protein（AP-1）の活性化が起こり、その活性化はヘテロ三量体G蛋白（G$\alpha_{12/13}$＞Gα_i、Gα_qサブユニット）を介すること、またc-Jun N末端キナーゼ（JNK）の活性化はG$\beta\gamma$を介することを報告した[43]。

G蛋白によるNFATの活性化：

カルシニューリン/NFAT（nuclear factor of activated T-cells）シグナル伝達経路は、

さまざまな細胞において細胞分化、アポトーシス、細胞順応などに関わり、さらに胎生期の発達に関してnon-canonical Wnt/Ca^{2+}シグナル伝達を調節していると考えられている。持続的なカルシウムの増加を起こすシグナルは、カルシニューリンの活性化、NFATの脱リン酸化・核内移行を導き、通常NFAT/AP-1として標的遺伝子を調節する。

Puriらは、G蛋白であるGα_qの活性化を介してPC1がカルシニューリン/NFATシグナル伝達経路を活性化すると報告した[44]。この活性化はGα_qによるphospholipase C(PLC)の活性化を介しており、また細胞内のカルシウムイオンの持続的増加を必要とした。またLiClによるglycogen synthase kinase(GSK)-3βの抑制により、NFAT活性が増加することも示された[44]。

(3) 転写制御因子複合体AP-1(activated protein-1)(図1-2)

AP-1複合体は、Jun、ATF2とFosを含む種々の転写制御因子のホモまたはヘテロダイマーからなり、細胞増殖、分化、生存などのさまざまな細胞のプロセスに関与している。

AP-1の活性化：

Arnouldらは、ヒト胎児腎細胞（HEK293T）を用いて、PKD1のC末端（226個のアミノ酸）がその強制発現によりc-Jun N末端キナーゼ（JNK）を介したAP-1プロモーターが活性化すること[45]、その活性化にはヘテロ三量体G蛋白だけでなく[43]、Rac1とCdc42という低分子量GTP結合蛋白質や蛋白質キナーゼC（PKC-α）が関与していると報告した[45]。

AP-1活性化蛋白：

AP-1複合体の中でどの複合体が実際にPC1による活性化を受けているのか。Leらは、正常ラット腎（NRK-E52）細胞ならびにMadin-Darby犬の腎臓（MDCK）培養細胞にマウスC末端PC1融合蛋白を遺伝子導入し、AP-1の活性化がJun-ATF2ヘテロダイマーを介することを報告した[46]。またヒトADPKD嚢胞上皮（PKD9-7WT）細胞とヒト全長PKD1cDNAを遺伝子導入した腎上皮細胞（RCTEC）でのAP-1活性について検討した。PKD9-7WTではコントロール、RCTECに比べJun-ATF2活性は有意に低下していたが、C末端PC1の導入により回復した。またPKD9-7WTではJun-Fos活性は増加していた[46]。次にADPKD患者ならびにhypomorphicなPkd1マウスの嚢胞壁において、AP-1構成要素c-Jun、ATF2とc-Fosの活性を検討した。嚢胞壁においては、Thr71-とThr69/71リン酸化されたATF2とSer73リン酸化されたc-Junは著明に増加し、またc-Fosも増加していた。このようにADPKDではさまざまなAP-1構成要素が活性化され、嚢胞形成へ関与していることが示唆されている[47]。

(4) Wntシグナル伝達系（図1-2）

Wntシグナルは、受容体Frizzled、さらにDishevelledを介してGSK-3βの活性を阻害することによりβ-カテニンの安定化をもたらす。β-カテニンは核内移行/転写活性の制御や細胞接着などの裏打ち蛋白としても機能する。

PC1は接着分子であるE-カドヘリンならびに細胞内カテニンと結合し、細胞接着を安定化させ、細胞極性を維持しているといわれている。

Wntシグナルの活性化：

Kimらは、PC1のC末端部分をヒト胎児腎細胞（HEK293T）へ遺伝子導入すると、抑制されたGSK-3βがβ-カテニンを安定化させ、TCFに依存する遺伝子転写を促進することを報告した[48]。さらにPC1のC末端部分がゼブラフィッシュにおいて（Wntシグナル活性化による）背方化を誘発することを示した[48]。しかしPC1とWntシグナルとの関連を否定している報告もあり[46]、その関与については結論が出ていない。

WntシグナルによるPC1の活性化：

Rodovaらは、PKD1遺伝子のプロモーターにTCF（T-cell factor）結合エレメントが存在し、β-カテニンの導入によりプロモーター活性が6倍に増加することを報告した[49]。実際にLiCl添加細胞ならびにβ-カテニン安定株においてPKD1mRNAの増加が認められ、PKD1遺伝子そのものがβ-カテニン／TCF経路の標的になっていることを示した。

PPAR-γによるWntシグナルの改善：

MutoらはPkd1ノックアウトマウスにおいてβ-カテニンの発現が低下していることを示し、それはperoxisome proliferators-activated receptors（PPAR）-γアゴニスト投与により改善されることを報告した[50]。

(5) 細胞周期蛋白とPC1（図1-2）

JAK-STAT系とp21：

JAK（Janus kinase）はサイトカインやインターフェロンなどの受容体の構造変化により活性化されるチロシンキナーゼで、STAT（signal transducer and activator of transcription）をリン酸化する。リン酸化されたSTATは核内へ移行し転写因子として働く。

Bhuniaらは、PC1がJAK-STAT系を刺激することにより$p21^{waf1}$を活性化し、細胞周期をG0/G1期で停止させると報告した[51]。ヒト全長PKD1cDNAを過剰発現したMDCK細胞株ではその増殖速度がコントロールの50％に低下し、G0/G1期の細胞が約2倍に増加した。G0/G1期での増殖停止に働く$p21^{waf1}$の発現増加ならびにリン酸化STAT1の増加が認められた。ただSTAT1はチロシンキナーゼにより直接活性化されるのでキナーゼ活性をもたないPKD1が直接STAT1を活性化することはない。したがってSTATsをリン酸化するJAKファミリーに注目し、免疫沈降法によりPKD1とJAK2の直接結合を証明した。その結合にはPKD2は必要ではないが、JAK2のリン酸化ならびに$p21^{waf1}$の誘導にはPKD2は不可欠なものであった。in vivoにおいても、pkd1ノックアウトマウス（$Pkd1^{-/-}$）ではウエスタンブロット法ではリン酸化STAT1ならびに$p21^{waf1}$がほぼ消失し、免疫組織染色でも$p21^{waf1}$の発現は低下していた。

Cux-1とp21／p27：

Sharmaらは、pkd1ノックアウトマウス（$Pkd1^{-/-}$）腎臓におけるp21ならびにp27の発

現の低下を報告した[52]。ただ、その機序としてp21とp27を抑制する働きをもつ転写抑制因子であるCux-1の異所性発現との関連を示唆している。

Id2とp21：

最近、Liらは、PC2がId2（細胞増殖と分化を調節するヘリックス・ループ・ヘリックス（HLH）蛋白質ファミリーに属する）と直接的な相互作用により細胞周期を調整することを報告した。嚢胞腎ではId2が高発現しp21の誘導を抑制しており、逆にRNAiによるId2の発現抑制はPC1変異細胞の増殖を抑制した[53]。

p53：

Kimらは、アンチセンスオリゴ法によりPC1を減少させると、早期にG1/S期移行が起こり、細胞増殖が起こることを報告した。また通常傷害を受けた細胞はp53が発現しG1期に細胞周期停止に陥るはずであるが、紫外光によって照射を受けた（細胞障害を受けた）ヒト胎児腎細胞（HEK293T）においてPC1を減少させるとp53の発現も減少した。このことは、PC1がp53を介してG1チェックポイントの調節装置として作用することを示唆していた[54]。私たちもノックアウトキメラマウスの研究から、p21よりも同じ細胞周期関連蛋白であるp53の発現低下が嚢胞形成初期に関わっていることを示した[55]。さらに、Pkd1$^{-/-}$細胞の増殖には、p53関連の不死化（immortalization）が関わっていることも報告した[55]。

(6) アポトーシス

ADPKDにおいてその病態形成にアポトーシスの関与が示唆されているが、PC1が直接的にアポトーシスに関与するという報告は少ない。Bolettaらは、PC1の過剰発現はアポトーシスに抵抗性を示すことを報告した[56]。ヒト全長PKD1cDNAを過剰発現したMDCK細胞安定株は、72時間の無血清培養後でもそのほとんどが生存していたのに対し、コントロール群ではほとんど死んでいた。TUNELアッセイでもコントロールはその大部分が陽性であったのに対し、PKD1過剰発現した細胞では5％以下であった。

さらに、Bocaらはそのアポトーシス抵抗性はホスファチジルイノシトール3-キナーゼ（PI3-K）／Aktカスケードを介しており、さらにチロシンキナーゼ活性とヘテロ三量体のGTP結合蛋白質に依存していることを報告している[57]。

しかし、私たちのノックアウトキメラマウスでは、逆にPKD1ノックアウト細胞ではむしろアポトーシスが起こりにくく、彼らとは反対の結果であった[55]。

5) PC1その他の知見

(1) Pkd1遺伝子操作マウスから

血管形成：

胎生致死となったPkd1ノックアウトホモマウスでは、胎生12.5～13.5日で浮腫や局所的な出血が認められた。PC1が上皮細胞だけでなく、内皮細胞ならびに血管平滑筋にも

発現し、血管形成にも重要な役割をもつと考えられている[58]。

軟骨形成：

　Pkd1ノックアウトホモマウスが胎生期に羊水過多症、胎児水腫、潜在性二分脊椎と骨軟骨形成異常を呈した。PC1欠失は囊胞形成だけでなく、不完全なskeletogenesisに至ることを提示し、PC1が上皮ならびに軟骨細胞の発達に重要であると考えられている[59]。

心臓形成：

　Pkd1（del17-21betageo）（−/−）型では二重流出右心室を含む原発性心血管の欠損、無秩序な心筋層と異常な房室の中隔形成が胎生13.5～14.5日で認められる。骨格の発達も高度に障害されている。これらの異常は、Pkd1発現の主要部位と一致する[60]。MutoらのPkd1$^{-/-}$マウスでは、cardiac conotruncal defectsが認められ、それには母体投与ではあるがPPAR-γアゴニストであるpioglitazoneにより改善が認められた[50]。

(2) その他

Siah-1とPC1（図1-2）：

　PC1のC末端のyeast-2-hybrid法により、ショウジョウバエseven in absentia（Siah-1：RING領域をもつユビキチンに依存するプロテアソーム経路を活性化する蛋白）のヒトのホモログが検出された[61]。Siah-1との結合により、PC1の変性は進み、半減期は短くなる。Siah-1の過剰発現はユビキチン-プロテアソーム経路によりPC1をユビキチン化し変性させた。これらの結果は、PC1がユビキチンに依存するプロテアソーム経路を通してSiah-1に調整されることを示唆する。

6）polycystinファミリー

　polycystinファミリーとして、線虫のlov-1遺伝子、ならびにPKD1類似蛋白、PKD2類似蛋白などがあげられる。PKD2遺伝子ではその塩基配列が線虫までかなり保存されているが、PKD1遺伝子ではアミノ酸レベルでの相同性にとどまる。

(1) lov-1（location of vulva）遺伝子

　線虫（C. elegans）において配偶行動に必要とされる遺伝子である[33]。その遺伝子産物は、ムチンに似た膜蛋白質と推定され、セリン・スレオニンが多いアミノ末端部に続いて、PC1とPC2に相同な部分が存在する。lov-1は、交尾および弁の位置に関係し、その遺伝子産物LOV-1は知覚繊毛に存在し、知覚の情報伝達に関わると考えられている。線虫のpkd-2はヒトといくつかの違いがあるもののカルシウムチャンネルであり、LOV-1とともに知覚繊毛に局在し、どちらの変異によっても知覚繊毛が機能不全となり交尾できなくなることが明らかとなった。すなわち、lov-1が知覚情報のレセプターとして働き、カルシウムチャンネルとしてのpkd-2の活性を制御していることが示された[62]。

(2) PKD1類似蛋白

　PKD類似蛋白にはPKD1L1、PKD1L2、PKD1L3、PKDREJ（receptor for eggjelly）がある。基本的な構造は、大きな細胞外ドメイン、11個の膜貫通ドメイン、比較的短い細胞内C末端部分である。さらに、polycystinファミリーメンバーとして特徴的とされるREJ、GPS、PLAT/LH2と呼ばれるドメインをもつ。polycystin 1とPKD1L1はチャネルドメインをもたないものの、PKD1L2とL3はイオンチャネルモチーフがあり、チャネルとして働く可能性が示唆されている。

PKD1L1：

ヒト染色体7p12-p13に存在する（マウスでは染色体11番）。58個のエクソンからなり、2,849個のアミノ酸をコードする。PC1L1のアミノ酸配列は、全てのPC1と高度な相同性をもつ。PC1L1は、PKD、REJ、GPS、PLAT/LH2、coiled-coil各ドメインと11個の膜貫通領域をもつことが予測されている。いくつかのロドプシンのようなG蛋白質結合型レセプター（GPCR）が認められる。PKD1L1は精巣と胎児および成体の心臓で発現する。in-situ hybridization法では、Pkd1l1はマウス精巣のLeydig細胞（テストステロンを生産する）で発現していた。このことから、PKD1L1は心臓ならびに精巣で何らかの働きをしていることが推察される[63]。

PKD1L2およびPKD1L3：

Liらは、ともにヒト染色体16q22-q23とマウス染色体8に局在するPKD1L2とPKD1L3を報告した[64]。PKD1L2はヒト、マウスで非常に高いレベルで保存されている。43のエクソンからなり、2,460のコドンをもつ。PKD1L3はマウスではヒトより2つ多いエクソンをもち、エクソン5はヒトよりも非常に大きい。いずれの遺伝子も多くのスプライシングフォームが存在する。PKD1L2（9.5kb）は骨格筋に、PKD1L3（6.0kb）は胎盤に多く発現する。PKD1L2とPKD1L3蛋白はPC1ファミリーに特有のGPSとPLAT/LH2領域を含む。さらに11個の膜貫通ドメイン、レセプター機能と整合するような大きい細胞外領域をもつ。PKD1L2とPKD1L3は陽イオンチャネルのモチーフを含んでおり、チャネルを調整するだけでなくて、イオンチャネルの一部である可能性もある。

一方でYuasaらは、PKD2遺伝子と類似する配列をデータベース上で検索したところ、精巣cDNAライブラリースクリーニングならびにRACE法によってPKD1L2のクローニングを行った[65]。PKD1L2には2種類の大きさのcDNAが存在する。PKD1L2 short formはlong formのエクソン12にある開始コドンから翻訳されて、1,175個のアミノ酸をコードする。PKD1L2 long formは、2,460個のアミノ酸からなる。両者ともにPKD1L2表現は、ノザンブロット分析では検出レベル以下であり、RNAドットブロット分析は、胎児でも成体でもshort formは心臓、脳、腎臓と精巣で発現し、long formは脳と精巣で発現していた。REJ、GTP結合蛋白質結合型レセプター・蛋白分解性の部位、PLAT/LH2と11個の推定上の膜貫通領域（多数のロドプシンのようなGTP結合蛋白質結合型レセプターと同様に）をもつ小さいレセプター構造をもっていた。GSTプルダウン分析によって、PC1L2とPC1L1は特異的なGTP結合蛋白質サブユニットと結合しており、PC1L2はGTP結合

蛋白質結合型レセプターとして作用する可能性があることを示した。

PKDREJ：

　配列データベース分析によりヒト22番染色体に存在するREJ遺伝子のヒトのホモログが同定された[27]。イントロンはなくmRNAは全長7,660bpで精巣だけに発現する。PKDREJ蛋白は2,253個のアミノ酸（算出分子量255kDa）からなる。PC1とは膜貫通領域からC末端部分まで配列類似性がある。またsuREJとは膜貫通領域に相同性を認めるのみであるが、PKDREJはヒトの受精で中心的な役割を果たしていると考えられている。

文献

1) Hughes J, Ward CJ, Peral B, et al：The polycystic kidney disease 1 (PKD1) gene encodes a novel protein with multiple cell recognition domains. Nature Genet 10：151-160, 1995.
2) Ward CJ, Turley H, Ong ACM, et al：Polycystin, the polycystic kidney disease 1 protein, is expressed by epithelial cells in fetal, adult, and polycystic kidney. Proc Nat Acad Sci 93：1524-1528, 1996.
3) Nauta J, Goedbloed MA, van den Ouweland AM, et al：Immunological detection of polycystin-1 in human kidney. Histochem Cell Biol 113：303-311, 2000.
4) Ong AC：Polycystin expression in the kidney and other tissues：complexity, consensus and controversy. Exp Nephrol 8：208-214, 2000.
5) Ibraghimov-Beskrovnaya O, Dackowski WR, Foggensteiner L, et al：Polycystin：in vitro synthesis, in vivo tissue expression, and subcellular localization identifies a large membrane-associated protein. Proc Natl Acad Sci USA 94：6397-6402, 1997.
6) Peters DJ, van de Wal A, Spruit L, et al：Cellular localization and tissue distribution of polycystin-1. J Pathol 188：439-446, 1999.
7) Scheffers MS, van der Bent P, Prins F, et al：Polycystin-1, the product of the polycystic kidney disease 1 gene, co-localizes with desmosomes in MDCK cells. Hum Mol Genet 9：2743-2750, 2000.
8) Xu GM, Sikaneta T, Sullivan BM, et al：Polycystin-1 interacts with intermediate filaments. J Biol Chem 276：46544-46545, 2001.
9) Huan Y, van Adelsberg J：Polycystin-1, the PKD1 gene product, is in a complex containing E-cadherin and the catenins. J Clin Invest 104：1459-68, 1999.
10) Yoder BK, Hou X, Guay-Woodford LM：The polycystic kidney disease proteins, polycystin-1, polycystin-2, polaris, and cystin, are co-localized in renal cilia. J Am Soc Nephrol 13：2508-2516, 2002.
11) Hanaoka K, Qian F, Boletta A, et al：Co-assembly of polycystin-1 and -2 produces unique cation-permeable currents. Nature 408：990-994, 2000.
12) Grimm DH, Cai Y, Chauvet V, et al：Polycystin-1 distribution is modulated by polycystin-2 expression in mammalian cells. J Biol Chem 278：36786-36793, 2003.
13) Kleymenova E, Ibraghimov-Beskrovnaya O, Kugoh H, et al：Tuberin-dependent membrane localization of polycystin-1：a functional link between polycystic kidney disease and the TSC2 tumor suppressor gene. Mol Cell 7：823-832, 2001.

14) Weston BS, Malhas AN, Price RG : Structure-function relationships of the extracellular domain of the autosomal dominant polycystic kidney disease-associated protein, polycystin-1. FEBS Lett 538 : 8-13, 2003.
15) Malhas AN, Abuknesha RA, Price RG : Interaction of the leucine-rich repeats of polycystin-1 with extracellular matrix proteins : possible role in cell proliferation. J Am Soc Nephrol 13 : 19-26, 2002.
16) Ponting CP, Hofmann K, Bork PA : latrophilin/CL-1-like GPS domain in polycystin-1. Curr Biol 9 : R585-588, 1999.
17) Lodder AL, Lee TK, Ballester R : Characterization of the Wsc1 protein, a putative receptor in the stress response of Saccharomyces cerevisiae. Genetics 152 : 1487-1499, 1999.
18) The International Polycystic Kidney Disease Consortium : Polycystic kidney disease : the complete structure of the PKD1 gene and its protein. Cell 81 : 289-98, 1995.
19) Gabius HJ : Animal lectins. Eur J Biochem 243 : 543-576, 1997.
20) Weston BS, Bagneris C, Price RG, et al : The polycystin-1 C-type lectin domain binds carbohydrate in a calcium-dependent manner, and interacts with extracellular matrix proteins in vitro. Biochim Biophys Acta 1536 : 161-176, 2001.
21) Krieger M, Herz J : Structures and functions of multiligand lipoprotein receptors : macrophage scavenger receptors and LDL receptor-related protein (LRP). Annu Rev Biochem 63 : 601-637, 1994.
22) Sandford R, Sgotto B, Aparicio, et al : Comparative analysis of the polycystic kidney disease 1 (PKD1) gene reveals an integral membrane glycoprotein with multiple evolutionary conserved domains. Hum Mol Genet 6 : 1483-1489, 1997.
23) Bycroft M, Bateman A, Clarke J, et al : The structure of a PKD domain from polycystin-1 : implications for polycystic kidney disease. EMBO J 18 : 297-305, 1999.
24) Ibraghimov-Beskrovnaya O, Bukanov NO, Donohue LC, et al : Strong homophilic interactions of the Ig-like domains of polycystin-1, the protein product of an autosomal dominant polycystic kidney disease gene, PKD1. Hum Mol Genet 9 : 1641-1649, 2000.
25) van Adelsberg J : Peptides from the PKD repeats of polycystin, the PKD1 gene product, modulate pattern formation in the developing kidney. Dev Genet 24 : 299-308, 1999.
26) Moy GW, Mendoza LM, Schulz JR, et al : The sea urchin sperm receptor for egg jelly is a modular protein with extensive homology to the human polycystic kidney disease protein, PKD1. J Cell Biol 133 : 809-17, 1996.
27) Hughes J, Ward CJ, Aspinwall R, et al : Identification of a human homologue of the sea urchin receptor for egg jelly : a polycystic kidney disease-like protein. Hum Mol Genet 8 : 543-549, 1999.
28) Krasnoperov VG, Bittner MA, Beavis R, et al : alpha-Latrotoxin stimulates exocytosis by the interaction with a neuronal G-protein-coupled receptor. Neuron 18 : 925-937, 1997.
29) Qian F, Boletta A, Bhunia AK, et al : Cleavage of polycystin-1 requires the receptor for egg jelly domain and is disrupted by human autosomal-dominant polycystic kidney disease 1-associated mutations. Proc Natl Acad Sci USA 99 : 16981-16986, 2002.
30) Nims N, Vassmer D, Maser RL : Transmembrane domain analysis of polycystin-1, the product of the polycystic kidney disease-1 (PKD1) gene : evidence for 11 membrane-spanning domains. Biochemistry 42 : 13035-13048, 2003.

31) Bateman A, Sandford R : The PLAT domain : a new piece in the PKD1 puzzle. Curr Biol 9 : R588-90, 1999.
32) Hu J, Barr MM : ATP-2 interacts with the PLAT domain of LOV-1 and is involved in Caenorhabditis elegans polycystin signaling. Mol Biol Cell 16 : 458-469, 2005.
33) Barr MM, Sternberg PW : A polycystic kidney-disease gene homologue required for male mating behavior in C. elegans. Nature 401 : 386-389, 1999.
34) Brown MS, Ye J, Rawson RB, et al : Regulated intramembrane proteolysis : a control mechanism conserved from bacteria to humans. Cell 100 : 391-398, 2000.
35) Urban S, Freeman M : Intramembrane proteolysis controls diverse signalling pathways throughout evolution. Curr Opin Genet Dev 12 : 512-518, 2002.
36) Chauvet V, Tian X, Husson H, et al : Mechanical stimuli induce cleavage and nuclear translocation of the polycystin-1 C terminus. J Clin Invest 114 : 1433-1443, 2004. Erratum in : J Clin Invest 115 : 788, 2005.
37) Guay-Woodford LM : RIP-ed and ready to dance : new mechanisms for polycystin-1 signaling. J Clin Invest 114 : 1404-1406, 2004.
38) Qian F, Germino FJ, Cai Y, et al : PKD1 interacts with PKD2 through a probable coiled-coil domain. Nat Genet 16 : 179-183, 1997.
39) Tsiokas L, Kim E, Arnoul T, et al : Homo- and heterodimeric interactions between the gene products of PKD1 and PKD2. Proc Natl Acad Sci USA 94 : 6965-6970, 1997.
40) Parnell SC, Magenheimer BS, Maser RL, et al : The polycystic kidney disease-1 protein, polycystin-1, binds and activates heterotrimeric G-proteins in vitro. Biochem Biophys Res Commun 251 : 625-631, 1998.
41) Kim E, Arnould T, Sellin LK, et al : The polycystic kidney disease 1 gene product modulates Wnt signaling. J Biol Chem 274 : 4947-4953, 1999.
42) Delmas P, Nomura H, Li X, et al : Constitutive activation of G-proteins by polycystin-1 is antagonized by polycystin-2. J Biol Chem 277 : 11276-11283, 2002.
43) Parnell SC, Magenheimer BS, Maser RL, et al : Polycystin-1 activation of c-Jun N-terminal kinase and AP-1 is mediated by heterotrimeric G proteins. J Biol Chem 277 : 19566-19572, 2002.
44) Puri S, Magenheimer BS, Maser RL, et al : Polycystin-1 activates the calcineurin/NFAT (nuclear factor of activated T-cells) signaling pathway. J Biol Chem 279 : 55455-55464, 2004.
45) Arnould T, Kim E, Tsiokas L, et al : The polycystic kidney disease 1 gene product mediates protein kinase C alpha-dependent and c-Jun N-terminal kinase-dependent activation of the transcription factor AP-1. J Biol Chem 273 : 6013-6018, 1998.
46) Le NH, van der Bent P, Huls G, et al : Aberrant polycystin-1 expression results in modification of activator protein-1 activity, whereas Wnt signaling remains unaffected. J Biol Chem 279 : 27472-27481, 2004.
47) Hang Le N, van der Wal A, van der Bent P, et al : Increased activity of activator protein-1 transcription factor components ATF2, c-Jun, and c-Fos in human and mouse autosomal dominant polycystic kidney disease. J Am Soc Nephrol 16 : 2724-2731, 2005.
48) Kim E, Arnould T, Sellin LK, et al : The polycystic kidney disease 1 gene product modulates Wnt signaling. J Biol Chem 274 : 4947-4953, 1999.

49) Rodova M, Islam MR, Maser RL, et al : The polycystic kidney disease-1 promoter is a target of the beta-catenin/T-cell factor pathway. J Biol Chem 277 : 29577-29583, 2002.

50) Muto S, Aiba A, Saito Y, et al : Pioglitazone improves the phenotype and molecular defects of a targeted Pkd1 mutant. Hum Mol Genet 11 : 1731-1742, 2002.

51) Bhunia AK, Piontek K, Boletta A, et al : PKD1 induces p21 (waf1) and regulation of the cell cycle via direct activation of the JAK-STAT signaling pathway in a process requiring PKD2. Cell 109 : 157-168, 2002.

52) Sharma M, Brantley JG, Alcalay NI, et al : Differential expression of Cux-1 and p21 in polycystic kidneys from Pkd1 null and cpk mice. Kidney Int 67 : 432-442, 2005.

53) Li X, Luo Y, Starremans PG, et al : Polycystin-1 and polycystin-2 regulate the cell cycle through the helix-loop-helix inhibitor Id2. Nat Cell Biol 7 : 1102-1112, 2005.

54) Kim H, Bae Y, Jeong W, et al : Depletion of PKD1 by an antisense oligodeoxynucleotide induces premature G1/S-phase transition. Eur J Hum Genet 12 : 433-40, 2004.

55) Nishio S, Hatano M, Nagata M, et al : Pkd1 regulates immortalized proliferation of renal tubular epithelial cells through p53 induction and JNK activation. J Clin Invest 115 : 910-918, 2005.

56) Boletta A, Qian F, Onuchic LF, et al : Polycystin-1, the gene product of PKD1, induces resistance to apoptosis and spontaneous tubulogenesis in MDCK cells. Mol Cell 6 : 1267-1273, 2000.

57) Boca M, Distefano G, Qian F, et al : Polycystin-1 Induces Resistance to Apoptosis through the Phosphatidylinositol 3-Kinase/Akt Signaling Pathway. J Am Soc Nephrol 17 : 637-47, 2006.

58) Kim K, Drummond I, Ibraghimov-Beskrovnaya O, et al : Polycystin 1 is required for the structural integrity of blood vessels. Proc Natl Acad Sci USA 97 : 1731-1736, 2000.

59) Lu W, Shen X, Pavlova A, et al : Comparison of Pkd1-targeted mutants reveals that loss of polycystin-1 causes cystogenesis and bone defects. Hum Mol Genet 10 : 2385-2396, 2001.

60) Boulter C, Mulroy S, Webb S, et al : Cardiovascular, skeletal, and renal defects in mice with a targeted disruption of the Pkd1 gene. Proc Natl Acad Sci USA 98 : 12174-12179, 2001.

61) Kim H, Jeong W, Ahn K, et al : Siah-1 interacts with the intracellular region of polycystin-1 and affects its stability via the ubiquitin-proteasome pathway. J Am Soc Nephrol 15 : 2042-2049, 2004.

62) Barr MM, DeModena J, Braun D, et al : The Caenorhabditis elegans autosomal dominant polycystic kidney disease gene homologs lov-1 and pkd-2 act in the same pathway. Curr Biol 11 : 1341-1346, 2001.

63) Yuasa T, Venugopal B, Weremowicz S, et al : The sequence, expression, and chromosomal localization of a novel polycystic kidney disease 1-like gene, PKD1L1, in human. Genomics 79 : 376-386, 2002.

64) Li A, Tian X, Sung SW, et al : Identification of two novel polycystic kidney disease-1-like genes in human and mouse genomes. Genomics 81 : 596-608, 2003. Erratum in : Genomics 82 : 498-500, 2003.

65) Yuasa T, Takakura A, Denker BM, et al : Polycystin-1L2 is a novel G-protein-binding protein. Genomics 84 : 126-38, 2004.

I 多発性嚢胞腎の基礎

●PKD蛋白（polycystin）

2. polycystin 2（PKD2蛋白）

1）全体的構造・分布と発現

　　ADPKD患者の約15％に異常を認めるPKD2遺伝子はアミノ酸967個で形成される約110kDのpolycystin 2蛋白を産生する[1]（図2-1）。polycystin 2はそのアミノ酸配列が電位依存性カルシウムチャンネル・ナトリウムチャンネルなどと類似しており、クローニング当初からイオンチャンネルとして機能する膜蛋白と考えられていた。またADPKDのもう一つの責任遺伝子であるPKD1の遺伝子産物polycystin 1とは蛋白全体で約25％の相同性を、現在発見されている蛋白のうち一番相同性の高いpolycystin 2L1とは50％の同一性、71％の相同性をもっている[2]。これらpolycystinと呼ばれている蛋白群は、Caイオンなどを透過するイオンチャンネルのTRP（transient receptor potential）蛋白と高い相同性をもつことから、現在TPR superfamily TRPP subfamily[3]に分類され、polycystin 2はTRPP2とも呼ばれている。

　　polycystin 2は生体中のさまざまな臓器で発現が確認されており、特に腎臓・膵臓・睾丸・卵巣・小腸・大腸や、胎児の腎臓・肺などでの発現が多い[4,5]。また、polycystin 1

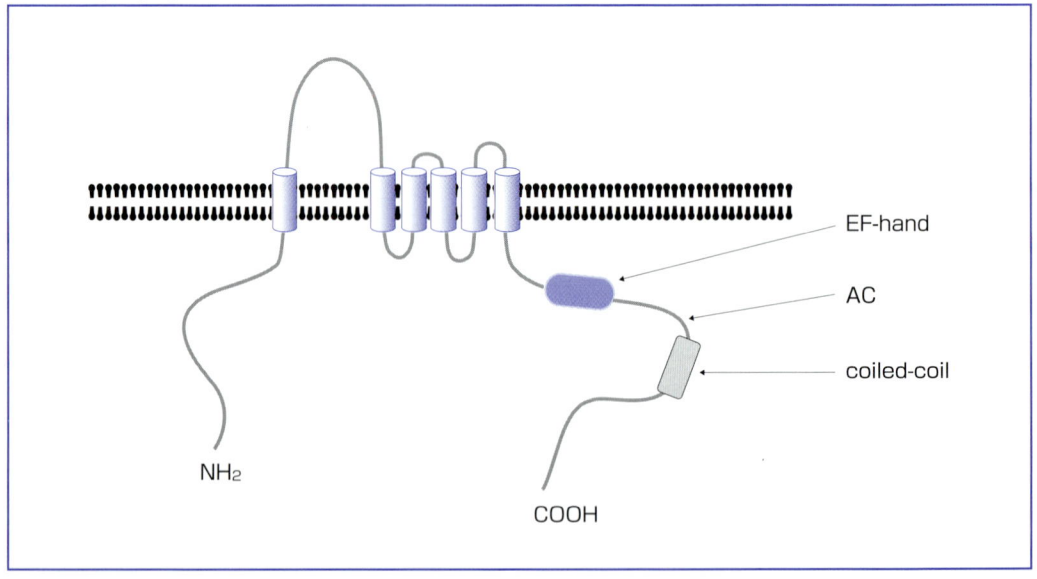

図2-1　polycystin 2

が胎生期に最も発現するのに比較し、polycystin 2では成人での発現も比較的多いといわれている。腎臓以外の臓器ではERなど細胞内の小器官の膜に存在すると報告されている。一方、腎臓では全尿細管の管腔側に存在するprimary ciliaの膜上、および遠位尿細管や集合管の基底膜に局在し[4,6]、動物モデルを用いた実験では急性腎不全後に尿細管細胞中のpolycystin 2は発現が増強し、細胞内に局在を変える[7]。N端、C端は細胞質内に存在し、アミノ酸配列より疎水性の膜貫通部位を6個有する膜蛋白であることはわかっているが、組織により細胞内分布が違うことに関して理由はわかっていない。これまでにpolycystin 2はpolycystin 1[8,9]、cystin、polaris[6]、phosphofurin acidic cluster sorting protein（PACS）-1、PACS-2[10]などさまざまな蛋白との結合が知られており、イオンチャンネルとして機能すると報告されているが、各種蛋白との結合様式により細胞内局在を変え、組織特異的に生理的な機能を発現させている可能性がある。

2）細胞膜貫通部位

polycystin 2にはアミノ酸配列による検討から6回の膜貫通部位（S1～S6）およびS5とS6の間にあるイオンチャンネルのpore部分が存在すると考えられている。膜貫通部位のアミノ酸配列はTRPチャンネルなどのイオンチャンネルやpolycystin蛋白群と高い相同性をもっており、polycystin 1の11回の膜貫通部位の後半6個（S6～S11）とは25％の同一性、50％の相同性を有している。またpore部分はさまざまな陽イオンチャンネルと相似のアミノ酸配列を有している[1]。またカルシウムチャンネルやナトリウムチャンネルではS4に存在する5～8個の陽性荷電のアミノ酸が、膜電位によりチャンネルpore部分を通過する陽イオン数を調節する電位依存性に重要な役割を果たしている。一方polycystin 2ではS4には陽性荷電のアミノ酸が3個しか存在せず、polycystin 2およびその類似蛋白が、これまでの報告で電位依存性のないチャンネル活性を示しているのは、S4部分でのアミノ酸配列によると考えられる。

3）polycystin 2 類似蛋白

polycystin 2に類似する蛋白として、polycystin 2L1[2]、polycystin 2L2[11]が知られている。polycystin 2L1は染色体10q24に存在しているPKD2L1の遺伝子産物で805個のアミノ酸から構成されている。発現は、心筋、骨格筋、脳、脾臓、精巣、網膜、腎臓で確認され、以下に記載するようにカルシウム透過性の陽イオンチャンネルとして機能することが証明された最初のpolycystin蛋白である。一方polycystin 2L2は染色体5q31に存在しているPKD2L2の遺伝子産物で624個のアミノ酸から構成される。主として脳、腎臓、精巣に発現することが知られている。両者とも生理機能についてはまだわかっていない。

4）細胞内構造と機能

（1）Ca^{2+}イオンチャネル：transient receptor potential（TRP）channel superfamily

　　polycystin 2とTRP蛋白はチャネルとしての多くの共通点をもつ。TRPチャネルは基本的に6回膜貫通部位をもつ細胞膜蛋白で、カルシウム、ナトリウム、カリウムイオンを非選択的に透過する陽イオンチャネルの総称である。TRPチャネルはもともとショウジョウバエの光受容体で見つかった細胞膜上のカルシウム透過性陽イオンチャネルとして発見された（trp）[12]。TRPは6回膜貫通部位と細胞質内のN端にTRPチャネル特有のankyrin repeatを、C端にはTRP domainを有しているが、哺乳動物から同様の特徴をもつイオンチャネル蛋白TRPC1が発見され[13]、TRP familyと呼ばれるようになった。その後膜貫通部位が6回でなくとも、またankyrin repeatやTRP domainをもたずともアミノ酸配列に相同性のあるイオンチャネル蛋白全体をTRP superfamilyの蛋白として扱うことが提唱され、現在では7つのサブグループ（TRPC、TRPM、TRPN、TRPML、TRPV、TRPA、TRPP）に分類されている[14]。polycystin 1、polycystin 2とその類似蛋白はankyrin repeatを有していないものの、膜貫通部位を中心にTRPファミリーとアミノ酸配列に相同性をもち、カルシウムを透過するチャネルとして機能するため、TRPPサブファミリーに属する蛋白とみなされている。

　　TRPチャネルはカルシウムイオンを透過するイオンチャネル蛋白ではあるが、L型カルシウムチャネル、T型カルシウムチャネルのようなvoltage依存性カルシウムチャネルと違って、イオン選択性が低く、チャネル活性の電位依存性が乏しいという特徴をもつ。言い換えると、TRPチャネルはカルシウムイオン以外にも、ナトリウムイオン、カリウムイオンを細胞膜の内外の濃度勾配と膜電位に従って比較的自由に透過してしまうチャネルである。polycystin 2やpolycystin 2L1もイオン透過の選択性は高くなく[15, 16]、パッチクランプ法で測定される電流や逆転電位からの計算ではカルシウムイオンはナトリウムやカリウムなどの一価陽イオンとほぼ同等の透過性をもっているとされている。またチャネル活性は膜電位に依存しないが、これは電位依存性陽イオンチャネルのS4に存在する5～8個の陽性荷電のアミノ酸が、polycystin 2およびその類似蛋白では同部位に3個しかないことによると考えられている。

（2）転写因子AP-1

　　polycystin 1、polycystin 2により蛋白合成の制御がなされ、細胞増殖、分化がコントロールされているという報告がある。現在考えられている機序として、polycystin 2とpolycystin 1のC端が結合しPKC依存性やJNK依存性に転写因子AP-1が活性化する[17, 18]、polycystin 1のC端は細胞質内のβ-cateninを安定化することでWnt情報伝達系を修飾する[19]、polycystin 2の制御のもとにpolycystin 1がJAK2 kinaseの活性化を介してSTAT1を活性化し、細胞増殖を誘発する[20]が考えられている。しかしながら細胞膜に存在している

と考えられているpolycystin 1がどのようにkinase/phosphatase系を介する情報伝達系や転写因子の活性化に関与するのか解明されていなかったが、近年polycystin 1は蛋白生成されいったん細胞膜上に輸送されたものが、蛋白分解を受けてC端のみ核内に移動しAP-1に直接作用している可能性を示唆することが報告された[21]。

(3) Hax-1

polycystin 1は細胞－細胞接着や細胞－基質結合に関与すると考えられている。これまでにpp125FAK、pp60src、p130Cas、paxillinなど接着分子との結合を介しactin結合蛋白であるvinculin、talin、α-actininやE-cadherin、β-およびγ-cateninsと結合することがわかった[22]。一方、polycystin 2はpolycystin 1との複合体形成を介してこれらの蛋白と結合すると考えられてきたが、近年polycystin 2が直接に細胞骨格関連蛋白と結合し細胞の形態変化に対応し、機能している可能性を示唆する実験データが報告されている。例えばactinフィラメントの結合や修飾に関与するcortactinに結合する蛋白のHax-1はpolycystin 2と直接結合し[23]、同様にtroponin Iやtropomyosin-1もpolycystin 2に結合する[24, 25]。さらにtroponin 1との結合によりpolycystin 2L1はチャンネル活性の制御を受けることが示され[26]、相似性の高いpolycystin 2も同様に細胞骨格関連蛋白との結合状態により機能が制御されている可能性があると推定されている。

(4) Ca^{2+}チャンネルとEF-hand

polycystin 2の6番目の膜貫通部位よりもC端側は細胞質内に存在し、カルシウムイオンに結合すると考えられるEF-hand構造、phosphofurin acidic cluster sorting protein-interacting binding motif（AC）、coiled-coil domainを有する[1]（図2-1）。

EF-handはイオンチャンネル蛋白のC端近傍に存在し、カルシウムイオンを結合する鉤型の立体構造をとると考えられているアミノ酸の特異的な配列である。チャンネルが活性化し細胞外からカルシウム流入が起こることで細胞内カルシウム濃度が増加し、細胞質内にあるEF-handにカルシウムが結合するとL型カルシウムチャンネル、TRPチャンネルなどではチャンネル活性の抑制が起こることが知られている。polycystin類似蛋白のうちpolycystin 2およびpolycystin 2L1カルシウムチャンネルのC端に存在し、polycystin 2L2には存在しない。polycystin 2L1チャンネルではEF-hand部分より前でtruncationを起こすmutationを人工的に作成してもカルシウムに対する反応を示すチャンネル活性が依然として存在することから、EF-handを含めたC端の構造はチャンネルのカルシウム感受性に関係していないとする報告がある[27]。一方、培養細胞に強制発現した正常polycystin 2は細胞内に局在し、EF-hand部分より前でtruncationを起こすmutationは細胞膜に輸送されるため[28]、EF-handのCa感受性を検討する実験が難しく結論が確定していない。「3. PKD1蛋白とPKD2蛋白の相互関連」（P. 73）の項に詳細に述べるように筆者らの実験ではEF-handをもたないmutationを培養細胞中に強発現させると細胞膜上に異常polycystin 2が発現するがチャンネルとして機能しないことを報告し、EF-hand

を含むpolycystin 2のC端は蛋白機能のうえで重要なことを示した[15]。またERの細胞膜においてpolycystin 2がカルシウム放出チャンネルとして機能し、細胞膜上のinositol 1,4,5-triphosphate（IP_3）受容体によってもたらされるカルシウム上昇を増強するという報告がある。細胞内カルシウム濃度上昇により、ERからのカルシウム放出が抑制されることが示されることから、polycystin 2にはチャンネルのカルシウム感受性があり、EF-handがカルシウム結合部位であると考えられているが推測の域を出ていない。

polycystin 2のC末端にある741番目より871番目のアミノ酸はprotein kinaseの作用する部位を多く含み、polycystin 1 [8, 9]、PACS-1、PACS-2 [10]などさまざまな蛋白との結合部位になっていると考えられる。L型カルシウムチャンネル・ATP依存性カリウムチャンネルの中にはチャンネルポアーを形成するαサブユニットのC端近傍にERにとどまるシグナルが存在し、他のサブユニットとの結合により、そのシグナルがマスクされチャンネル複合体としてERより細胞膜上に輸送されるものがある。*in vitro*の実験系ではpolycystin 2を単独発現させるとERの膜上にとどまりカルシウムチャンネルとして機能することが確認されてはいるものの[29, 30]、*in vivo*ではpolycystin 2と種々の蛋白が共存することが示され、同時にpolycystin 2の細胞内局在が各臓器で異なるとの報告は、polycystin 1と2を含めた蛋白複合体でも他のチャンネル同様に蛋白複合体としての細胞膜への輸送現象が起こっている可能性を示唆している。

文 献

1) Mochizuki T, Wu G, Hayashi T, et al：PKD2, a gene for polycystic kidney disease that encodes an integral membrane protein. Science 272：1339-42, 1996.
2) Nomura H, Turco AE, Pei Y, et al：Identification of PKDL, a novel polycystic kidney disease 2-like gene whose murine homologue is deleted in mice with kidney and retinal defects. J Biol Chem 273：25967-25973, 1998.
3) Nilius B, Voets T：TRP channels：a TR（I）P through a world of multifunctional cation channels. Pflugers Arch 451：1-10, 2005.
4) Ong ACM, Ward CJ, Butler RJ, et al：Coordinate expression of the autosomal dominant polycystic kidney disease proteins, polycystin-2 and polycystin-1, in normal and cystic tissue. Am J Pathol 154：1721-1729, 1999.
5) Obermuller N, Gallagher AR, Cai Y, et al：The rat pkd2 protein assumes distinct subcellular distributions in different organs. Am J Physiol 277：F914-F925, 1999.
6) Yoder BK, Hou X, Guay-Woodford LM：The Polycystic Kidney Disease Proteins, Polycystin-1, Polycystin-2, Polaris, and Cystin, Are Co-Localized in Renal Cilia. J Am Soc Nephrol 13：2508-2516, 2002.
7) N Obermuller N, Cai Y, Kranzlin B, et al：Altered Expression Pattern of Polycystin-2 in Acute and Chronic Renal Tubular Diseases. J Am Soc Nephrol 13：1855-1864, 2002.
8) Tsiokas L, Arnould T, Zhu C, et al：Homo- and heterodimeric interactions between the gene products of PKD1 and PKD2. Proc Natl Acad Sci USA 94：6965-6970, 1997.

9) Qian F, Germino FJ, Cai Y, et al：PKD1 interacts with PKD2 through a probable coiled-coil domain. Nat Genet 16：179-183, 1997.

10) Kottgen M, Benzing T, Simmen T, et al：Trafficking of TRPP2 by PACS proteins represents a novel mechanism of ion channel regulation. EMBO J 24：705-716, 2005.

11) Guo L, Schreiber TH, Weremowicz S, et al：Identification and characterization of a novel polycystin family member, polycystin-L2, in mouse and human：sequence, expression, alternative splicing, and chromosomal localization. Genomics 64：241-251, 2000.

12) Hardie RC, Minke B：The trp gene is essential for a light-activated Ca2+ channel in Drosophila photoreceptors. Neuron 8：643-651, 1992.

13) Wes PD, Chevesich J, Jeromin A, et al：TRPC1, a human homolog of a Drosophila store-operated channel. Proc Natl Acad Sci USA 92：9652-9656, 1995.

14) Montell C, Birnbaumer L, Flockerzi V：The TRP channels, a remarkably functional family. Cell 108：595-598, 2002.

15) Hanaoka K, Qian F, Boletta A, et al：Co-assembly of polycystin-1 and -2 produces unique cation-permeable currents. Nature 408：990-994, 2000.

16) Chen XZ, Vassilev PM, Basora N, et al：Polycystin-L is a calcium-regulated cation channel permeable to calcium ions. Nature 401：383-386, 1999.

17) Arnould T, Kim E, Tsiokas L, et al：The polycystic kidney disease 1 gene product mediates protein kinase C alpha-dependent and c-Jun N-terminal kinase-dependent activation of the transcription factor AP-1. J Biol Chem 273：6013-6018, 1998.

18) Arnould T, Sellin L, Benzing T, et al：Cellular activation triggered by the autosomal dominant polycystic kidney disease gene product PKD2. Mol Cell Biol 19：3423-3434, 1999.

19) Kim E, Arnould T, Sellin LK, et al：The polycystic kidney disease 1 gene product modulates Wnt signaling. J Biol Chem 274：4947-4953, 1999.

20) Bhunia AK, Piontek K, Boletta A, et al：PKD1 induces p21 (waf1) and regulation of the cell cycle via direct activation of the JAK-STAT signaling pathway in a process requiring PKD2. Cell 109：157-168, 2002.

21) Chauvet V, Tian X, Husson H, et al：Mechanical stimuli induce cleavage and nuclear translocation of the polycystin-1 C terminus. J Clin Invest 114：1433-1443, 2004.

22) Geng L, Burrow CR, Li HP, et al：Modification of the composition of polycystin-1 multiprotein complexes by calcium and tyrosine phosphorylation. Biochim Biophys Acta 1535：21-35, 2000.

23) Gallagher AR, Cedzich A, Gretz N, et al：The polycystic kidney disease protein PKD2 interacts with Hax-1, a protein associated with the actin cytoskeleton. Proc Natl Acad Sci USA 97：4017-4022, 2000.

24) Li Q, Dai Y, Guo L, et al：Polycystin-2 associates with tropomyosin-1, an actin microfilament component. J Mol Biol 325：949-962, 2003.

25) Li Q, Shen PY, Wu G, et al：Polycystin-2 interacts with troponin I, an angiogenesis inhibitor. Biochemistry 42：450-457, 2003.

26) Li Q, Liu Y, Shen PY, et al：Troponin I binds polycystin-L and inhibits its calcium-induced channel activation. Biochemistry 42：7618-7625, 2003.

27) Li Q, Liu Y, Zhao W, et al：The calcium-binding EF-hand in polycystin-L is not a domain for channel activation and ensuing inactivation. FEBS Lett 516：270-278, 2002.

28) Cai Y, Maeda Y, Cedzich A, et al：Identification and characterization of polycystin-2, the PKD2 gene product. J Biol Chem 274：28557-28565, 1999.
29) Vassilev PM, Gou L, Chen XZ, et al：Polycystin-2 is a novel cation channel implicated in defective intracellular Ca^{2+} homeostasis in polycystic kidney disease. Biochem Biophys Res Commun 282：341-350, 2001.
30) Koulen P, Cai Y, Geng L, et al：Polycystin-2 is an intracellular calcium release channel. Nat Cell Biol 4：191-197, 2002.

I 多発性嚢胞腎の基礎

●PKD蛋白（polycystin）

3. PKD1蛋白とPKD2蛋白の相互関連

　polycystin 1と2が同じ尿細管細胞に存在し、両者がC末端同士で結合する[1,2]ことが示されて以来、2つの蛋白の形態的、機能的関連性が検討されてきた。polycystin蛋白の全長あるいはC端の一部を強発現させた際の細胞内局在、種々の蛋白との結合、および細胞機能に対する影響などが報告されているが、polycystin 1の項との重複を避けるため、ここではpolycystinのチャンネル活性について述べることとする。

　polycystin 2のイオンチャンネル活性はさまざまな実験系で検討されている（図3-1）。昆虫細胞の細胞膜チャンネルとして機能する[3]、培養動物細胞の細胞内小器官（outer nuclear ER）でチャンネルとして機能する[4,5]、異常polycystin 2にチャンネル活性がある[6]という報告をもとにpolycystin 2単独のチャンネル活性を支持する説がある[7]。しかしながら、現在までに正常polycystin 2単独で動物細胞膜上のチャンネルとして機能する結果は得られていない。一方polycystin 1と2が同じ尿細管細胞に存在し、両者がC末端同士で結合する[1,2]ことから、筆者らは2種のpolycystinが結合して、細胞膜上のイオンチャンネルとして機能するという仮説に基づいて、polycystin機能解析を行った[8]。

　発現ベクターに組み込んだヒトPKD1、2遺伝子全長をChinese hamster ovary由来の培養細胞（CHO細胞）に強制発現し、細胞内でpolycystin 1と2が複合体を形成することを確認した後にパッチクランプ法による機能解析で、複合体発現細胞でナトリウム・カリウム、カルシウムなどの陽イオン電流が確認された。この電流は、コントロール細胞やpolycystin 1または2単独発現細胞では検出されず、非選択的陽イオンチャンネル阻害剤のlanthanumやniflumic acid投与により抑制された。さらに細胞内局在は、polycystin単独では細胞内の小胞体（ER）に存在するのに対し、複合体はERのみならず細胞膜上に観察された。ADPKD患者で報告されたナンセンス変異遺伝子PKD1-R4227XはC末端のcoiled-coilドメインが存在しない異常polycystin 1で、PKD1-R4227Xと正常polycystin 2の共発現ではpolycystin複合体の形成やチャンネル活性は観察されない。異常polycystin 2のPKD2-R742Xと正常polycystin 1を用いた場合も、同様の結果が得られる。PKD2-R742Xはチャンネルポアー（イオンの通過する穴）部位は存在するが、polycystin 1との結合部位の欠損のため複合体を形成しない。PKD2-R742X単独で細胞膜に存在することが確認されているが、筆者らの検討では単独発現でイオンチャンネルとして機能しない。以上の結果から、正常polycystin 1と2でできた複合体が細胞膜上でチ

図3-1　polycystin 2チャンネル活性

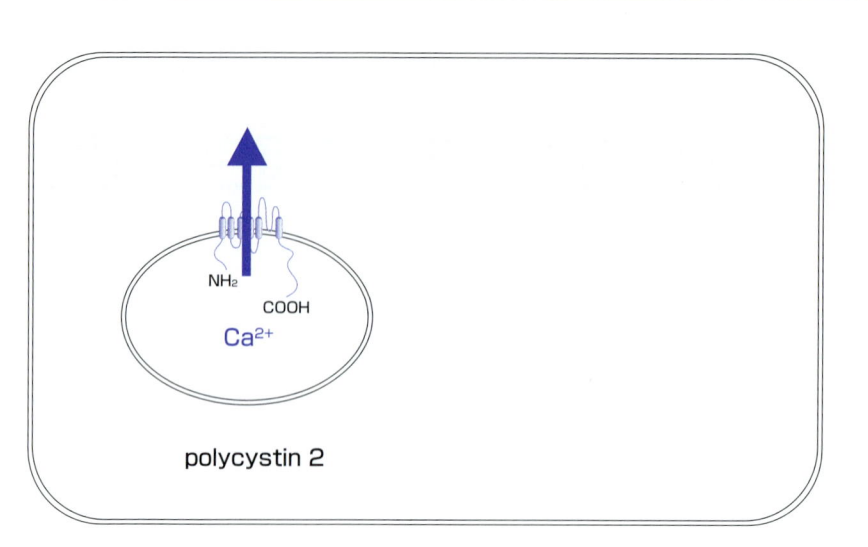

polycystin 2

（Koulen, et al：Nat Cell Biol, 2002.）

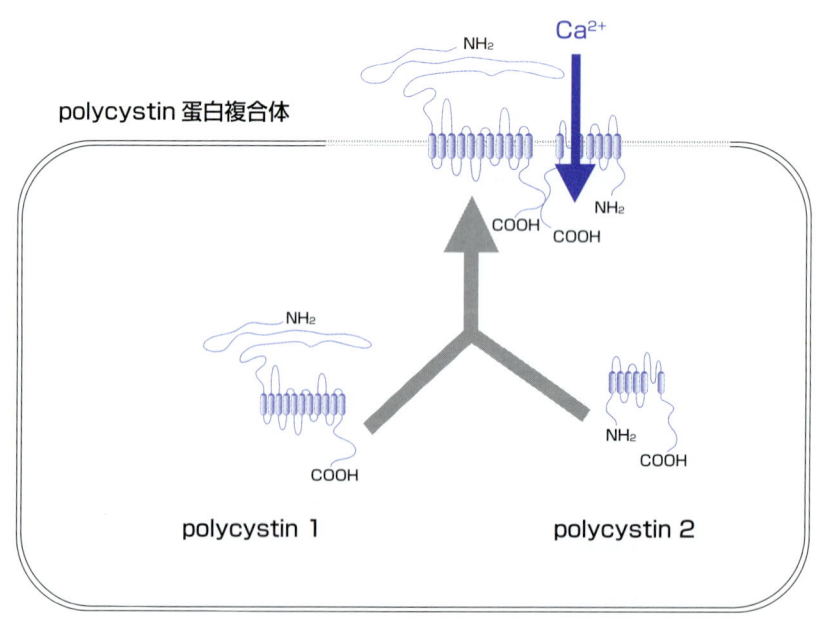

polycystin 蛋白複合体

polycystin 1　　polycystin 2

（Hanaoka, et al：Nature, 2000.）

ャンネルとして機能すると結論した。

　さらにpolycystin複合体は尿細管管腔のprimary cilia細胞膜上に存在し、polaris（P）・cystin（C）とともに複合体を形成する[9]。最近、正常polycystin 1と2を強制発現した尿細管細胞管腔側を溶液で灌流すると、流速に応じて細胞内カルシウム濃度が変化することが報告された[10]。異常polycystin 1発現細胞では細胞内カルシウム濃度の変化がないことから、正常polycystin 1には管腔内を流れる尿を機械的刺激として感知する受容体機能があり、polycystin 2はチャンネルを開いてカルシウムの細胞内流入路として機能していると推測される（図3-2）。

　最近ではpolycystin 1の細胞内局在にpolycystin 2が関与するという報告や[11]、いったん細胞膜上に輸送されたpolycystin 1が、蛋白分解を受けてC端のみ核内に移動しAP-1に直接作用し、細胞増殖や機能を変化させるシグナルに重要な役割を果たしていることが示されたが、polycystin 1分解やC端が核内移動するのにpolycystin 2が制御していると報告されており[12]、今後ますますpolycystin 1と2の相互関連と細胞機能についての情報が蓄積されてゆくものと思われる。

図3-2　尿流とpolycystin複合体モデル

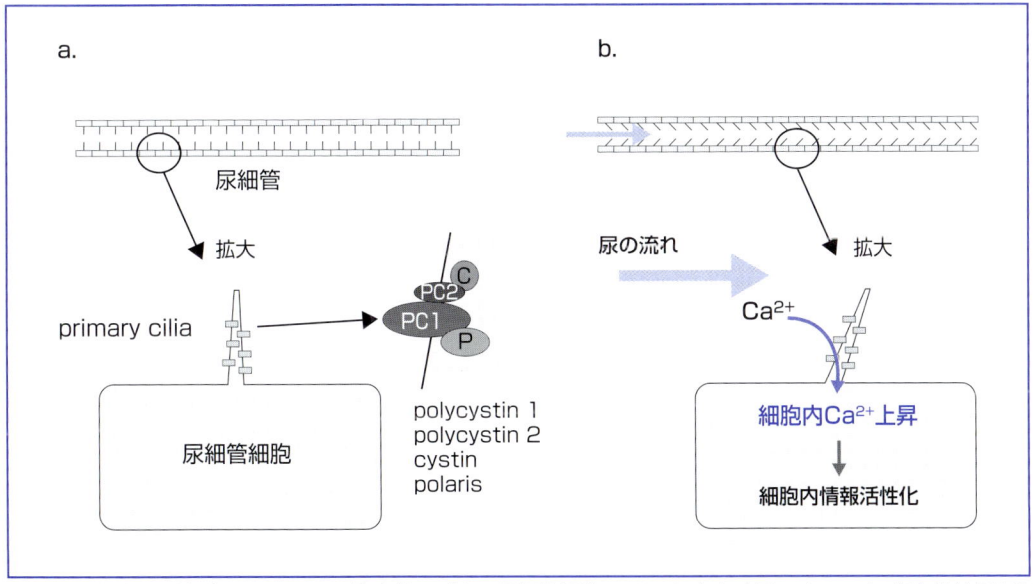

最近の研究結果に基づくpolycystin複合体モデル。尿細管細胞のciliaに存在するpolycystin複合体は尿の流れを感知して細胞内カルシウム上昇を起こす。

(Nauli SM, et al : Nat Genet 33 : 129-37, 2003.)

文 献

1) Tsiokas L, Arnould T, Zhu C, et al：Homo- and heterodimeric interactions between the gene products of PKD1 and PKD2. Proc Natl Acad Sci USA 94：6965-6970, 1997.
2) Qian F, Germino FJ, Cai Y, et al：PKD1 interacts with PKD2 through a probable coiled-coil domain. Nat Genet 16：179-183, 1997.
3) Gonzalez-Perrett S, Batelli M, Kim K, et al：Polycystin-2, the protein mutated in autosomal dominant polycystic kidney disease (ADPKD), is a Ca^{2+}-permeable nonselective cation channel. Proc Natl Acad Sci USA 98：1182-1187, 2001.
4) Vassilev PM, Gou L, Chen XZ, et al：Polycystin-2 is a novel cation channel implicated in defective intracellular Ca^{2+} homeostasis in polycystic kidney disease. Biochem Biophys Res Commun 282：341-350, 2001.
5) Koulen P, Cai Y, Geng L, et al：Polycystin-2 is an intracellular calcium release channel. Nat Cell Biol 4：191-197, 2002.
6) Chen XZ, Segal Y, Basora N, et al：Transport function of the naturally occurring pathogenic polycystin-2 mutant, R742X. Biochem Biophys Res Commun 282：1251-1256, 2001.
7) Cantiello HF：Regulation of calcium signaling by polycystin-2. Am J Physiol 286：F1012-F1029, 2004.
8) Hanaoka K, Qian F, Boletta A, et al：Co-assembly of polycystin-1 and -2 produces unique cation-permeable currents. Nature 408：990-994, 2000.
9) Yoder BK, Hou X, Guay-Woodford LM：The Polycystic Kidney Disease Proteins, Polycystin-1, Polycystin-2, Polaris, and Cystin, Are Co-Localized in Renal Cilia. J Am Soc Nephrol 13：2508-2516, 2002.
10) Nauli SM, Alenghat FJ, Luo Y, et al：Polycystins 1 and 2 mediate mechanosensation in the primary cilium of kidney cells. Nat Genet 33：129-137, 2003.
11) Grimm DH, Cai Y, Chauvet V, et al：Polycystin-1 distribution is modulated by polycystin-2 expression in mammalian cells. J Biol Chem 278：36786-36793, 2003.
12) Chauvet V, Tian X, Husson H, et al：Mechanical stimuli induce cleavage and nuclear translocation of the polycystin-1 C terminus. J Clin Invest 114：1433-1443, 2004.

I 多発性囊胞腎の基礎

●PKD蛋白（polycystin）

4. 修飾因子

はじめに

　ADPKDでは、60歳代で約半数の患者は終末期腎不全（ESRD）に進行するが、逆に腎機能が良好に保たれて推移する患者も多い。またADPKDでは、家族の中でも例えば母親と児で腎不全の進行の程度が異なることもある、すなわちADPKDでは、家系間さらに家系内において表現型、特に高血圧の発症と腎機能の予後に違いがあることが知られている[1]。

　このような表現型がなぜ起こるのかについては次の可能性がある。
①疾患遺伝子に原因する
②ほかの遺伝子（修飾遺伝子）が表現型に影響する
③環境因子が病態に影響する

1）疾患遺伝子に原因する問題

（1）遺伝子座の異常

　遺伝子座の異常として、PKD1遺伝子異常がある家系ではESRDへの進行が、PKD2遺伝子異常がある家系よりも有意に早いことが知られている[2,3]。

　生殖細胞系列での遺伝子変異に加えて、もう一つの健常アレルに遺伝子変異が起こり、細胞に必要な蛋白量が減少することで病態が規定されるとすると、遺伝子が大きいPKD1のほうが、PKD2よりも体細胞での遺伝子変異の頻度が高い可能性がある。一般にADPKD患者全体では男性が女性よりも腎不全の進行が早いことが知られている[4]（図4-1）が、PKD1異常家系では男女間での違いはなく[5]（図4-2）、一方PKD2異常家系では女性の腎機能の予後は男性より良好である[6]（図4-3）という結果が得られており、PKD2異常を修飾する因子に性差があると考えられる。

（2）遺伝子アレルの異常

　アレル内の異常としては、遺伝子異常の部位と表現型に関連があるかが問題となる。
　蛋白に機能的に重要な部位の変異がhot spotを形成することは多くの疾患でみられる。
　PKD1については、80家系324患者を調査したところ[5]、遺伝子変異の部位と腎機能（ESRD発症年齢）について関連はなく、腎機能についてのhot spotはないことが示されている（図4-4）。しかしPKD1遺伝子の3'に変異がある家系は5'に変異がある家系より

図4-1　ADPKD患者の腎機能の予後の性差。男性が女性よりも腎不全の進行が早い[4]

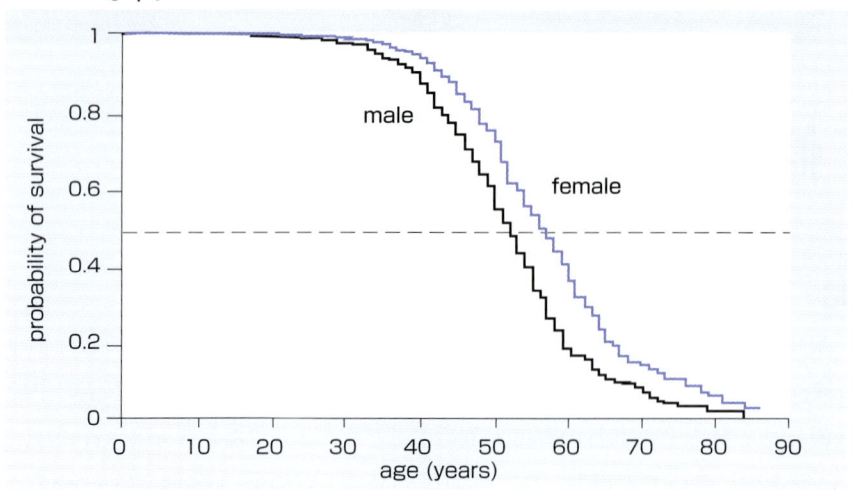

図4-2　PKD1異常家系では男女間での腎機能の予後の違いはない[5]

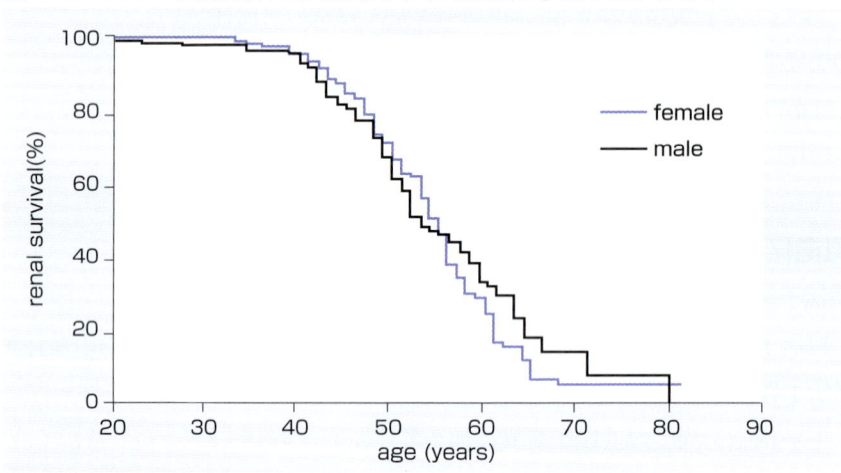

図4-3　PKD2異常家系では女性の腎機能の予後は男性より良好である[6]

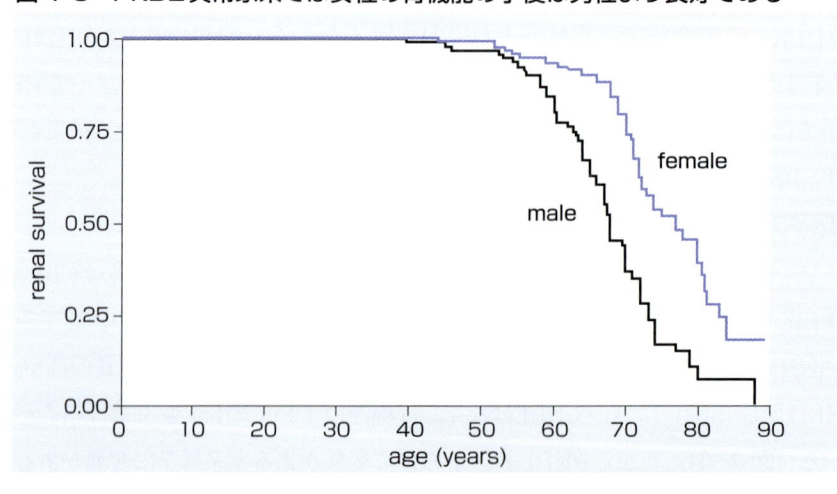

も腎不全の程度が軽いことが報告されている（図4-5）。すなわち60歳において腎機能が保たれている比率は、3'変異では39.7％なのに対し、5'変異では18.9％と半分以下であった。またESRD発症年齢は3'の変異では56歳なのに対し5'変異では53歳であった。したがってPKD1の3'でのPKD1異常では上流部分のpolycystin 1変異蛋白にもある程度機能が残されている可能性があると思われる。ただし遺伝変異の種類（truncate、in-frame、missense）間で腎不全の進行には違いはなかった。

　PKD2については、71家系の461患者の解析から[6]遺伝子異常部位とESRDへの進展時期には関連がないことが明らかになった（図4-6）。PKD1との違いは蛋白が小さいため、上流、下流いずれの変異でも産生された異常蛋白には機能がないのではないかと推測される。しかし変異の種類の比較ではスプライス部位の変異はそれ以外の変異よりも腎不全へ進行する比率が少ないことが明らかになっている（図4-7）。このことは、スプライス異常では、中には遺伝子どおりにスプライスがされずに、逆に機能をもつ蛋白が産生されてしまう（leaky）ためではないかと思われる。

(3) 修飾因子（遺伝子）と病態

　一つの家系では同じ遺伝子変異を生殖細胞系列にもつため、病態がPKD1あるいはPKD2の異常のみで起こるのであれば同じ家系内では表現型の発現は似通ったパターンになるはずである。しかし実際には同じ家系においても表現型は異なることがある。

　PKD1異常家系においては、家系間の表現型の違いの程度と家系内の表現型の違いの程度に差がないか83家系の315患者について分散分析により検討したところ、クレアチニンクリアランス、尿蛋白量、腎容積、肝嚢胞の有無、高血圧発症年齢、ESRD発症年齢においては有意に家系間で値のばらつきが大きいことが明らかになった[7]（表4-1）。家系間の表現型のばらつきが家系内の表現型のばらつきよりも大きいことを説明する可能性としては、

①家系内で共通の遺伝子変異が表現型に大きく寄与する
②病態に関与する修飾遺伝子があれば、家系間のほうが家系内よりばらつきが大きくなるかもしれない

この2つの可能性がある。

　修飾遺伝子は嚢胞性線維症などの遺伝疾患で知られており[8]またADPKDのモデル動物であるpcyマウスではマウスの系統により表現型に差があることから原因遺伝子以外に嚢胞形成に影響する遺伝子があると考えられている[9,10]。PKD1ノックアウトマウスにおいても系統の違いが表現型に関係している[11]。

　そこで、表現型の違いが遺伝子変異に依存しているのか、家系間と兄弟間での表現型の分散分析を検討したところ（表4-1）、遺伝子変異自体は上述の表現型には全く寄与しなかった[7]。一方家系内での兄弟間、および兄弟内での表現型について分散分析を行ったところ、血清クレアチニン値、クレアチニンクリアランス、尿蛋白量、腎容積、肝嚢

図4-4 PKD1異常患者では、遺伝子変異の部位と腎機能(ESRD発症年齢)には関連はない[5]

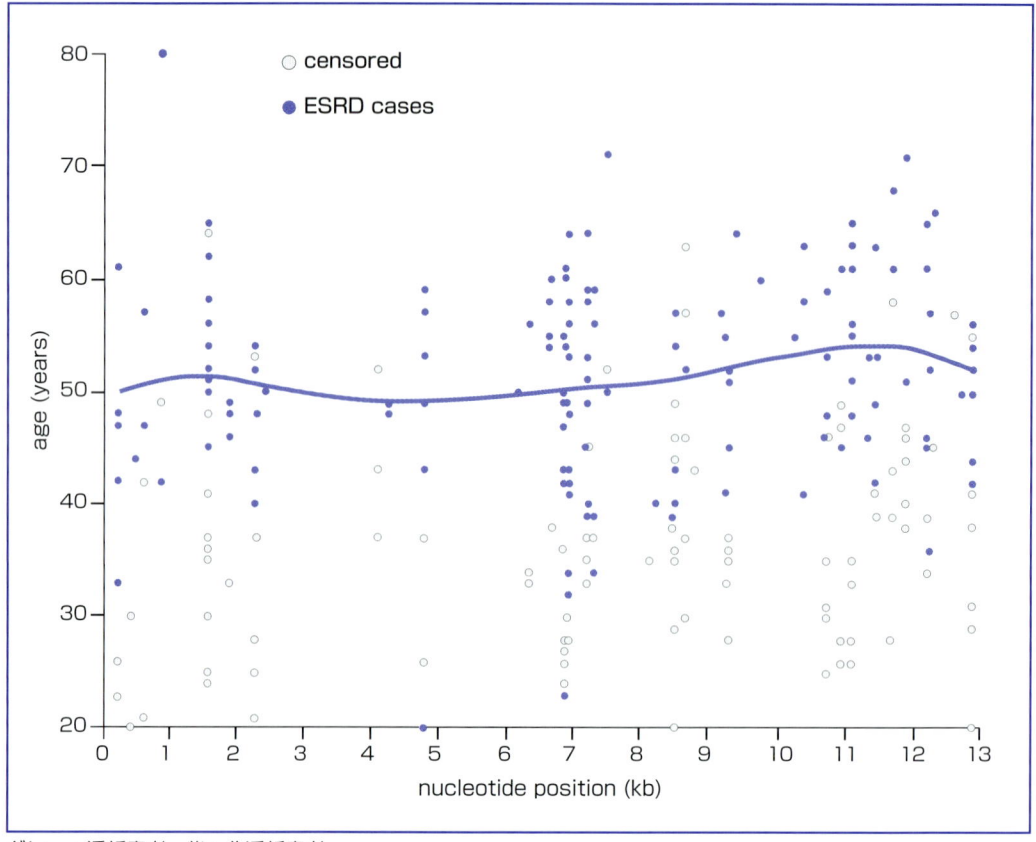

グレー：透析患者、紫：非透析患者

図4-5 PKD1遺伝子の3'に変異がある家系(黒)は5'に変異がある家系(紫)よりも腎不全の程度が軽い[5]

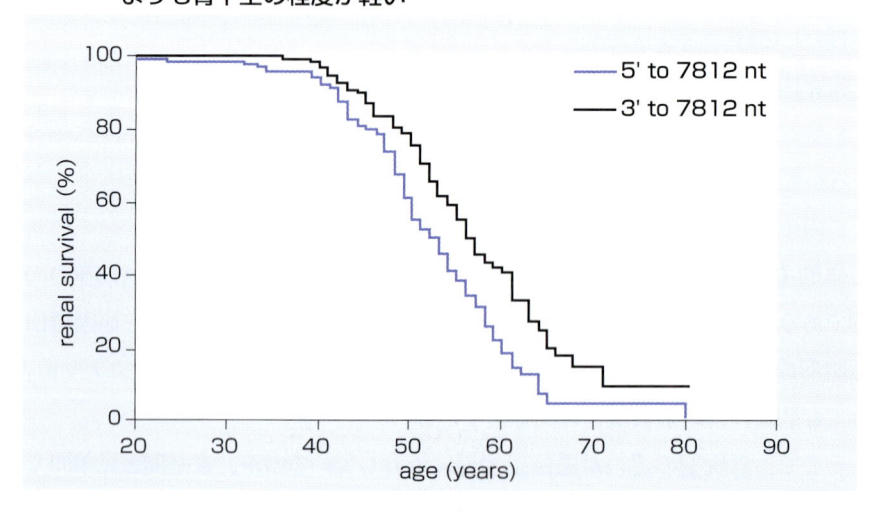

図4-6　PKD2異常家系についても、遺伝子異常部位とESRDへの進展時期には関連がない[6]

グレー：透析患者、紫：非透析患者

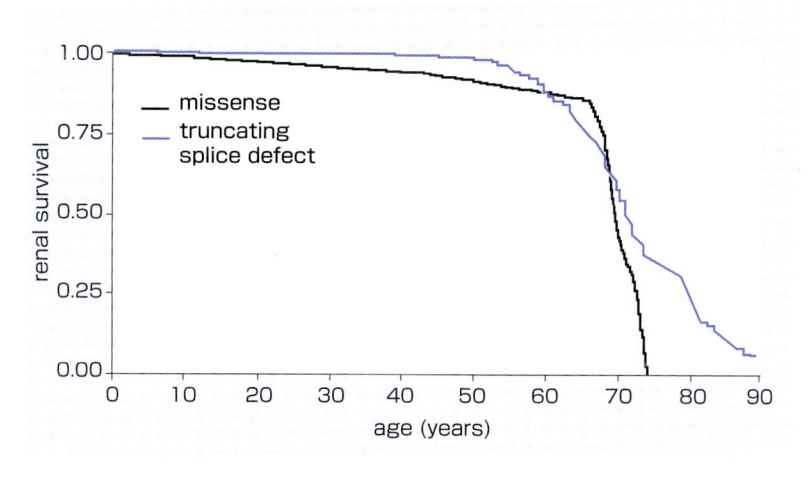

図4-7　PKD2異常ではスプライス部位の変異はそれ以外の変異よりも腎不全へ進行する比率が少ない[6]

表4-1

	家族間・家族内	家族内	
		変異部位	修飾遺伝子
SCr	0.15	0.74	0.0045
CCr	0.018	0.38	0.013
尿蛋白量	0.0069	0.23	0.0059
腎容積	0.021	0.28	0.0042
肝嚢胞	0.0171	0.20	0.0008
高血圧発症年齢	0.0008	0.079	0.0045
ESRD発症年齢	0.0026	0.15	0.0029

胞、高血圧発症年齢、ESRD発症年齢においては有意に兄弟間でのばらつきが大きかった[7]。同じ家系であっても、異なる兄弟（すなわち異なる父母）であれば、想定される修飾遺伝子の効果（遺伝子多型）が異なると考えられる。すなわちこの結果からこれらの表現型には修飾遺伝子の効果が大きいことが考えられる。さらに修飾遺伝子が表現型に関与する遺伝率を検討したところ、遺伝率は血清クレアチニン18％、クレアチニンクリアランス32％、肝嚢胞の数35％、尿中蛋白量48％、腎容積43％、肝嚢胞の有無57％、高血圧の発症年齢46～59％、ESRDの発症年齢43～50％という結果が得られた[7]。血清クレアチニン値と、クレアチニンクリアランスの遺伝率がほかの表現型よりも比較的低いことから、比較的腎機能がいい状態ではクレアチニン値、クレアチニンクリアランスは修飾因子よりも環境因子の関与が強いことを示唆している。腎容積は腎不全進展についての重要なバイオマーカーである（後述）。また高血圧とESRD発症年齢についてはどの研究も一致して修飾因子の寄与が高いことを示している。修飾遺伝子はおそらく数個の遺伝子の多型がADPKDの表現型に強い影響を与えていると考えられている[12]。

2）修飾因子の候補

修飾遺伝子の同定には、SNPなどの染色体上のマーカーを駆使し、遺伝連鎖解析を行うquantitative trait locus linkage mappingが一般的であるが、多数の大きな家系からの表現型についてのデータとDNAの採取が必要となる。

(1) ACE遺伝子

高血圧は腎不全進展因子であり[13, 14]、また前述のように修飾因子による効果が高い。そこでADPKDでは、レニン-アンジオテンシン軸が活性化されていることが指摘されている[15～17]ことからレニン-アンジオテンシン軸に関係する遺伝子多型が検討された。アンジオテンシン変換酵素にはイントロン16に287bpのAlu fragmentが存在する挿入型と、存在しない欠失型の2つの多型があり、アレルの組み合わせが血中の酵素レベルに反映する[18, 19]。欠失型アレル（D）のホモの組み合わせDDは挿入型（I）のホモの組み合わせIIの約2倍のACEレベルをもち、DD型は心疾患、進行性腎疾患のリスクファクターとなることが注目された[20～22]。ADPKDについてもACE遺伝子多型が検討されたが、現在のところは明確にACEがADPKDの修飾遺伝子といえる報告はない[23～26]。おそらく、少ない解析数と遺伝背景、環境因子による影響が結論を困難にしていると思われる。

(2) CFTR

cAMP-regulated cystic fibrosis transmembrane conductance regulator (CFTR) はCl⁻チャネルを調節し、嚢胞の分泌にも関与していると考えられる[27]。CFTRを産生するCF遺伝子にまれな変異があるADPKDの家系では腎の予後がよいことが報告されている[28]。しかしCF遺伝子の頻度の高い変異であるΔF508とイントロン8のTN多型はADPKDの腎機能に関与していなかったのでおそらくCFTRの関与は小さいと思われる[29]。

(3) ADPKDの内皮機能異常とeNOS遺伝子多型

polycystinは血管内皮と血管平滑筋に発現しており[30, 31]、Pkd1ノックアウトマウスでは血管脆弱性による出血と浮腫が認められる[32〜34]。Pkd1ヘテロマウスの大動脈ではアセチルコリン依存性の血管内皮機能が低下しており、また尿中へのNO排泄が少ない[33]（図4-8）。正常血圧のADPKD患者の血管内皮においても血管内皮機能の低下がみられ、またNOSの発現が低下し、NO産生が低下していた[35]（図4-9）。以上の結果からADPKDにおいてはNO産生低下により血管内皮機能の異常があると考えられる。血管内皮においてNOを産生するendothelial NO synthase（eNOS）酵素の遺伝子ENOSの多型は糖尿病性腎症の進展に寄与することが知られている[36, 37]。ADPKD患者179人のENOS遺伝子多型の検討では、エクソン7でのGlu298Asp（E/D298）多型で、Aspアレルは男性においてはESRDへの進行が平均より5年有意に早く、有意に腎不全への進行が早かった。Aspアレルをもつ患者はGlu/Glu型の患者よりも腎動脈でのeNOS酵素活性が有意に低かった[38]（図4-10a〜c）。興味深いことには女性ではこのENOSの多型は腎機能の予後に関係しなかったが、一つにはエストロゲンがeNOSの発現を高めることにもあると思われる[39]。一方44人の男性患者についてENOS多型を調べた結果ではESRD発症年齢に関係ないことが示されている[40]。冠動脈疾患においてもメタアナリシスによりENOS遺伝子の寄与が示されているように[41]多数症例の解析がやはり必要であろう。

図4-8 *Pkd1*ヘテロマウスの大動脈ではアセチルコリン依存性の血管内皮機能が低下しており、また尿中へのNO排泄が少ない[33]

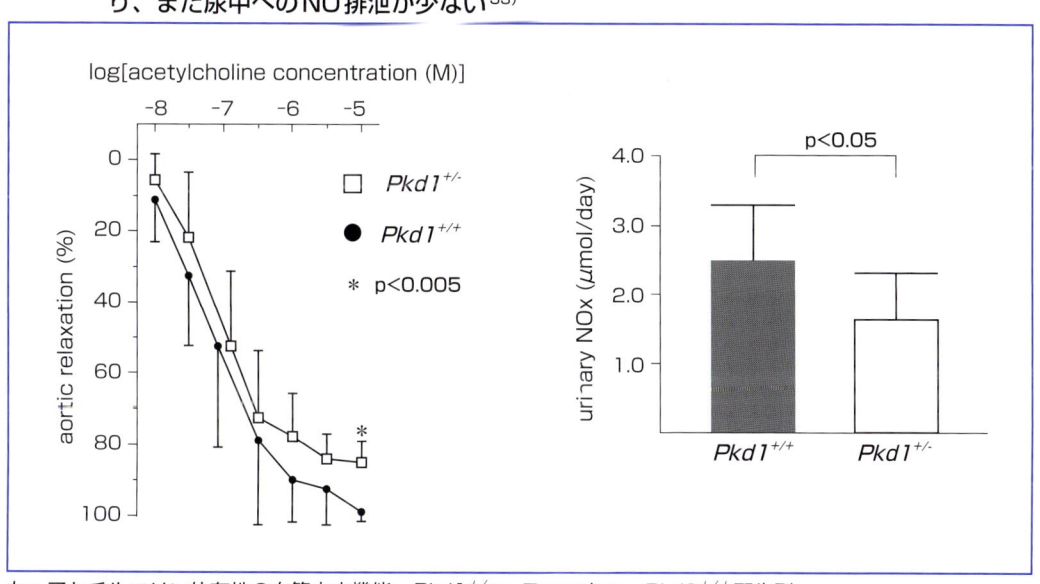

左：アセチルコリン依存性の血管内皮機能、*Pkd1*$^{+/-}$ヘテロマウス、*Pkd1*$^{+/+}$野生型
右：尿中NOx排泄量

図4-9 ADPKD患者では血管内皮機能の低下がみられる。内皮機能は、正常血圧患者＞高血圧患者＞高血圧＋腎不全患者の順に低下している[35]

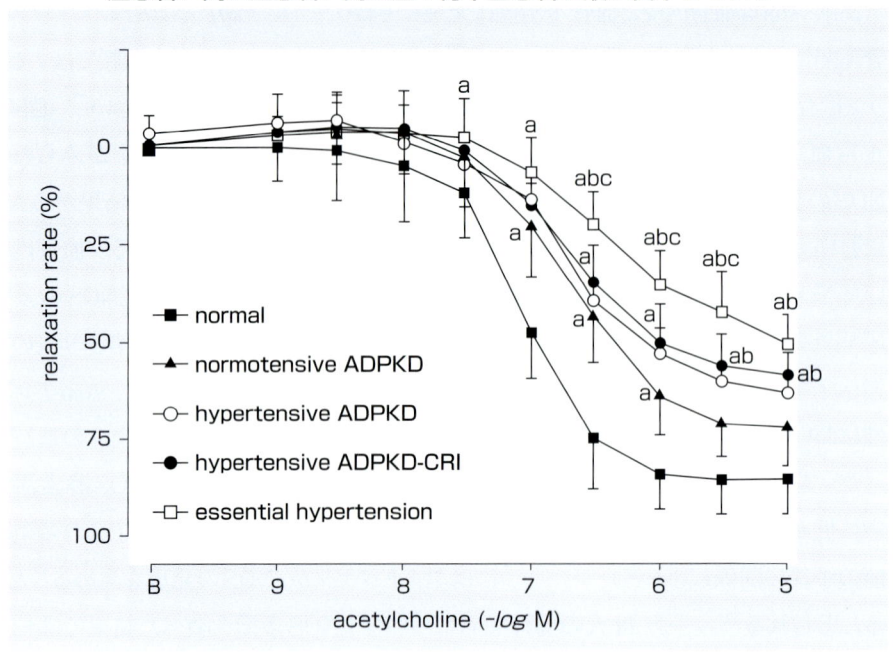

図4-10 ENOS遺伝子多型の検討[38]

a.

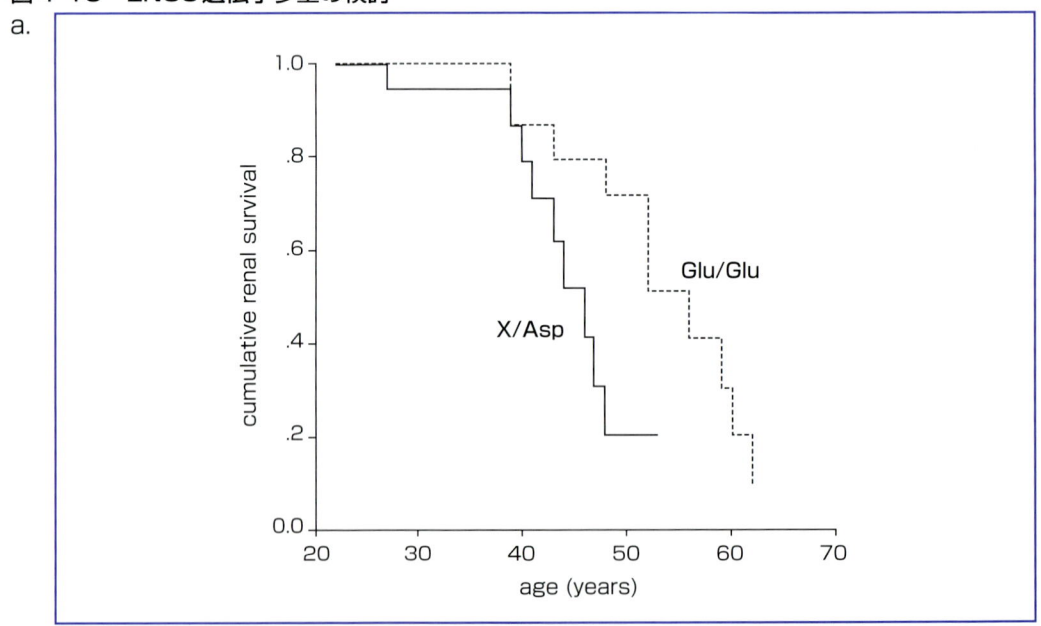

ENOS遺伝子エクソン7でのGlu298Asp（E/D298）多型では、Aspアレルは男性においてはESRDへの進行が平均より5年有意に早く、有意に腎不全への進行が早かった。

4. 修飾因子　85

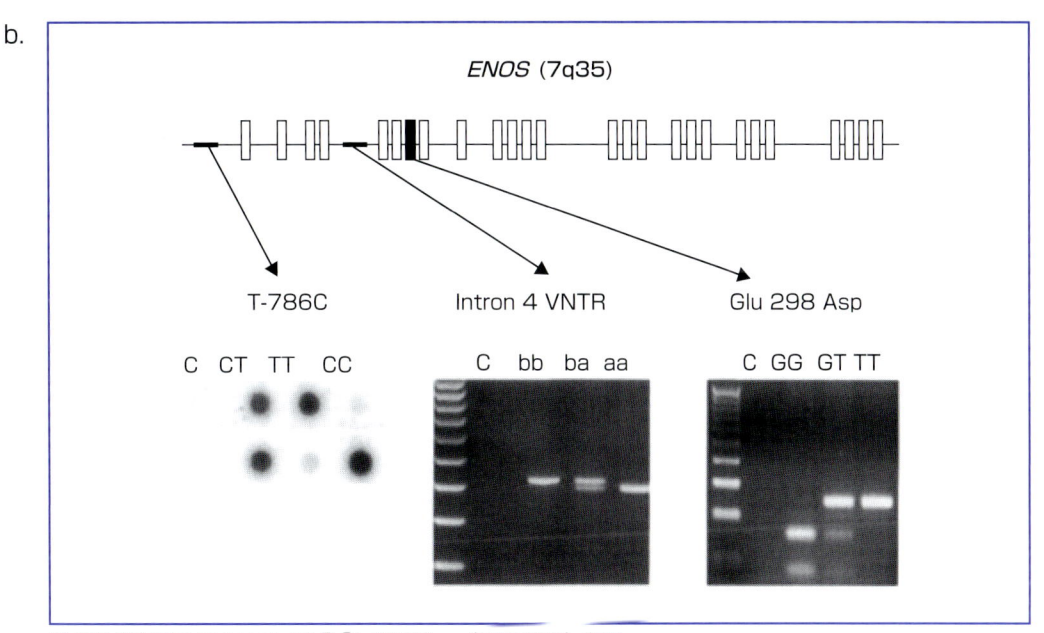

b.

ENOS (7q35)

T-786C　　Intron 4 VNTR　　Glu 298 Asp

C　CT　TT　CC

C　bb　ba　aa

C　GG　GT　TT

ENOS遺伝子のエクソン7でのGlu298Asp（E/D298）多型。

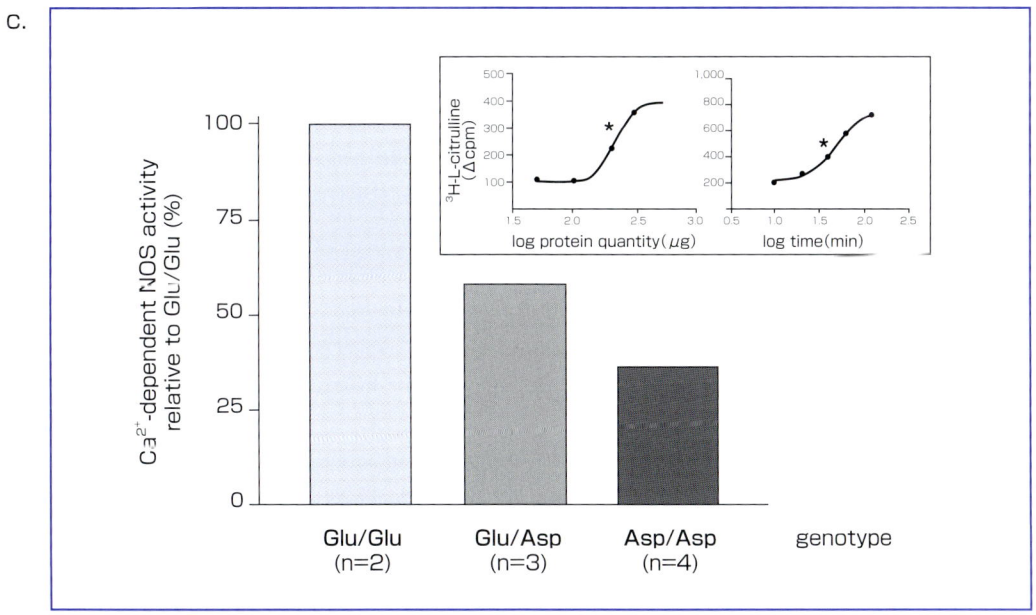

c.

Ca^{2+}-dependent NOS activity relative to Glu/Glu (%)

^{3}H-L-citrulline (Δcpm)

log protein quantity (μg)　　log time (min)

Glu/Glu (n=2)　　Glu/Asp (n=3)　　Asp/Asp (n=4)　　genotype

Aspアレルをもつ患者はGlu/Glu型の患者よりも腎動脈でのeNOS酵素活性が有意に低かった。

文 献

1) Peters DJM, Breuning MH：Autosomal dominant polycystic kidney disease：Modification of disease progression. Lancet 358：1439-1444, 2001.
2) Torra R, Badenas C, Darnell A, et al：Linkage, clinical features, and prognosis of autosomal dominant polycystic kidney disease types 1 and 2. J Am Soc Nephrol 7：2142-2151, 1996.
3) Hateboer N, Dijk MA, Bogdanova N, et al：Comparison of phenotypes of polycystic kidney disease types 1 and 2. European PKD1-PKD2 Study Group. Lancet 353：103-107, 1999.
4) Johnson AM, Gabow PA：Identification of Patients with Autosomal Dominant Polycystic Kidney Disease at Highest Risk for End-Stage Renal Disease. J Am Soc Nephrol 8：1560-1567, 1997.
5) Rossetti S, Burton S, Strmecki L, et al：The Position of the Polycystic Kidney Disease 1 (*PKD1*) Gene Mutation Correlates with the Severity of Renal Disease. J Am Soc Nephrol 13：1230-1237, 2002.
6) Magistroni R, He N, Wang K, et al：Genotype-Renal Function Correlation in Type 2 Autosomal Dominant Polycystic Kidney Disease. J Am Soc Nephrol 14：1164-1174, 2003.
7) Fain PR, McFann KK, Taylor MRG, et al：Modifier genes play a significant role in the phenotypic expression of PKD1. Kidney International 67：1256-1267, 2005.
8) Nadeau JH：Modifier genes in mice and humans. Nat Rev Genet 2：165-174, 2001.
9) Woo DD, Nguyen DK, Khatibi N, et al：Genetic identification of two major modifier loci of polycystic kidney disease progression in pcy mice. J Clin Invest 100：1934-1940, 1997.
10) Kuida S, Beier DR：Genetic localization of interacting modifiers affecting severity in a murine model of polycystic kidney disease. Genome Res 10：49-54, 2000.
11) Muto S, Horie S：personal communication.
12) Peral B, Ong ACM, San Millan JL, et al：A stable, nonsense mutation associated with a case of infantile onset polycystic kidney disease 1（PKD1）. Hum Mol Genet 5：539-542, 1996.
13) Choukroun G, Itakura Y, Albouze G, et al：Factors influencing progression of renal failure in autosomal dominant polycystic kidney disease. J Am Soc Nephrol 6：1634-1642, 1995.
14) Geberth S, Stier E, Zeier M, et al：More adverse renal prognosis of autosomal dominant polycystic kidney disease in families with primary hypertension. J Am Soc Nephrol 6：1643-1648, 1995.
15) Barrett BJ, Foley R, Morgan J, et al：Differences in hormonal and renal vascular responses between normotensive patients with autosomal dominant polycystic kidney disease and unaffected family members. Kidney Int 46：1118-1123, 1994.
16) Chapman AB, Johnson A, Gabow PA, et al：The reninangiotensin-aldosterone system and autosomal dominant polycystic kidney disease [see comments]. N Engl J Med 323：1091-1096, 1999.
17) Torres VE, Wilson DM, Burnett J Jr, et al：Effect of inhibition of converting enzyme on renal hemodynamics and sodium management in polycystic kidney disease. Mayo Clin Proc 66：1010-1017, 1991.
18) Jeunemaitre X, Soubrier F, Kotelevtsev Y, et al：Molecular basis of human hypertension：role of angiotensinogen. Cell 71：169-180, 1992.

19) Tiret L, Rigat B, Viskivis S, et al：Evidence from combined segregation and linkage analysis, that a variant of the angiotensin I-converting enzyme (ACE) controls plasma ACE levels. Am J Hum Genet 51：197-205, 1992.

20) Ruiz J, Blanche H, Cohen N, et al：Insertion/deletion polymorphism of the angiotensin-converting enzyme gene is strongly associated with coronary heart disease in non-insulin-dependent diabetes mellitus. Proc Natl Acad Sci USA 91：3662-3665, 1994.

21) Raynolds MV, Bristow MR, Bush E, et al：Angiotensin-converting enzyme DD genotype in patients with ischaemic or idiopathic dilated cardiomyopathy. Lancet 342：1073-1075, 1993.

22) Yoshida H, Mitarai T, Kawamura T, et al：Role of the deletion of polymorphism of the angiotensin converting enzyme gene in the progression and therapeutic responsiveness of IgA nephropathy. J Clin Invest 96 (5)：2162-9, Nov, 1995.

23) Baboolal K, Ravine D, Daniels J, et al：Association of the angiotensin I converting enzyme gene deletion polymorphism with early onset of ESRF in PKD1 adult polycystic kidney disease. Kidney Int 52：607-613, 1997.

24) Perez-Oller L, Torra R, Bandenas C, et al：Influence of the angiotensin converting enzyme polymorphism in the progression of renal failure in autosomal dominant polycystic kidney disease. Am J Kidney Dis 34：273-278, 1999.

25) van Dijk MA, Breuning MH, Peters DJ, et al：The ACE insertion/deletion polymorphism has no influence on progression of renal function loss in autosomal dominant polycystic kidney disease. Nephrol Dial Transplant 15：836-839, 2000.

26) Schiavello T, Burke V, Bogdanova N, et al：Angiotensin-converting enzyme activity and the ACE Alu polymorphism in autosomal dominant polycystic kidney disease. Nephrol Dial Transplant 16：2323-2327, 2001.

27) Sullivan LP, Wallace DP, Grantham JJ：Epithelial transport in polycystic kidney disease. Physiol Rev 78：1165-1191, 1998.

28) O'Sullivan DA, Torres VE, Gabow PA, et al：Cystic fibrosis and the phenotypic expression of autosomal dominant polycystic kidney disease. Am J Kidney Dis 32：976-983, 1998.

29) Persu A, Devuyst O, Lannoy N, et al：CF gene and cystic fibrosis transmembrane conductance regulator expression in autosomal dominant polycystic kidney disease. J Am Soc Nephrol 11：2285-2296, 2000.

30) Torres VE, Cai Y, Chen X, et al：Vascular expression of polycystin-2. J Am Soc Nephrol 12：1-9, 2001.

31) Chauvet V, Qian F, Boute N, et al：Expression of PKD1 and PKD2 transcripts and proteins in human embryo and during normal kidney development. Am J Pathol 160：973-983, 2002.

32) Kim K, Drummond I, Ibraghimov-Beskrovnaya O, et al：Polycystin 1 is required for the structural integrity of blood vessels. Proc Natl Acad Sci USA 97：1731-1736, 2000. [Boulter C, Mulroy S, Webb S, et al：Cardiovascular, skeletal, and renal defects in mice with a targeted disruption of the Pkd1 gene. Proc Natl Acad Sci USA 98：12174-12179, 2001.]

33) Muto S, Aiba A, Saito Y, et al：Pioglitazone improves the phenotype and molecular defects of a targeted Pkd1 mutant. Hum Mol Genet 11：1731-1742, 2002.

34) Wang D, Iversen J, Strandgaard S：Endothelium-dependent relaxation of small resistance vessels is impaired in patients with autosomal dominant polycystic kidney disease. J Am Soc Nephrol 11：1371-1376, 2000.

35) Wang D, Iversen J, Strandgaard S : Endothelium-dependent relaxation of small resistance vessels is impaired in patients with autosomal dominant polycystic kidney disease. J Am Soc Nephrol 11 : 1371-1376, 2000.
36) Zanchi A, Moczulski DK, Hanna LS, et al : Risk of advanced diabetic nephropathy in type 1 diabetes is associated with endothelial nitric oxide synthase gene polymorphism. Kidney Int 57 : 405-413, 2000.
37) Noiri E, Satoh H, Taguchi J, et al : Association of eNOS Glu298Asp polymorphism with end-stage renal disease. Hypertension 40 : 535-540, 2002.
38) Persu A, Stoenoiu MS, Messiaen T, et al : Modifier effect of ENOS in autosomal dominant polycystic kidney disease. Hum Mol Genet 11 : 229-241, 2002.
39) Mendelsohn ME, Karas RH : The protective effects of estrogen on the cardiovascular system. N Engl J Med 340 : 1801-1811, 1999.
40) Walker D, Consugar M, Slezak J, et al : The ENOS polymorphism is not associated with severity of renal disease in polycystic kidney disease 1. Am J Kidney Dis 41 : 90-94, 2003.
41) Casas JP, Bautista LE, Humphries SE, et al : Endothelial Nitric Oxide Synthase Genotype and Ischemic Heart Disease : Meta-Analysis of 26 Studies Involving 23028 Subjects Circulation 109 (11) : 1359-1365, March 23, 2004.

I 多発性嚢胞腎の基礎

●嚢胞形成の機序

1. 遺伝学的嚢胞形成機序

はじめに

　一般に常染色体優性遺伝性疾患の場合、生殖細胞すなわち精子・卵からなる受精卵のレベルで異常な遺伝子を1つ受け継ぐ。その一方で正常な遺伝子も受け継いでいる。では、なぜ病気が発症するのだろうか。ADPKDにおいては、現在のところ機能獲得性突然変異（gain-of-function mutation）の証拠はなく、機能喪失性突然変異（loss-of-function mutation）と考えられている。

　機能喪失性突然変異には、大きく分けて優性ドミナント効果（dominant-negative effect）と遺伝子量効果（gene-dosage-effect）がある。優性ドミナント効果は突然変異産物が正常対立遺伝子の機能を妨げることであるが、現在のところADPKDにおいてはその報告はない。遺伝子量効果（gene-dosage-effect）として、体細胞変異によるツーヒット（体細胞での劣性機序による機能喪失）、ハプロ不全（haplo-insufficiency：遺伝子産物の半減により表現型が出現する）、遺伝子量減少効果（gene-dosage-reduction effect）としてとらえることができる。

1）ツーヒット説（two-hit theory）

　1971年にKnudsonは、正常細胞が癌化するには2段階の連続した突然変異（2ヒット、ツーヒット）が必要であることを提唱した。すなわち、癌抑制遺伝子の両対立遺伝子に突然変異が起こり癌化するというものである[1]。実際に家族性腫瘍である網膜芽細胞腫では、腫瘍組織での対立遺伝子の変異が検出され、癌抑制遺伝子が単離された[2]。

　さて、ADPKDでは家族性腫瘍と同様に1つの対立遺伝子に生殖細胞変異を受け継ぐ。そのため、生下時にすでに*PKD*遺伝子は1ヒットを受けていることになる。この時点では、もう1つの対立遺伝子に存在する*PKD*遺伝子は正常である。この正常であるはずの*PKD*遺伝子に変異が起こることにより、ADPKDでは2ヒットとなる。この変異は体細胞である尿細管上皮細胞において起こるので体細胞変異（somatic mutation）といい、遺伝的に受け継ぐ生殖細胞変異（germline mutation）と区別される。したがって、ツーヒットの起こった尿細管上皮細胞では*PKD*遺伝子は機能喪失（loss-of-function）に至り、正常なpolycystin蛋白は産生されないことになる。その細胞がモノクローナルに増殖し嚢胞を形成するというのが、ADPKDにおけるツーヒット説である（図1-1）[3]。この仮説は、

図1-1 ADPKDにおけるツーヒット説

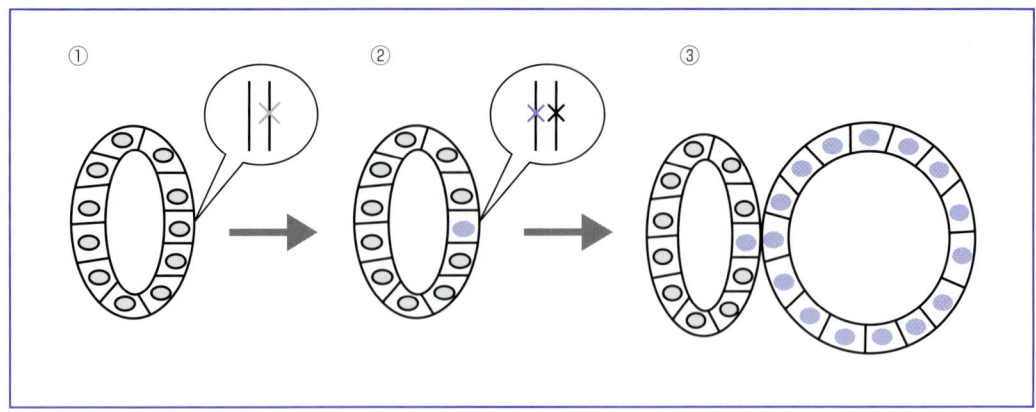

①ADPKDは常染色体優性遺伝のため、生殖細胞由来のPKD遺伝子変異を対立遺伝子の1つに認める（germline mutation）。
②尿細管上皮細胞（体細胞）で遺伝子突然変異が起こる（somatic mutation）。
③ツーヒットの起こった細胞はモノクローナルに増殖し囊胞形成する。

ADPKDの多くが成人になるにつれて徐々に囊胞が発生してくるという臨床的特徴にも合致するものである。

(1) ツーヒット説の証拠

実際に囊胞上皮細胞において生殖細胞では変異のない対立遺伝子に欠失（loss of heterozygosity：LOH）や変異が検出された[4, 5]。具体的には、摘出した囊胞腎の囊胞上皮細胞からDNAを採取・抽出し、PKD遺伝子の解析を行い、生殖細胞における遺伝子変異とは異なる遺伝子変異が同定されている。

さらにノックアウトマウスが作製され、ツーヒット説はますます支持されるようになった。Pkd1ノックアウトマウスのヘテロ接合体（Pkd1$^{+/-}$）では囊胞を含めた他の表現型は老齢になるまで出現しない。ホモ接合体（Pkd1$^{-/-}$）では胎生15日まで腎臓は正常に発達したが、胎生17〜21日の腎臓は囊胞で占められるようになり、そのほとんどが胎生致死であった[6〜11]。またPkd2ノックアウトマウスのヘテロ接合体（Pkd2$^{+/-}$）では囊胞は数個認められただけであったが、ホモ接合体（Pkd2$^{-/-}$）では囊胞が形成され致死的であった[12, 13]。このようにヘテロ接合体で囊胞はほとんど形成されず、ホモ接合体で囊胞形成が起こるということは、遺伝子の機能喪失により囊胞形成が導かれることを示している。

もう一つ特記すべきことは、Pkd2ノックアウトマウスで偶然作製された、不安定アレルWS25である（**図1-2**）。WS25とは、遺伝子組み換えの際に正常なエクソン1とターゲティングされたエクソン1が並列に存在する不安定なアレルの名称である。なぜ不安定か？WS25では、ある時期に遺伝子内組み換え（intragenic recombination）という現象が起こるからである。遺伝子内組み換えが起こると、その時点で正常なPkd2アレル（Pkd2＋）あるいはノックアウトされたPkd2アレル（Pkd2−）となる。ここで（Pkd2−）アレルに

図 1-2　不安定アレルをもった Pkd2 ノックアウトマウス

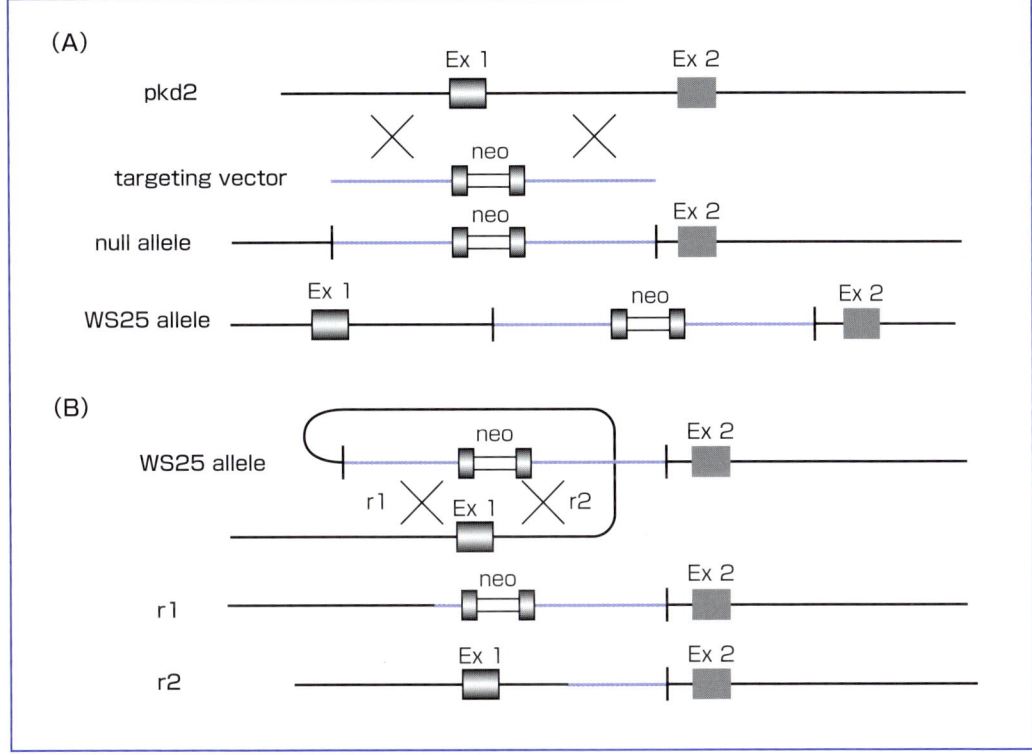

(A) Pkd2 遺伝子ならびにエクソン 1 に neo 遺伝子が挿入された targeting vector を示す。その下に組み換えにより生じた null allele および不安定な組み換え体 WS25 を示す。WS25 では、targeting vector がエクソン 1 とエクソン 2 の間に挿入されており、その結果正常のエクソン 1 と neo 遺伝子の挿入されたエクソン 1 の両方をもつ。
(B) WS25 allele が遺伝子内組み換えを起こし、r1 あるいは r2 というどちらかの allele となる。r1 の場合は null allele となり、r2 の場合は正常な allele として伝達される。

なるということは、体細胞変異が起こることと同等の意味をもつ。すなわち $Pkd2^{WS25/-}$ 細胞は遺伝子内組み換えにより $Pkd2^{+/-}$ 細胞あるいは $Pkd2^{-/-}$ 細胞になる。$Pkd2^{WS25/-}$ マウスは $Pkd2^{-/-}$ マウスのように致死的ではなく、$Pkd2^{-/-}$ 細胞が多くなればなるほど嚢胞は多くなり、ヒトの ADPKD でみられるような大小さまざまな嚢胞が形成された[12, 13]。しかも、嚢胞壁に polycystin 蛋白の発現は認められず、嚢胞上皮細胞は $Pkd2^{-/-}$ となった細胞であると考えられた。

(2) 体細胞変異 (somatic mutation) について

このようにツーヒット説が提唱されると、「体細胞変異がなぜ多いのか」という疑問が投げかけられた。さらに、ヒト ADPKD と同じ遺伝子型をもつノックアウトマウス・ヘテロ接合体では、老齢までほとんど嚢胞はできず、腎不全には至らない。この点からもマウスと比較してヒトの腎臓では体細胞変異が高頻度で起こることが推察された。その理由は確かではないが、以下のように考えられている。

腎臓での体細胞変異の頻度：

　腎上皮細胞での体細胞変異の頻度は、約$2×10^{-4}$であり、その理由は不明であるが、他の組織と比較して非常に高いことが報告されている[14]。

PKD1遺伝子イントロン21に存在するプリン・ピリミジン(Pu-Py)リピート：

　もう一つ理由として考えられるのは、遺伝子自体に体細胞変異を促すようなシークエンスモチーフの存在である。PKD1遺伝子にはイントロン21にPu-Pyリピートが存在する。このリピートは分子内で三重体を形成し、そのために組み換えが高頻度に起こるとされている[15]。

PKD1複製領域の存在：

　染色体16p13.3にあるPKD1遺伝子は、同じ染色体であるが16p13.1に複製領域をもっている。このため"gene conversion（遺伝子変換）"というイベントが起こり高頻度に変異を起こすという報告もある[16]。

(3) モノクローナルに囊胞は形成されるのか？

　ツーヒットが起こり、その囊胞形成細胞はモノクローナルに増殖し、囊胞は増大していくと考えられている。その根拠は、囊胞壁細胞の遺伝子解析の結果、女性患者の1つの囊胞においてX-染色体の不活化が全ての細胞に一律に起こっていること[4]、さらにLOHや直接のPKD1遺伝子変異が囊胞壁細胞で証明されたことである[4,5]。しかし、本当に最初から囊胞はモノクローナルに増殖していくのか？

　われわれは、新たな動物モデルとして作製したPkd1ノックアウトキメラマウスから、囊胞形成機序における新たな知見を得たので、ここに紹介する[17]。

　通常、ノックアウトマウスは、ES細胞の1つの対立遺伝子をターゲティングし、それをもとに作製したヘテロマウスの交配によりホモマウスを作製する。私たちは胎生致死を回避するために、Pkd1遺伝子が「正常な」細胞と「完全にノックアウトされた」細胞が混在するマウスを作製した（図1-3）。具体的には、2つの対立遺伝子を両方ともターゲティングしたES細胞（Pkd1ノックアウトES細胞：Pkd1$^{-/-}$ES細胞）をROSA26マウス（lacZ遺伝子導入マウス）の8細胞期胚に注入し、キメラマウスを作製した（図1-4）。このキメラマウスでは、Pkd1ノックアウトマウスと同様にE15.5より腎囊胞を認めた。キメラ率の高いマウスは浮腫が著明であり胎生致死であったが、キメラ率の低いマウスは6ヶ月以上生存した。キメラ率は皮膚の毛色の違いによりおおよそ判定が可能である。毛色が茶色の部分の上皮細胞がPkd1$^{-/-}$ES細胞由来であり、黒色の部分の上皮細胞がLZ$^+$野生型細胞由来である。皮膚の毛色が判断できるようになるのは生後7日以降であるが、そこまで生存したマウスは全例がキメラ率30％以下と推定された（図1-5）。2ヶ月以上生存したマウスでは、その腎臓は腫大し腸管を圧迫し、ヒトADPKDに類似していた。

　さて、囊胞は果たしてすべてノックアウト細胞から構成されているのであろうか？　そこでわれわれはPkd1$^{-/-}$細胞と野生型細胞を区別するために、β-gal染色を行った。

図1-3 ノックアウトマウスとノックアウトキメラマウス

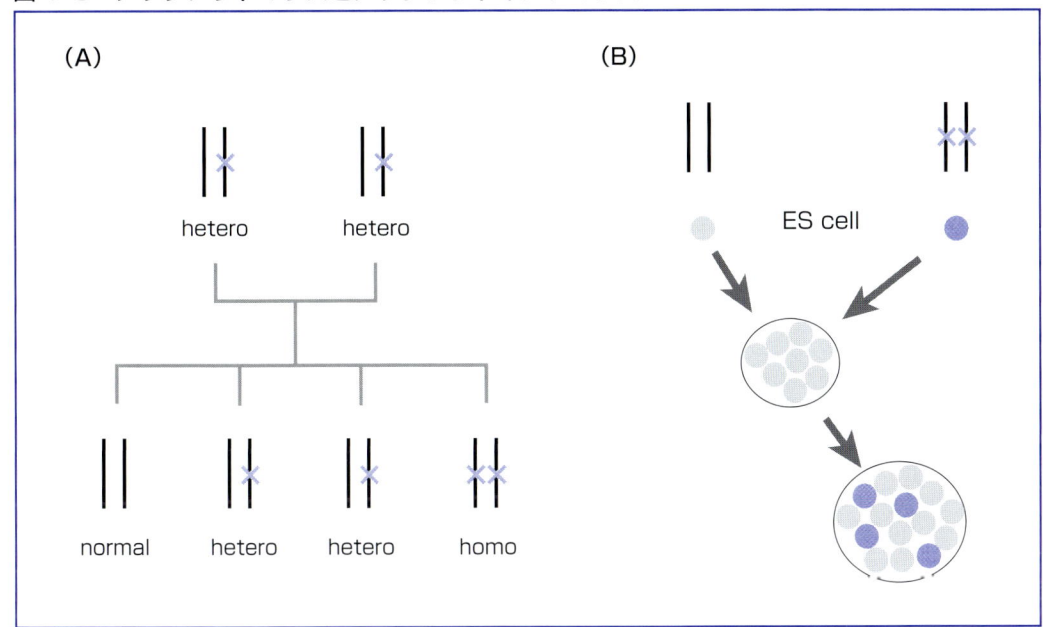

(A) ノックアウトマウス作製は、1つの対立遺伝子がターゲティングされたES細胞からヘテロマウスが誕生し、ヘテロマウス同士の交配によりホモマウスが誕生する。
(B) 2つの対立遺伝子がターゲティングされたES細胞を正常マウスの8細胞期胚に注入し、キメラマウスを作製する。

図1-4 Pkd1ノックアウトキメラマウスの作製

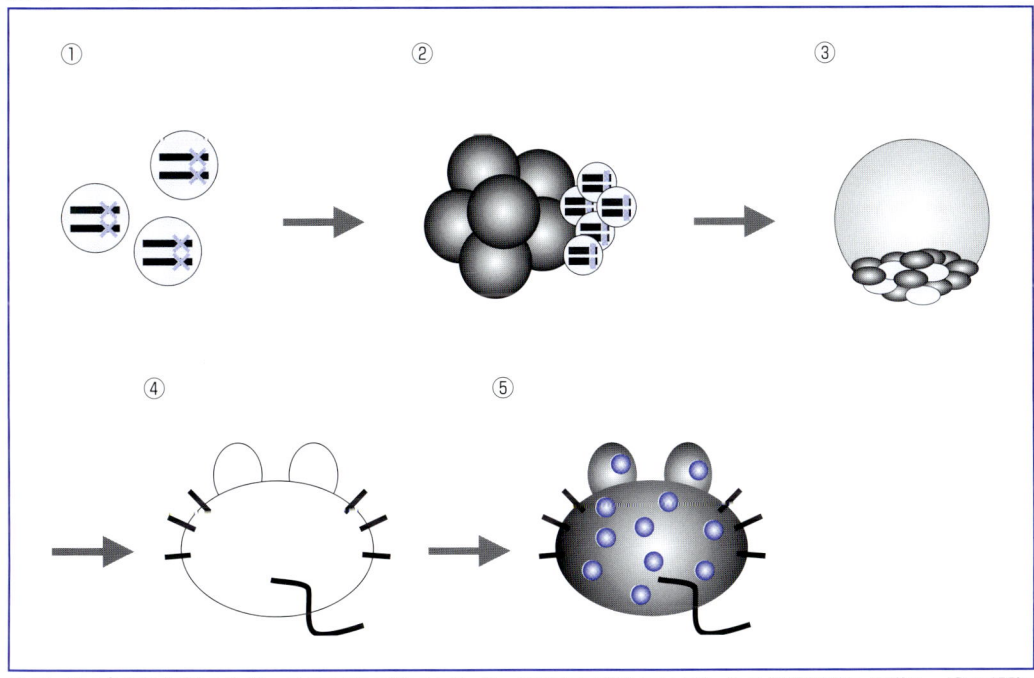

① $Pkd1^{-/-}$ ES細胞の作製。② ROSA26マウス(lacZ遺伝子導入マウス)の8細胞期胚への導入。③胚盤胞の形成。④偽妊娠マウスへの移植。⑤キメラマウスの誕生。

図1-5 Pkd1ノックアウトキメラマウス

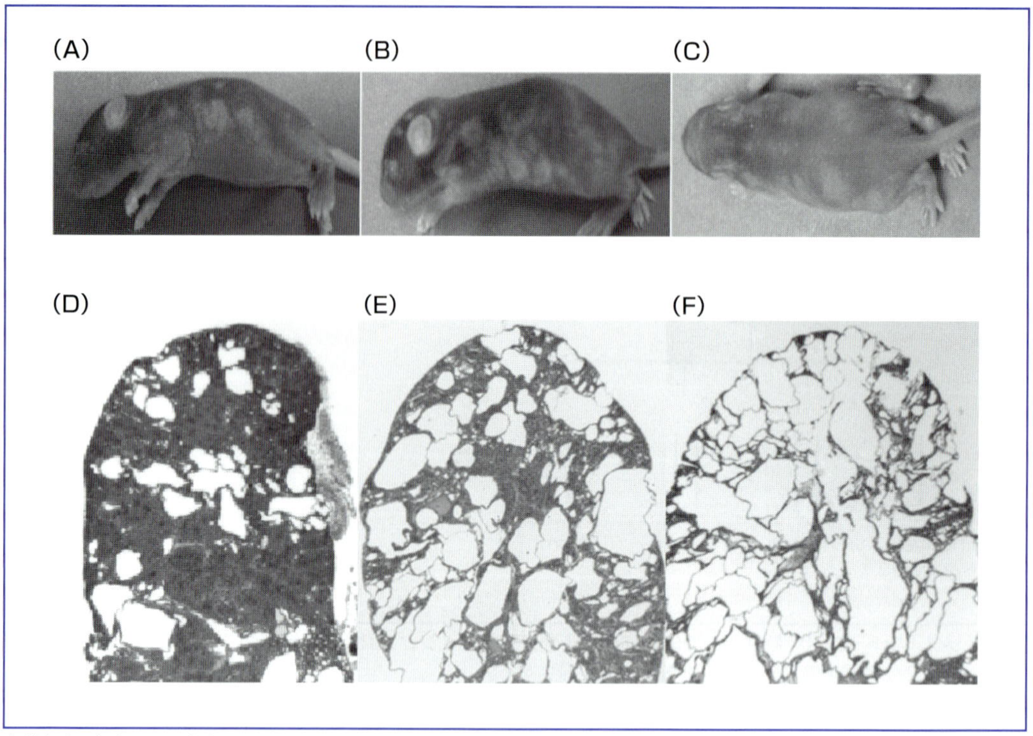

上段(A)〜(C)により皮膚のおおよそのキメラ率が判定できる。キメラ率の高いマウスほど白い皮膚がみられる(C)。下段(D)〜(F)はそれぞれ(A)〜(C)の腎組織を示す。キメラ率の高いマウスほど囊胞が多く認められる。

(文献17)から引用、一部改変)

　Pkd1$^{-/-}$細胞は染色されず白色細胞として、野生型細胞は染色され青色細胞として観察される。囊胞がモノクローナルに形成されるのであれば、囊胞壁は全て白色(Pkd1$^{-/-}$細胞)となるはずである。しかし、実際は青色細胞と白色細胞が混在する囊胞が多く認められた(図1-6)。さらに解析を進めていくと、時間経過ならびに囊胞が増大するにつれて、囊胞上皮はほとんどPkd1$^{-/-}$細胞で占められるようになった(図1-7)。

　この結果はツーヒット説を支持するものであるが、モノクローナルな囊胞形成ではないことを示している。ただ大きな囊胞になると、青色に染色される野生型細胞はアポトーシスにより消失し、最終的にノックアウト細胞だけで囊胞壁が構成されるようになる(図1-8)。ヒトADPKDにおいて同じような機序で囊胞形成されているかどうかは不明であるが、これまで疑問視されてきた囊胞壁で強発現するpolycystinが正常細胞由来である可能性を示唆する。

2) ハプロ不全(haplo-insufficiency)

　Qianらは、Pkd2$^{+/-}$マウスにおいて血管平滑筋でのPC2発現が低下していること、Caチャネルの活動性が低下することを報告した[18]。この現象は、表現型が出現しているの

図1-6 Pkd1ノックアウトキメラマウスの腎組織（β-gal染色）（1）

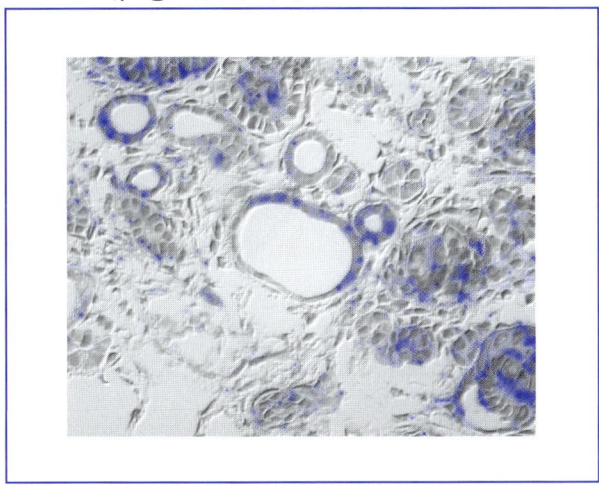

胎生17.5日の腎組織を示す。青色に染色される部分は正常ES細胞由来、染色されない部分がPkd$^{-/-}$ES細胞由来である。嚢胞が両者の細胞から形成されていることがわかる。

（文献17）から引用）

図1-7 Pkd1ノックアウトキメラマウスの腎組織（β-gal染色）（2）

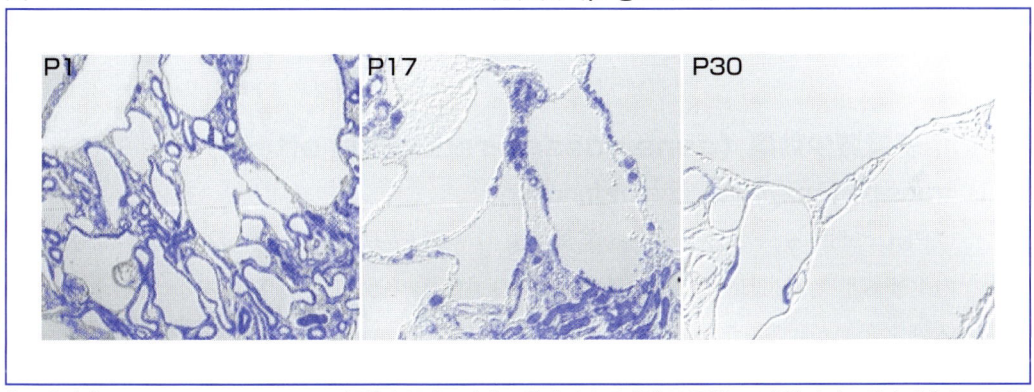

左から生後1日、17日、30日の腎組織を示す。青色に染色される部分は正常ES細胞由来、染色されない部分がPkd$^{-/-}$ES細胞由来である。青色に染色される細胞（正常ES細胞由来）が徐々に少なくなる。

（文献17）から引用）

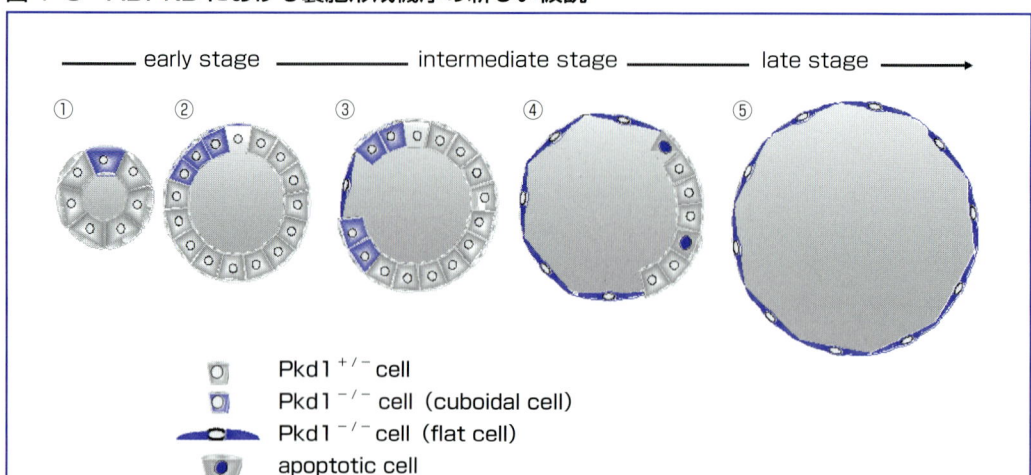

図1-8 ADPKDにおける囊胞形成機序の新しい仮説

① $Pkd1^{-/-}$細胞の出現。② $Pkd1^{-/-}$細胞ならびに$Pkd1^{+/-}$細胞の増殖。③ $Pkd1^{-/-}$細胞の扁平化。
④ $Pkd1^{+/-}$細胞のアポトーシス。⑤ $Pkd1^{+/-}$細胞の消失。　　　　　　　　　　（文献17）から引用、一部改変）

でハプロ不全としてとらえることができる。しかし、$Pkd2^{+/-}$マウスの尿細管上皮細胞ではpolycystin蛋白産生が低下している可能性はあるが、表現型は出現せずハプロ不全とはいえない。

3) 遺伝子量減少効果（gene-dosage-reduction effect）

(1) trans-heterozygous loss of function

PKDにおけるトランス・ヘテロ変異とは、1つのPKD遺伝子（PKD1あるいはPKD2）の生殖細胞変異に加えて、もう1つのPKD遺伝子（それぞれPKD2あるいはPKD1）に体細胞変異が起こることを指す。

Watnickらは、PKD2家系患者の腎囊胞壁でPKD1遺伝子変異を検出した[19]。Koptidesらは、逆にPKD1家系患者の囊胞壁にPKD2遺伝子変異を検出した[20]。これらの報告は、ツーヒットが起こらなくても、PKD1ならびにPKD2遺伝子がともにヘテロ接合体になれば、囊胞形成が起こる可能性を示唆しており、一種の遺伝子量減少効果と考えることもできる。

Wuらは、Pkd1／Pkd2トランス・ヘテロ変異をもつマウスを作製した[21]。囊胞形成の半定量的な分析では、$Pkd1^{+/-}$マウスあるいは$Pkd2^{+/-}$マウスから推測される単純な相加モデルと比較すると、$Pkd2^{+/-}$／$Pkd1^{+/-}$トランス・ヘテロマウスではより多くの腎囊胞が形成された。このマウスでは、通常のヘテロマウスよりも、Pkd1ならびにPkd2遺伝子発現が少ないために、ツーヒットが起こった後の囊胞の成長が早いのではないかと考察

されているが、ツーヒットが起こらなくても何らかの理由により、どちらかあるいは両者の発現量の低下により囊胞が形成される可能性も考えられる。

(2) hypomorphic ノックアウトマウス

実際に遺伝子量減少効果により表現型が出現する（囊胞が形成される）ことが最近報告された。いずれも最初の目的はコンディショナル・ノックアウトマウス作製であったが、その途中で遺伝子改変が起こり、囊胞腎マウスが誕生した。

Leeuwenらは、耐性遺伝子ネオマイシンをイントロン1に逆向きに挿入し、lox-P配列をその両側ならびにイントロン11へ組み込んだターゲティングベクターを作製した[22]。Creリコンビナーゼ（組み換え酵素：2つのlox-P間の塩基配列を欠失させる）を投与する前に、そのホモマウスは発育遅延、巨大な囊胞腎が観察され、生後1～2ヶ月で死亡した。遺伝子解析の結果、イントロン1に挿入されたネオマイシン遺伝子内で選択的スプライシングが起こり、hypomorphicなPkd1アレル（Pkd1nl）が作られていた。すなわち、Pkd1nlではエクソン1とエクソン2の間にネオマイシン遺伝子の一部が挿入されたmRNAが合成されていた。ただ、残りの15～20％は正常のスプライシングが行われ、正常 *Pkd1* 遺伝子のコピーをもっていた（図1-9）。このためPkd1$^{nl/nl}$マウスは致死的でなく、ヒトADPKDに類似した多発性囊胞腎を呈した。さらに囊胞壁でもヒトADPKDと同じようにpolycystin 1の発現がさまざまであり、必ずしもモノクローナルではないことも示唆された。

Jiangらは、lox-P配列をイントロン30に、またその両側にlox-P配列を伴った耐性遺伝子ネオマイシンをイントロン34へ組み込んだターゲティングベクターを作製した[23]（図1-9）。相同組み換えの結果、ネオマイシン遺伝子ならびに3つのlox-P配列が挿入されたクローン（L3）が得られ、それを用いて遺伝子操作マウスを作製した。Creリコンビナーゼを投与する前に、そのホモマウス（Pkd1$^{L3/L3}$マウス）においてゆっくりと進行する囊胞腎が観察された。RT-PCRではmRNAに配列異常は認めないもののその発現は低下していた。またpolycystin蛋白の発現は正常の1/4～1/5に低下していた。前者のようなスプライシング異常ではなく、イントロン34へのネオマイシン挿入による *Pkd1* 遺伝子発現が低下し（ノックダウン）、PC1蛋白の産生が低下したものと考えられた。

これらの報告は、遺伝子機能が完全に喪失しなくても、*Pkd1* 遺伝子の発現レベルが低下すれば囊胞が形成される、すなわち遺伝子量減少効果の証拠であり、ヒトADPKDにおいてもある囊胞にはこのような機序が起こっている可能性を推察させるものであった。

4）過剰発現（over-expression）

機能獲得性変異ではないが、患者のノザンブロットでの *PKD1* 遺伝子の異常転写産物の過剰発現が確認されていること[24]、囊胞上皮細胞においてPC1抗体の発現が過剰にみられること[25,26]などから、遺伝子の過剰発現も何らかの囊胞形成機序に関わっている可能性がある。

図1-9 hypomorphic mice の遺伝子型

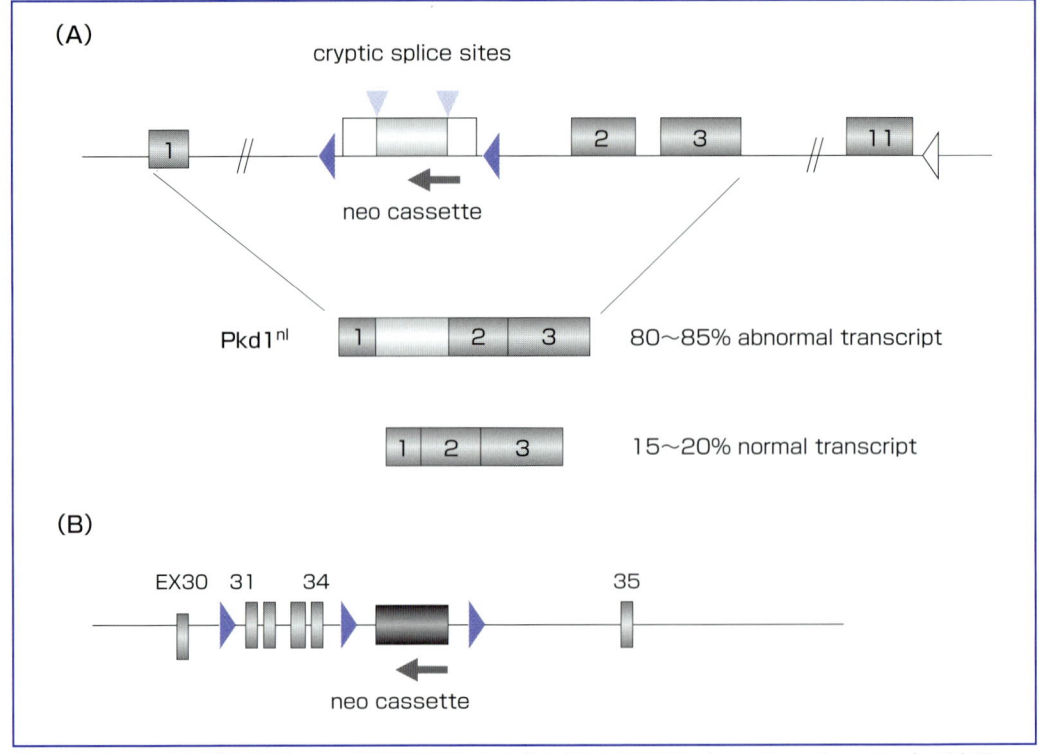

(A) イントロン1に挿入された neo 遺伝子に新しくスプライスされる部位（cryptic splice sites）が出現し、Pkd1$^{nl/nl}$由来の転写産物（80〜85%）と正常由来の転写産物（15〜20%）が産生される。

（文献22）から引用、一部改変）

(B) イントロン34に挿入された neo 遺伝子の影響で Pkd1 遺伝子発現が減弱する。（文献23）から引用、一部改変）

(1) PKD1トランスジェニックマウス

ヒト*PKD1*遺伝子ならびに*TSC2*遺伝子を含む108kbのゲノムを遺伝子導入したトランスジェニックマウスでは、糸球体囊胞を主体とする多数の微小囊胞が肝臓、腎臓に認められた。3系統のコピー数はそれぞれ28、30、90個であった。PC1の過剰発現でも囊胞形成に関わることが示唆されたが、このマウスの最大の欠点は*PKD1*とともに隣接する*TSC2*も含み両者が過剰発現していることであった[27]。

Thivierge らは、PKD1大腸菌人工染色体（PKD1-BAC）を用いて、トランスジェニックマウスを作製した[28]。その際に、腎臓特異的に発現させるためにSBという腎臓特異的な配列を含むプロモーターを相同組み換えによって挿入し、また内因性*PKD1*と区別するために制限酵素部位を新たに挿入した。さらに*TSC2*遺伝子を含まないように制限酵素で切断し、遺伝子導入を行った。腎臓での*PKD1*遺伝子の発現は2〜15倍であり、全てのトランスジェニックマウスで糸球体および尿細管に多くの囊胞が形成され、数ヶ月で腎不全により死亡した。彼らは、ヒトADPKDに類似していると報告しているが、腎臓が腫

大していないこと、間質の線維化が強いことなどから、ヒトADPKDの発症機序とは異なるものと思われる。

5) TSC2遺伝子の喪失によるPC1の不活化
(1) TSC/PKD1 contiguous gene syndrome

ヒト16番染色体において*TSC2*と*PKD1*遺伝子はともに3'側で隣接している。両遺伝子にかかる大きな欠失をもつものをTSC/PKD1 contiguous gene syndromeと呼び、非常に重篤な囊胞腎を合併する[29]。

Ekerラットは、1つの*Tsc2*遺伝子が生殖細胞レベルで不活化している自然発症動物モデルである[30,31]。残りの野生型*Tsc2*遺伝子に体細胞変異が起こり、過形成性上皮細胞で覆われる囊胞腎と腫瘍が形成される[32,33]。*Tsc2*遺伝子の産生蛋白であるtuberinの喪失したEkerラット細胞では、PC1は細胞表面でadherens junctionに局在化できずに、ゴルジ装置にとどまったままになる。しかし、その細胞に*Tsc2*遺伝子を導入すると、PC1が正しい膜位置に戻る[34]。このように、tuberinはPC1を適切に細胞内から細胞膜側面へ輸送するために必要な分子であった。

Caiらは、若年で重症の囊胞腎を合併したEkerラットの遺伝学的解析を行った[35]。その結果、胚形成という発生初期に染色体不分離（chromosome nondisjunction）が起こり、同じ変異*Tsc2*のある片親性ダイソミー（uniparental disomy：2本の対立遺伝子が片親から受け継がれたもの）をもつ細胞ができることがわかった[36]（**図1-10**）。その片親性ダイソミー（変異*Tsc2*をもつ）が細胞モザイクとして腎臓形成期に存在すると、tuberinが機能喪失するためにPC1の細胞膜への局在化障害が起こり、囊胞が形成されると考えられた。さらに、TSC/PKD1 contiguous gene syndromeでも、もし染色体不分離が*TSC2*遺伝子不活化の原因であれば、変異*Tsc2*をもつ片親性ダイソミーでは、同じ染色体上の*PKD1*遺伝子は欠失しているはずであり、必然的にPC1は不活化する。このため、胎生期から囊胞が形成され、より重症化しているという考察も可能である。

まとめ

ツーヒットが起これば囊胞が形成されることは明らかである。ただ、囊胞形成には必ずしもツーヒットは必要ではなく、遺伝子量が低下した場合でもADPKD類似の囊胞腎が形成されることがわかってきた。すなわち、ツーヒットも含めて、1つの尿細管細胞においてPC1およびPC2蛋白の必要最小限の発現量を下回ることにより、機能が低下し、囊胞形成につながっていくものと推察される。

図 1-10 染色体不分離と片親性ダイソミー

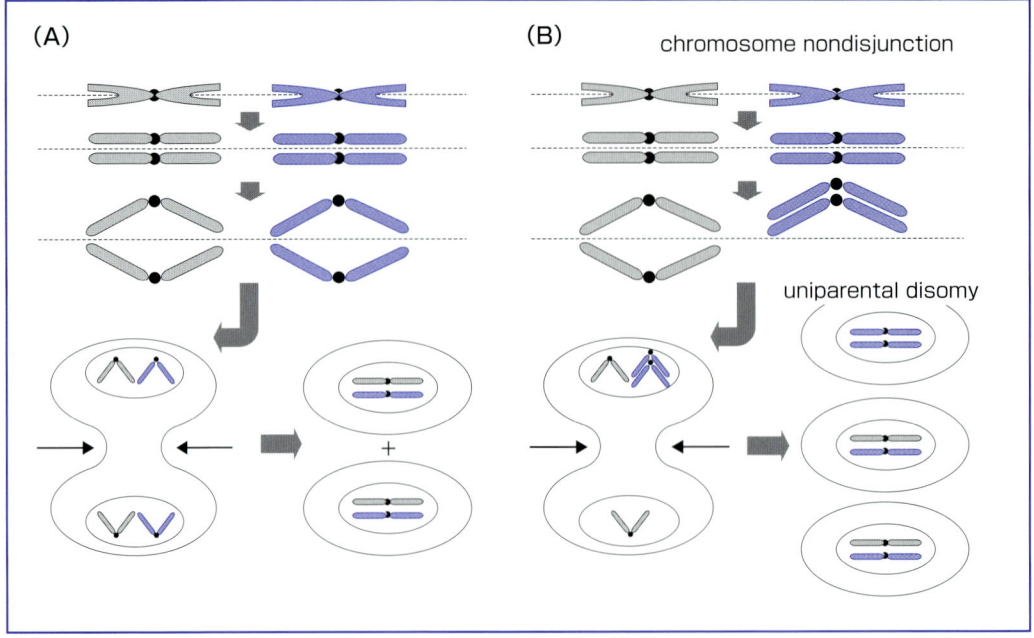

染色体分離形式を示す。
(A) セントロメアの倍化に続いて染色体分離が起こる。各染色体の姉妹分体が異なる極に異動する。核膜で覆われ、最終的に2つの娘細胞に分裂する。
(B) 染色体不分離（chromosome nondisjunction）が起こると、一度トリソミー（trisomy）になるがそこから余分な染色体コピーが失われることによって、片親性ダイソミー（uniparental disomy）をもつ細胞が1/3の確率でできる。ある Eker ラットでは Tsc2 遺伝子変異をもつ片親性ダイソミーをもつ細胞がモザイクとして存在すると考えられている。

(文献 36) から引用、一部改変）

文　献

1) Knudson AG：Mutation and cancer：statistical study of retinoblastoma. Proc Natl Acad Sci USA 68：820-823, 1971.
2) Cavenee WK, Dryja TP, Phillips RA, et al：Expression of recessive alleles by chromosomal mechanisms in retinoblastoma. Nature 305：779-84, 1983.
3) Qian F, Germino GG："Mistakes happen"：somatic mutation and disease. Am J Hum Genet 61：1000-1005, 1997.
4) Qian F, Watnick TJ, Onuchic LF, et al：The molecular basis of focal cyst formation in human autosomal dominant polycystic kidney disease type I. Cell 87：979-987, 1996.
5) Brasier JL, Henske EP：Loss of the polycystic kidney disease (PKD1) region of chromosome 16p13 in renal cyst cells supports a loss-of-function model for cyst pathogenesis. J Clin Invest 99：194-199, 1997.
6) Lu W, Peissel B, Babakhanlou H, et al：Perinatal lethality with kidney and pancreas defects in mice with a targetted Pkd1 mutation. Nat Genet 17：179-181, 1997.
7) Lu W, Fan X, Basora N, et al：Late onset of renal and hepatic cysts in Pkd1-targeted heterozygotes. Nat Genet 21：160-161, 1999.

8) Boulter C, Mulroy S, Webb S, et al：Cardiovascular, skeletal, and renal defects in mice with a targeted disruption of the Pkd1 gene. Proc Natl Acad Sci USA 98：12174-12179, 2001.
9) Kim K, Drummond I, Ibraghimov-Beskrovnaya O, et al：Polycystin 1 is required for the structural integrity of blood vessels. Proc Natl Acad Sci USA 97：1731-1736, 2000.
10) Lu W, Shen X, Pavlova A, et al：Comparison of Pkd1-targeted mutants reveals that loss of polycystin-1 causes cystogenesis and bone defects. Hum Mol Genet 10：2385-2396, 2001.
11) Muto S, Aiba A, Saito Y, et al：Pioglitazone improves the phenotype and molecular defects of a targeted Pkd1 mutant. Hum Mol Genet 11：1731-1742, 2002.
12) Wu G, D'Agati, Cai Y, et al：Somatic inactivation of pkd2 results in polycystic kidney disease. Cell 93：177-188, 1998.
13) Wu G, Markowitz GS, Li L, et al：Cardiac defects and renal failure in mice with targeted mutations in Pkd2. Nat Genet 24：75-78, 2000.
14) Colgin LM, Hackmann AF, Emond MJ, et al：The unexpected landscape of in vivo somatic mutation in a human epithelial cell lineage. Proc Natl Acad Sci USA 99：1437-1442, 2002.
15) Patel HP, Lu L, Blaszak RT, et al：PKD1 intron 21：triplex DNA formation and effect on replication. Nucleic Acids Res 32：1460-1468, 2004.
16) Watnick TJ, Gandolph MA, Weber H, et al：Gene conversion is a likely cause of mutation in PKD1. Hum Mol Genet 7：1239-43, 1998.
17) Nishio S, Hatano M, Nagata M, et al：Pkd1 regulates immortalized proliferation of renal tubular epithelial cells through p53 induction and JNK activation. J Clin Invest 115：910-918, 2005.
18) Qian Q, Hunter LW, Li M, et al：Pkd2 haploinsufficiency alters intracellular calcium regulation in vascular smooth muscle cells. Hum Mol Genet 12：1875-80, 2003.
19) Watnick T, He N, Wang K, et al：Mutations of PKD1 in ADPKD2 cysts suggest a pathogenic effect of trans-heterozygous mutations. Nat Genet 25：143-144, 2000.
20) Koptides M, Mean R, Demetriou K, et al：Genetic evidence for a trans-heterozygous model for cystogenesis in autosomal dominant polycystic kidney disease. Hum Mol Genet 9：447-452, 2000.
21) Wu G, Tian X, Nishimura S, et al：Trans-heterozygous Pkd1 and Pkd2 mutations modify expression of polycystic kidney disease. Hum Mol Genet 11：1845-1854, 2002.
22) Lantinga-van Leeuwen IS, Dauwerse JG, Baelde HJ, et al：Lowering of Pkd1 expression is sufficient to cause polycystic kidney disease. Hum Mol Genet 13：3069-3077, 2004.
23) Jiang ST, Chiou YY, Wang E, et al：Defining a link with autosomal-dominant polycystic kidney disease in mice with congenitally low expression of pkd1. Am J Pathol 168：205-220, 2006.
24) The Europian Polycystic Kidney Disease Consortium：Polycystic idney disease 1 gene encodes a 14kb trnscript and lies within a duplicated region on chromosome 16. Cell 77：881-894, 1994.
25) Ong AC：Polycystin expression in the kidney and other tissues：complexity, consensus and controversy. Exp Nephrol 8：208-214, 2000.
26) Nauta J, Goedbloed MA, van den Ouweland AM, et al：Immunological detection of polycystin-1 in human kidney. Histochem Cell Biol 113：303-311, 2000.
27) Pritchard L, Sloane-Stanley JA, Sharpe JA, et al：A human PKD1 transgene generates

28) Thivierge C, Kurbegovic A, Couillard M, et al : Overexpression of PKD1 Causes Polycystic Kidney Disease. Mol Cell Biol 26 : 1538-1548, 2006.
29) Brook-Carter PT, Peral B, Ward CJ, et al : Deletion of the TSC2 and PKD1 genes associated with severe infantile polycystic kidney disease : a contiguous gene syndrome. Nat Genet 8 : 328-332, 1994.
30) Eker R : Familial renal adenomas in Wistar rats : a preliminary report. Acta Path Microbiol Scand 34 : 554-562, 1954.
31) Eker R, Mosslge JA : A dominant gene for renal adenomas in the rats. Nature 189 : 858-859, 1961.
32) Yeung RS, Xiao GH, Jin F, et al : Predisposition to renal carcinoma in the Eker rat is determined by germ-line mutation of the tuberous sclerosis 2 (TSC2) gene. Proc Natl Acad Sci USA 91 : 11413-11416, 1994.
33) Kobayashi T, Hirayama Y, Kobayashi E, et al : A germline insertion in the tuberous sclerosis (Tsc2) gene gives rise to the Eker rat model of dominantly inherited cancer. Nat Genet 9 : 70-74, 1995.
34) Kleymenova E, Ibraghimov-Beskrovnaya O, Kugoh H, et al : Tuberin-dependent membrane localization of polycystin-1 : a functional link between polycystic kidney disease and the TSC2 tumor suppressor gene. Mol Cell 7 : 823-832, 2001.
35) Cai S, Everitt JI, Kugo H, et al : Polycystic kidney disease as a result of loss of the tuberous sclerosis 2 tumor suppressor gene during development. Am J Pathol 162 : 457-468, 2003.
36) ヒトの分子遺伝学. 村松正實監修, メディカル・サイエンス・インターナショナル, 東京, 1997.

(接続: functional polycystin-1 in mice and is associated with a cystic phenotype. Hum Mol Genet 9 : 2617-2627, 2000.)

I 多発性嚢胞腎の基礎

●嚢胞形成の機序

2. 腎臓尿細管形成におけるPKD蛋白（tubulogenesis）

1）管腔形成

　多くの器官は体液を輸送する管腔上皮からなる。異なった大きさや構造の管をさまざまな方法で形成するが、その内腔には常に上皮の管腔側膜（apical membrane）が並んでいる。管腔の形成には、管腔側膜の生合成（apical membrane biogenesis）、小胞融合（vesicle fusion）、ならびに液分泌（liquid secretion）が関与する[1]。

(1) 管腔側膜の生合成（apical membrane biogenesis）

　管腔は、多細胞でも単細胞でもその構造として、内腔に面する管腔側面（apical surface）と細胞外マトリックスに接する基底膜面（basal surface）が作られ、細胞極性が生じる（図2-1）。

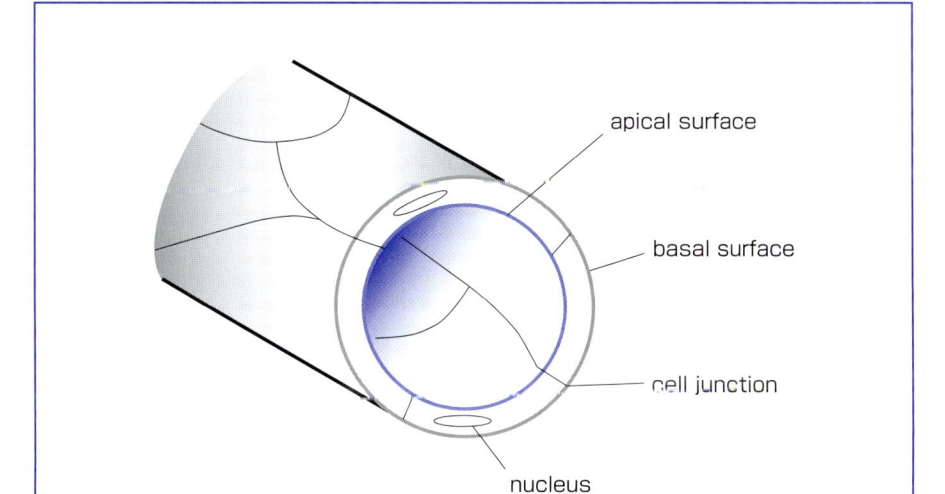

図2-1　管腔構造

管腔は、内腔スペースに面しているapical surface（紫）と細胞外基質にさらされるbasal surface（グレー）に分極化する上皮細胞によって形成される。

（文献1）より引用、一部改変）

(2) 小胞融合（vesicle fusion）

　　管腔が形成される際には、分極化した細胞の管腔側に小胞（vesicle）が形成される。この小胞には、膜蛋白ならびに管腔を作るために必要な蛋白（例えば、管腔側同士でくっつかないようにする反接着因子、内腔を液体で満たす浸透圧を作り出すイオンポンプなど）などが含まれる。さらに、伸張具合や管腔サイズをチェックするセンサーもそこに含まれる。

(3) 液分泌（liquid secretion）

　　管腔は形成された後、伸展していく。そのうえで非常に重要な役目を果たすのが、液分泌である。上述したイオンポンプなどで内腔に液体を分泌し、管腔形成を完成させる。

　　このように管腔側面が形成され（極性が形成される）、それと同時に管腔側の細胞質で小胞融合が起こり（管腔形成に必要な分子が集まる）、その後液体の分泌が起こり（内腔を保つ）、管腔が形成されていく。しかし、さまざまな細胞において、管腔形成の仕組みは異なる。代表的なものを次にあげる。

wrapping：
　　シート状の上皮細胞が1つの線に沿って盛り上がり、両端が癒合して、1つの管として分離される。脊椎動物の神経管形成においてみられる。

budding：
　　1つの芽を中心に盛り上がり、新しい管腔を形成し、伸びていく。哺乳類ならびにショウジョウバエの気管形成においてみられる。

cavitation：
　　円筒状の細胞群の中心が消失し、管腔が形成される。唾液腺形態形成や前羊膜腔形成においてみられる。

cord hollowing：
　　円筒状の細胞群の間に新たに空間を作り、管腔が形成される。線虫の腸管、ショウジョウバエの心臓、Madin-Darby犬の腎臓（MDCK）培養細胞においてみられる（図2-2）。

cell hollowing：
　　1つの細胞の細胞質に内腔が形成される。毛細血管内皮細胞でみられる。

　　以上が、管腔形成の基本と考えられている。
　　次に、腎臓における管腔形成、特に尿細管形成について紹介する。

2）MDCK細胞における中空（hollowing）形成

　　MDCK細胞は、cord hollowingにより管腔が形成される（図2-2）。平面（二次元）でなく、立体（三次元）でコラーゲン基質を加えた培養を行い、そこに肝細胞増殖因子（HGF

図2-2 cord hollowing

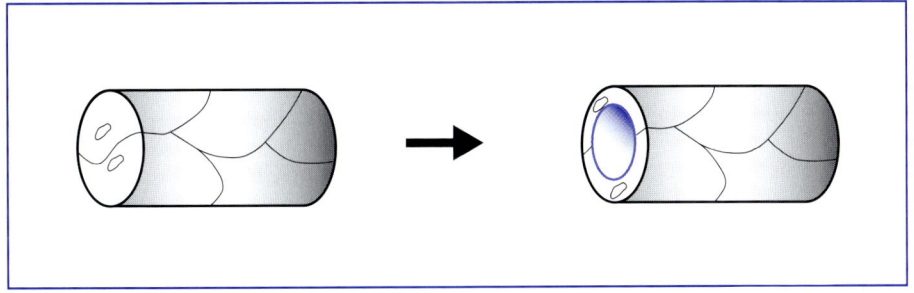

管腔は薄い円筒状の索の中の内容物が除去され、細胞の間で新規に作られる。

(文献1)より引用、一部改変)

図2-3 MDCK細胞における管腔形成

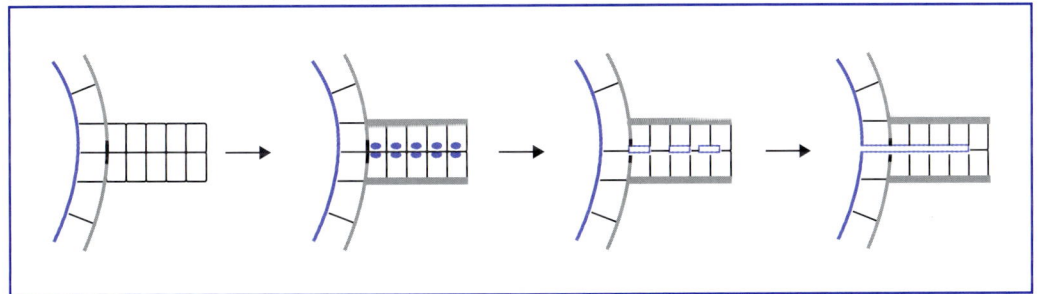

①分極化した細胞は、囊胞から外側に遊走し、長い多細胞コードを形成する(縦断面で示す)。遊走の間、極性は失われる。
②極性を再構築し始めると、管腔側のマーカー管腔側の小胞(紫色の円)がコードの中心に沿って現れると、細胞外基質と接触する細胞表面は基底膜マーカー(グレー)を蓄積する。
③管腔側の小胞が融合し、管腔側にポケットを形成する。
④それが結合して、囊胞腔につながる完全な管腔を形成するまで、管腔側の小胞は供給され、ポケットを拡大する。

(文献1)より引用、一部改変)

あるいはscatter factor)を添加すると、MDCK細胞は管腔を形成する[2, 3]。では、具体的にはどのように管腔が形成されていくのであろうか。HGF添加前には、MDCK細胞は凝集し、分極化した単層上皮からなる囊胞を形成する。そこにHGFが添加されると、細胞はその中心から外側に広がる索状組織(コード)を形成する。中心から離れるにつれて、極性(apico-basal polarity)は失われていく。実際に管腔側膜蛋白であるgp135と基底膜側蛋白であるdesmoplakinは細胞質膜から消失し、細胞質内に発現するようになる[4]。さらに細胞接着は破綻し、細胞接着蛋白であるE cadhcrinも再分布するようになる。細胞コードが長くなるにつれ、厚くなり、2～3層になっていく。そこで、極性を再構築し始める。管腔側のマーカーがコードの中心に沿って現れ、細胞表面は分離され、液体を貯留させる内腔を形成する。作られた内腔は互いに融合し、最終的には囊胞の内腔とつながる(**図2-3**)[1]。結局、極性の再構築が内腔形成を厳密に規定しているのである。

では管腔側膜はどのように作られるのか？　管腔側膜はVAC(vacuolar apical

compartment）と称される細胞質小胞に由来するといわれている[5]。VACは、細胞接着を起こさせない条件（低い細胞密度や低カルシウム濃度など）下での培養されたMDCK細胞で発見された小胞である[6]。カルシウムを添加しさらに細胞を近づけると、VACは急に細胞が接触する部分に移動し、細胞間に管腔側面と内腔スペースを形成する[7]。

　このように三次元コラーゲンゲル内でのHGF添加MDCK細胞は、分極化の合図を待って、管腔側－基底膜側の極性を急速に再構築し、内腔を形成する。そのトリガーは不明であるが、おそらく単純に細胞同士の接触と外側の基底膜の形成によるものと考えられている。すなわち、細胞コードが2つの細胞層になり、一定のコラーゲン基質がある場合には、どこでも極性形成ならびに内腔形成が始まるのであろう。

3) C.elegansにおける腎尿細管の拡張を制限するapical and luminal蛋白

　線虫（C.elegans）の排泄系は排泄管と呼ばれ（虫の腎臓システム）、組織の浸透圧を調節し、過剰な体液を体外へ排出する役割をもつ。排泄管は、単細胞で構成されており、管腔側膜の小胞融合により管腔を形成すると考えられている[8]。管腔形成は、次のような構造変化から始まる。内腔は非結晶質の物質で満たされているが、その後消失する。その際、管腔表面に沿った細胞質には高電子密度物質が集まり、管腔側膜を形成し、最終的に管腔が形成される。成熟した管腔表面は他の細胞成分とは異なった構造をもち、たとえ基底膜側の細胞質や細胞表面に何らかの力が加わったとしても、そのサイズや形を保つ[8]。このことは、管腔の成熟過程において、管腔側膜の表面ならびにその細胞骨格が非常に重要であることを示唆している。

　この排泄管のサイズや形状に影響する要因として、いくつかの遺伝子変異が報告されている[9]。全て劣性遺伝であり、排泄管の拡張をもたらすものであり、管腔側の細胞骨格や基質に関係するものである。sma-1はアクチン細胞骨格を管腔側の細胞膜に接着させるβheavy-spectrinである[10]。Exc-5はアクチン細胞骨格の調節因子であるGEFs（guanine nucleotide exchange factors：RhoファミリーのGTPaseを調節する）の一種である、哺乳類のFGD1とfrabinのホモログであり、排泄管細胞の管腔側に局在している[11]。let-653は、内腔表面に存在するムチン様蛋白である[12]。これらの蛋白は、その詳細な機能は明らかではないが、管腔側の細胞骨格や内腔表面において内腔構造を安定化させ、その成長を制限しているものと考えられている。

4) 尿細管形成におけるPC1ならびにPC2の役割

(1) 尿細管発達の制御

　胎生致死となるPkd1ならびにPkd2ノックアウトホモマウスでも尿細管自体は形成される。polycystin 1（PC1）ならびにpolycystin 2（PC2）は、尿細管形成に必ずしも必要ではなく、むしろ尿細管発達を制御していると考えられている。さらに囊胞形成は尿細管径

図2-4 尿細管における繊毛 (cilia) の機能

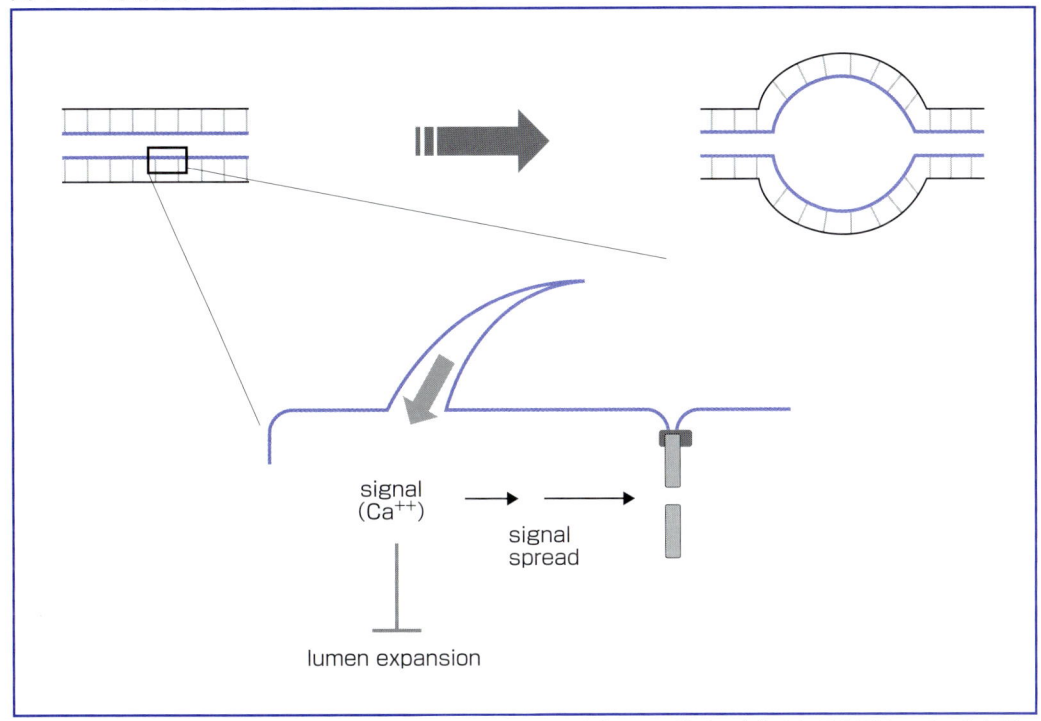

PC1 と PC2 は、繊毛（cilia）の中でカルシウムチャネルを形成する。繊毛の変化または伸展は、チャネル開口部でカルシウム（Ca^{++}）流入を起こす。Ca^{++} は隣接した細胞に信号を伝える。Ca^{++} 信号は、管腔側膜の生合成、液分泌、細胞増殖を抑制することによって、管腔の拡張を阻止する。繊毛の崩壊あるいは PC1-PC2 カルシウムチャネルが働かない場合、右上図のように管腔は拡大し囊胞が形成される。 （文献1）より引用、一部改変）

の調節の破綻の結果と考えられ、PC1ならびにPC2はその尿細管径を調節しているのではないかといわれるようになった[13]。

(2) 繊毛でのカルシウム流入による管腔側面伸展の調節

PC1ならびにPC2はともに腎尿細管の管腔側に存在する繊毛 (primary cilia) に局在している[14]。繊毛を曲げる（刺激する）ことにより、PC1依存性PC2カルシウムチャネルが作動し、細胞内にカルシウム流入が起こる。細胞内に入ったカルシウムは、さらに小胞体においてイノシトール3リン酸受容体あるいはリアノジン受容体の働きにより大量の細胞内へのカルシウム放出を引き起こす。また管腔側に突き出ている繊毛は管腔側面の伸展をモニターしている[15]。例えば、管腔側面の拡大は繊毛を伸展させ、カルシウムシグナル経路を活性化させ、さらなる拡大を阻止するように働く。すなわち、このカルシウムシグナル経路が上述した適切な管腔側膜の生合成、小胞融合ならびに液分泌を司り、尿細管の発達を制御しているものと考えられる（**図2-4**）。

(3) PC1による分枝形態形成 (branching morphogenesis)

Nickelらは、髄質内部集合尿細管（IMCD）細胞へPC1のC末端（112アミノ酸）部

分を遺伝子導入し、それが分枝形態形成のトリガーとなり細胞を遊走させることを報告した[16]。Bolettaらは、MDCK細胞に全長PKD1遺伝子を導入すると、尿細管分枝が起こることを報告している[17]。さらにPolgarらは、胎生11日のマウス後腎の尿管芽へ直接PC1遺伝子を注入し、分枝形態形成を観察した[18]。PC1全長遺伝子を注入すると、尿管芽の伸展は正常よりも増加したが、PC1のC末端だけを注入するとドミナントネガティブ効果により、尿管芽は伸展せず、糸球体の形成も誘導されなかった。このことから、PC1は尿管芽の伸展を適切に導く役割を果たしていることが示唆された。

(4) PC2による分枝形態形成

Grimmらは、PC2発現の異なる細胞を用いて、細胞増殖ならびに尿細管形態形成におけるPC2の役割について検討した[19]。$Pkd2^{WS25/-}$マウスから得られた、$Pkd2^{-/-}$細胞（Null細胞）、$Pkd2^{+/-}$細胞（Het細胞）、$Pkd2^{-/-}$細胞にPKD2全長ならびに空ベクターを遺伝子導入した安定株（それぞれPKD2-FL細胞、PCEP4細胞）を使用した。Null細胞、PCEP4細胞でPC2の発現はなく、Het細胞では中等度に、PKD2-FL細胞では高度の発現が認められた。分枝プロセスを検討した結果、Null細胞ではHet細胞に比し細胞あたりの分枝数は有意に多く、それはHGF刺激した場合に非常に顕著に表れた。逆にEGF刺激では影響を受けなかった。このことは、PC2がHGF刺激による分枝形態形成に抑制的効果をもたらすことを示唆している。

次に、PKD2遺伝子変異（D511V：膜貫通ドメインにおける点変異をもち、チャネル機能を阻害）をもつ全長PC2をNull細胞に遺伝子導入した安定株を用いて、以下の実験を行った。D511V細胞のPC2発現はPKD2-FL細胞とほぼ同等であった。D511V細胞はPKD2-FL細胞よりも分枝は少なく、HGFには全く反応しなかった。したがって、PC2のチャネル活性は分枝形態形成の抑制にはほとんど関係しないことが判明した。

細胞増殖に関しては、PC2はPC1同様に抑制的に働く[19]。しかし分枝に関しては、反対の性質を示す。つまり、PC1は分枝を促進するのに対し、PC2は分枝を抑制する。その理由として、以下のような考えを提唱している。PC2はPC1の細胞内局在を制御している。PC2／PC1比が高ければ、PC1はERにとどまるが、逆にPC2／PC1比が低ければ、細胞膜およびER両方に局在する。細胞膜にあるPC1がC末端を核移行させ、シグナル伝達を開始するという理論にも合致する。ここで面白いのは、尿細管の発達に関するPC1とPC2の比の問題である。腎臓形成の初期にPC1の発現はピークに達するが、この時期PC2の発現は少ない。尿細管細胞が成熟してくると全く逆の発現となり、PC2が多く、PC1が少なくなる[20,21]。すなわち、腎臓形成の初期にPC1が多く発現し、分枝を促進して尿細管を成熟させ、その後は相対的にPC2の発現が多くして、分枝を抑制して尿細管形態を保つという、非常に理にかなった結果である。

5）尿細管形成と細胞分裂

　最近、尿細管細胞において、方向性をもった細胞分裂を行う平面内細胞極性シグナルが存在し、それが尿細管の分枝に携わっていることが報告された[22]。簡単にいうと、管が伸びていくとき、その方向は細胞分裂の方向と一致する。すなわち管と水平方向に細胞分裂が起きてくるのである。さらに、そこには繊毛からのシグナルが作用するといわれている。尿流を感知した繊毛では、上述したように細胞内へのカルシウム流入が起こり、そこで非典型的Wntシグナルが活性化され、水平方向への細胞分裂が起こる。しかし、囊胞腎ラットならびにマウスにおいては、その方向がむしろ垂直方向になり、囊胞が形成されるのではないかというものであり、今後の展開に非常に興味がもたれる。

文献

1) Lubarsky B, Krasnow MA：Tube morphogenesis：making and shaping biological tubes. Cell 112：19-28, 2003.

2) Montesano R, Matsumoto K, Nakamura T, et al：Identification of a fibroblast-derived epithelial morphogen as hepatocyte growth factor. Cell 67：901-908, 1991.

3) Montesano R, Schaller G, Orci L：Induction of epithelial tubular morphogenesis in vitro by fibroblast-derived soluble factors. Cell 66：697-711, 1991.

4) Pollack AL, Runyan RB, Mostov KE：Morphogenetic mechanisms of epithelial tubulogenesis：MDCK cell polarity is transiently rearranged without loss of cell-cell contact during scatter factor/hepatocyte growth factor-induced tubulogenesis. Dev Biol 204：64-79, 1998.

5) O'Brien LE, Zegers MM, Mostov KE：Opinion：Building epithelial architecture：insights from three-dimensional culture models. Nat Rev Mol Cell Biol 3：531-537, 2002.

6) Vega-Salas DE, Salas PJ, Rodriguez-Boulan E：Modulation of the expression of an apical plasma membrane protein of Madin-Darby canine kidney epithelial cells：cell-cell interactions control the appearance of a novel intracellular storage compartment. J Cell Biol 104：1249-1259, 1987.

7) Vega-Salas DE, Salas PJ, Rodriguez-Boulan E：Exocytosis of vacuolar apical compartment（VAC）：a cell-cell contact controlled mechanism for the establishment of the apical plasma membrane domain in epithelial cells. J Cell Biol 107：1717-1728, 1988.

8) Buechner M：Tubes and the single C. elegans excretory cell. Trends Cell Biol 12：479-484, 2002.

9) Buechner M, Hall DH, Bhatt H, et al：Cystic canal mutants in Caenorhabditis elegans are defective in the apical membrane domain of the renal（excretory）cell. Dev Biol 214：227-241, 1999.

10) McKeown C, Praitis V, Austin J：sma-1 encodes a betaH-spectrin homolog required for Caenorhabditis elegans morphogenesis. Development 125：2087-2098, 1998.

11) Suzuki N, Buechner M, Nishiwaki K, et al：A putative GDP-GTP exchange factor is required for development of the excretory cell in Caenorhabditis elegans. EMBO Rep 2：530-535, 2001.

12) Jones SJ, Baillie DL：Characterization of the let-653 gene in Caenorhabditis elegans. Mol

Gen Genet 248：719-726, 1995.
13) Gallagher AR, Obermuller N, Cedzich A, et al：An ever-expanding story of cyst formation. Cell Tissue Res 300：361-371, 2000.
14) Yoder BK, Hou X, Guay-Woodford LM：The polycystic kidney disease proteins, polycystin-1, polycystin-2, polaris, and cystin, are co-localized in renal cilia. J Am Soc Nephrol 13：2508-2516, 2002.
15) Nauli SM, Alenghat FJ, Luo Y, et al：Polycystins 1 and 2 mediate mechanosensation in the primary cilium of kidney cells. Nat Genet 33：129-137, 2003.
16) Nickel C, Benzing T, Sellin L, et al：The polycystin-1 C-terminal fragment triggers branching morphogenesis and migration of tubular kidney epithelial cells. J Clin Invest 109：481-489, 2002.
17) Boletta A, Qian F, Onuchic LF, et al：Polycystin-1, the gene product of PKD1, induces resistance to apoptosis and spontaneous tubulogenesis in MDCK cells. Mol Cell 6：1267-1273, 2000.
18) Polgar K, Burrow CR, Hyink DP, et al：Disruption of polycystin-1 function interferes with branching morphogenesis of the ureteric bud in developing mouse kidneys. Dev Biol 286：16-30, 2005.
19) Grimm DH, Karihaloo A, Cai Y, et al：Polycystin-2 regulates proliferation and branching morphogenesis in kidney epithelial cells. J Biol Chem 281：137-44, 2006.
20) Geng L, Segal Y, Pavlova A, et al：Distribution and developmentally regulated expression of murine polycystin. Am J Physiol 272：F451-459, 1997.
21) Markowitz GS, Cai Y, Li L, et al：Polycystin-2 expression is developmentally regulated. Am J Physiol 277：F17-25, 1999.
22) Fischer E, Legue E, Doyen A, et al：Defective planar cell polarity in polycystic kidney disease. Nat Genet 38：21-23, 2006.

I 多発性嚢胞腎の基礎

● 嚢胞形成の機序

3. cilia

1) ciliaとIFT (intraflagellar transport)

(1) ciliaの構造（図3-1）

　　　繊毛（cilia）は細胞の表面から細胞膜に覆われて突出した細胞内小器官と定義されており、細胞膜成分に包まれない鞭毛などの細胞外の付属器官とは区別されている。運動性をもつ繊毛は細胞の移動などのもととなり（精子など）、また細胞に接する液体や空間の粒子などの移動の源となる。不動の繊毛では、感覚器官として位置づけられることが多く、光、音などの刺激、流体の感知、細胞外環境の浸透圧、温度、走化性因子の感知などの作用が推定されている。

　　　繊毛は細胞膜で包まれて突出した器官であるが、複数の構築蛋白により構成されており、その基部の細胞骨格に固定されている。この基部を基底小体（basal body）と呼んでいるが、中心子（centriole）と同様の構造をとる。中心体（centrosome）は微小管の形成中心で、中央に直角に配向する中心子と周囲の関連物質により構成されている。中心体は繊毛の形成の役割を担うが、有糸分裂における有糸分裂紡錘体の形成や細胞分裂の進行に際しても調節的な機能を有している。その基本構造である中心子は直径$0.2\mu m$、長さ$0.4\mu m$の円筒形をしており、3本の接合した微小管が9組、円周上に配列した構造をしている。繊毛の内部は軸糸という細胞骨格により構築される。運動性繊毛では軸糸は中心にある2本の微小管と周囲に2本組の微小管が9対取り囲む形で構成されている（9＋2構造）。これに対して、通常の一次繊毛では、周囲の9対の微小管のみで構築されて、中心部の微小管は存在しない（9＋0構造）。周辺の軸糸には軸糸ダイニン（dynein）が結合しており、ATPの加水分解によりすべり運動を生じて繊毛の運動性を担う[1]。

(2) 繊毛形成と繊毛内輸送（IFT）

　　　繊毛は繊毛内輸送（IFT）によって形成される。IFTは繊毛内を小粒子が迅速に移動する現象が観察されたことにより命名された事象で、繊毛内では蛋白合成ができないことから、繊毛を構成する構築物は細胞内で合成され繊毛内に輸送される[2]。輸送を担うのは少なくとも17種類の蛋白質よりなるIFT粒子とモーター蛋白であるキネシン-IIと細胞質ダイニンである。このIFT複合体が微小管に沿って移動してさまざまな分子を輸送する。繊毛の先端に向けて移動し（anterograde transport）、輸送後やはりモーター蛋白である

細胞質ダイニンにより細胞質内に戻り（retrograde transport）、再利用される。IFT粒子蛋白質はその構造の特徴として、蛋白質の相互作用ドメインが豊富であったり、モーター分子との結合や微小管との結合などに都合のよい構造となっている。

軸糸ダイニンの遺伝子配列は1997年50％の確率で内臓逆位が発生するマウス *inversus viscerum* から決定されたが（left right-dynein遺伝子）[3]、繊毛の微小管のモーター蛋白であるダイニンが体軸のパターン形成である左右軸の決定に関わっていることを示唆するものであった。

また、IFT粒子をコードするいくつかの遺伝子やキネシン-II蛋白の遺伝子配列は決定されており、その変異により繊毛の形成や機能の異常をきたすことが報告されている。特に後述する *Tg737orpk* マウスでは、このIFT粒子を構成するIFT88遺伝子の変異が認められている。蛋白質はpolarisとして知られているが、繊毛の形成が阻害され腎での嚢胞形成が認められ繊毛と嚢胞腎の関わりに示唆を与えることとなった[4]。またモーター蛋白キネシン-IIは繊毛形成に関わり、その変異では繊毛の形成不全から致死的であり、腎での形成不全はやはり嚢胞が形成される[5]。

図3-1 繊毛の構造

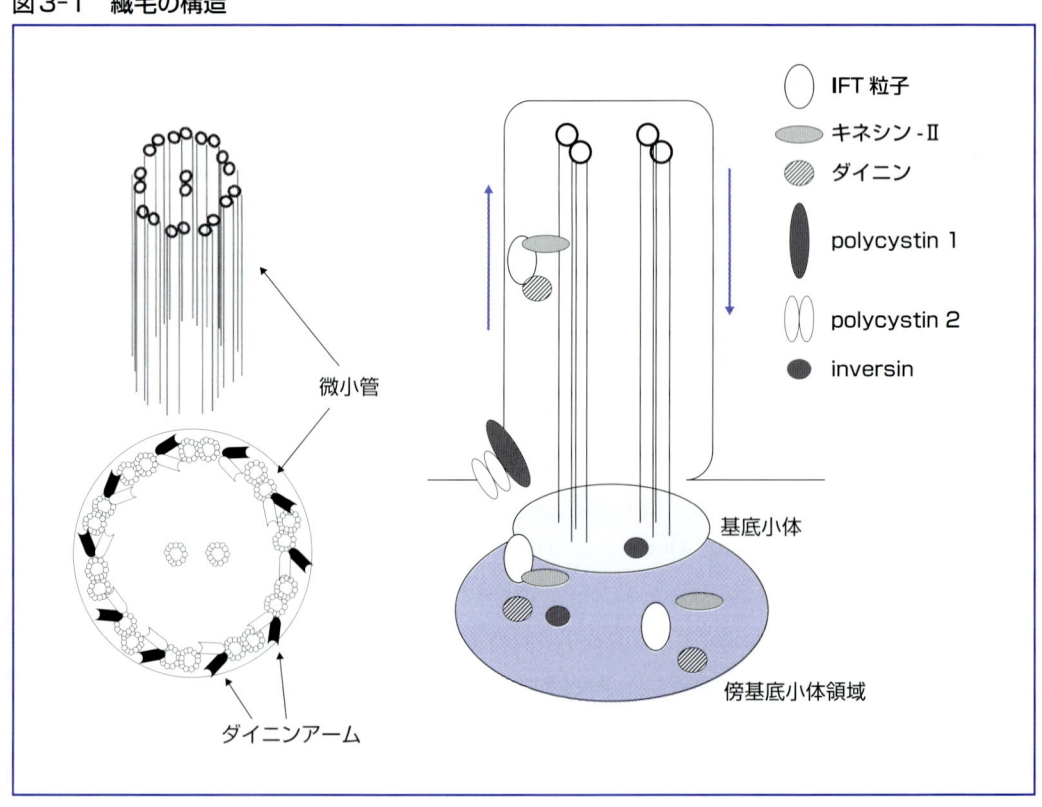

2）ciliaとPKD蛋白：mechanosensor
(1) ciliaと腎嚢胞のlink

　ヒトでの多発性嚢胞腎の遺伝子配列が決定され、その起因蛋白polycystinが明らかにされると、嚢胞起因の機序が追求されるようになった。もともとpolycystinは膜蛋白と推定されており、特にpolycystin 2はカルシウムチャネルとの構造上の類似性から、チャネルとして情報伝達に関わる可能性が考えられていた。

　さらにpolycystinの繊毛への関わりが推測されたのは、$Tg737^{orpk}$マウスの原因遺伝子が明らかにされたことが重要な役割を演じた。$Tg737^{orpk}$マウスは腎臓に多発性の嚢胞が発生し、従来ヒトの常染色体劣性遺伝の多発性嚢胞腎のモデル動物とされていた。腎臓以外にも肝の線維化や膵の嚢胞などが表現型として認められる。原因遺伝子はIFT88あるいはpolarisという名で呼ばれる繊毛の構成蛋白をコードすることが判明し、それらはIFT粒子のサブユニットの一つであった。この遺伝子の低形成性変異では繊毛の形成、機能が阻害され、さまざまな表現型に加えて、腎臓での嚢胞形成の原因となったと考えられた。また、種は異なるが、線虫（*Caenorhabditis elegans*）を用いた検討で、*PKD*遺伝子のhomologue遺伝子が、それぞれ*PKD1*は*lov-1*、*PKD2*は*pkd2*として特定された。*C. elegans*は約1,000個の体細胞からなり、遺伝子と対応する蛋白の機能の解析が容易である特徴があり、その遺伝子産物は外陰、感覚ニューロンに局在することが明らかにされた。加えてpolarisに相当するOSM-5蛋白がこうした蛋白と局在をともにすることも判明した。結局、*PKD*遺伝子のhomologueである*lov-1*、*pkd2*の変異は繊毛の機能異常を、また*osm-5*の変異は繊毛の形成に異常をきたす可能性が示され[6,7]、嚢胞形成のメカニズムと繊毛とが強く結びつけて考えられるようになった。

(2) ciliaとpolycystinのlink

　こうして繊毛の形成不全、機能異常と腎嚢胞の形成が関わりあうことが次第に明らかにされてきたことを背景に、各PKDの遺伝子産物であるpolycystinの細胞内局在が免疫染色などにより検討された[8,9]。polycystin 1は発達レベルや細胞の極性分化の状況にもよるが、接着蛋白やデスモゾームなどとも局在をともにするが、成熟腎尿細管上皮細胞では一次繊毛もしくは基底小体部に存在することが判明した。polycystin 2も繊毛、基底小体に局在し、さらに基底膜や細胞内の小胞体、細胞分裂時のspindleに存在する。ARPKDの原因遺伝子であるfibrocystinはやはり繊毛や基底小体に存在することが確認されている。fibrocystin自体は大きな細胞外ドメインと一回膜貫通ドメインをもつ構造と考えられている。現在、fibrocystinの欠損により繊毛の丈が小さくなることが指摘されており、繊毛の構築蛋白である可能性が推測されている[10,11]。

　基本的にPKDに関わる蛋白は、繊毛の形成やmotilityなどには影響しないとされており、形態上の問題よりは繊毛の機能、特に感知した情報の伝達障害が病態生理の中心をなすと推測されている。

(3) mechanosensor

　mechanosensorは外部からの主として機械的刺激や変形刺激を感知して情報を伝える機構として定義されている。

　繊毛は細胞外環境の変化を感知する役目と、その情報を一連の細胞内シグナルとして伝達する際の初期の働きが指摘されており、mechanosensorとして位置づけられている[12]。polycystinがこの繊毛での局在が指摘されて以来、その蛋白の変異が繊毛自体の機能障害をきたし、嚢胞の形成に至ることが推論されている（図3-2）。尿細管管腔側の液体（尿）流を変化させたり、繊毛自体を機械的に屈曲させたりすると細胞内カルシウム濃度が上昇する現象が観察されている[13]。また、PKD1の機能を喪失させたトランスジェニックマウスから分離した腎由来の細胞では繊毛は形成されながら、流速によるshear stressに対する細胞内のカルシウムの反応がみられないことが報告されている[14]。こうしたことから腎尿細管細胞では繊毛がmechanosensorとして働き、繊毛由来のシグナルを伝達させており、polycystin 1と2がその過程で重要な役割を演じていると考えられる。さらに、polycystin 2のチャンネル機能やpolycystin 1がG蛋白共役型の膜貫通型受容体の役割を演じる可能性など[15]、この繊毛からのシグナルを細胞内に伝えるメカニズムも十分に備

図3-2　繊毛局在のpolycystinと細胞内シグナル伝達

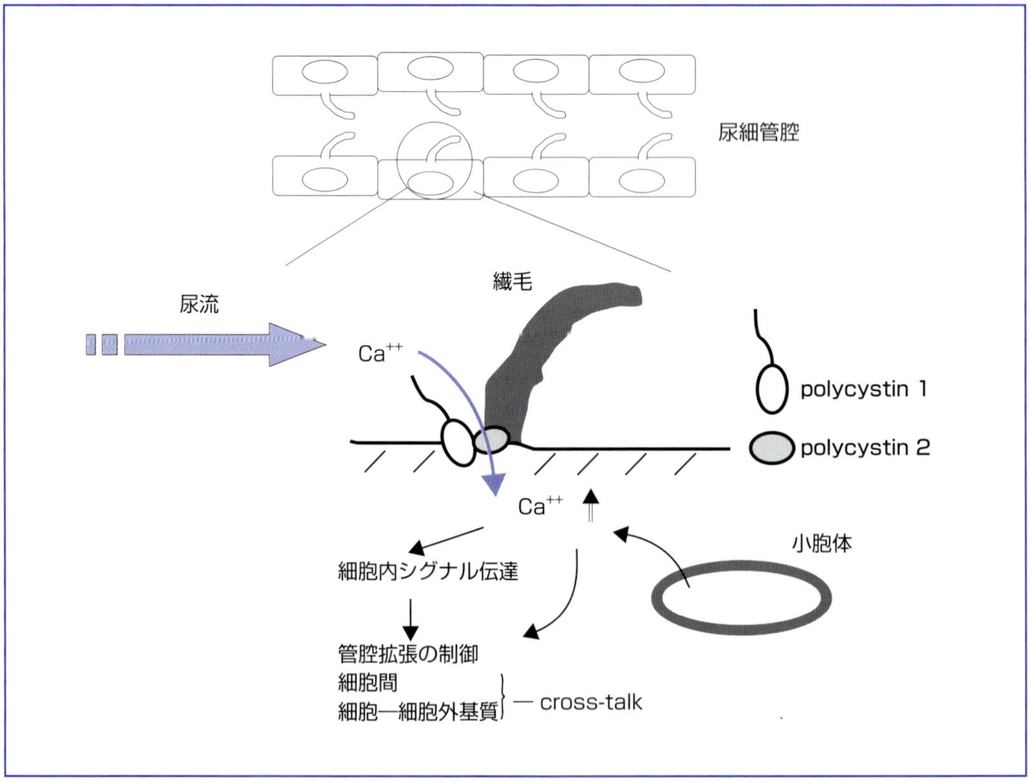

繊毛はmechanosensorとして尿細管管腔側の情報を感知し、polycystinなどを介して細胞内にカルシウムを中心としたシグナルを伝達する。

わっていると考えられる。最近の報告では、polycystin 1のC末端部にネフロン形成を調節する作用や、また管腔側の流速が止まることでこのC末端が切れて核内に移動しシグナル伝達を行うなどの新しい知見が得られている[16]。

繊毛のmechanosensationのメカニズムに、局在するpolycystin 1、polycystin 2が関与し、一連の情報伝達のトリガーに関わることが次第に明らかにされつつある。しかしながらそのシグナルの、細胞周期、増殖や細胞内cAMP濃度の調節、また他の繊毛関連蛋白との相互作用などは明らかにされていない。実際にどのような刺激が、細胞内のいかなる伝達機構に伝わるか、またその障害がいかにして特異的な多発性の囊胞を形成するかなどの明確な機序はまだ不明な点が多い。

3）cilia関連蛋白異常と囊胞性腎疾患

(1) primary ciliary dyskinesia（PCD）と左右非対称

従来、特異的な作用や生物学的な役割は不明であった繊毛が、その機能、構造異常により各臓器でさまざまな異常をきたすことがわかってきた。繊毛の異常に起因する疾患としてKartagener症候群が知られている。副鼻腔炎、気管支炎、内臓逆位を三徴候とするが、こうした徴候に加えて、網膜障害、水頭症、不妊症など多彩な症状を合併し、囊胞腎の合併も報告されている[1]。現在では概念を拡張したprimary ciliary dyskinesia（PCD）として理解されていて、各部位、臓器に分布する繊毛の異常が原因とされ、網膜、副鼻腔、気道、脳室、生殖、胆管系などに生じ、それぞれ網膜炎、副鼻腔炎、気管支炎、気管支拡張症、水頭症、不妊、胆道閉塞などの原因になると考えられている。左右臓器の位置異常である内臓逆位（situs inversus）を生じる原因についても、繊毛を介した機序が推測されている。しばしば繊毛異常に内臓逆位を合併するのは、先のiv（*inversus viscerum*）マウスや、ほぼ確実に内臓逆位の表現型を示すinv（*inversion of embryonic turning*）マウスの検討より明らかにされた。すなわち体軸の左右決定に胎性胚の原始結節（node）に存在する一次繊毛が左方向の水流（node flow）を形成し、これにより体側左側にシグナルが伝わるとするnode flow説が提唱され、この際nodeの繊毛の異常により正常な左右の決定がなされないことによるとされている。invマウスは多発性の囊胞を腎に合併し、またPKD2のノックアウトマウスは内臓逆位を生じることから左右非対称と囊胞腎の関連が繊毛を介している可能性が指摘されている。

(2) 繊毛関連蛋白異常と動物モデル

繊毛の構造や機能の異常が腎の囊胞形成に関わることが判明してきたため、polycystinのみならず構成する蛋白質の異常が囊胞形成に至ることも明らかになってきた。マウスモデルでは、先の*Tg737 orpk*マウスでは、IFT粒子を構成するIFT88遺伝子がコードする蛋白質polarisの変異をきたし、繊毛の形成が阻害され腎での囊胞形成がみられ多発性囊胞腎のモデル動物とされた。ほかに内臓逆位、水頭症、胆管の形成異常、肝線維化、多指

図3-3　inv（inversion of embryonic turning）マウスの腎臓組織（生後1日）

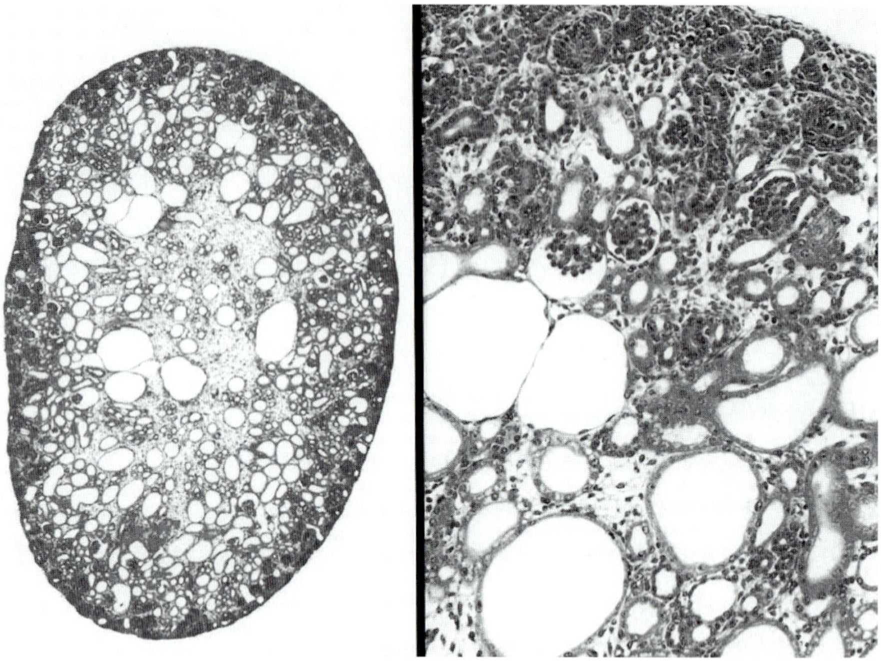

内臓逆位とともに腎臓に嚢胞が多発する。腎自体の構造形成はなされ、糸球体数も野生型と相違はない。

症などのさまざまな表現型を示す。またモーター蛋白キネシン-IIのKIF3Aサブユニットのノックアウトはnodeの繊毛形成が障害され胎性致死であるが、生後に腎特異的にノックアウトを行うと腎尿細管上皮での繊毛が消失し嚢胞が形成される。ヒトの疾患との接点がみられた繊毛関連蛋白の異常は、先述したinvマウスである。invマウスはほぼ100％の内臓逆位に、多発性の嚢胞が形成した腎臓が認められ、原因遺伝子の配列が決定された[17]（図3-3）。その原因蛋白inversinはankyrin配列とcalmodulin結合部位があり、細胞骨格蛋白とカルシウム調節蛋白としての機能が推測されている。繊毛の基底小体や基底膜などでの存在が確認された。興味深いのは、nodeの繊毛にも存在するが、invマウスではnodal flowは緩徐にはなっているが、ivマウスのように停止はしていない。このためnode flow説では逆位の成立を説明できず、電位差の形成など新たなメカニズムの存在を示唆している。inversinは嚢胞腎に関しては、後にヒトでのネフロン癆（nephronophthisis）の2型の原因蛋白であることが明らかになった。

（3）繊毛関連蛋白異常とヒト嚢胞性腎疾患

　現在、ヒトでの嚢胞性腎疾患の起因蛋白は一部は繊毛本体もしくは基底小体などの繊毛関連蛋白として存在していることが多い。polycystin 1、2に加えて、常染色体劣性多発性嚢胞腎（ARPKD）の起因蛋白fibrocystinも繊毛、基底小体に局在している[18]。

表3-1 cilia関連遺伝子/蛋白とマウスおよびヒトの腎疾患

遺伝子/蛋白	ciliaにおける部位・機能	異常によるヒトおよびマウスでの表現型
PKD1/polycystin 1	ciliaに存在。膜受容体?	常染色体優性多発性嚢胞腎
PKD2/polycystin 2	ciliaに存在。Caチャンネル	常染色体優性多発性嚢胞腎 マウスでは内臓逆位を伴う
PKHD1/fibrocystin (polyductin)	ciliaに存在。ciliaの構造蛋白?	常染色体劣性多発性嚢胞腎
NPHP1/nephrocystin	ciliaに存在	ネフロン癆(NPH1)
NPHP2/inversin	中心体に存在	ネフロン癆(NPH2) マウスでは内臓逆位を伴う
NPHP4/nephroretinin	中心体に存在	ネフロン癆(NPH4)
NPHP5/nephrocystin-5	ciliaに存在。IQ domain 蛋白	ネフロン癆(NPH5) Senior-Loken症候群
NPHP3/nephrocystin-3	ciliaの存在が確定されていない	ネフロン癆(NPH3)
BBS 1-8	一部は関連不明 cilia形成	Bardet-Biedl症候群
OFD1	中心体に存在	oral-facial-digital症候群
IFT88/polaris	IFT粒子	Tg737^{orpk} マウス
IFT172	IFT粒子	
cystin		cpkマウス
KIF3A	IFT粒子輸送	嚢胞腎

さらに最近繊毛関連蛋白との関連が明らかにされつつあるヒトでの嚢胞性疾患では、ネフロン癆(nephronophthisis)がある。本症の臨床像は他章で記載されるが、腎臓の髄質を中心に嚢胞が形成され、幼小児期から20歳くらいまでに腎不全が進行する常染色体劣性の遺伝性腎疾患であり、現在5つの原因遺伝子が特定されている。それぞれの蛋白はnephrocystin、inversin、nephrocystin-3～5である。nephrocystin、inversin[19]は繊毛の局在が証明されており、nephrocystin-4はnephrocystinと免疫沈降することが、またnephrocystin-5は網膜変性を伴うSenior-Loken症候群で変異が明らかにされている[20]。

Bardet-Biedl症候群(BBS)は肥満、精神遅滞、性腺機能低下、網膜色素変性、内臓逆位、嚢胞腎などを合併する[21]。原因遺伝子がいくつか特定されているが、その産物蛋白は基底小体や中心体に局在することがわかっており、また一部は繊毛に沿って移動することが指摘されている。微小管の形成における中心体の機能障害が起こされ、繊毛の機能異常に至る可能性がある。

oral-facial-digital(OFD)症候群は口腔、顔面、指の形成異常をきたす疾患で、腎臓、膵臓に嚢胞が形成され、原因遺伝子OFD1が特定されている。その産物蛋白は繊毛の中心体に存在し、コイルドコイル構造蛋白で、チューブリンと共存するとされている[22]。

cilia関連の遺伝子および蛋白と、その異常に起因するマウスおよびヒトでの腎疾患を表3-1にまとめた。

今後の展開

polycystinが腎臓尿細管細胞の繊毛に存在し、その構造、機能の異常が嚢胞形成に深く関わる可能性が指摘された。また従来その機能が不明であった繊毛が大きく病態に関

わることが明らかにされ、繊毛を構築する蛋白の異常が、腎での囊胞形成に関わる可能性も指摘された。しかしながら実際に繊毛の異常がヒトでみる多発性囊胞腎の特異的な病態に連なるシグナル、カスケードは不明な点が多い。実際同じ繊毛の異常でも例えばpolycystinとfibrocystin、nephrocystinの異常では囊胞の性状も病態も異なっており、今後の検討が囊胞の病態解明と治療法への有力な情報となると考えられる。

文 献

1) Ibanez-Tallon I, Heintz N, Omran H：To beat or not to beat：roles of cilia in development and disease. Hum Mol Genet 12：R27-R35, 2003.
2) Rosenbaum JL, Witman GB：Intraflagellar transport. Nat Rev Mol Cell Biol 3：813-825, 2002.
3) Supp DM, Witte DP, Potter SS, et al：Mutation of an axonemal dynein affects left-right asymmetry in *inversus viscerum* mice. Nature 389：963-966, 1997.
4) Pazour GJ, Dickert BL, Vucica Y, et al：Chlamydomonas IFT88 and its mouse homologue, polycystic kidney disease gene tg737, are required for assembly of cilia and flagella. J Cell Biol 151：709-718, 2000.
5) Lin F, Hiesberger T, Cordes K, et al：Kidney-specific inactivation of the KIF3A subunit of kinesin-II inhibits renal ciliogenesis and produces polycystic kidney disease. Proc Natl Acad Sci USA 100：5286-5291, 2003.
6) Barr MM, Sternberg PW：A polycystic kidney-disease gene homologue required for male mating behaviour in C. elegans. Nature 401：386-389, 1999.
7) Barr MM, DeModena J, Braun D, et al：The Caenorhabditis elegans autosomal dominant polycystic kidney disease gene homologs lov-1 and pkd-2 act in the same pathway. Curr Biol 11：1341-1346, 2001.
8) Pazour GJ, San Agustin JT, Follit JA, et al：Polycystin-2 localizes to kidney cilia and the ciliary level is elevated in orpk mice with polycystic kidney disease. Curr Biol 12：R378-R380, 2002.
9) Yoder BK, Hou X, Guay-Woodford LM：The polycystic kidney disease proteins, polycystin-1, polycystin-2, polaris, and cystin, are co-localized in renal cilia. J Am Soc Nephrol 13：2508-2516, 2002.
10) Ward CJ, Yuan D, Masyuk TV, et al：Cellular and subcellular localization of the ARPKD protein；fibrocystin is expressed on primary cilia. Hum Mol Genet 12：2703-2710, 2003.
11) Masyuk TV, Huang BQ, Ward CJ, et al：Defects in cholangiocyte fibrocystin expression and ciliary structure in the PCK rat. Gastroenterology 125：1303-1310, 2003.
12) Praetorius HA, Spring KR：A physiological view of the primary cilium. Annu Rev Physiol 67：515-529, 2005.
13) Paetorius HA, Spring KR：Bending the MDCK cell primary cilium increases intracellular calcium. J Membr Biol 184：71-79, 2001.
14) Nauli SM, Alenghat FJ, Luo Y, et al：Polycystins 1 and 2 mediate mechanosensation in the primary cilium of kidney cells. Nat Genet 33：129-137, 2003.
15) Parnell SC, Magenheimer BS, Maser RL, et al：Polycystin-1 activation of c-Jun N-terminal

kinase and AP-1 is mediated by heterotrimeric G proteins. J Biol Chem 277：19566-19572, 2002.
16) Chauvet V, Xin T, Husson H, et al：Mechanical stimuli induce cleavage and nuclear translocation of the polycystin-1 C terminus. J Clin Invest 114：1433-1443, 2004.
17) Mochizuki T, Saijoh Y, Tsuchiya K, et al：Cloning of inv, a gene that controls left/right asymmetry and kidney development. Nature 395：177-181, 1998.
18) Ward CJ, Yuan D, Masyuk TV, et al：Cellular and subcellular localization of the ARPKD protein；fibrocystin is expressed on primary cilia. Hum Mol Genet 12：2703-2710, 2003.
19) Otto EA, Schermer B, Obara T, et al：Mutations in INVS encoding inversin cause nephronophtihisis type 2, linking renal cystic disease to the function of primary cilia and left-right axis determination. Nat Genet 34：413-420, 2003.
20) Otto EA, Loeys B, Khanna H, et al：Nephrocystin-5, a ciliary IQ domain protein, is mutated in Senior-Loken syndrome and interacts with RPGR and calmodulin. Nat Genet 37：282-288, 2005.
21) Katsanis N：The oligogenic properties of Bardet-Biedl syndrome. Hum Mol Genet 13：R65-R71, 2004.
22) Romio L, Fry AM, Winyard PJ, et al：OFD1 is a centrosomal/basal body protein expressed during mesenchymal-epithelial transition in human nephrogenesis. J Am Soc Nephrol 15：2556-2568, 2004.

I 多発性嚢胞腎の基礎

●嚢胞形成の機序

4. 嚢胞形成と細胞増殖

はじめに

　ADPKD（常染色体優性多発性嚢胞腎）における腎嚢胞（renal cyst）とは、主に尿細管が拡張、内部に液体が貯留した球状の、上皮細胞からなる構造物であり、形成過程の嚢胞壁においては細胞増殖が盛んな部位が観察され、上皮細胞の脱分化による幼若化と、基底膜の肥厚が特徴である。腎嚢胞の形成には、尿細管上皮細胞の異常増殖、液体の腔内への分泌および細胞外マトリックスの構築異常が関与すると考えられており、細胞増殖活性の亢進は嚢胞形成の大きな要因の一つである。以下に、腎嚢胞形成と細胞増殖の関係について述べながら、今後のADPKDの治療法の手がかりやヒントを探っていきたいと思う。

1) Ca^{2+}チャネルとサイクリックAMP

　ここではまず「ADPKD細胞の特性」、すなわちADPKD細胞に対して増殖を促進する因子、あるいはある因子に対する細胞に特異的な反応性について考えてみたい。

　正常腎由来の培養尿細管細胞やADPKD腎の非嚢胞部位から分離した尿細管上皮細胞の場合、細胞膜受容体から細胞内部に信号を伝達するセカンドメッセンジャーであるサイクリックAMP（cAMP）の増加によって、細胞の増殖活性は「低下」に導かれる。しかし驚くべきことには、ADPKDの嚢胞上皮由来細胞にバソプレシン（AVP）やPGE$_2$などの細胞内cAMP産生促進物質を作用させると、増殖活性は逆に「上昇」する[1,2]。このようなADPKD細胞にみられるcAMPアゴニストに対する特異的な応答性（PKD-like phenotype）は、マウス皮質集合尿細管由来株M-1細胞にpolycystin 1のC末端側細胞内ドメインを過剰発現させることや[3]、M-1細胞や正常腎由来尿細管上皮細胞にL-typeカルシウムチャネルブロッカーを5〜24時間作用させることによって再現できる[4]。

　これらの報告から、以下の仮説が導かれる。*PKD2*の遺伝子産物polycystin 2は陽イオンチャネル、特にカルシウムイオンチャネル様の作用をもつことが多くの報告から示唆され、*PKD1*の遺伝子産物polycystin 1はそのチャネル活性の制御に関与すると考えられている。ならば、polycystin 1またはpolycystin 2に変異が起こる場合、細胞内カルシウムイオン濃度に異常を生じ、それに伴って細胞のcAMPに対する反応性が変化しているのではないか？　その結果、細胞内cAMPが増加した場合、細胞増殖は「抑制」ではなく「促進」

のほうに向かうようになるのではないだろうか？　これまでの報告から、この現象に関与する信号伝達は、MAPKカスケードのMEKがcAMPによって刺激されたprotein kinase A（PKA）によって活性化され、下流のERKをリン酸化、細胞増殖を促進するという経路であると考察される[5]。この場合PKAによるMEKの活性化過程には、低分子量G蛋白Ras、そしてMAPKKKのisoformであるB-Rafが介在すると推定される[5]（**図4-1**）。このような細胞内情報伝達系の関与をサポートする知見の一つとして、PKDモデル動物であるHan:SPRD（Cy/＋）ラットの嚢胞形成過程の腎組織内においても、total PKA、phospho-PKA、B-Raf、total ERKおよびphospho-ERK発現量の増加が認められ、免疫組織染色から、これらの蛋白の増加が主に嚢胞上皮細胞で検出されることが確認された[6]。

　では上記の仮説は、果たして信頼に足るものであろうか？　ADPKD細胞において細胞内カルシウムイオン濃度は実際に低下しているのだろうか？　筆者らの研究グループでは、ADPKDの腎嚢胞上皮由来の細胞と、同じADPKD腎の正常尿細管部位あるいは正常腎の尿細管上皮由来の細胞を平板上で培養してその細胞内カルシウムイオン濃度を測定したところ、ADPKDの腎嚢胞上皮由来細胞においては、嚢胞以外の部位由来または

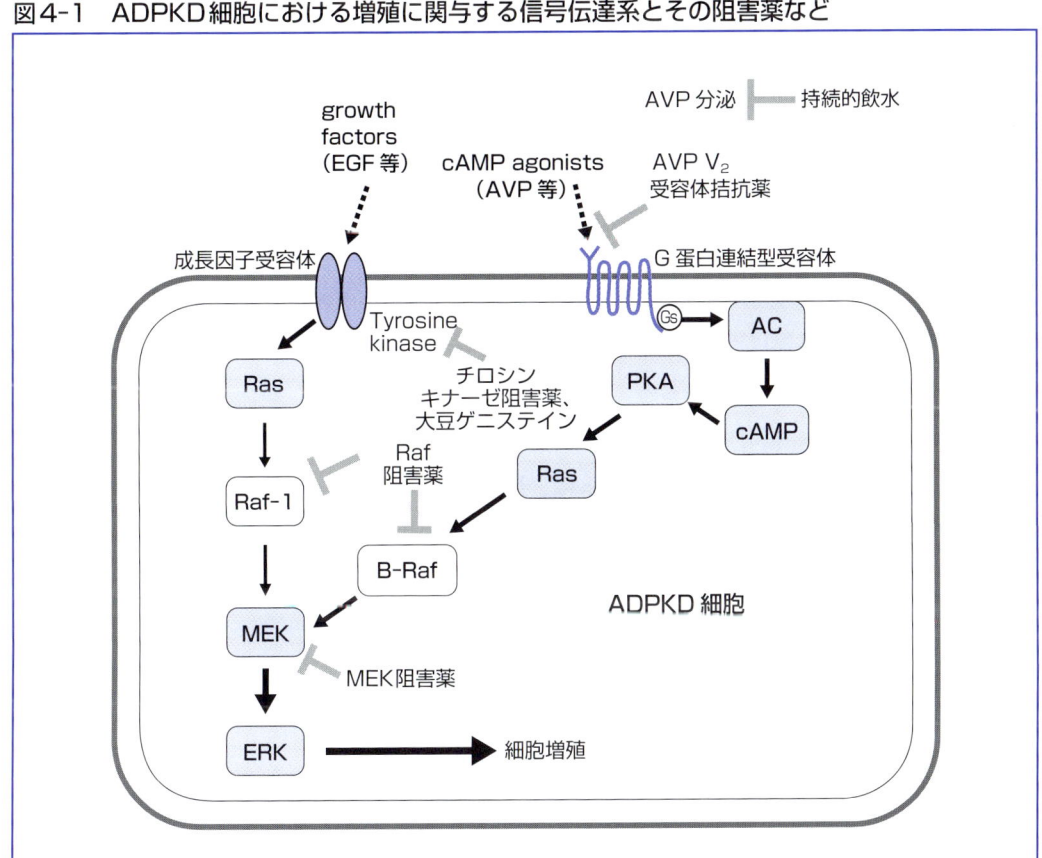

図4-1　ADPKD細胞における増殖に関与する信号伝達系とその阻害薬など

正常腎由来の上皮細胞と比較して、カルシウムイオン濃度が有意に低値を示していた[7]。この腎嚢胞由来細胞に透過性のcAMP誘導体である8-Br-cAMPを作用させると細胞増殖活性は上昇したが、そこにカルシウムイオノフォアまたはL-typeカルシウムチャネル活性化物質であるBAY K8644を共存させて細胞内カルシウム濃度を上昇させた場合には、8-Br-cAMPに対する細胞増殖活性は低下に転じた[7]。ちなみに若年発症例の多いARPKD（常染色体劣性多発性嚢胞腎）の腎嚢胞由来細胞も8-Br-cAMPにより細胞増殖活性が上昇するがADPKD由来細胞と同様に、イオノフォアまたはBAY K8644を作用させた場合に性質の逆転が認められた[7]。すなわち細胞内カルシウムイオン濃度の増減によって、細胞のcAMPに対する増殖特性が変化したのである。これらの知見は、先に述べたADPKDの性質発現過程に関する仮説をサポートするものである。

ところでこれらの議論からは、ADPKD患者に対して降圧剤として使用されるカルシウム拮抗薬を使うことの可否が懸念されてくる。細胞内カルシウムを低下させる種類の降圧剤を使用した場合、病態の悪化を促進させるのではないかとの心配である。厚生労働省特定疾患進行性腎障害調査研究班・多発性嚢胞腎分科会（東原英二会長）においては、ADPKD患者を2群に分け、降圧剤としてカルシウム拮抗薬（CCB）であるアムロジピンまたはアンジオテンシンII受容体拮抗薬（ARB）であるカンデサルタンを使用して36ヶ月間追跡調査した結果、カンデサルタン投与群のほうが腎機能がより良好に保たれていたことが報告されている[8]。ARBはそれ自体に腎保護効果が知られており、この結果からCCBが病態を悪化させることを示すとは直接断定できないが、望ましい降圧剤を考えるうえで興味深い知見である。また長尾らの研究グループは、Han:SPRD（Cy/＋）ラットにおいて、カルシウム拮抗薬ベラパミルの連続投与がPKDの病態をより悪化させることを示している[9]。ただしADPKD患者においては、腎機能の低下がいまだみられない若年段階での高血圧の発現頻度が高く、高血圧に対する治療はきわめて重要であるため、カルシウム拮抗薬以外の薬剤が有効な降圧作用を示さない場合には、カルシウム拮抗薬は排除されるべきではないと考えられる。

次に、もしもcAMPの産生増加がB-Rafの活性化を誘導し、ADPKD細胞の増殖を促進するとの仮説が正しいとするならば、B-Rafの阻害物質を作用させればcAMPによる増殖の活性化はブロックされるはずであるが、その現象は実際に起こるのであろうか？われわれは受容体チロシンキナーゼ阻害物質によってあらかじめRaf-1を不活化させた培養下のADPKD細胞に、Raf isoformsの阻害薬であるBAY43-9006を作用させたところ、8-Br-cAMPによるB-Rafキナーゼ活性化に伴う細胞増殖が抑制された[10]。このことから、B-Rafの活性を阻害する薬剤がADPKD治療に使用できる可能性が示唆されるに至った。これもまた、上記の仮説を裏付ける一つの事例となろう。

生体内で細胞内cAMPの産生増加を促す物質としては、バソプレシン（AVP）が知られている。AVPはV_2受容体を介して培養下のADPKD細胞の増殖を促進する[1]。近年、V_2受

容体拮抗薬が複数種のPKD動物モデルにおいて腎嚢胞形成を抑制したと報告され[11, 12]、日米欧でADPKD患者に対する臨床試験が開始された。このように抗利尿ホルモンとして知られるAVPの病態悪化への関与が提唱されて以来、腎機能が十分に保持されている段階のADPKD患者では、長時間の持続的な飲水によってAVPの過剰分泌を抑える試みが始められている。また、ラットのモデル（PCK）においても、飲水量増加に伴う血中AVPレベルの低下によって腎嚢胞形成が抑制されることが長尾らによって報告されている[13]。

ところで、ADPKD腎から単一の嚢胞を丸ごと分離して培養液に浸し、細胞内cAMPを増加させるアデニル酸シクラーゼ（AC）活性化物質フォルスコリン（forskolin）を作用させると嚢胞が大きくなることが知られている[14]。以前より腎嚢胞液中にはcAMP増加促進物質が存在すると考えられていたが、最近このフォルスコリン（成分名Coleus forskohlii）がlipophilicな嚢胞形成促進因子（cyst activation factor：CAF）である可能性が発表されている[15]。フォルスコリンを含む製品は降圧・抗肥満効果のあるサプリメントとしても市販されており、ADPKD患者が摂取することの可否について、慎重な検討が必要となるかもしれない。

最後にカフェインには、cAMPの分解に関わるphosphodiesteraseの阻害作用があり、多発性嚢胞腎財団（PKD Foundation本部：米国カンザスシティ、日本支部PKDFCJ：東京都）では、ADPKD患者に対してコーヒー、紅茶、日本茶、ウーロン茶、コーラなどの飲料や、チョコレートなどの食品の過剰摂取に関する注意を喚起している。1日2～3杯程度の薄めのお茶類やコーヒー、ノンカフェイン飲料の摂取は特に問題はないが、毎日何杯もの濃いコーヒーなどを飲み続ける生活は控えたほうがよいとされている。

2）上皮成長因子（EGF）とEGF受容体（EGF-R）

ADPKDにおいては、嚢胞が比較的緩慢に長期間にわたって形成される過程で、細胞はさまざまな物質の刺激に曝されると推定される。現在まで、多くのホルモンや成長因子、サイトカイン、さらに嚢胞内に貯留する液体などの影響が検討されてきた。成長因子に関しては、ADPKDの嚢胞上皮におけるEGF受容体の発現増加が報告されており[16]、*in vitro*の実験系においてもEGFによってADPKD嚢胞由来細胞の増殖が促進されることが判明している[1]。またPKDモデルであるBALB/c-bpk/bpk（BPKマウス）においては、EGFに対するEGF受容体（EGF-R）の高親和性と上皮細胞のhyperplasiaが認められる[17]。

ではここで、受容体チロシンキナーゼを介して細胞増殖を促進する因子の作用をブロックして治療法につなげる可能性を考えてみたい。EGFは、受容体チロシンキナーゼの下流においてRaf-1を活性化し、MEK、ERKをリン酸化することによってADPKD細胞の増殖を促進する。Sweeney・中西らは、BPKマウスにおいてEGF受容体チロシンキナーゼ阻害薬であるEKI-785を投与することによって嚢胞発現の減少と腎機能の著明な改

善がみられたと報告している[18]。また、MEK阻害薬PD184352によって、pcyマウスの腎囊胞形成が抑制されたとの発表が、粟津らによってなされている[19]。筆者らは、先の項目で述べたRaf isoforms阻害薬BAY43-9006を、PKA阻害物質によってあらかじめB-Rafを不活化させたADPKD細胞に作用させたところ、Raf-1活性が阻害され、EGFによって活性化された細胞増殖が抑制される知見を得た[10]。Raf阻害薬によってcAMP-PKA-B-Raf系のみならず、EGF-RTK-Raf-1系による細胞増殖を抑えることが期待される。またラットのモデルにおいては、大豆蛋白の摂取が病態の進行を抑制したと報告されている[20]。大豆にも含まれるイソフラボン類のゲニステインは、EGFによって促進されたADPKD由来細胞の増殖を受容体チロシンキナーゼの阻害によって抑制することが知られており[1]、患者に対して大豆イソフラボン類の摂取が推奨されている。

3）JAK-STAT刺激伝達系と細胞周期

ここでは、細胞増殖周期の制御に関して、polycystinの果たす役割について考えてみたい。PKD1のノックアウトマウスにおいては、腎の発生およびそれに続く発達（tubulogenesis）は正常であるが、最終的な分化・成熟（final tube maturation）過程にあたる胎生期13.5日以降に腎に囊胞を生じる[21]。また、full-lengthのpolycystin 1を発現させたMDCK細胞においては、細胞増殖活性の低下とプログラム細胞死の減少に加え、分化の促進が認められる[22]。さらにpolycystin 1はJAK-STAT pathwayを活性化、p21（waf1）を介して細胞周期を制御し増殖休止（G0/G1）期へと誘導すると考察され、この現象の発現にイオンチャネル様の働きをするpolycystin 2がco-factorとして欠かせないと報告されている[23]。これらの知見は、ADPKDの遺伝子産物polycystin(s)が最終分化（terminal differentiation）の誘導に関与する蛋白であることを示唆している。したがって、遺伝子変異が起こると細胞の増殖と分化のバランスが破綻し、その結果として囊胞が形成されると推定される。

4）細胞接着因子β-catenin等の関与

polycystin 1は細胞接着分子であるβ-cateninやE-cadherinと複合体を形成し、細胞の増殖・分化に関わると考えられている。polycystin 1の細胞質内側C末端ドメインは、β-cateninを安定化させることによりWnt signalingを介してTCF/LEF転写因子を活性化する[24]。ADPKDの細胞においては、polycystin 1/polycystin 2/E-cadherin/β-cateninの複合体に障害が生じており、polycystin 1のリン酸化が顕著で、細胞膜上にN-cadherinが過剰発現している。そこでは、細胞膜上のβ-cateninはE-cadherinとの複合体を形成できず、細胞接着部位の安定性が損なわれている[25]。このように、細胞の最終分化および尿細管上皮の極性発現に関わる蛋白の発現バランスに異常を生じることが、腎囊胞形成の要因となる可能性が考えられる。武藤・堀江らは、Pkd1(−/−)マウスの胎仔腎においては

β-cateninの発現が減少しているが、PPARγagonistであるピオグリタゾンを投与することによってこの異常が正され、腎囊胞形成の抑制に関わる可能性を報告している[26]。

5) プロトオンコジーンの発現とアポトーシスの関与

ヒトADPKD、PKDモデル動物であるC57BL/6J-cpk/cpkマウス、そしてHan：SPRD（Cy/Cy、Cy/＋）ラットの腎組織においてはプロトオンコジーンとして知られるc-mycの発現が増加している[27〜29]。c-mycを過剰発現させたSBMマウスにおいてはPKDが発現し、プログラム細胞死として知られるアポトーシス（apoptosis）が腎組織において数十倍から100倍にまで増加している[30]。一方、anti-apoptotic geneであるBcl-2を欠損させたマウスもPKDを発症し[31]、さらにヒトADPKDにおいてもアポトーシスの発現増加が認められる[32]。これらの知見から、細胞のプログラム死の増加がPKDの病態発現に関与することが考えられる。近年Taoらは、アポトーシスの実行因子であるカスパーゼの阻害物質であるIDN-8050をHan：SPRD（Cy/＋）ラットに投与した結果、腎におけるアポトーシスの発現低下がみられ、PKDの進行が抑制されて腎機能がより良好に保たれたと報告している[33]。このことは、細胞増殖抑制のみならずアポトーシスを抑制することでADPKDの進行が抑えられる可能性を示している。

6) 血管新生（angiogenesis）

ADPKDの腎囊胞壁においては毛細血管網の発達が観察される[34]。囊胞上皮細胞においてはvascular endothelial growth factor（VEGF）の発現がみられ、初代培養した囊胞上皮細胞はVEGFを分泌する[34]。VEGF受容体（VEGFR-2/Flk-1）は、血管新生において重要な役割を果たすことから、近年血管新生の囊胞形成に及ぼす影響が注目されるようになってきた。Raf阻害薬として開発されたBAY43-9006は、VEGFR-2の受容体チロシンキナーゼ活性を抑制することで血管新生を抑制することが報告されている[35]ことから、腎囊胞細胞の増殖抑制のみならず、栄養血管の新生も抑える可能性が期待される。

臨床的には、腎機能が喪失した後も囊胞に栄養を供給する血管が発達することが血管造影によって観察され[36]、腎囊胞容積が増大して周辺組織を圧迫するADPKD症例があり、腹部膨満、食欲不振、栄養状態の低下や便秘などを引き起こしてQOLの低下を招いている。このような患者に対しては、乳原らにより腎動脈塞栓術（transcatheter arterial embolization：TAE）が実施され[37]、腹部膨満の解消や栄養状態の改善などが報告されており、今後の普及が期待される。

文献

1) Yamaguchi T, et al：Kidney Int 57：1460-71, 2000.
2) Hanaoka K, Guggino WB：J Am Soc Nephrol 11：1179-87, 2000.
3) Sutters M, et al：Kidney Int 60：484-71, 2001.
4) Yamaguchi T, et al：J Biol Chem 279：40419-30, 2004.
5) Yamaguchi T, Nagao S, et al：Kidney Int 63：1983-94, 2003.
6) Nagao S, et al：Kidney Int 63：427-37, 2003.
7) Yamaguchi T, et al：J Am Soc Nephrol 17：178-87, 2006.
8) Nutahara K, et al：Nephron Clin Pract 99：18-23, 2005.
9) Nishii K, et al：J Am Soc Nephrol 16：363A（Abstract PO114）, 2005.
10) Yamaguchi T, et al：J Am Soc Nephrol 16：587A（Abstract PO125）, 2005.
11) Gattone VH, et al：Nat Med 9：1323-6, 2003.
12) Torres VE, et al：Nat Med 10：363-4, 2004.
13) Nagao S, et al：J Am Soc Nephrol 16：362A（Abstract PO109）, 2005.
14) Ye M, Grantham JJ：N Engl J Med 329：310-13, 1992.
15) Putnam WC, et al：J Am Soc Nephrol 16：362A（Abstract PO110）, 2005.
16) Klingel R, et al：Am J Kidney Dis 19：22-30, 1992.
17) Sweeney WE, Avner ED：Am J Physiol 275：F387-94, 1998.
18) Sweeney WE, et al：Kidney Int 57：33-40, 2000.
19) Awazu M, et al：J Am Soc Nephrol 16：362A（Abstract PO112）, 2005.
20) Aukema HM, et al：Kidney Int 59：52-61, 2001.
21) Kim K, et al：Proc Natl Acad Sci USA 97：1731-6, 2000.
22) Bolleta A, et al：Mol Cell 6：1267-73, 2000.
23) Bhunia AK, et al：Cell 109：157-68, 2002.
24) Kim E, et al：J Biol Chem 274：4947-53, 1999.
25) Rotibak T, et al：Mol Cell Biol 15：1334-46, 2004.
26) Muto S, et al：Hum Mol Genet 11：1731-42, 2002.
27) Lanoix J, et al：Oncogene 13：1153-60, 1996.
28) Cowley BD Jr, et al：Proc Natl Acad Sci USA 84：8394-8, 1987.
29) Cowley BD Jr, et al：Kidney Int 43：522-34, 1993.
30) Trudel M, et al：J Exp Med 186：1873-84, 1997.
31) Veis DJ, et al：Cell 75：229-40, 1993.
32) Woo D：N Engl J Med 333：18-25, 1995.
33) Tao Y, et al：Proc Natl Acad Sci USA 102：6954-9, 2005.
34) Bello-Reuss E, et al：Kidney Int 60：37-45, 2001.
35) Wilhelm SM, et al：Cancer Res 64：7099-109, 2004.
36) Ubara Y, et al：Am J Kidney Dis 34：926-31, 1999.
37) Ubara Y, et al：Am J Kidney Dis 39：571-9, 2002.

I 多発性嚢胞腎の基礎

● 嚢胞形成の機序

5. 嚢胞形成と溶液転送異常

1） cAMPとCFTR

　　肺や膵臓上皮細胞の細胞膜上にはCFTR（cystic fibrosis transmembrane conductance regulator）と呼ばれるクロライドチャンネルが存在している。CFTRによるクロライドの輸送は水輸送を伴うため、正常の気道粘液や膵液の分泌活動が起こり、一方CFTRの機能異常は上皮での分泌障害をもたらし、小児期より肺感染症や膵外分泌異常を主症状とする嚢胞線維症（CF：cystic fibrosis）を発症する[1,2]。CFはCF遺伝子の異常による常染色体劣性遺伝形式の遺伝疾患で、日本人の罹患率は非常に少ないが、欧米人（Caucasian）には比較的多く1,000〜2,500人に1人が発症する疾患のため、欧米を中心に病態生理や治療の検討が進んできた。

　　CFTRはATPの結合部位をもつATP-binding cassette（ABC）transporter superfamilyに属する細胞膜貫通蛋白で、細胞内情報伝達物質cAMPによる蛋白のリン酸化が起こるとクロライドイオンを通すチャンネル活性ONの状態になる[3]。CFTRはクロライドチャンネルとして働くだけでなく、他のイオンチャンネルの活性を制御し、イオンや水分移動に関与していると考えられている（**図5-1**）。患者の70％以上は3塩基の欠落により508番目のフェニルアラニンが存在しないΔF508というmutationを有する。現在ではΔF508のチャンネル活性はcAMP存在下で正常CFTRとほぼ同様であることがわかっている。しかし当初ΔF508を培養細胞に強制発現してもパッチクランプ法で細胞膜のクロライド電流を検出できず、チャンネル機能をもたないmutationと考えられていた。その後の検討で、ΔF508は蛋白の3次元構造異常のため細胞膜への輸送に必要な結合蛋白と結合できず、細胞膜上に輸送される蛋白量が少なく、また細胞膜上にとどまっている時間が短いことがわかり、細胞膜上で機能する蛋白量がきわめて少ないため正常CFTRのように機能しないことが解明された[4]。

2） CFTRとADPKD

　　ADPKD患者より嚢胞を取り出した*in vitro*の実験では細胞膜を透過するcAMP活性化物質の投与により嚢胞が数時間のうちに拡大することから、ADPKDの嚢胞上皮細胞にはcAMP依存性に嚢胞内に水分やイオンを輸送する能力があると考えられていた[5,6]。その後の腎嚢胞より培養した嚢胞上皮細胞を用いた実験により、①cAMP依存性にCFTR

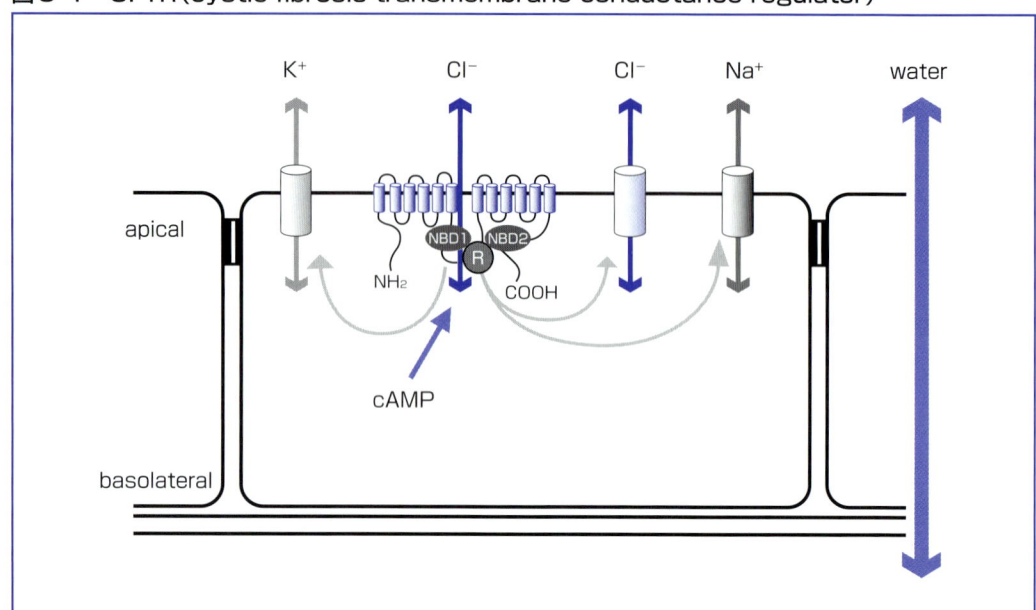

図5-1 CFTR（cystic fibrosis transmembrane conductance regulator）

を介したクロライドイオンや水の輸送、②cAMP、MAPキナーゼ依存性の細胞増殖、③細胞極性異常などADPKDの病態生理解明につながるさまざまな知見が得られてきた。

　囊胞上皮細胞に膜透過性のcAMP活性化物質を投与するとパッチクランプ法でクロライドチャンネルの存在が確認され[7]、陰イオン透過性（$Br^- > Cl^- > I^-$）や阻害剤がCFTRにきわめて類似していることがわかった。さらにCFTRが組織ならびに培養細胞で囊胞上皮細胞に発現し[7]、ADPKDでクロライドチャンネルとして機能しているのはCFTRであると結論づけられた。また細胞を介するイオンや水の移動を検討したウッシングチャンバー実験では、囊胞上皮細胞を介する水輸送はクロライドイオンの移動とともにみられ、阻害剤でCFTRの機能を抑制すると水輸送も障害を受けることがわかり[8,9]、CFTRが囊胞内液貯留に関して重要な役割を示していることが示唆された。

3）ADPKDにおける細胞増殖

　ADPKDの囊胞は尿細管上皮細胞を由来とする囊胞上皮細胞が単層に増殖し近位尿細管より髄質部集合管までの全てのネフロンセグメントで形成されるが、その機序については十分に解明されていない。一方、いったん形成された囊胞が拡大する機序に関しては、イオン輸送の活性化のほか、epidermal growth factor（EGF）、cAMP、MAPK、JAK-STAT経路を介する細胞増殖の関与が明らかとなりつつある。培養した囊胞上皮細胞を用いてin vitroの囊胞を作成し、膜透過性のcAMP活性化物質を投与すると囊胞内への溶液の分泌と細胞増殖が起こる[10,11]（図5-2）。正常尿細管細胞ではcAMPがEGF受

図5-2 *in vitro*での囊胞形成

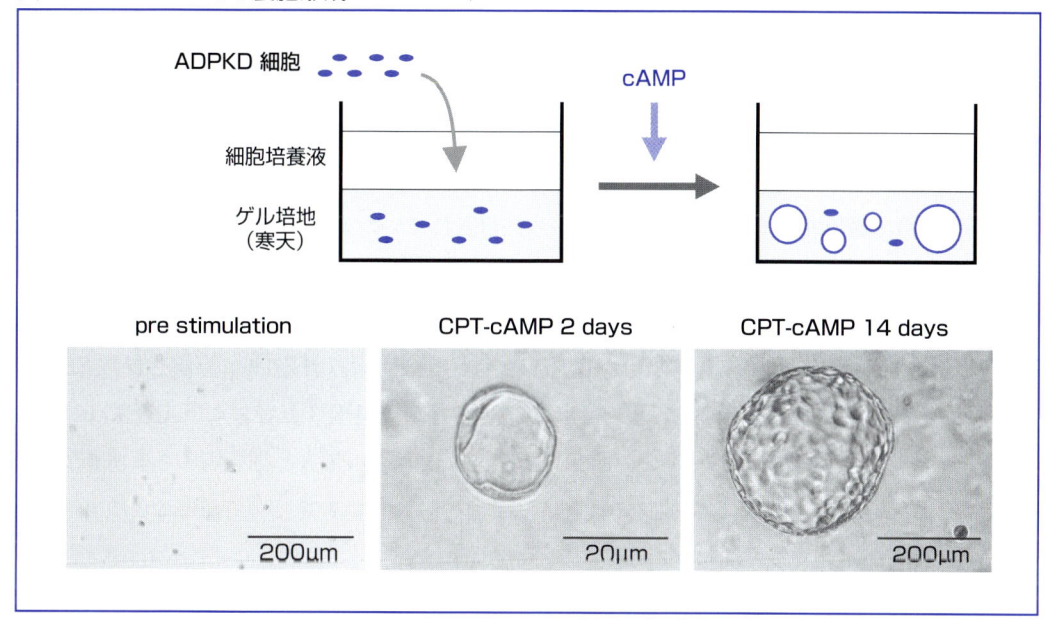

(Hanaoka & Guggino：J Am Soc Nephrol, 2000.)

容体の活性化を抑制することにより細胞の増殖は抑制されるのに対し、囊胞上皮細胞で細胞増殖が促進するのは、MAPキナーゼ系の活性化の関与や[12]、細胞内カルシウム濃度の変化により、カルシウム依存性protein kinase AおよびCの活性化や、polycystin 1のC端のG蛋白結合部位を介しての細胞内情報伝達カスケードが進行すると考えられている。ADPKDにおいてpolycystin 1あるいは2の機能異常が細胞増殖に関する情報伝達系を変化させてしまう機序に関しては、「4. 囊胞形成と細胞増殖」(P. 120)の項を参照されたい。

4）細胞極性と溶液転送異常

　　ADPKDの囊胞を組織学的に検討すると、細胞膜表面上に発現する蛋白の局在異常がみられることが、報告されてきた。

　　尿細管上皮細胞の細胞膜はtight junctionを境界として管腔側と血管側に分かれ細胞の極性を保持している。上皮細胞に極性が存在することにより、尿の濃縮（再吸収）や尿中への物質の分泌が起こる。糸球体を濾過した原尿はほとんどの尿細管部位で水、イオンの両方を再吸収され、最終尿はわずか1％以下となる。再吸収の過程で一番重要な役割を果たしているのは、血管側に存在するNa-K ATPaseである。ATPを用いてNaを細胞内より血管へ、Kを血管より細胞内へと輸送してイオンの濃度勾配を発生させる能動輸送で、このイオン濃度や電位勾配により、チャンネル、輸送体が受動的にイオン、物質、水の移動を促し、尿細管より細胞を介して血管への再吸収が起こることになる。

囊胞上皮細胞では細胞膜に発現する一部の蛋白の局在が尿細管上皮細胞と異なる[13]。例えばNa-K ATPase、EGF受容体、ankyrin、E-cadherinは血管側から管腔側へ、一方bumetanide-sensitive Na(+)-K(+)-2Cl(-) cotransporter (NKCC1) は管腔側から血管側へと局在が変わることが報告されている[14〜17]。特に能動輸送体であるNa-K ATPaseの局在の変化は、先に述べたイオン移動の方向を再吸収から分泌へと変化させる可能性があり、囊胞拡大の機序として古くから注目されていた。PKDの動物モデルではNa-K ATPaseの管腔側発現は支持されているものの[18]、近年ADPKD患者での報告はなく、囊胞拡大に寄与している可能性は現時点では否定的である。一方、EGF受容体は血管側と管腔側の両方での発現が確認され、上皮細胞より囊胞内へ分泌されたEGFがautocrineで作用し、囊胞拡大に寄与していることがADPKD患者およびARPKDの動物モデルで示唆されている[15, 19]。さらにankyrin、E-cadherinなど細胞内のさまざまな蛋白の局在や発現量の変化は細胞－細胞間、細胞－器質間結合を変化させることにより、囊胞形成が促進する可能性がある[14, 16]。

5) cystic fibrosisとADPKD

これまで述べてきたように、ADPKDの囊胞拡大にはcAMP依存性の細胞機能異常が考えられており、特に囊胞内液の増加にCFTRが関与していることが示唆される。しかしながら、CF遺伝子の異常によりCFTRの機能異常が起こるcystic fibrosisの合併症例でADPKDの囊胞拡大や腎機能低下が抑制されるかどうかについては、賛否両論があり、今後の更なる解析が必要である[20, 21]。それらの報告の中で興味深いのは、CF遺伝子のmutationの中でも、mRNAレベルでの発現が減少するE60Xなどでは、ADPKDと合併した場合囊胞の進行が遅いと報告される一方で、異常の過半数近くを占めるΔF508のように蛋白3次元構造の異常により機能の低下した症例では正常CFTRをもつ患者との間に囊胞拡大や腎機能低下に差異を認めない。さらにΔF508は囊胞上皮細胞で正常CFTRとほぼ同様に細胞膜上に発現が認められることである。CF患者で腎機能障害が明らかには発症しないのは、CFTRのmutationの発現が極端に低下する気道上皮とは異なり、腎臓ではΔF508が正常CFTRとほぼ同様に機能している可能性を示唆している。

文献

1) Welsh MJ, Fick RB：Cystic fibrosis. J Clin Invest 80：1523-1526, 1987.
2) Wine JJ：The genesis of cystic fibrosis lung disease. J Clin Invest 103：309-312, 1999.
3) Sheppard DN, Welsh MJ：Structure and function of the CFTR chloride channel. Physiol Rev 79：S23-45, 1999.
4) Riordan JR：Assembly of functional CFTR chloride channels. Annu Rev Physiol 67：701-718, 2005.

5) Perrone RD : In vitro function of cyst epithelium from human polycystic kidney. J Clin Invest 76 : 1688-91, 1985.
6) Ye M, Grantham JJ : The secretion of fluid by renal cysts from patients with autosomal dominant polycystic kidney disease. N Engl J Med 329 : 310-313, 1993.
7) Hanaoka K, Devuyst O, Schwiebert EM, et al : A role for CFTR in human autosomal dominant polycystic kidney disease. Am J Physiol 270 : C389-99, 1996.
8) Mangoo-Karim R, Ye M, Wallace DP, et al : Anion secretion drives fluid secretion by monolayers of cultured human polycystic cells. Am J Physiol 269 : F381-F388, 1995.
9) Davidow CJ, Maser RL, Rome LA, et al : The cystic fibrosis transmembrane conductance regulator mediates transepithelial fluid secretion by human autosomal dominant polycystic kidney disease epithelium in vitro. Kidney Int 50 : 208-218, 1996.
10) Hanaoka K, Guggino WB : cAMP regulates cell proliferation and cyst formation in autosomal polycystic kidney disease cells. J Am Soc Nephrol 11 : 1179-1187, 2000.
11) Yamaguchi T, Pelling JC, Ramaswamy NT, et al : cAMP stimulates the in vitro proliferation of renal cyst epithelial cells by activating the extracellular signal-regulated kinase pathway. Kidney Int 57 : 1460-1471, 2000.
12) Nagao S, Yamaguchi T, Kusaka M, et al : Renal activation of extracellular signal-regulated kinase in rats with autosomal-dominant polycystic kidney disease. Kidney Int 63 : 427-437, 2003.
13) Wilson PD : Epithelial cell polarity and disease. Am J Physiol 272 : F434-F442, 1997.
14) Wilson PD, Sherwood AC, Palla K, et al : Reversed polarity of Na(+)-K(+)-ATPase : mislocation to apical plasma membranes in polycystic kidney disease epithelia. Am J Physiol 260 : F420-F430, 1991.
15) Du J, Wilson PD : Abnormal polarization of EGF receptors and autocrine stimulation of cyst epithelial growth in human ADPKD. Am J Physiol 269 : C487-95, 1995.
16) Rocco MV, Neilson EG, Hoyer JR, et al : Attenuated expression of epithelial cell adhesion molecules in murine polycystic kidney disease. Am J Physiol 262 : F679-F686, 1992.
17) Lebeau C, Hanaoka K, Moore-Hoon ML, et al : Basolateral chloride transporters in autosomal dominant polycystic kidney disease. Pflugers Arch 444 : 722-31, 2002.
18) Ogborn MR, Sareen S, Tomobe K, et al : Renal tubule Na,K-ATPase polarity in different animal models of polycystic kidney disease. J Histochem Cytochem 43 : 785-90, 1995.
19) Richards WG, Sweeney WE, Yoder BK, et al : Epidermal growth factor receptor activity mediates renal cyst formation in polycystic kidney disease. J Clin Invest 101 : 935-9, 1998.
20) O'Sullivan DA, Torres VE, Gabow PA, et al : Cystic fibrosis and the phenotypic expression of autosomal dominant polycystic kidney diease. Am J Kidney Dis 32 : 976-983, 1998.
21) Persu A, Devuyst O, Lannoy N, et al : CF gene and cystic fibrosis transmembrane conductance regulator expression in autosomal dominant polycystic kidney disease. J Am Soc Nephrol 11 : 2285-2296, 2000.

I　多発性嚢胞腎の基礎

●嚢胞形成の機序

6. 嚢胞形成その他の要素

1）細胞外マトリックスの異常

　　　　細胞外マトリックスの研究は1990年以前から報告されているが、近年ADPKDの遺伝子異常が解明されるにつれpolycystin 1と細胞外マトリックスとの相互関係が注目されている。

　　　PKD細胞はインテグリンを介してI型コラーゲンと強く接着し、polycystin 1とpolycystin 2はインテグリンを介した情報伝達に関与する[1]。細胞接着分子、細胞外マトリックスとpolycystinとの関係については別章で詳細に述べられているので参照されたい。尿細管上皮細胞は細胞外マトリックスの産生および分解に関与し細胞活性、分化、成長などを調整している。筆者らは、PKDモデルであるDBA/2FG-pcyマウス腎において成長因子および細胞外マトリックス成分の遺伝子発現が異常調節されていることを報告している[2,3]。PKDでは尿細管基底膜と間質にマトリックス成分の産生増加が起こる。尿細管嚢胞形成にみられる細胞外マトリックスの変化がPKDの基本的な特徴の一つと考えられている。細胞外マトリックスが変化するとともに、細胞増殖の2次的な変化がみられる。また、ADPKDでは尿細管上皮細胞のアポトーシスが頻繁にみられる。培養した尿細管上皮細胞ではアポトーシス誘導は嚢胞形成を惹起する。Bcl-2欠損マウスの腎ではアポトーシス誘導は尿細管上皮の増殖および嚢胞形成を促進する[4]。カスパーゼ抑制は尿細管アポトーシスと増殖を減少させ、PKD動物では病変の進行を抑制することが報告されている[4]。細胞外マトリックスと細胞増殖およびアポトーシスは密接な関係があると考えられている。細胞外マトリックス成分の分解はmatrix metalloproteinase（MMP）とtissue inhibitor of metalloproteinase（TIMP）のバランスによって調節されている。Garnerら[5]はMMP-3が嚢胞液に検出でき、嚢胞形成は尿細管基底膜成分のMMPを介した分解の結果であることを報告した。Rankinら[6]は嚢胞化した尿細管上皮細胞の培養系で上清中のMMP-2、MMP-3、MMP-9、TIMP-1が正常尿細管上皮細胞と比較して著しく増加していることを報告している。このことから、嚢胞化した尿細管は尿細管基底膜の再構築に関与するMMPを産生し、分泌することが示唆される。また、ADPKD患者の血中MMP-1、TIMP-1、IV型コラーゲン、MMP-9濃度は正常者と比較し著明に増加している[7]（表6-1）。これらの濃度は男性と女性では有意差を認められず、血圧とも相関がみられていない。蛋白尿を有するADPKD患者の予後は不良と考えられているが、蛋白尿を有

表6-1　血中MMP-1、MMP-9、TIMP-1、IV型コラーゲン濃度（ng/mL）

	MMP-1	MMP-9	TIMP-1	Type IV collagen
ADPKD (n=16)	14.8±3.6*	90.2±26.8*	288.6±48.6*	192.6±38.8**
正常群 (n=20)	6.6±0.9	36.4±12.2	164.6±22.8	86.6±12.2

Data are expressed as means ± SD.
ADPKD vs 正常群、*p<0.01 **p<0.001

する患者の血中MMP-1、TIMP-1、IV型コラーゲン、MMP-9濃度は蛋白尿を有しない患者に比べて有意に上昇している。これらの細胞外マトリックスの血中マーカーを比較検討することによりADPKDの予後を推測できる可能性が示唆される。また、肝囊胞を有するADPKD患者群のMMP-9、TIMP-1の血中濃度は肝囊胞を有しない患者群よりも有意に上昇している[8]。Muzzilloら[9]は慢性肝疾患では血中TIMP-1濃度が増加しており、TIMP-1が肝臓内で産生される可能性を報告しているので、肝囊胞を伴うADPKDでのMMP、TIMPの産生には一部肝臓も関与している可能性が考えられる。

2) 炎症

近年、慢性腎疾患の進展機構に間質線維化の役割が注目されている。間質への炎症性細胞の浸潤が早期に起こり、やがて線維化へと進行していく。細胞外マトリックス成分の過剰産生は間質のmyofibroblast内ではじめに起こるが、この細胞はresident interstitial fibroblast、trans-differentiated tubular epithelial cell、bone marrow-derive cellから分化する。尿細管細胞、炎症性細胞、myofibroblastは線維化へのカスケイドを活性化する分子、例えばTGF-βを生成し、TGF-βはさらに他の線維化促進分子であるconnective tissue growth factor、plasminogen activator inhibitor-1の産生を惹起すると考えられているが[10]、ADPKDの間質線維化にも同様な経路が推測されている。Cowley[11]らは間質の線維化の進展にmonocyte chemoattractant protein-1（MCP-1）やosteopontinが関与すると推測し、ADPKDモデルであるHan:SRPDラットの腎におけるこれらのmRNAと蛋白レベルを検討し、MCP-1およびosteopontinのmRNAと蛋白レベルはともにモデルラットの腎で発現が増加し、in situ hybridizationでも囊胞上皮にmRNAの発現が強く認められ、間質でのマクロファージの集積（ED-1陽性細胞）と強く相関したと報告している。以上のことから、炎症性サイトカインはADPKDにおいて間質の炎症、腎機能の増悪進展に重要な役割を担っている可能性が示唆される。また、近年の基礎研究ではcytokine signaling-1が注目されていて、この遺伝子とインターフェロンγ遺伝子の欠損マウスは死亡率が高く、囊胞腎、肺炎、皮膚潰瘍、慢性肉芽腫をきたすと報告されているが、ADPKDでもこの遺伝子の関与が推測されている[12]。また、血清、尿、囊胞内液のMCP-1を詳細に検討した報告もある[13]。55人のADPKD患者を尿中MCP-1濃度、血清クレアチニン値が正常で蛋白尿陰性群（N=13）、尿中MCP-1濃度は増加している

が、血清クレアチニン値は正常で蛋白尿陰性群（N=27）、尿中MCP-1、血清クレアチニン値ともに増加し、蛋白尿陽性群（N=15）の3群に分類すると、嚢胞の進展とともに尿中MCP-1濃度が増加すること、血中MCP-1はあまり変動を示さなかったが嚢胞液内のMCP-1濃度は血中や尿中よりも高いことが認められている。このことからMCP-1濃度の経過観察はADPKDの進行を予測する指標となりうることが示唆されている。また、高感度のCRPの測定が動脈硬化＝炎症の概念から、動脈硬化性病変、冠動脈疾患、血液透析患者では一つの重要なマーカーとして注目されているが、ADPKDにおける高感度CRPの報告はない。また、尿細管間質の炎症という観点からTGF-βの遺伝子多型について行われた研究結果からは、ADPKDの腎病変進行とは相関がなかったと報告されている[14]。

3）エンドセリン

筆者らは糖尿病、糸球体硬化症、全身性エリテマトーデスなどの動物モデルにおいて、エンドセリンの腎での発現が腎障害の進行とともに増加することを報告してきたが[15,16]、ARPKDモデルである*cpk/cpk*マウス腎においても生後1週ですでにエンドセリン-1のmRNAレベルが対照マウスと比較し3.2倍に増加しており3週では10.4倍に増加することを報告した。エンドセリンレセプターmRNAレベルもAとBともに経過とともに増加した。しかし、エンドセリン-3 mRNAは経過中変化を示さなかった。同時に、腎TGF-β、TNF-α mRNAレベルも経過とともに増加した。以上から、エンドセリンおよびエンドセリンレセプター転写の過剰発現は*cpk/cpk*マウスの嚢胞発育に関与する可能性が示唆された[17]。エンドセリンは腎摘出後の代償性肥大にも関与し、皮質ではエンドセリン-1、エンドセリンレセプターB mRNAは一時的に増加するが、エンドセリン-3、エンドセリンレセプターA mRNAは変化を示さなかった。腎摘出が全身に影響するかどうか確認するため、肺、心臓、子宮、副腎におけるエンドセリン-1、エンドセリンレセプターB mRNAを検討したが変化を認めなかったことから、腎に特異的な反応であることが判明した[18]。今後ADPKD患者の腎摘出時には考慮する必要があるかもしれない。血液透析患者およびCAPD患者の末梢血単球のエンドセリン-1 mRNAは増加しており、心血管系の合併症、特に動脈硬化と相関している[19]。ADPKDが原疾患の血液透析患者の末梢血単球のエンドセリン-1 mRNAは他の腎疾患による血液透析患者と比較すると有意に高いというデータを得ている（未発表データ）。近年の米国内での1,527人のADPKDの検討では家族歴、心血管系の合併症が重要視されている[20]。筆者らは今後ADPKDの経過観察にエンドセリン-1が一つの指標になる可能性があると推測している。エンドセリン-1産生細胞は嚢胞上皮細胞、メサンギウム細胞、血管平滑筋であり、腎嚢胞内において持続してエンドセリン-1が生成されている可能性が考えられる[21]。また、エンドセリンレセプターAの発現が糸球体、嚢胞、動脈で増加している。今後、エンドセリンレセプターAの拮抗薬が

ADPKD患者の腎病変進行を抑制できるかどうか注目される。しかしながら、Han:SPRDラットにおいてこの拮抗剤は尿細管細胞増殖、嚢胞数、大きさを増大させるとする報告もあり、今後のさらなる検討が必要であろう。

ADPKDは高血圧、腎血管収縮が起こりやすく、内皮由来のmediatorの関与が報告されている。エンドセリン-1とNO系の調節異常が血管収縮に関与しADPKDの腎機能を増悪へと導くことが推測されている[22]。Mertaら[23]は18人のADPKD患者の血漿エンドセリン-1およびNO濃度を測定し、正常群と比較し有意に上昇しているが、高血圧群と正常血圧群では有意差がなく、ADPKDの高血圧には血管収縮物質と拡張物質の複雑な制御機構が関与しているであろうと報告している。

4) oxidant stress

酸化ストレスは腎疾患の進展、治療において重要な意味をもち、ADPKDの病因にも関与すると考えられている。PKDモデル動物の腎では酸化ストレスのマーカーであるheme oxygenase-1 mRNAは増加するが、抗酸化酵素であるglutathione peroxidase、superoxide dismutase、catalase、glutathione S-transferaseのmRNA発現は疾患の進行とともに減少する[24]。また、血漿や腎内の抗酸化酵素のglutathione peroxidase活性が減少し、過酸化脂質は増加することが報告されている。

近年、近位尿細管障害の指標として肝型脂肪酸結合蛋白（以下L-FABP）が注目されている。ヒトではL-FABPは14kDaの分子量をもち、近位尿細管に発現される。L-FABPの生理学的役割は十分には解明されていないが、慢性腎疾患において尿細管間質病変の有用な予後判定因子と考えられ、蛋白尿よりも鋭敏である可能性が報告されている[25]。L-FABP遺伝子は種々のストレスにより誘導される。糖尿病性腎症では尿細管上皮細胞が活性化されていて、酸化ストレスが尿細管間質障害を進展させることが報告されている[26]。筆者らは、ADPKDと酸化ストレスに注目し、尿中L-FABP排泄量を検討した[27]。20人のADPKD患者と20人の正常者の尿中L-FABP濃度を測定し、ADPKD患者の尿中L-FABP濃度が正常者と比較し約30倍に増加していることを認めた。アンジオテンシン受容体拮抗薬を半年間投与することにより尿中L-FABP濃度は約1/4まで低下した（**表6-2**）。この成績から、尿中L-FABPはADPKDの進展に関与し、アンジオテンシン受容体拮抗薬はそれを抑制する可能性が示唆された。今後、酸化ストレスとの関連から比較検討する必要があると考えられる。ADPKDではレニンアンジオテンシン系の活性化が生じるが、嚢胞の拡張や局所での虚血によるものと推測されている。ADPKDの腎病変進展抑制にアンジオテンシン転換酵素阻害薬が有効であると報告するグループと効果なしと報告するグループがあり一致がみられていないが、筆者らの検討では積極的にアンジオテンシン受容体拮抗薬を投与したほうがよいと考えられた。

表6-2 多発性嚢胞腎におけるカンデサルタンの尿中L-FABP(μg/g.cr)への効果

	治療前	3ヶ月後	6ヶ月後
カンデサルタン(10例)	168.5±104.5	98.5±68.5*	44.6±30.8**
非投与群(10例)	140.5±100.5	148.5±108.5	150.5±110.8
正常者(20例)	5.5±3.8		

投与前 vs 投与後、*p<0.01 **p<0.001

5) カリクレイン-キニン系

　カリクレイン-キニン系は血圧、糸球体濾過の調節や蛋白尿に深く関与していることが知られている。ADPKDのレニンアンジオテンシン系に関する検討は多数なされているが、カリクレイン-キニン系の報告は少ない。Braunら[28]は、動物モデルとADPKD患者における尿中および血中のカリクレイン、ブラディキニンを測定した。PKDモデルでは尿中カリクレイン、ブラディキニン濃度は対照群と比較し有意に増加したが、血中カリクレイン濃度は有意差を示さなかった。動物モデルに反して、ADPKD患者では、尿中および血中のカリクレイン、ブラディキニンともに対照群と有意差は認められていない。尿中カリクレイン排出は腎不全を伴ったADPKD患者では腎機能が低下するにつれて減少した。これらの成績から、PKD動物モデルでは腎におけるカリクレイン-キニン系活性が加齢とともに上昇するが、ADPKD患者ではカリクレイン-キニン系は活性化されていない可能性が示唆され、動物とヒトでは腎病変の進展に影響する因子が基本的に異なる可能性も論議されている。今までのPKDについての研究では動物モデルとヒトではほぼ似たようなデータが多く報告されているが、今後相違がさらに判明するかもしれない。また、同グループは選択的なブラディキニンB1受容体拮抗薬、B2受容体拮抗薬、アンジオテンシン転換酵素阻害薬、アンジオテンシン受容体拮抗薬をPKDモデルに投与し血漿および尿中のカリクレイン、ブラディキニン濃度を測定し、アンジオテンシン転換酵素阻害薬とアンジオテンシン受容体拮抗薬はほぼ同様に血圧を低下させ、アンジオテンシン転換酵素阻害薬とB2受容体拮抗薬は蛋白尿を低下させることを認めた[29]。また、これらの効果はブラディキニン排出増加を伴った。しかし、B1受容体拮抗薬は腎機能の指標にほとんど影響しなかったという。以上から、B2受容体は全身血圧やC_{Cr}'とは独立して蛋白尿に関与し、アンジオテンシン転換酵素阻害薬の抗蛋白尿効果はアンジオテンシンIIとは独立して腎のカリクレイン-キニン系を介した効果であることが示唆される。

6) exocyst

　尿細管上皮細胞表面の繊毛（cilia）は細胞の分化維持に重要な役割を担っており、ADPKDでは繊毛の機能障害が異常な嚢胞形成を起こし、exocystが嚢胞形成の中心的な役割を果たすことが報告されている[30]。exocyst complexは尿細管上皮細胞表面の繊毛に局在し、ADPKDではexocystが過剰発現されることからexocystがADPKDの病因として重要であることが示唆されている[30]。近年、Rhoファミリーが尿細管形成や嚢胞形成に

おいて注目されている。prototypeとしてRhoA、Rac1、Cdc42があり、細胞の極性や組織形成などの多数のプロセスに関与している。ADPKDではmutant RhoA、Rac1、Cdc42蛋白発現が異常嚢胞、尿細管形成に関与しており[31]、嚢胞形成は活性化されたRhoA存在下では完全に抑制されるという。RhoA、Rac1、Cdc42の全てがexocystと一緒になって嚢胞形成や尿細管形成を調節していると考えられ、Rhoファミリー蛋白とexocystの研究がADPKDの今後の治療に大きく関与する可能性が示唆される。

文献

1) Ong ACM, Harris PC：Molecular pathogenesis of ADPKD：The polycystin complex gets complex. Kidney Int 67：1234-1247, 2005.
2) Nakamura T, Ebihara I, Nagaoka I, et al：Growth factor gene expression in kidney of murine polycystic kidney disease. J Am Soc Nephrol 3：1378-1386, 1993.
3) Ebihara I, Nakamura T, Takahashi T, et al：Altered extracellular matrix component gene expression in murine polycystic kidney. Renal Physiol Biochem 18：73-80, 1995.
4) Edelstein CL：What is the role of tubular epithelial cell apoptosis in polycystic kidney disease（PKD）? Cell Cycle 4：1548-1552, 2005.
5) Garner KD, Burnside JS, Elzinga LW, et al：Cytokines in fluids from polycystic kidney. Kidney Int 39：718-724, 1991.
6) Rankin CA, Suzuki K, Itoh Y, et al：Matrix metalloproteinases and TIMPs in cultured C57BL/6L-cpk kidney tubules. Kidnrey Int 50：835-844, 1996.
7) Nakamura T, Ushiyama C, Suzuki S, et al：Elavation of serum levels of metalloproteinase-1, tissue inhibitor of metalloproteinase-1 and type IV collagen, and plasma levels of metalloproteinase-9 in polycystic kidney disease. Am J Nephrol 20：32-36, 2000.
8) Ebihara I, Nakamura T, Ushiyama C, et al：Effect of oral adsorbent AST-120 on plasma MMP-9 and serum TIMP-1 concentrations in chronic renal failure. Nephron 83：169, 1999.
9) Muzzillo DA, Imoto M, Fukuda Y, et al：Clinical evaluation of serum tissue inhibitor of metalloproteinase-1 levels in patients with liver diseases. J Gastroenterol Hepatol 8：437-441, 1993.
10) Eddy AA：Progression in chronic kidney disease. Adv Chronic Kidney Dis 12：353-365, 2005.
11) Cowley BD Jr, Ricardo SD, Nagao S, et al：Increased renal expression of mocoyte chemoattractant protein-1 and osteopontin in ADPKD in rats. Kidney Int 60：2087-2096, 2001.
12) Metcalf D, Mifsud S, Di Rago L, et al：Polycystic kidneys and chronic inflammatory lesions are the delayed consequences of loss of the suppressor of cytokine signaling-1（SOCS-1）. Proc Natl Acad Sci 99：943-948, 2002.
13) Zheng D, Wolfe M, Cowley BD Jr, et al：Urinary excretion of monocyte chemoattractant protein-1 in autosomal dominant polycystic kidney disease. J Am Soc Nephrol 14：2588-2595, 2003.
14) Lee JG, Ahn C, Yoon SC, et al：No association of the TGF-beta1 gene polymorphism with the renal progression in autosomal dominant polycystic kidney disease patients. Clin Nephrol

59：10-16, 2003.
15) Nakamura T, Ebihara I, Fukui M, et al：Effect of a specific ET receptor A antagonist on mRNA levels for ECM components and growth factors in diabetic glomeruli. Diabetes 44：895-899, 1995.
16) Nakamura T, Ebihara I, Tomino Y, et al：Effect of a specific ETa receptor antagonist on murine lupus nephritis. Kidney Int 47：481-489, 1995.
17) Nakamura T, Ebihara I, Fukui M, et al：Increased endothelin and endothelin receptor mRNA expression in polycystic kidneys of *cpk* mice. J Am Soc Nephrol 4：1064-1072, 1993.
18) Nakamura T, Ebihara I, Fukui M, et al：Modulation of endothelin family gene expression in renal hypertrophy. Nephron 73：228-234, 1996.
19) Ebihara I, Nakamura T, Takahashi T, et al：Increased endothelin-1 mRNA expression in peripheral blood monocytes of dialysis patients. Peritoneal Dialysis Int 17：595-601, 1997.
20) Taylor M, Johnson AM, Tison M, et al：Earlier diagnosis of autosomal dominant polycystic kidney disease：Importance of family history and implications for cardiovascular and renal complications. Am J Kidney Dis 46：415-423, 2005.
21) Ong AC, Newby LJ, Dashwood MR：Expression and cellular localization of renal endothelin-1 and endothelin receptor subtypes in autosomal-dominant polycystic kidney disease. Nephron Exp Nephrol 93：e80, 2003.
22) Al-nimri MA, Komers R, Oyama TT, et al：Endothelial-derived vasoactive mediators in polycystic kidney disease. Kidney Int 63：1776-1784, 2003.
23) Merta M, Reiterova J, Rysava R, et al：Role of endothelin and nitric oxide in the pathogenesis of arterial hypertension in autosomal dominant polycystic kidney disease. Physiol Res 52：433-437, 2003.
24) Maser RL, Vassmer D, Magenheimer BS, et al：Oxidant stress and reduced antioxidant enzyme protection in polycystic kidney disease. J Am Soc Nephrol 13：991-999, 2002.
25) Kamijo A, Sugaya T, Hikawa A, et al：Clinical evaluation of urinary excretion of liver-type fatty acid-binding protein as a marker for the monitoring of chronic kidney disease：A multicenter trial. J Lab Clin Med 145：125-133, 2005.
26) Nakamura T, Sugaya T, Kawagoe Y, et al：Effect of pitavastatin on urinary liver-type fatty acid-binding protein levels in patients with early diabetic nephropathy. Diabetes Care 28：2728-2732, 2005.
27) Nakamura T, Sugaya T, Kawagoe Y, et al：Candesartan reduces urinary fatty acid-binding protein excretion in patients with autosomal dominant polycystic kidney disease. Am J Med Sci 330：161-165, 2005.
28) Braun C, Kleemann T, Birck R, et al：Increased activity of the renal kallikrein-kinin system in autosomal dominant polycystic kidney disease in rats, but not in humans. Int Immunopharmacol 2：1949-1956, 2002.
29) Braun C, Kleemann T, Hilgenfeldt U, et al：Activity and functional significance of the renal kallikrein-kinin-system in polycystic kidney disease. Kidney Int 61：2149-2156, 2002.
30) Rogers KK, Wilson PD, Snyder RW, et al：The exocyst localized to the primary cilium in MDCK cells. Biochem Biophys Res Commun 319：138-143, 2004.
31) Rogers KK, Jou TS, Guo W, et al：The Rho family of small GTPases is involved in epithelial cystogenesis and tubulogenesis. Kidney Int 63：1632-1634, 2003.

I 多発性嚢胞腎の基礎

● 常染色体劣性多発性嚢胞腎

1. ARPKDの原因遺伝子

1) PKHD1遺伝子

　　原因遺伝子は染色体6p21.1-p12に存在し、多彩な臨床像にもかかわらず単一遺伝子が原因であることが連鎖解析により示されている[1〜3]。ヒトARPKDの原因遺伝子、PKHD1（polycystic kidney and hepatic disease 1）は、近年クローニングされた。ほぼ同時期に2つのグループによりPKHD1は同定され、一方はPCKラットという自然発症モデルの原因遺伝子（ラット染色体9）の同定からヒトの原因遺伝子同定に到達した[4]。他方は、ポジショナルクローニングにより同定された[5]。

　　前者の論文によると、PKHD1はゲノムで472kbに及ぶ巨大な遺伝子で、最長の転写では約16kbのmRNAを発現し67個のエクソンを含む。その遺伝子産物は4,074個のアミノ酸（12,222bpの塩基）からなり、ファイブロシスチン（fibrocystin）と名づけられた[4]。翻訳領域はエクソン2から始まる[4]。PKHD1は、成人の腎と膵に中等度発現がみられ、肝では弱い発現をみるとしている。また、胎児の腎に中等度の発現がみられる[4]。後者の論文によると、PKHD1は、少なくとも86個のエクソンからなり、643kbに及ぶ。その遺伝子産物をポリダクチン（polyductin）と名づけた。また、複数のスプライシングのバリアントを報告している。前者と同様に、最長の転写で4,074個のアミノ酸ができることを示している[5]。後者のグループは、ノザンブロッティングにより8.5〜13kbの転写を認め、成人と胎児の腎に最大の発現をみると報告している。成人の腎では、9.0kbと12.0kbの強い発現がみられ、胎児の腎ではそれより小さいサイズの単一の発現を認めた。PKHD1遺伝子の発現はそれらに比べて弱いながら膵と肝にもみられた。調べられた範囲では、その他の臓器には発現はなかったとしている。前述のとおり、2つのグループがほぼ同時に原因遺伝子を同定したため、その遺伝子産物に2つの名前があるが、両者は同じ蛋白である。

　　Zhangらは、マウスの胎生期にはPKHD1遺伝子の発現は神経管、腸管、気管支、肝細胞を含む上皮系の組織に広範に発現していることを示している[6]。PKHD1遺伝子同定のきっかけとなったPCKラットの腎において、PKHD1遺伝子の発現は有意に減少していたが、完全に消失しているわけではなかった。PKHD1遺伝子の遺伝子操作マウスでは、期待されるようなARPKDのフェノタイプが得られにくく（Avner ED, MDとの私信）、PCKラットにおける微妙な遺伝子発現が疾患発症に重要だと考えられる。

近年、転写因子のHNF-1βが*PKHD1*遺伝子の転写を直接調節していることがマウスにおいて示されている[7]。

2) *PKHD1*遺伝子異常

*PKHD1*の遺伝子変異は、これまでにミスセンス、ナンセンス、欠失・挿入・重複（フレームシフト）、スプライスサイト合わせて300以上が同定されている。変異は遺伝子全体に散らばっており、いわゆるホットスポットはない。これまでのところ、遺伝子変異の部位よりも、遺伝子変異の種類と臨床像との間に相関がみられるようである。両方のアリルで蛋白合成が途中で途切れるタイプの遺伝子変異（ナンセンス変異）を有する場合は、ほぼ例外なく胎児期や新生児期に生命の危機に瀕する重症を示す。一方、新生児期を乗り切る症例では少なくとも片方のアリルがミスセンス変異である場合が多い。しかし、ミスセンス変異の一部はナンセンス変異と同様の重症例を引き起こす[8]。

denaturing high-performance liquid chromatography（DHPLC）による遺伝子変異検出率は約80％であり、95％以上の家系において最低1つのアレルの変異が同定される[9]。

患者家系においては連鎖解析やハプロタイプに基づく出生前診断が可能である。しかし、ハプロタイプによる方法は間接的方法で、その正確さは先の症例の正確な診断に依存する[1, 10]。出生前検査においても、現在は塩基配列の直接解析によっても可能である[11]。

3) ARPKD動物モデル

古くから多くの自然発症ARPKDモデルが存在し（**表1-1**）、PKDの病態研究に用いられてきた[1]。ARPKDの原因遺伝子（*PKHD1*）同定のきっかけはPCKラットという自然発症モデルである[4]。このモデルの表現形はADPKDに似ているが[12]、ヒトARPKDのオーソロガス遺伝子を有する貴重なモデルであり、このモデルを用いた研究によりさらにPKDの病態解明が進むと考えられる。さらに、原因遺伝子の同定に伴い、遺伝子操作マウスの作成もなされている[13]。ヒトの疾患表現形の再現は困難であるが、今後の展開が期待される。

(1) PCKラット

PCKラットはSprague-Dawley系統の自然発症モデルで、2000年に初めての報告がなされている[14]。2001年にADPKDの疾患モデルとして報告されたが[12]、同年の別の論文にARPKDの特徴も持ち合わせることが示されている[15]。このラットモデルにおいて特筆すべきことは、先に述べたとおり、その表現形にもかかわらずこの疾患モデルの原因遺伝子が、ヒトARPKDの原因遺伝子（*PKHD1*）の相同遺伝子であるということである[4]。罹患ラットは生後1週以降腎の囊胞性腫大を示す。腎囊胞はヘンレループ、遠位尿細管、集合管を含む種々のネフロン部位に形成される。肝囊胞は生下時から著明である。

表1-1 代表的多発性囊胞腎の動物モデル（ノックアウトモデルを除く）

種	遺伝子	遺伝形式	染色体	遺伝子産物	機　能
マウス	bpk	常劣	10	bicaudal C	mRNA 結合蛋白
	cpk	常劣	12	cystin	繊毛（cilia）関連蛋白
	inv	常劣	4	inversin	左右軸決定に関与
	jck	常劣	11	nek8	不明
	kat	常劣	8	nek1	不明
	jcpk	常劣	10	不明	bpk の対アレル
	orpk（Tg737）	常劣	14	polaris	左右軸決定に関与 繊毛（cilia）関連蛋白
	pcy	常劣	9	不明	不明
ラット	Han-SPRD（Cy）	常優	5	不明	不明
	pck	常劣	9	fibrocystin/polyductin	集合間と胆管の分化 細胞増殖、細胞接着の制御に関与
	wpk	常劣	5	不明	不明

筆者注：inv は現在ではやはり囊胞性腎疾患の一つであるⅡ型ネフロン癆の原因遺伝子であることが判明しているので、厳密にいうと多発性囊胞腎ではない。　　　　　　　（文献 1）より一部改変して引用）

加えて、PCKラットでは、先天性肝線維症（congenital hepatic fibrosis、別名Caroli's disease）と一致する肝病変も示す[15]。すなわち、肝内胆管の部分的、囊胞状拡張が胎仔期にみられ、年齢が進むに従い進行する。肝内門脈血管周囲の線維化を伴うductal plate malformationと呼ばれる特徴的な発生過程の異常を示す。肝内胆管上皮の増殖能の亢進がみられる。一方、肝内胆管上皮のアポトーシスは生後1週の時点で低下しており、その後3週では増加に転じる[15]。病像に性差がみられ、腎病変は雄が重症であるが、肝病変は雌が重症を示す。疾患表現形としては、ADPKDとARPKDの両方の特徴を有するが、劣性遺伝形式を示す。現時点において、PCKラットがADPKDとARPKDの両方の表現形を示す理由は不明である。遺伝的背景が影響している可能性がある[1]。

近年、多発性囊胞腎と繊毛（cilia）の関与が注目されている。2種類のARPKDマウスモデル（CPKとORPK）の解析により、ARPKDの病態生理に繊毛が関与していることが示唆されている[1, 16]。

(2) CPKマウス

CPKマウスは、C57BL/6J系統の自然発症ARPKDモデルであり、現在世界中で最も解析されているARPKDモデルである。CPKマウスは、生下時には外見は正常であるが、生後5日頃まず近位尿細管由来の囊胞が出現し、やがて集合管由来囊胞が著明となり、生後3〜4週で腎不全により死亡する[1]。囊胞形成部位が、近位尿細管から集合管に移行する事実は、まずこのCPKマウスや後述するBPKマウス、ORPKマウスにより認められ、ヒトにおいても証明されている[17]。一般的にヒトARPKDにおける囊胞形成部位は集合管のみと認識されているが、胎生早期にはヒトにおいてもマウスモデルと同様に、近位尿細管由来囊胞が認められる[17]。CPKマウスの腎病変は遺伝的背景による影響は少なく安定しているにもかかわらず、肝病変およびその他の腎外病変の表現形は著しく遺伝的

背景の影響を受ける[18]。

近年、ポジショナルクローニングにより、CPKマウスの原因遺伝子（*cpk*）が同定された[19]。*cpk*遺伝子は、ゲノムで約14.4kbで5つのエクソンからなる。cDNAは1,856bpで、少なくとも2つのスプライシングのバリアントを有する。CPKマウスのホモ接合体では、12bpと19bpの欠失を有し、そのためフレームシフトが生じる。*cpk*遺伝子は、シスチン（cystin）という蛋白をコードする。シスチンの発現は、繊毛（cilia）にみられ[19]、繊毛関連蛋白と考えられている（**図1-1**）。繊毛関連蛋白の異常が、多発性嚢胞腎を引き起こす正確な機序は不明であるが、センサーとしての繊毛の機能異常が疾患の発症・進展に関与していると考えられる[20]。

(3) ORPKマウス

ORPKマウスARPKDモデルは米国オークリッジの国立研究所における大規模トランスジェニックプロジェクトにより作成されたマウスモデルである[21]。*orpk*（*Tg737*）遺伝子のホモ接合体では、腎の多発性嚢胞と肝の線維化を示す。*orpk*遺伝子の発現の詳細な解析がなされている[22]。*orpk*遺伝子は正常、嚢胞両方の腎の発生・成熟過程において同様に発現しており、この発現様式は尿細管部位特異的嚢胞形成と相関し、発現の多い部位においては嚢胞形成がより軽度である。これらの所見は正常な発達・構造・機能の維持に、尿細管各部位は一定閾値以上の*Tg737*発現を必要とすることを示唆している。さらに、このモデルにおける嚢胞形成の時期と進行の重症度は部位特異的に制御されていると考えられる[22]。正常*orpk*遺伝子クローンによる疾患個体の"救済（rescue）"では、腎病変は改善しえるが、肝病変は不変である[23,24]。*orpk*遺伝子産物であるポラリス（polaris）は、個体発生過程に重要であり、左右軸の決定に関与する[25]。多発性嚢胞腎ではないが、やはり嚢胞性腎疾患の一つであるⅡ型ネフロン癆の原因遺伝子である*INVS*遺伝子産物であるインバーシン（inversin）がポラリスと同様に個体発生時における左右軸の決定に関与していることは、嚢胞発生機序を考察するうえで興味深い[26,27]。ポラリスについてさらに注目すべき点は、繊毛における局在である（**図1-1**）。MDCK細胞における繊毛での局在に加え、ORPKマウスの集合管由来細胞における繊毛の異常も示されている[28]。ARPKD発症・進展における繊毛の重要性を示唆する所見であるが、ヒトにおける繊毛異常と病態の解明は今後の課題である。

(4) BPKマウス

BPKマウスはBalb/c系統の自然発症ARPKDモデルで、ヒトARPKDとよく似た腎と肝の病変を示す[29]。近年その原因遺伝子が同定されており、その遺伝子産物（bicaudal C）はmRNA結合蛋白である[30]。全てのPKDにおける共通の病態生理は、尿細管上皮細胞の増殖（過形成）、分泌（正常では吸収が主である）、細胞外基質異常である。そのうち増殖に関して、マウスおよびヒトのADPKDとARPKDにおいて、嚢胞形成の原因となる過形成におけるepidermal growth factor（EGF）、transforming growth factor-α（TGF-α）

図1-1 繊毛とPKD関連蛋白

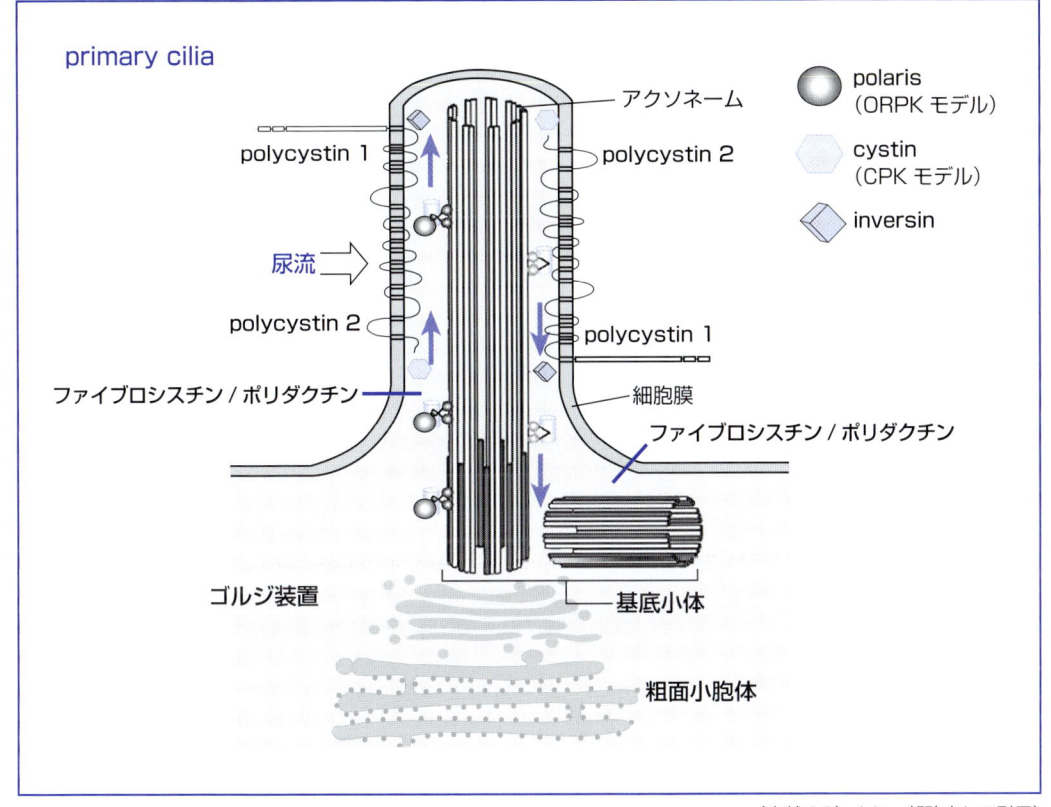

（文献18）より一部改変して引用）

および、それらの共通のレセプターであるEGFRの重要性が示されている[1]。BPK、CPK、ORPKマウスおよびヒトARPKD・ADPKDの腎において、EGFRの量的（過剰発現）、質的（管腔側発現）異常がみられる[1]。これまでに、特異的EGFR阻害薬等によるBPKマウスでの治療効果が示されている[31, 32]。これらの実験結果は、EGFR阻害薬等によりヒトARPKDとADPKDに共通なEGFRに関する異常を治療対象とすることができる可能性を示している。PKDに共通な異常の一つである分泌に関して、cystic fibrosis transmembrane conductance regulator（CFTR）を介するClイオン分泌が、ADPKDの嚢胞性上皮細胞における分泌機序として注目されている[33]。しかし、BPKマウスにおける嚢胞形成においてCFTRは不可欠ではなく、嚢胞性尿細管上皮細胞における分泌はその他の分子による可能性が示唆される[34]。

4）ARPKD蛋白の機能

PKHD1 遺伝子産物（ARPKD蛋白、fibrocystin/polyductin）は4,074個のアミノ酸からなり、分子量447kDの蛋白である。高度にグリコシル化された巨大細胞外部位（3,858個）とリン酸化部位と推定される短い細胞内部位を有する細胞膜を1回貫通するレセプター様蛋白と

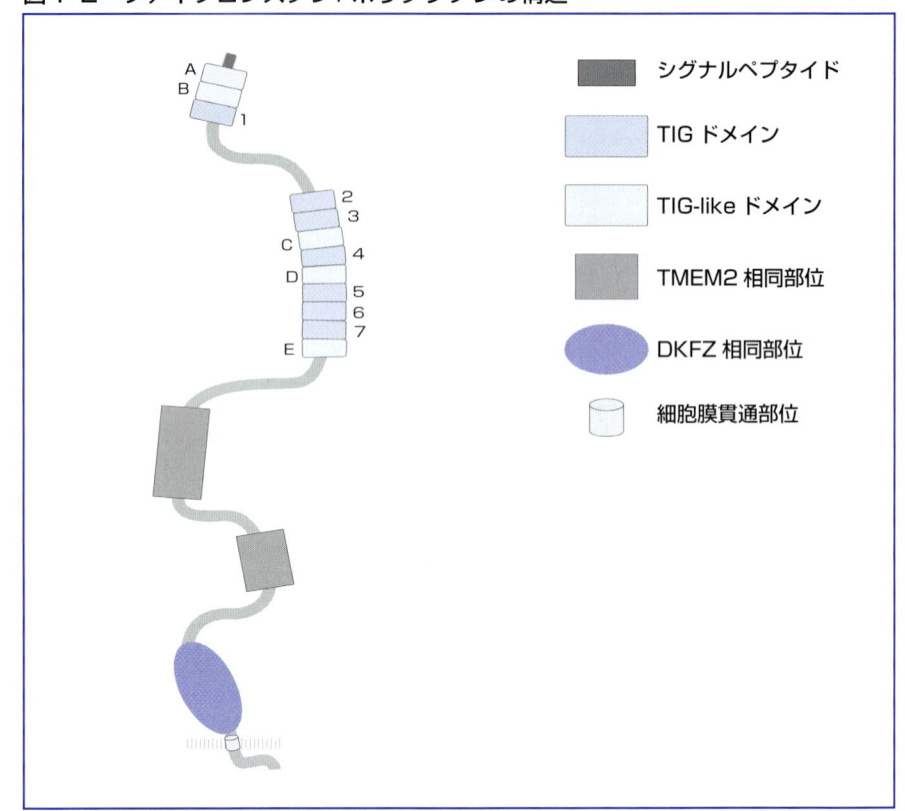

図1-2 ファイブロシスチン/ポリダクチンの構造

凡例：
- シグナルペプタイド
- TIG ドメイン
- TIG-like ドメイン
- TMEM2 相同部位
- DKFZ 相同部位
- 細胞膜貫通部位

（文献4）より一部改変して引用）

推定される[4, 5]。*PKHD1* 遺伝子産物は、TIGドメインやTIG-likeドメインの反復構造をもつ（**図1-2**）[4]。また、Onuchicらは、*PKHD1* 遺伝子産物の細胞外部位は、6つの免疫グロブリン様プレキシン-転写因子部位（immunoglobulin-like plexin-transcription factor [IPT] domain）を有し、ポリサッカライドに共通な構造であるPbH1の反復が少なくとも9個存在すると述べている。さらに、多機能N-glycosylationサイト、RGD部位、3つのcAMP/cGMPリン酸化部位と推定される構造を有するとしている。その他の*PKHD1* 遺伝子転写産物は、2つに大別できる。一つは膜貫通部位を有し細胞膜に存在する型で、他方は膜貫通部位を有しない分泌型と推測されるものである[5]。

遺伝子が同定された時点で、ファイブロシスチン/ポリダクチンは集合管と胆管の分化に関与すると推定されている[4]。また、細胞増殖、細胞接着の制御に関与することも示唆されている[5]。種々の哺乳類腎由来の培養細胞において、一次繊毛の基底小体において、ファイブロシスチン/ポリダクチンはポリシスチン2（polycystin 2）と同一部位に発現している[6]。免疫染色ではファイブロシスチン/ポリダクチンは上皮細胞の管腔側に発現しており、尿細管形成や管腔構造の維持に関与することを示唆する。

Wardらは、ウエスタンブロッティングと免疫染色により、ARPKD患者組織ではファイ

ブロシスチン/ポリダクチンが検出されないことを報告している[35]（遺伝子レベルで全く発現がないかどうかは別である）。正常発達腎においては、尿管芽と集合管に発現がみられ、成人に至るまで発現が持続する。胆管、膵、精巣にも発現を認める。免疫蛍光染色によると、MDCK細胞におけるファイブロシスチン/ポリダクチンの主な発現部位は一次繊毛であり、ARPKDの異常は繊毛の機能不全に関与すると推測される[35]。

　最近、ファイブロシスチン/ポリダクチンの細胞内部位とcalcium modulating cyclophilin ligand（CAML）の相互作用がyeast two-hybridにより示され、その局在の一致もみられた[36]。CAMLはCaイオンシグナリングに関与する蛋白であり、ファイブロシスチン/ポリダクチンがADPKDにおけるpolycystin 1や2と同様に、細胞内Caイオンの調節に関与することが示唆される[36]。

文　献

1) Dell KM, McDonald RA, Watkins SL, Avner ED：Polycystic kidney disease In Pediatric Nephrology. 5th ed, Avner ED, Harmon WE, Niaudet P (eds). p675-699, Lippincott Williams & Wilkins, Philadelphia, 2004.
2) Mucher G, Becker J, Knapp M, et al：Fine mapping of the autosomal recessive polycystic kidney disease locus (PKHD1) and the genes MUT, RDS, CSNK2 beta, and GSTA1 at 6p21.1-p12. Genomics 48：40-45, 1998.
3) Alvarez V, Malaga S, Navarro M, et al：Analysis of chromosome 6p in Spanish families with recessive polycystic kidney disease. Pediatr Nephrol 14：205-207, 2000.
4) Ward CJ, Hogan MC, Rossetti S, et al：The gene mutated in autosomal recessive polycystic kidney disease encodes a large, receptor-like protein. Nat Genet 30：259-269, 2002.
5) Onuchic LF, Furu L, Nagasawa Y, et al：PKHD1, the polycystic kidney and hepatic disease 1 gene, encodes a novel large protein containing multiple immunoglobulin-like plexin-transcription-factor domains and parallel beta-helix 1 repeats. Am J Hum Genet 70：1305-1317, 2002.
6) Zhang MZ, Mai W, Li C, et al：PKHD1 protein encoded by the gene for autosomal recessive polycystic kidney disease associates with basal bodies and primary cilia in renal epithelial cells. Proc Nat Acad Sci 101：2311-2316, 2004.
7) Hiesberger T, Bai Y, Shao X, et al：Mutation of hepatocyte nuclear factor-1-beta inhibits Pkhd1 gene expression and produces renal cysts in mice. J Clin Invest 113：814-825, 2004.
8) Bergmann C, Senderek J, Kupper F, et al：PKHD1 mutations in autosomal recessive polycystic kidney disease (ARPKD). Hum Mutat 23：453-463, 2004.
9) Bergmann C, Kupper F, Dornia C, et al：Algorithm for efficient PKHD1 mutation screening in autosomal recessive polycystic kidney disease (ARPKD). Hum Mutat 25：225-231, 2005.
10) Zerres K, Mucher G, Becker J, et al：Prenatal diagnosis of autosomal recessive polycystic kidney disease (ARPKD)：molecular genetics, clinical experience, and fetal morphology. Am J Med Genet 76：137-144, 1998.
11) Zerres K, Senderek J, Rudnik-Schoneborn S, et al：New options for prenatal diagnosis in autosomal recessive polycystic kidney disease by mutation analysis of the PKHD1 gene. Clin

Genet 66：53-57, 2004.
12) Lager DJ, Qian Q, Bengal RJ, et al：The pck rat：a new model that resembles human autosomal dominant polycystic kidney and liver disease. Kidney Int 59：126-136, 2001.
13) Moser M, Matthiesen S, Kirfel J, et al：A mouse model for cystic biliary dysgenesis in autosomal recessive polycystic kidney disease (ARPKD). Hepatology 41：1113-1121, 2005.
14) Katsuyama M, Masuyama T, Komura I, et al：Characterization of a novel polycystic kidney rat model with accompanying polycystic liver. Exp Anim 49：41-55, 2000.
15) Sanzen T, Harada K, Yasoshima M, et al：Polycystic kidney rat is a novel animal model of Caroli's disease associated with congenital hepatic fibrosis. Am J Pathol 158：1605-1612, 2001.
16) Yoder BK, Hou X, Guay-Woodford LM：The polycystic kidney disease proteins, polycystin-1, polycystin-2, polaris, and cystin, are co-localized in renal cilia. J Am Soc Nephrol 13：2508-2516, 2002.
17) Nakanishi K, Sweeney WE Jr, Zerres K, et al：Proximal tubular cysts in fetal human autosomal recessive polycystic kidney disease. J Am Soc Nephrol 11：760-763, 2000.
18) Guay-Woodford LM：Murine models of polycystic kidney disease：molecular and therapeutic insights. Am J Physiol Renal Physiol 285：F1034-1049, 2003.
19) Hou X, Mrug M, Yoder BK, et al：Cystin, a novel cilia-associated protein, is disrupted in the cpk mouse model of polycystic kidney disease. J Clin Invest 109：533-540, 2002.
20) Bissler JJ, Dixon BP：A mechanistic approach to inherited polycystic kidney disease. Pediatr Nephrol 20：558-66, 2005.
21) Moyer JH, Lee-Tischler MJ, Kwon HY, et al：Candidate gene associated with a mutation causing recessive polycystic kidney disease in mice. Science 264：1329-1333, 1994.
22) Nakanishi K, Sweeney WE Jr, Avner ED, et al：Expression of the orpk disease gene during kidney development and maturation. Pediatr Nephrol 16：219-226, 2001.
23) Yoder BK, Richards WG, Sommardahl C, et al：Functional correction of renal defects in a mouse model for ARPKD through expression of the cloned wild-type Tg737 cDNA. Kidney Int 50：1240-1248, 1996.
24) Yoder BK, Richards WG, Sommardahl C, et al：Differential rescue of the renal and hepatic disease in an autosomal recessive polycystic kidney disease mouse mutant. A new model to study the liver lesion. Am J Pathol 150：2231-41, 1997.
25) Murcia NS, Richards WG, Yoder BK, et al：The Oak Ridge Polycystic Kidney (orpk) disease gene is required for left-right axis determination. Development 127：2347-2355, 2000.
26) Mochizuki T, Saijoh Y, Tsuchiya K, et al：Cloning of inv, a gene that controls left/right asymmetry and kidney development. Nature 395：177-181, 1998.
27) Otto EA, Schermer B, Obara T, et al：Mutations in INVS encoding inversin cause nephronophthisis type 2, linking renal cystic disease to the function of primary cilia and left-right axis determination. Nat Genet 34：413-420, 2003.
28) Yoder BK, Tousson A, Millican L, et al：Polaris, a protein disrupted in orpk mutant mice, is required for assembly of renal cilium. Am J Physiol Renal Physiol 282：F541-552, 2002.
29) Nauta J, Ozawa Y, Sweeney WE Jr, et al：Renal and biliary abnormalities in a new murine model of autosomal recessive polycystic kidney disease. Pediatr Nephrol 7：163-172, 1993.

30) Cogswell C, Price SJ, Hou X, et al：Positional cloning of jcpk/bpk locus of the mouse. Mamm Genome 14：242-249, 2003.
31) Sweeney WE, Chen Y, Nakanishi K, et al：Treatment of polycystic kidney disease with a novel tyrosine kinase inhibitor. Kidney Int 57：33-40, 2000.
32) Sweeney WE Jr, Hamahira K, Sweeney J, et al：Combination treatment of PKD utilizing dual inhibition of EGF-receptor activity and ligand bioavailability. Kidney Int 64：1310-1319, 2003.
33) Sullivan LP, Wallace DP, Grantham JJ：Chloride and fluid secretion in polycystic kidney disease. J Am Soc Nephrol 9：903-916, 1998.
34) Nakanishi K, Sweeney WE Jr, Macrae Dell K, et al：Role of CFTR in autosomal recessive polycystic kidney disease. J Am Soc Nephrol 12：719-25, 2001.
35) Ward CJ, Yuan D, Masyuk TV, et al：Cellular and subcellular localization of the ARPKD protein；fibrocystin is expressed on primary cilia. Hum Molec Genet 12：2703-2710, 2003.
36) Nagano J, Kitamura K, Hujer KM, et al：Fibrocystin interacts with CAML, a protein involved in Ca^{2+} signaling. Biochem Biophys Res Commun 338：880-889, 2005.

II
多発性囊胞腎の臨床

II 多発性囊胞腎の臨床

●常染色体優性多発性囊胞腎

1. 診 断

1) ADPKDの診断

　　常染色体優性多発性囊胞腎（ADPKD）の診断は臨床的に行われる。囊胞が両側の腎臓に多発することが診断の基本であるが、高率に肝囊胞や高血圧を伴い、脳動脈瘤の頻度が高いなど全身性疾患としての腎外病変や血管病変が診断の補助になる。診断の基準nとしては囊胞の数が3個以上両側の腎臓に認められて優性遺伝性の家族歴があるものをADPKDとしている報告が多い[1]。便宜的な3個という数で単純性腎囊胞と鑑別する。単純性腎囊胞は若い世代ではほとんどみられないので、家族歴のある子供に腎囊胞が1個でも見つかればADPKDの早期である可能性が高い。また、50歳以降では単純性腎囊胞の頻度が高いので、ADPKDの診断にはよりたくさんの囊胞を認めることが必要で腎外病変を伴うことで診断はより確実性を増す[1]。PKD1の遺伝子異常を遺伝子検査で確認した家族歴のあるADPKD患者を対象とした研究で、超音波検査の感度は、両側の腎臓に2個以上という診断基準では、15～29歳で88.5％、30歳以上で100％であった[2]。超音波検査よりも造影CTやMRIのほうが検査費用は高いが、感度は高く、施行者の技術に左右されない。また、患者の申告で家族歴が確認されるのは60％とされ、残りの30％は患者の両親に超音波検査を施行すると家族歴が確認され、10％は家族歴のない散発性があるとされている[1]。以上の事柄を踏まえて、日本のADPKDガイドラインでは、**表1-1**のような年齢と家族歴の有無、診断法を加味した臨床診断基準が作られている[3]。

2) 鑑別診断

　　表1-1にも記載されているようにADPKD以外にも囊胞が腎臓に多発する疾患は多いので、注意すべきである。典型的なADPKDでは、腎臓の形を保った状態で囊胞化、巨大化が起きてくるので診断を間違えることは少ないが、透析患者の多囊胞化萎縮腎（ACDK）では、ときにADPKD様に囊胞化、巨大化することがある。また、早期例では、片側の囊胞だけが目立つ場合があり、片側性腎囊胞症（URCD）との鑑別が難しいことがある。また、PKD2遺伝子異常のADPKDではPKD1型よりも発症が遅いとされ、単純性腎囊胞の多発例との区別が困難な場合がある。周産期では超音波上、ARPKDとの鑑別は困難とされる。これらの例では、鑑別が診療方針に重大な影響を与える場面は少ないので、鑑別を急がないで経過をみることが多い。

表1-1　ADPKD診断基準

1. **家族内発生が確認されている場合**
   ① 超音波断層像で両腎に各々3個以上確認されているもの
   ② CT、MRIでは、両腎に囊胞が各々5個以上確認されているもの
2. **家族内発生が確認されていない場合**
   ① 15歳以下では、CT、MRIまたは超音波断層像で両腎に各々3個以上囊胞が確認され、以下の疾患が除外される場合
   ② 16歳以上では、CT、MRIまたは超音波断層像で両腎に各々5個以上囊胞が確認され、以下の疾患が除外される場合

   除外すべき疾患
   - 多発性単純性腎囊胞 multiple simple renal cyst
   - 腎尿細管性アシドーシス renal tubular acidosis
   - 多囊胞腎 multicystic kidney（多囊胞性異形成腎 multicystic dysplastic kidney）
   - 多房性腎囊胞 multilocular cysts of the kidney
   - 髄質囊胞性疾患 medullary cystic disease of the kidney
     （若年性ネフロン癆 juvenile nephronophthisis）
   - 多囊胞化萎縮腎（後天性囊胞性腎疾患）acquired cystic disease of the kidney
   - 常染色体劣性多発性囊胞腎 autosomal recessive polycystic kidney disease

補足1：ADPKDの診断
　　両側の腎臓が腫大し、大小無数の囊胞が超音波断層像、あるいはCT、MRIで示されることが必要である。家族歴、症状の項で記した他の臓器の囊胞などがあれば、診断はより確かとなる。

補足2：遺伝子診断
　　遺伝子診断は従来から行われてきたある程度の家族構成員を必要とするリンケージ診断と最近可能になりつつある患者個人を対象とした直接診断があるが、現時点では、全てのPKD遺伝子を診断できないことと高額な費用がかかるので一般臨床では行われていない。

補足3：小児
　　有効な治療方法がない現時点では、小児に対する診断を積極的に行う根拠は少ない。しかし、高血圧を小児から認める場合もあることや、早期発症の重篤な例も少数認めることから、一般健康診断としての血圧測定や検尿は行い、超音波検査は家族より相談された場合には行ってもよいと思われる。

　臨床での遺伝子診断はリンケージ診断と直接診断が可能となっている。米国ではそれを手がける検査会社があるが、日本では一部の研究機関で研究として散発的に行われている段階である。現時点では、検査に高額がかかるためと臨床的に遺伝子診断がどうしても必要となることは少ないため一般臨床で行われることはほとんどない。

文献

1) Gabow PA：Autosomal dominant polycystic kidney disease. N Engl J Med 329：332-342, 1993.
2) Ravine D, Gibson RN, Walker RG, et al：Evaluation of ultrasonographic diagnostic criteria for autosomal dominant polycystic kidney disease 1. Lancet 343：824-827, 1994.
3) 進行性腎障害調査研究班（厚生労働省特定疾患進行性腎障害調査研究事業）：多発性囊胞腎診療指針. 厚生労働省, 東京, 2002.

II 多発性嚢胞腎の臨床

●常染色体優性多発性嚢胞腎

2. 腎機能の予後

1) 腎機能予後因子

　ADPKD患者では60歳代までに半数はESRDに進行するが、逆に半数は腎機能が保たれている。腎機能の予後規定因子については、これまでいくつかの研究がある。Johnsonらの報告は、1,215人のADPKD患者についてリスクファクターを検討した結果、以下の項目がリスクファクターであると報告している[1]。

①遺伝子型：PKD1異常患者ではESRDになる平均年齢は53歳であるのに対し、PKD2では68歳と有意に予後が良好である。

②性別：男性は女性よりもESRDの平均年齢が早い（男性：52歳 vs 女性：56歳）。

③高血圧：高血圧が35歳以前に診断された患者は35歳以降に発見された患者よりも予後が不良である（35歳以前：ESRDの平均年齢51歳 vs 35歳以降：65歳）。

④肉眼的血尿：ADPKDでは30歳までに40％の患者が肉眼的血尿を経験する[2]。30歳以前に肉眼的血尿がみられる患者は30歳以降に血尿がみられる患者よりも予後が不良である（30歳以前：ESRDの平均年齢49歳 vs 30歳以降：59歳）。

⑤妊娠回数：3回以上妊娠を経験している場合は1～2回妊娠を経験している場合よりもESRDの平均年齢が若い（妊娠3回以上：ESRDの平均年齢63歳 vs 妊娠1～2回：78歳）。ただしこの結果は診断時の年齢や高血圧の有無にも依存している。

　これ以外のリスクファクターとして蛋白尿があげられる。ADPKDでは蛋白尿は腎機能の予後不良因子である[3,4]。またこれらのリスクファクターのうち、血尿[5]、蛋白尿、アルブミン尿[6]については腎容積と相関することが報告されている。

2) 腎容積

　腎容積と腎機能の関係については、古くはDalgaardが、腎を触知し、疼痛がある患者の予後が不良であることを報告している[7]。腎容積の測定にはCT[8,9]あるいはMRI[10,11]が正確である。MRIによって腎容積を測定した研究では、GFRは腎容積の増加に伴って減少し、腎容積が女性では670mL、男性では1,100mL以上になるとGFRが、80mL/min per 1.73㎡以下に減少する[12]。CTにより腎容積と腎機能の推移を調べた研究では、ADPKDにおいて、腎容積の増加速度の速い群と、遅い群があり増加速度の速い群はESRDになりやすい[13]（図2-1）。ESRD群の腎容積の増加量は123.2±25.5（SE）に対

図2-1 経年的な腎容積の変化[13]

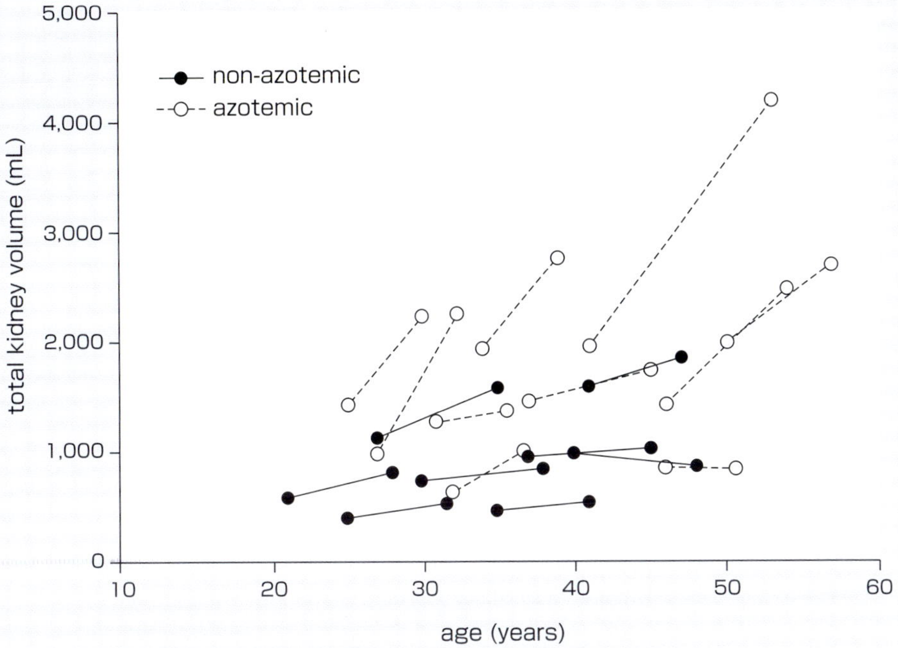

白：腎不全群、黒：非腎不全群
ADPKD においては、腎容積の増加速度の速い群と、遅い群があり増加速度の速い群は ESRD になりやすい。

し非ESRD群では29.0±9.6mL/yr（SE）であった。Granthamらは、腎容積の変化をみることがADPKDに対する治療介入の効果判定に有益であるとしている[13]。

文献

1) Johnson AM, Gabow PA：Identification of Patients with Autosomal Dominant Polycystic Kidney Disease at Highest Risk for End-Stage Renal Disease. J Am Soc Nephrol 8：1560-1567, 1997.

2) Gabow PA, Duley I, Iohnson AM：Clinical profiles of gross hematuria in autosomal dominant polycystic kidney disease. Am J Kidney Dis 20：140-143, 1992.

3) Chapman AB, Schrier RW：Pathogenesis of hypertension in autosomal dominant polycystic kidney disease. Semin Nephrol 11：653-660, 1991.

4) Fick-Brosnahan GM, Belz MM, McFann KK, et al：Relationship between renal volume growth and renal function in autosomal dominant polycystic kidney disease：A longitudinal study. Am J Kidney Dis 39：1127-1134, 2002.

5) Gabow PA：Autosomal dominant polycystic kidney disease. N Engl J Med 329：332-342, 1993.

6) Grantham JJ：The etiology, pathogenesis, and treatment of autosomal dominant polycystic kidney disease：Recent advances. Am J Kidney Dis 28：788-803, 1996.

7) Dalgaard OZ : Bilateral polycystic disease of the kidneys. Acta Med Scand 328 : 1-255, 1957.
8) King BF, Reed JE, Bergstralh EJ, et al : Quantification and longitudinal trends of kidney, renal cyst, and renal parenchyma volumes in autosomal dominant polycystic kidney disease. J Am Soc Nephrol 11 : 1505-1511, 2000.
9) Sise C, Kusaka M, Wetzel LH, et al : Volumetric determination of progression in autosomal dominant polycystic kidney disease by computed tomography. Kidney Int 58 : 2492-2501, 2000.
10) Chapman AB, Guay-Woodford LM, Grantham JJ, et al : Renal structure in early autosomal-dominant polycystic kidney disease (ADPKD) : The Consortium for Radiologic Imaging Studies of Polycystic Kidney Disease (CRISP) cohort. Kidney Int 64 : 1035-1045, 2003.
11) Bae KT, Commean PK, Lee J : Volumetric measurement of renal cysts and parenchyma using MRI : Phantoms and patients with polycystic kidney disease. J Comput Assist Tomogr 24 : 614-619, 2000.
12) Chapman AB : Cystic disease in women : Clinical characteristics and medical management. Adv Ren Replace Ther 10 : 24-30, 2003.
13) Grantham JJ, Chapman AB, Torres VE : Volume Progression in Autosomal Dominant Polycystic Kidney Disease : The Major Factor Determining Clinical Outcomes. Clin J Am Soc Nephrol 1 : 148-157, 2006.

II 多発性嚢胞腎の臨床

●常染色体優性多発性嚢胞腎

3. 高血圧

1) 高血圧の特徴

ADPKD患者の50〜80％に高血圧の合併がみられる[1〜3]。この高血圧は腎機能障害が出現する以前から観察され[4]、またADPKDに合併する高血圧の発症年齢は、本態性高血圧症の発症年齢より若く[5]、小児症例においても20％程度の合併がみられる[6]。ADPKDと高血圧の合併は、心血管系疾患の合併症と死亡率を増加させる[7]ばかりでなく、頭蓋内出血の危険性も増加させる。さらに高血圧はADPKDの最大の合併症である腎機能障害の要因になることも示唆されている[8]。

2) 高血圧の発症機序

ADPKDにおける高血圧の発症と進展のメカニズムに関してはまだ定説はない。血管内皮機能の低下や、レニン・アンジオテンシン・アルドステロン系などが高血圧の成因に関係していると考えられている。

(1) 血管内皮依存性の動脈弛緩

血管内皮依存性動脈弛緩がADPKD患者の高血圧の成因に大きく関与し、その原因としてNO産生障害があることが示唆されている[9, 10]。polycystin 1蛋白は血管内皮細胞やその周囲の平滑筋に認められ、血管構築に重要な役割をもつ[11]。PKD1遺伝子の発現を抑えたマウスでは浮腫や血管の破綻が生じ胎児期に死亡するが、内皮の機能障害も起こっている[12]。PKD1遺伝子の変異そのものが、これらの血管障害や高血圧、さらには腎障害の根本的原因になっている可能性がある。

(2) レニン・アンジオテンシン・アルドステロン系(RAAS)

ADPKDでは腎臓の大きさと高血圧の重症度に関係がある[5, 13]。嚢胞が巨大化することにより、腎内の細動脈が圧迫され狭小化し、血流の低下と虚血をきたし、レニン・アンジオテンシン・アルドステロン系（RAAS）の亢進や、Naの貯留をもたらし高血圧が発症すると考えられている。

しかし高血圧を有するADPKD患者で血漿レニン活性（PRA）を測定した結果では、増加を認めたという報告[14]と、認められなかったという報告[15, 16]がある。ADPKD患者ではNa貯留と細胞外液量の増加がみられるために、単純にPRAを測定しても、一定の傾向が出ない原因となっていると考えられる。

腎機能正常の本態性高血圧症の患者と腎機能正常で高血圧を伴うADPKD患者の比較では、本態性高血圧症の患者より高血圧を伴うADPKD患者のほうがRAASの刺激を受けている。すなわちこのRAASの刺激は腎機能が正常なうちから起こっていることが示されている[17]。

さらに血圧正常で腎機能正常の若年ADPKD患者と、同家系でADPKDを発症していない人を比較したとき、ADPKD患者でPRA、血清アルドステロン値の両方が有意に高値を示し、ADPKD患者におけるRAASの刺激が非常に早期より起こっていて、高血圧の発症に関与している可能性が示唆される[18]。

ADPKDに対するRAASの亢進は高血圧の発症と進展のみならず、囊胞形成や間質の線維化にも寄与していると考えられる。アンジオテンシンIIは近位尿細管上皮の成長を促し、腎の線維化を促進するtransforming growth factor β の分泌を促進する[19, 20]。腎機能が悪化したADPKD患者の腎にはキマーゼ由来のアンジオテンシンIIが増加している[21]。

3) ADPKDに伴う高血圧の治療

高血圧がある場合には、まず減塩食を指導する。血圧のコントロールについては腎機能の悪化に関して効果が得られるかどうか結論は出ていない。しかし高血圧は心血管系疾患の合併症とそれによる死亡率を増加させ[7]、頭蓋内出血の危険因子でもあるため、一般患者と同様に降圧治療は重要である。降圧の目標は日本高血圧学会高血圧治療ガイドラインに従って130/80mmHg未満が妥当である。

高血圧の発症機序にRAAS系が関与していることや、ACE阻害薬やアンジオテンシンII受容体拮抗薬が他の腎疾患において腎保護作用をもつことより、これらの薬剤がADPKD患者の高血圧治療においても有用性が高いと考えられる。しかし高血圧を有するADPKD患者に対してACE阻害薬が腎保護作用を示さなかったという報告も多い[22, 23]。これらの発表では腎機能が相当程度悪化した症例が含まれ、このことが結果を修飾した可能性がある。

ADPKDにおいて、ACE阻害薬で尿中アルブミンが減少し[24]、左室負荷が減少したという報告がある[25]が、腎機能の悪化に関しては抑制できなかったという意見が多く[24, 26]、現時点では本剤使用の意義は心機能の悪化を防ぐということに限られる。一方ARBはCCBと比較し、腎機能を悪化させる程度が少ないため、ADPKDにおける降圧療法の第一選択の薬剤として推奨される[27]。ループ利尿薬は低K血症が腎囊胞の進展に関与するとされていること、またACEIとの比較試験で腎保護作用がみられなかったことより、その使用には注意が必要である[28]。

(1) 細胞増殖とcyclic-AMP(cAMP)

cAMPは正常細胞においては増殖作用をもたないが、ADPKD由来の囊胞の細胞に対しては細胞増殖を引き起こす。そのシグナル伝達には、cAMP-PKA（protein kinase A）

-B-Raf-MEK（mitogrn-activated protein kinase）-ERK（extracellular signal-regulated kinase）が関与している[29]。このカスケードはPKDラットモデルの腎組織内でも活性化されており[30]、cAMPを刺激するAVPやPGE$_2$等も囊胞の増殖を引き起こす。さらに細胞内Ca濃度低下もこのカスケードを活性化することが判明している[31]。CCBはCaチャンネルをブロックすることより、細胞内へのCaの流入を抑制するため、ADPKDの囊胞増殖に促進的に作用する可能性がある。

(2) ADPKDとキマーゼ

アンジオテンシンIIは、輸出細動脈収縮から糸球体高血圧を惹起し、糸球体硬化を進行させるだけでなく、先にも述べたように増殖因子を介して細胞外基質の線維化を促すことによっても腎機能障害の進行を促す。

アンジオテンシンIをアンジオテンシンIIに変換する酵素にはACEのほかに、肥満細胞内で合成されるキマーゼがある。最近終末期腎不全に陥ったADPKD患者の腎組織にキマーゼ様活性がみられ、腎内のアンジオテンシンIIレベルが上昇していることが報告されている[21]。ADPKDの腎組織内でキマーゼ由来のアンジオテンシンIIが増加しているとすれば、これはACE阻害薬で抑制することはできず、ARBにおいてACE阻害薬で証明できなかった腎保護作用が認められた理由になるかもしれない。

文献

1) Watson ML：Hypertension in polycystic disease. In Polycystic Kidney Disease. Watoson ML, Torres VE (eds). chapt 16, p407-429, Oxford University Press, Oxford, 1996.
2) Wang D, Strandgaard S：The pathogenesis of hypertension in autosomal dominant polycystic kidney disease. J Hypertens 15：925-933, 1997.
3) Ecder T, Schrıer RW：Hypertension in autosomal-dominant polycystic kidney disease：Early occurrence and unique aspects. J Am Soc Nephrol 12：194-200, 2001.
4) Hansson L, Kaarlander L-E, Lundgren W, et al：Hypertension in polycystic kidney disease. Scand J Urol Nephrol 8：203-205, 1974.
5) Gabow PA, Chapman AB, Johnson AM, et al：Renal structure and hypertension in autosomal dominant polycystic kidney disease. Kidney Int 38：1177-1180, 1990.
6) Sedman A, Bell P, Manco-Johnson M, et al：Autosomal dominant polycystic kidney disease in childhood：A longitudinal study. Kidney Int 31：1000-1005, 1987.
7) Fick GM, Johnson AM, Hammond WS, et al：Causes of death in autosomal dominant polycystic kidney disease. J Am Soc Nephrol 5：2048-2056, 1995.
8) Gabow PA, Johnson AM, Kaehny WD, et al：Factors sffecting the progression of renal disease in autosomal-dominant polycystic kidney disease. Kidney Int 42：1311-1319, 1992.
9) Al-Nimuri MA, Komers R, Oyama TT, et al：Endothelial-derived vasoactive mediators in polycystic kidney disease. Kidney Int 63：1776-1784, 2003.
10) Wang D, Iversen J, Wilcox CS, et al：Endothelial dysfunction and reduced nitric oxide in resistance arteries in autosomal-dominant polycystic kidney disease. Kidney Int 64：

1381-1388, 2003.

11) Kim K, Drummond I, Ibraghimov-Beskrovnaya O, et al：Polycystine 1 is required for the structural integrity of blood vessels. Proc Natl Acad Sci USA 97：1731-1736, 2000.

12) Muto S, Aiba A, Saito Y, et al：Pioglitazone improves the phenotype and molecular defects of a targeted Pkd1 mutant. Hum Mol Genet 11：1731-1742, 2002.

13) Gabow PA, Heard E, Pertorius D, et al：Relationship between renal structure and hypertension in autosomal dominant polycystic kidney disease（ADPKD）. Kidney Int 31：297, 1987.

14) Nash MDAJ：Hypertension in polycystic kidney disease without renal failure. Arch Intern Me 137：1571-1575, 1977.

15) Valvo E, Gammaro L, Tessitore N, et al：Hypertension of polycystic kidney disease：Mechanisms and hemodynamic alterations. Am J Nephrol 5：176-181, 1985.

16) Bell PE, Hossack KF, Gabow PA, et al：Hypertension in autosomal dominant polycystic kidney disease. Kidney Int 34：683-690, 1988.

17) Chapman AB, Johnson A, Gabow PA, et al：The rennin-angiotensin-aldosterone system and autosomal dominant polycystic kidney disease. N Engl J Med 323：1091-1096, 1990.

18) Harrap SB, Davies DL, Macnicol AM, et al：Renal, cardiovascular and hormonal characteristics of young adults with autosomal dominant polycystic kidney disease. Kidney Int 40：501-508, 1991.

19) Wolf G, Neilson EG：Angiotensin II induces cellular hypertrophy in cultured murine proximal tubular cells. Am J Physiol 259：F768-777, 1990.

20) Ruiz-Ortega M, Egido J：Angiotensin II modulates cell growth-related events and synthesis of matrix proteins in renal interstitial fibrosis. Kidney Int 52：1497-1510, 1997.

21) McPherson EA, Luo Z, Brown RA, et al：Chymase-like angiotensinII-generating activity in the end-stage human autosomal dominant polycystic kidney disease. J Am Soc Nephrol 15：493-500, 2004.

22) Maschio G, Alberti D, Janin G, et al：Effect of angiotensin-converting-enzyme inhibitor benazepril on the progression of chronic renal insufficiency. N Engl J Med 334：939-945, 1996.

23) Kanno Y, Suzuki H, Okada H, et al：Calcium channel blockers versus ACE inhibitors as antihypertensives in polycystic kidney disease. Q J Med 89：65-70, 1996.

24) Ecder T, Chapman AB, Brosnahan GM, et al：Effect of antihypertensive therapy on renal function and urinary albumin excretion in hypertensive patients with autosomal dominant polycystic kidney disease. Am J Kidney Dis 35：427-432, 2000.

25) Ecder T, Edelstein CL, Chapman AB, et al：Reversal of left ventricular hypertrophy with angiotensin converting enzyme inhibition in hypertensive patients with autosomal dominant polycystic kidney disease. Nephrol Dial Transplant 14：1113-1116, 1999.

26) van Dijk MA, Breuning MH, Duiser R, et al：No effect of enalapril on progression in autosomal dominant polycystic kidney disease. Nephrol Dial Transplant 18：2314-2320, 2003.

27) Nutahara K, Higashihara E, Horie S, et al：Calcium channel blocker versus angiotensin II receptor blocker in autosomal polycystic kidney disease. Nephron Clin Pract 95：c18-c23, 2005.

28) Ecder T, Edelstein CL, Fick-Brosnahan, GM, et al：Diuretics versus angiotensin-converting

enzyme inhibitors in autosomal dominant polycystic kidney disease. Am J Nephrol 21：98-103, 2001.
29) Yamaguchi T, Nagao S, Wallace DP, et al：Cyclic AMP activates B-Raf and ERK in cyst epithelial cells from autosomal-dominant polycystic kidneys. Kidney Int 63：1983-1994, 2003.
30) Nagao S, Yamaguchi T, Kusaka M, et al：Renal activation of extracellular signal-regulated kinase in rats with autosomal-dominant polycystic kidney disease. Kidney Int 63：427-437, 2003.
31) Yamaguchi T, Wallace DP, Magenheimer BS, et al：Calcium restriction allows cAMP activation of the B-Raf/ERK pathway, switching cells to a cAMP-dependent growth-stimulated phenotype. J Biol Chem 279：40419-40430, 2004.

II 多発性嚢胞腎の臨床
●常染色体優性多発性嚢胞腎

4. 多発性嚢胞腎と頭蓋内血管障害

はじめに

　高血圧については前項で記述しているが、血管障害は多発性嚢胞腎にとって重要な問題である[1]。再発しやすい頭蓋内動脈瘤[2]、動脈の拡張[3~6]、大動脈弓の拡張[7]、頭蓋内血管[8]、冠動脈[9]、胸部・腹部・骨盤大動脈[6, 10~13]、脾動脈[14]の解離が報告されている。これらの血管障害は必ずしも高血圧を伴わない[15]。腎臓の糸球体動脈における硬化像は、高血圧や腎機能に障害がなくても認められている[16]。正常人ではまれな頭蓋内血管のdolichoectasiaも報告されている[17]。このように多発性嚢胞腎では血管障害が基礎にあるが、血管障害の基礎的知見と頭蓋内血管障害を中心に解説する。

1) 多発性嚢胞腎における血管障害
(1) 血管障害：動物実験結果

　polycystin 1（PKD1蛋白）とpolycystin 2（PKD2蛋白）はともにヒトの血管内皮と血管の平滑筋に存在する[18~20]。野生型マウスは血管にPKD1を発現しているが、PKD1ノックアウトマウスでは浮腫、局所出血、小血管の透過性亢進を示し、胎児期に死亡する。PKD1$^{+/-}$マウスではアセチールコリンによって誘発される内皮細胞依存性の大動脈の弛緩が障害されている[21~23]。

　腎臓の嚢胞形成には、野生型の遺伝子対の不活性化が必要だとされているが（two hit 理論）、血管の動脈瘤や血管内皮細胞あるいは血管を取り巻く平滑筋の脆弱化にも、嚢胞におけるのと同じように2本の遺伝子対の不活化が必要なのかが問題であった。1本のPKD2遺伝子変異のみでは骨格筋に対する影響は微弱であったが、ryanodineによる細胞内Ca貯留を障害したところ、骨格筋に対する障害は増強された。PKD2とryanodine受容体は密接に関係し、共同的に働き細胞内Ca^{++}平衡を通じて筋肉の最適な収縮を司っている。PKD2遺伝子の片方のみの不活化でも、血管平滑筋の収縮を障害させるのに十分であることが示され、多発性嚢胞腎患者が高血圧と動脈瘤になりやすい原因を示唆している[24]。

　PKD2$^{+/-}$マウスの血管平滑筋細胞では、野生型の血管平滑筋細胞と比して、cAMP濃度が高まっており、細胞増殖とアポトーシスが亢進している。野生型においても、verapamil等のCaチャンネル阻害薬で細胞内Ca^{++}濃度を下げれば細胞増殖とアポトーシ

スが亢進することが示されている[25]。

(2) 血管障害：臨床的研究結果

内皮依存性の動脈拡張（endothelium-dependent relaxation of artery）は、本態性高血圧症患者において障害されているが[26, 27]、Han:SPRDラット[28]と多発性嚢胞腎患者においても障害されていることが示されている[29]。すなわち、正常血圧で、ほぼ腎機能正常のADPKD患者（n＝9）と正常対象者（n＝10）で比較したところ、アセチールコリンによって誘発される血管の拡張はADPKD患者で低下していた。この拡張反応はnitric oxide（NO）産生基質（L-arginine）を投与すれば正常対象者では反応が高まるがADPKD患者では反応がなく、NO産生抑制剤を投与すれば、正常対象者では反応が抑制されるがADPKD患者では反応がなかったことより、ADPKD患者の血管内皮機能障害はNO産生障害が原因と推測されている[29]。

多発性嚢胞腎ではendothelium-dependent relaxation（EDR）が障害を受けているが、Wangらは内皮の機能不全とnitric oxide産生の関係を、多発性嚢胞腎患者において、さらに詳しく検討した。アセチールコリンで誘発されるEDRは正常血圧の多発性嚢胞腎患者（n＝9）で低下していたが、高血圧のある（n＝6）あるいは腎不全のある（n＝5）多発性嚢胞腎患者、および本態性高血圧患者（n＝9）でより低下していた。NOの基質であるL-arginineによるEDRの増加、nitric oxide synthase（NOS）の阻害薬（L-NAME）によるEDRの抑制は、ともにADPKD患者と本態性高血圧患者の皮下小血管で消失していた。ただし正常血圧多発性嚢胞腎患者では、EDRのL-NAMEによる抑制は少し存在した。またendothelium-independent relaxation（EIDR）は全てのグループで障害を受けていなかった。血管におけるconstitutive nitric oxide synthase（cNOS）活性と、腎臓からのNOxの排出は多発性嚢胞腎患者で非常に低下していたが、ことに高血圧のある多発性嚢胞腎患者では低下が著しかった[30]。

すなわち、多発性嚢胞腎患者では血管内皮機能が高血圧や腎不全がなくても障害を受けており、高血圧の進展で一層障害が進行する。これは多発性嚢胞腎患者ではcNOS活性の低下によりNO産生が低下し、その結果血管内皮機能障害が出現し、高血圧進展要因になること、さらに高血圧によって血管内皮障害が進展することが示唆された[30]。

血管の内皮機能不全（endothelial dysfunction：ED）とintima-media thickness（IMT、血管の内膜と中膜の厚さ）は動脈硬化の予測因子であるが、腎機能の正常な多発性嚢胞腎患者（高血圧15人、正常血圧16人）、本態性高血圧患者（16人）、正常者（24人）を対象にEDとIMTを検討した。endothelial-dependent dilatation（EDD）は、高血圧多発性嚢胞腎患者が本態性高血圧患者より悪く、正常血圧多発性嚢胞腎患者は正常者より悪かった。頸動脈IMTは、高血圧と正常血圧ともに多発性嚢胞腎患者が正常者より厚かった。高血圧・正常血圧ともに多発性嚢胞腎患者では、動脈硬化の危険因子であるEDD低下とIMT増加が認められた[31]。

多発性嚢胞腎患者の高血圧の原因として、血圧と腎血管抵抗（RVA、resistivity indicesとして測定）との間に相関が認められている。すなわち、多発性嚢胞腎患者においては、renin-angiotensin-system以外の要因がRVAを上昇させ、高血圧をもたらす可能性が示唆されている[32]。

多発性嚢胞腎患者の腎機能が低下しない段階において、左室肥大があることが知られている。正常血圧若年多発性嚢胞腎患者と正常対象者各18人にカラードップラー心エコーと運動負荷（トレッドミル）を行った。多発性嚢胞腎患者はleft ventricular mass（LVM）indexが増大しており、IVRT（isovolumic relaxation time）が延長していた。運動負荷時にみられた拡張期血圧の過剰な反応は、運動時の血管拡張が障害されていることによると考えられ、高血圧発症の原因の一つと考えられている[33]。

血液透析ADPKD患者とADPKD以外の血液透析患者を対象とし、背景を同一にした2群で、シャント（動静脈瘻）を比較検討したところ、ADPKD患者の動脈化した静脈の瘻孔部最大径はより拡張していることが示され、血管の異常と関連していることが示唆されている[34,35]。

2）多発性嚢胞腎と頭蓋内出血、頭蓋内動脈瘤、頭蓋内嚢胞

(1) 疫学

多発性嚢胞腎199家系の調査では、血管性中枢神経障害（脳出血、くも膜下出血、脳梗塞、脳内血管障害など）の発生は、906人のADPKD患者では77人（8.5％）、823人の非患者家族では13人（1.6％、P＜0.0001）と明らかにADPKD患者に多かった[36]。日本の疫学調査でも約8％のADPKD患者に頭蓋内出血の既往があった[37,38]。一般人より約3倍有意に高い頻度である。死亡した86人の多発性嚢胞腎患者を解剖したところ、20％は脳血管障害で死亡していた。このうち、70％は高血圧による脳出血であり、17.5％は脳梗塞、11.5％が動脈瘤破裂によるくも膜下出血によるものであった[39]。その他の報告においても多発性嚢胞腎患者では、脳内出血が合併率、直接死因ともくも膜下出血を上回っている[40,41]。脳出血部位では、高血圧性脳内出血の好発部位である被殻および視床に多いとの報告がある[41]。

結論として、多発性嚢胞腎患者では血管性中枢神経障害の頻度が一般より高く、その原因として脳出血が、脳動脈瘤によるくも膜下出血の頻度より高い。

(2) 脳内出血

ADPKD患者における、脳内出血の合併頻度は高く、主にその合併症である高血圧が基礎疾患となる[41,42]。脳内出血の合併は、生命に直結するものであり、片麻痺、失語症をはじめとする高次脳機能障害、意識障害、寝たきり状態など、患者および家族においてきわめて不利益な後遺症を生じさせることが多く、その予防、治療は重要である。透析ADPKD患者の死因で脳血管障害の頻度（22.6％）は、他の病因での透析患者と比し

て高く、脳卒中の予防、治療の重要性が示唆される[43]。

出血原因：

　ADPKD患者における頭蓋内出血は、脳動脈瘤と高血圧が有意に相関しており、性別・透析の有無・肝嚢胞の存在などは、有意な相関は示さない。ADPKD患者に脳内出血が発生する要因としては、脳動脈瘤の破裂により脳内出血が起こることもまれにあるが、多くはコラーゲンやエラスチンの分子レベルの異常により先天的に血管壁の脆弱性が起こり、これに高血圧が長期的に加わることで、微小動脈瘤や脂肪硝子様変性が生じ、さらに高血圧が加わり発生するとされる[44]。

病態：

　脳内出血の病態は、血腫の局在により発生する神経脱落症状は異なるものの、基本的には頭蓋内圧亢進を生じ、重症では脳ヘルニアをきたす。頭蓋骨に囲まれた閉鎖腔に脳内出血が起こった場合、出血量に応じて頭蓋内圧が上昇し、さらに破壊された脳実質周囲の浮腫により体積を増すほか、脳室内出血の合併があれば髄液循環障害による急性水頭症が起こり、脳の二次的損傷を助長する[45]。

治療：（別項参照）

(3) くも膜下出血

くも膜下出血の頻度：

　脳出血の頻度がくも膜下出血より高いことは、すでに述べた。多発性嚢胞腎患者で頭蓋内動脈瘤が破裂する頻度は、患者全体で1/2,089人・年であり、30歳以上の患者を対象とすると1/936人・年の頻度と報告されている。この報告は筆者も認めるように若干低めかもしれない[46]。頭蓋内動脈瘤によってくも膜下出血を起こす患者を母数としてその中に多発性嚢胞腎患者が占める割合は4～7.4％が報告されている[47～49]。

頭蓋内動脈瘤（IC）の頻度：

　多数の前向きの調査では、多発性嚢胞腎患者においては頭蓋内動脈瘤が4～11.7％見いだされるのに対し、一般人口では1％の罹患率である[50～53]。

　剖検結果では、89人の多発性嚢胞腎患者の22.5％に、頭蓋内動脈瘤を認めている[46]。

　MRアンギオグラフィーでは、多発性嚢胞腎患者の10～11.7％に頭蓋内動脈瘤を認めている[51, 52, 54, 55]。これは一般人口中に同様の方法で見いだされる頻度1～7％より高く、MRIを用いたいくつかの調査をまとめた総説では、263人の多発性嚢胞腎患者の8％に頭蓋内動脈瘤を認めており、これは一般人口の5倍の頻度であると報告されている[56]。

　見いだされる脳動脈瘤の大きさは比較的小さく、ほとんどは10mm以下である。頭蓋内動脈瘤は家族的に集積する傾向が認められ、家族歴のある場合は16％に、家族歴がない場合は6％にMRIで頭蓋内動脈瘤が検出される[56]。また、30歳以下では、MR血管造影では見いだされないことが多い[57]。

多発性嚢胞腎患者におけるくも膜下出血（SAH）の特徴：

①動脈瘤の破裂は、一般患者より若年者に起こる

　　50歳前に起きる患者の割合は、64%[46]、72%[58]、77%[59]と報告されている。一般の人口では、40〜45%である[60,61]ので、多発性嚢胞腎患者では、若年者に発生する傾向が認められる。また、小児多発性嚢胞腎患者に頭蓋内動脈瘤が存在したことが報告されている[62]。文献検索して集めた258人の多発性嚢胞腎患者でSAHを起こした発症平均年齢は41歳であった[63]。

②破裂していない動脈瘤はかなり存在する

　　動脈瘤破裂以外で死亡した89人の多発性嚢胞腎患者の解剖で、22.5%に頭蓋内動脈瘤を認めたが、頭蓋内動脈瘤破裂以外で死亡した一般患者では頭蓋内動脈瘤は4.2%に認めたにすぎなかった[46]。

③頭蓋内動脈瘤が破裂する患者は家系内集積する傾向がある[36,46]

　　家系内集積は一般の頭蓋内動脈瘤破裂症例でも認められている[64〜66]。253人のSAHを起こした多発性嚢胞腎患者のうち、ICをもっているかSAHを起こしている家族歴があるものは102人（40%）であった[63]。

④動脈瘤のサイズは出血のリスクと相関する

　　5mm未満の動脈瘤の42%が破裂したのに対し、5mm以上の動脈瘤の69%が破裂した[46]。しかし、小さな頭蓋内動脈瘤であっても、必ずしも無害ではないことも報告されている[67,68]。

⑤腎機能とは相関しない

　　動脈瘤破裂によるSAHと腎機能とは相関がない[46,58]。

⑥高血圧は一次的成因ではない

　　頭蓋内動脈瘤の成因として一般人口においても、多発性嚢胞腎患者においても、高血圧は動脈瘤生成の最も重要な一次的な原因とは考えられていない[46,69,70]。しかし、SAHの激しさの程度は高血圧と関係している傾向（$p=0.06$）があると報告されている[46]。

⑦破裂する危険性は高い

　　多発性嚢胞腎患者において頭蓋内動脈瘤が破裂する頻度は、1/2,000人・年と報告されており、これは通常人口の5倍の高さである[46]。頭蓋内動脈瘤の頻度が高いことよりも、頭蓋内動脈瘤が破裂する危険性が高いことを指摘する報告もある[46]。

⑧性差はない

　　一般人口では、頭蓋内動脈瘤によるSAHは女性が男性より多いが[60,61]、多発性嚢胞腎患者では性差はないようである。ほぼ等しい（男：女＝1.2：1）[46]、158人では、女性52%、男性48%[63]。あるいは男性のほうに多い（男：女＝2.6〜1.6：1）[59,71]、あるいは女性にやや多い（77人中、女性45人、男性32人）[58]という報告があった。

⑨発生部位

　文献検索して集めた多発性嚢胞腎患者でSAHを起こし、部位が同定できている273人では、105人（38%）は中大脳動脈で、83人（30%）は前交通動脈であった[63]。多発性嚢胞腎患者の動脈瘤は一般の対象と比して、中大脳動脈（middle cerebral artery）にできることが多く、内頸動脈（internal carotid artery）にできることはより少ない[46, 59, 71, 72]。

くも膜下出血の予後（多発性嚢胞腎患者における）：

　文献検索して集めた160人のSAHを起こした多発性嚢胞腎患者で予後が記載されているもののうち69人（43%）はSAHで死亡している[63]。

　64家系から破裂した頭蓋内動脈瘤患者71人、非破裂の頭蓋内動脈瘤患者6人を対象に検討した結果では、76%が手術ないしは血管内手術を受けており、24%が内科的治療のみであった。10%の患者が破裂時に死亡しており、38%が程度の高い後遺症をもっていた。6人の未破裂の動脈瘤患者のうち2人が治療を受けていた[58]。多発性嚢胞腎患者の死亡者の4～7%はくも膜下出血であると考えられている[59, 71, 73]。

頭蓋内動脈瘤のスクリーニングは必要か？：

　30歳以上になれば、あるいは家系内に頭蓋内出血の集積傾向があればそれより若くても、MRアンギオグラフィーによってスクリーニングを行う意味はあると考えられる。一度のMR動脈造影で頭蓋内動脈瘤が見いだされなかった場合には、4～5年間隔で検査を繰り返すことが必要である。動脈瘤があった場合には、脳外科医に紹介する。家族歴、既往歴、大きさ、部位、年齢を考慮して治療法を決定することになる[74]。

　スクリーニングをするべきか否かについては両論がある[57, 75, 78]。15人の無症状の頭蓋内動脈瘤患者をMRAで経過観察をしたところ、新たな発生は平均43ヶ月の間には認められなかった[77]。大腿動脈からカテーテルを挿入する脳動脈撮影による脳動脈瘤のスクリーニングは多発性嚢胞腎患者に利益がないと報告されているが[78]、MRIによるスクリーニングに関しては、有益であるという計算結果[76]および総説が報告されている[79]。

　文献的考察の結果、

①未破裂頭蓋内動脈瘤（unruptured intracranial aneurysm：UIA）の罹患率は約10%、これらのほとんど（90%以上）は10mm以下、70%以上は6mm以下。SAHの家族歴がある患者では、UIAは22～25%。PKD1にもPKD2にも差はない。また、高血圧はUIAの予測因子ではない。

②10mm以下の無症状な動脈瘤が破裂する割合は、0.05～0.7%／年である。無症状の動脈瘤が破裂する予測因子で最も重要なのは、大きさ、位置、SAHの既往である。他の寄与する因子としては、年齢、高血圧、アルコールの大量摂取、女性、喫煙があげられる。多発性嚢胞腎では一般の人口に比して4倍UICAの頻度が高く、5倍破裂の危険性が高い。一般人口では50～54歳で起こるのに対して多発性嚢胞腎患者では35～

45歳で好発する。腎不全の有無は破裂の頻度と関係しない。

③破裂後の経過は、一般の人と差がないが、SAHを起こした場合の被害が大きいこと（約50％が死亡するか高度の後遺症）よりMRAによるスクリーニングを推奨している[80]。

スクリーニングの対象者は以下のようになると考えられる[81]。

①SAHの既往患者。SAH既往がある患者で、新たな動脈瘤が発生する割合は、1.8％/年と高い

②SAHの家族歴がある者

③SAHがあれば許容できない飛行士のような職業

④ICがあれば問題となるような手術を受ける者

⑤希望する者

未破裂頭蓋内動脈瘤を治療するのか？：（「1）未破裂脳動脈瘤の治療適応」P. 172参照）

検査方法：

血管撮影については、感度は高いが、その侵襲性において否定的な意見が一般的である。MRAは侵襲性は低いが、DSAとの比較において、感度（sensitivity）は＞6mmでは100％、5mmでは87.5％、4mmでは68.2％、3mmでは60％、2mmでは55.6％。特異度（specificity）は95％[81]。腎不全患者の血管造影にヨードを使用すれば腎障害を起こすが、ガドリニュウムでは腎障害は少ない[57]。

15人の多発性嚢胞腎患者にMRAを行ったところ、はじめの検査で3人に頭蓋内動脈瘤が見いだされ、その後18〜72ヶ月後に行った再検査で新たに2人に動脈瘤が見いだされている[82]。すなわち、2〜3年間隔での検査が必要であるとしている。

3）その他の頭蓋内疾患：
arachnoid cyst（くも膜嚢胞）とarterial dolichoectasia

arterial dolichoectasiaとは、脳動脈が延長（長くなり）、拡張した状態を指す。紡錘状動脈瘤（saccular aneurysm）と形態は近似するが、別のものである[83]。

軽微な症状で5人のADPKD患者に慢性硬膜下血腫が見いだされ、そのうち3人にarachnoid cyst（くも膜嚢胞）を合併していた報告[84]、および多発性嚢胞腎患者に慢性くも膜下血腫とくも膜嚢胞が合併した1症例報告があり[85]、両者の間に相関があることが推測されている。

頭蓋内動脈瘤の家族歴がある多発性嚢胞腎患者を対象に頭蓋内動脈瘤をMRAで検索中、43人の多発性嚢胞腎患者6人（14％）に頭蓋内動脈瘤を見いだしたが、その際、通常の人にはまれであるdolichoectasiaが2人に見いだされている[86]。

307人の多発性嚢胞腎患者と360人の正常者を対象として、MRA、angiography、autopsyなどで、動脈のdolichoectasiaを検索した。多発性嚢胞腎患者での結果、arterial dolichoectasiaはMRAで検索した2.2％（4/178）、angiographyでは2.5％（1/40）、autopsyでは2.0％（2/98）と計2.3％（7/307）に認められたのに対して、正常コントロールでは0人（0/360）であった。この7人以外に症状からarterial dolichoectasiaを見いだされた2人を加えて9人の患者について検討した結果、①arterial dolichoectasiaは動脈解離と関係があり、脳卒中の原因になりうる、②画像診断上、紡錘状動脈瘤（saccular aneurysm）に近似している、③多発性嚢胞腎患者ではarterial dolichoectasiaは頻度が高い[83]。

文献

1) Arnaout MA：The vasculopathy of autosomal dominant polycystic kidney disease：insights from animal modals. Kidney Int 58：2599-2610, 2000.

2) Chauveau D, Sirieix ME, Schillinger F, et al：Recurrent rupture of intracranial aneurysms in autosomal dominant polycystic kidney disease. B M J 301：966-967, 1990.

3) Schievink WI, Torres VE, Wiebers DO, et al：Intracranial arterial dolichoectasia in autosomal dominant polycystic kidney disease. J Am Soc Nephrol 8：1298-1303：1997.

4) Takagi H, Umemoto T：Abdominal aortic aneurysm and autosomal-dominant polycystic kidney disease. Letters to Editor. 376

5) Gibbs GF, Huston J Ⅲ, Qian Q, et al：Follow-up of intracranial aneurysms in autosomal-dominant polycystic kidney disease. Kiney Int 65：1621-1627, 2004.

6) Chapman JR, Hilson AJW：Polycystic kidneys and abdominal aortic aneurysms. Lancet 315：646-647, 1980.

7) Leier CV, Baker PB, Kilman JW, et al：Cardiovascular abnormalities associated with adult polycystic kidney disease. Ann Intern Med 100：683-688, 1984.

8) Pirson Y, Chauveau D, Grunfeld JP：Autosomal dominant polycystic kidney disease, in Oxford Textbook of Clinical Nephrology. Cameron S, Davison A, Grunfeld JP, et al（eds）. p2393-2415, Oxford University Press, Oxford, 1997.

9) Hadimeri H, Norden G, Friman S, et al：Autosomal dominant polycystic kidney disease in a kidney transplant population. Nephrol Dial Transplant 12：1431-1436, 1997.

10) Gabow PA：Autosomal dominant polycystic kidney disease.（review）N Engl J Med 329：332-342, 1993.

11) SomLo S, Rutecki G, Giuffra LA, et al：A kinderd exhibiting cosegregation of an overlap connective tissue disorder and the chromosome 16 linked form of autosomal dominant polycystic kidney disease. J Am Soc Nephrol 4：1371-1378, 1993.

12) Kulla L, Deymeer F, Smith TW, et al：Intracranial dissecting and saccular aneurysms in polycystic kidney disease. Arch Neurol 39：776-778, 1982.

13) Paynter HE, Parnham A, Feest TG, et al：Thoracic aortic dissection complicating autosomal dominant polycystic kidney disease. Nephrol Dial Transplant 12：1711-1713, 1997.

14) Kanagasundaram NS, Perry EP, Turney JH：Aneurysm of the splenic artery in a patient with autosomal dominant polycystic kidney disease. Nephrol Dial Transplant 14：183-184, 1999.

15) Bobrie G, Brunet-Bourgin F, Alamowitch S, et al : Spntaneous artery dissection : Is it part of the spectrum of autosomal dominant polycystic kidney disease ? Nephrol Dial Transplant 13 : 2138-2141, 1998.
16) Zeier M, Fehrenbach P, Geberth S, et al : Renal histology in polycystic kidney disease with incipient and advanced renal failure. Kidney Int 42 : 1259-1265, 1992.
17) Graf S, Schischma A, Eberhardt KE, et al : Intracranial aneurysms and dolichoectasia in autosomal dominant polycystic kidney disease. Nephrol Dial Transplant 17 : 819-823, 2002.
18) Qian Q, Li M, Cai Y, et al : Analysis of the polycystins in aortic vascular smooth muscle cells. J Am Soc Nephrol 14 : 2280-2287, 2003.
19) Chauvet V, Qian F, Boute N, et al : Expression of PKD1 and PKD2 transcripts and proteins in human embryo and during normal kidney development. Am J Patbology 160 : 973-983, 2002.
20) Torres VE, Cai Y, Chen X, et al : Vascular expression of polycystin-2. J Am Soc Nephrol 12 : 1-9, 2001.
21) Kim K, Drummond I, Ibraghimov-Beskrovnaya O, et al : Polycystin 1 is required for the structural integrity of blood vessels. Proc Natl Acad Sci USA 97 : 1731-1736, 2000.
22) Boulter C, Mulroy S, Webb S, et al : Cardiovascular, skeletal, and renal defects in mice with a targeted disruption of the Pkd1 gene. PNAS 98 : 12174-12179, 2001.
23) Muto S, Aiba A, Saito Y, et al : Pioglitazone improves the phenotype and molecular defects of a targeted Pkd1 mutant. Hum Mol Genet 11 : 1731-1742, 2002.
24) Gao Z, Joseph E, Ruden DM, et al : Drosophila Pkd2 is haploid-insufficient for Mediating optimal smooth muscle contractility. J Biol Chem 279 (14) : 14225-14231, 2004.
25) Kip SN, Hunter LW, Ren Q, et al : $[Ca^{2+}]$ I Reduction increases cellular proliferation and apoptosis in vascular smooth muscle cells. Relevance to the ADPKD phenotype. Circ Res 96 : 873-880, 2005.
26) Luscher TF, Boulangern CM, Dohi Y, et al : Endothelium-derived contracting factor. Hypertension 19 : 117-130, 1992.
27) Dohi Y, Criscioni L, Luscher TF : Renovascular hypertension impairs formation of endothelium-derived relaxing factors and sensitivity to endothelin-1 in small arteries. Br J Pharmacol 104 : 349-354, 1991.
28) Wang D, Iversen J, Strandgaard S : Contractility and endothelium-dependent relaxation of resistance vessels in polycystic kidney disease rats. J Vasc Res 36 : 502-509, 1999.
29) Wang D, Iversen J, Strandgaard S : Endothelium-dependent relaxation of small resistance vessels is impaired in patients with autosomal dominant polycystic kidney disease. J Am Soc Nephrol 11 : 1371-1376, 2000.
30) Wang D, Iversen J, Wilcox CS, et al : Endothelial dysfunction and reduced nitric oxide in resistance arteries in autosonal-dominant polycystic kidney disease. Kidney Int 64 : 1381-1388, 2003.
31) Kocaman O, Oflaz H, Yekeler E, et al : Endothelial dysfunction and increased carotid intima-media thickness in patients with autosomal dominant polycystic kidney disease. Am J Kidney Dis 43 (5) : 854-860, 2004.
32) Ramunni A, Saracino A, Esposito T, et al : Renal vascular resistance and Renin-Angiotensin system in the pathogenesis of early hypertension in autosomal dominant polycystic kidney

disease. Hypertens Res 27 (4) : 221-225, 2004.
33) Martinez-Vea A, Bardaji A, Gutierrez C, et al : Exercise blood pressure, cardiac structure, and diastolic function in young normotensive patients with polycystic kidney disease : A prehypertensive state. Am J Kidney Dis 44 (2) : 216-223, 2004.
34) Hadimeri H, Hadimeri U, Attman Per-Ola, et al : Dimensions of arteriovenous fistulas in patients with autosomal dominant polycystic kidney disease. Nephron 85 : 50-53, 2000.
35) Weyde W, Krajewska M, Penar J, et al : Vascular abnormalities in patients with autosomal dominant polycystic kidney disease—the influence on arteriovenous fistula creation. Clinical Nephrology 61 (5) : 344-346, 2004.
36) Belz MM, Hughes RL, Kaehny WD, et al : Familial clustering of ruptured intracranial aneurysms in autosomal dominant polycystic kidney disease. Am J Kidney Dis 38 : 770-776, 2001.
37) 東原英二：多発性囊胞腎の治療．臨床と研究 76：1505-1511, 1999.
38) 東原英二：多発性囊胞腎．日本内科学会雑誌 87：1298-1304, 1998.
39) Zeier M, Geberth S, Ritz E, et al : Adult dominant polycystic kidney disease—Clinical problems. Nephron 49 : 177-183, 1988.
40) 円山英昭：日本病理剖検輯報による多囊胞性疾患の統計的観察．最新医学 41：141-149, 1986.
41) Ryu SJ : Intracranial hemorrhage in patients with polycystic kidney disease. Stroke 21 : 291-294, 1990.
42) Kushi H, Shibuya T, Tsubokawa T, et al : Intracranial hemomhage associated with polycystic liver and kidney disease—two case reports. Nihon Univ J Med 34 : 161-167, 1992.
43) 厚生労働省特定疾患対策研究事業　進行性腎障害調査研究　常染色体多発性囊胞腎診療ガイドライン（第2版），2006年．
44) 石倉宏恭，谷口智行，田中孝也，ほか：多発性肝腎囊胞症に合併した頭蓋内出血症例の検討．JJAAM 2：652-656, 1991.
45) 野口明男，塩川芳昭，齋藤勇：脳出血．臨床と研究 76：2357-2360, 1999.
46) Schievink WI, Torres VE, Piepgras DG, et al : Saccular intracranial aneurysms in autosomal dominant polycystic kidney disease. J Am Soc Nephrol 3 : 88-95, 1992.
47) Suter W : Das kongenitale aneurysma der basalen gehirnarterien und cystennieren. Schweiz Med Wochenschr 79 : 471-476, 1949.
48) Brown RAP : Polycystic disease of the kidneys and intracranial aneurysms. The etiology and interrelationship of these conditions. Review of the recent literature and report of seven cases in which both conditions coexisted. Glasgow Med J 32 : 333-348, 1951.
49) Bigelow NH : The association of polycystic kidneys with intracranial aneurysms and other related disorders. Am J Med Sci 225 : 485-494, 1953.
50) Chapman AB, Rubinstein D, Hughes R, et al : Intracranial aneurysms in autosomal dominant polycystic kidney disease. N Engl J Med 327 : 916-920, 1992.
51) Huston J, Torres VE, Sullivan PP, et al : Value of magnetic resonance angiography for the detection of intracranial aneurysms in autosomal dominant polycystic kidney disease. J Am Soc Nephrol 3 : 1871-1877, 1993.
52) Ruggieri PM, et al : Occult intracranial aneurysms in polycystic kidney disease : screening with MR angiography. Radiology 191 : 33-39, 1994.

53) Atkinson JLD, Sundt TM Jr, Houser OW, et al：Angiographic frequency of anterior circulation interacranial aneurysms. J Neurosurg 70：551-555, 1989.
54) McCormick WF, Nofzinger JD：Saccular intracranial aneurysms：an autopsy study. J Neurosurg 22：155-159, 1965.
55) Inagawa T, Hirano A：Autopsy study of unruptured incidental intracranial aneurysms. Surg Neurol 34：361-365, 1990.
56) Pirson Y, Chauveau D：Cerebral aneurysms, in Watson M, Torres V (eds)；Polycystic kidney disease. p205-227, Oxford University press, Oxford, England, 1996.
57) Mariani L, Bianchetti MG, Schroth G, et al：Cerebral aneurysms in patients with autosomal dominant polycystic kidney disease—to screen, to clip, to coil？ Nephrol Dial Transplant 14：2319-2322, 1999.
58) Chauveau D, Pirson Y, Verellen-Dumoulin C, et al：Intracranial aneurysms in autosomal dominant polycystic kidney disease. Kidney Int 45：1140-1146, 1994.
59) Lozano AM, Leblanc R：Cerebral aneurysms and polycystic kidney disease：A critical review. The Canadian J Neurological Sciences 19：222-227, 1992.
60) Kassell NF, Torner JC, Haley EC, et al：The international cooperative study on the timing of aneurysm surgery. Part 1；Overall management results. J Neurosurg 73：18-36, 1990.
61) Locksley HB：Report on the cooperative study of intracranial aneurysms and subarachnoid hemorrhage. Section V, part I. Natural history of subarachnoid hemorrhage, intracranial aneurysms and arteriovenous malformations. Based on 6368 cases in the cooperative study. J Neurosurg 25：219-239, 1967.
62) Lilova MI, Petkov DL：Intracranial aneurysms in a child with autosomal recessive polycystic kidney disease. Pediatr Nephrol 16：1030-1032, 2001.
63) Gieteling EW, Rinkel GJ：Characteristics of intracranial aneurysms and subarachnoid haemorrhage in patients with polycystic kidney disease. J Neurol 250：418-423, 2003.
64) Wang PS, Longstreth WT, Koepsell TD：Subarachnoid hemorrhage and family history：A population-based case control study. Arch Neurol 52：202-204, 1995.
65) Bromberg JEC, Rinkel GJE, Algra A, et al：Subarachnoid in first and second degree relatives of patients with subarachnoid haemorrhage. BMJ 311：288-289, 1995.
66) Schievink WI, Schaid DJ, Michels VV, et al：Familial aneurismal subarachnoid hemorrhage：A community-based study. J Neurosurg 83：426-429, 1995.
67) Nakajima F, Shibahara N, Arai M, et al：Ruptured cerebral aneurysm not detected by magnetic resonance angiography in juvenile autosomal dominant polycystic kidney. Int J Urol 7：153-156, 2000.
68) Schievink WI, Prendergast V, Zabramski JM：Rupture of a previously documented small asymptomatic intracranial aneurysm in a patient with autosomal dominant polycystic kidney disease. J Neurosurg 89：479-482, 1998.
69) Wiebers DO, Whisnant JP, Sundt TM, et al：The significance of unruptured intracranial saccular aneurysms. J Neurosurg 66：23-29, 1987.
70) Wiebers DO, Whisnant JP, O'Fallon WM：The natural history of unruptured intracranial aneurysms. N Engl J Med 304：696-698, 1981.
71) Levey AS：Cerebral aneurysms. In：Grantham JJ, Gardner KD (eds). Problems in diagnosis and management of polycystic kidney disease. p135-144, PKR Foundation, Kansas

City, 1985.
72) Locksley HB：Report on the cooperative study of intracranial aneurysms and subarachnoid hemorrhage. Section V, part I. Natural history of subarachnoid hemorrhage, intracranial aneurysms and arteriovenous malformations. Based on 6368 cases in the cooperative study. J Neurosurg 25：219-239, 1967.
73) Dalgaard OZ：Bilateral polycystic disease of the kidneys：A follow-up of two hundred and eighty-four patients and their families. Acta Med Scand 328：S1-S255, 1957.（suppl 1）
74) Iglesias CG, Torres VE, Offord KP, et al：Epidemiology of adult polycystic kidney disease. Am J Kidney Dis 2：630-639, 1983.
75) Watson ML：Complications of polycystic kidney disease. Kidney Int 51：353-365, 1997.
76) Levey AS, Pauker SG, Kassirer JP：Occult intracranial aneurysms in polycystic kidney disease：When is cerebral arteriography indicated？ N Engl J Med 308：986-994, 1983.
77) Levey AS：Screening for occult intracranial aneurysms in polycystic kidney disease：Interim guidelines. J Am Soc Nephrol 1：9-12, 1990.
78) Butler WE, Barker FG, Crowell RM：Patients with polycystic kidney disease would benefit from routine magnetic resonance angiographic screening for intracerebral aneurysms：A decision analysis. Neurosurgery 38：506-515, 1996.
79) Huston J, Torres VE, Wiebers DO：Follow-up of intracranial aneurysms in autosomal dominant polycystic kidney disease by magnetic resonance angiography. J Am Soc Nephrol 7：2135-2141, 1996.
80) Lever AS, Pauker SG, Kassirer JP：Occult intracranial aneurysms in polycystic kidney disease：When is cerebral arteriography in dicated？ N Engl Med 308：986-994, 1983.
81) Vega C, Kwoon J, Lavine S, et al：Intracranial aneurysms：Current evidence and clinical practice. Am Family Physician 66：601-608, 2002.
82) Leipziger J：Control of epithelial transport via luminal P2 receptors. Am J physiol Renal physiol 284：F419-F432, 2003.
83) Eelco FM, Wijdicks MD, Vicente E, et al：Chronic subdural hematoma in autosomal dominant polycystic kidney disease. Am J Kidney Dis 35：40-43, 2000.
84) Slaba SG, El-Hajj LF, Abboud GA, et al：Selective angiography of cerebral aneurysm using gadodiamide in polycystic kidney disease with renal insufficiency. AJR 175：1467-1468, 2000.
85) Nakajima F, Shibuhara N, Arai M, et al：Intracranial aneurysms and autosomal dominant polycystic kidney disease：Followup study by magnetic resonance angiography. J Urology 164：311-313, 2000.
86) Leung GKK, Fan YW：Chronic subdural haematoma and arachnoid cyst in autosomal dominant polycystic kidney disease（ADPKD）. Journal of Clinical Neuroscience 12（7）：817-819, 2005.

II 多発性嚢胞腎の臨床
●常染色体優性多発性嚢胞腎

5. 頭蓋内動脈瘤の治療

はじめに

　脳動脈瘤治療の目的は既知未破裂脳動脈瘤に対する将来のくも膜下出血（subarachnoid hemorrhage：SAH）予防と、破裂脳動脈瘤に対する急性期の再出血阻止に大別される。脳動脈瘤の基本的治療方法は、開頭し直視下に動脈瘤頸部を金属製クリップで閉塞するクリッピング術と、局所麻酔でも可能な血管内治療手技で白金製コイルを動脈瘤内に留置し閉塞させるコイル塞栓術の2種類があり、患者背景に多発性嚢胞腎（polycystic kidney disease：PKD）を有していても、原則的手技に変わりはない。

　PKDに合併する脳動脈瘤の臨床的背景や問題点についてはすでに詳述されているため、本項では、現在の脳動脈瘤臨床において大きな2つの論争、すなわち①未破裂脳動脈瘤の治療適応と、②開頭術か血管内治療かをめぐる治療選択、を踏まえ、PKDに合併する脳動脈瘤の治療について総括する。

1）未破裂脳動脈瘤の治療適応

　未破裂脳動脈瘤の予防的治療は、疫学的知見から求められた年間約1％の平均出血率を根拠に行われており、手術合併症が数％以下であれば予防的治療は有益とする立場にたって、主としてわが国において健診（脳ドック）による早期発見と治療が1990年頃より開始された。1997年に日本脳ドック学会によりまとめられたガイドライン（初版）では「年齢70歳以下、硬膜内病変、5mm以上を治療対象とする」ことが提言された[1]。1998年末に未破裂動脈瘤の治療適応に大きな論争を引き起こした論文が発表された（International Study of Unruptured Intracranial Aneurysms：ISUIA）[2]。これは北米の多施設共同研究で、詳細は省くがSAHに合併しない10mm未満の動脈瘤の年間出血率は0.05％と、前述の疫学的観点からみて1桁小さいものであった。発表直後より多くの批判が集中し、最近の修正で、平均の出血率は0.74％と報告[3]されたことは記憶に新しい。日本脳神経外科学会は、このISUIAの論文を受けて、2001年より未破裂脳動脈瘤の悉皆調査を開始している（日本未破裂脳動脈瘤悉皆調査：UCAS Japan）。2004年の途中経過報告（6,017例が登録）[4]でも、平均年間出血率はISUIA修正値と類似の数値であり、高齢、女性、大きさ、後頭蓋窩動脈瘤で破裂しやすいことが指摘されている。

　ISUIAを受けて2003年に発表された日本脳ドック学会ガイドラインの改訂版では[5]、

治療対象を70歳以下、硬膜内、5mm以上としている点は初版と変わりないが、直径10mm以上は治療を強く推奨し、3〜4mmの小型動脈瘤と70歳以上の高齢者については個別に判断するとして、治療適応を若干ながら拡大している。手術しない場合の対応についても、まず半年以内にMRAによる経過観察をすすめ、以後1年間隔で観察するほか、観察中は喫煙、高血圧を排除するとして、危険因子の除去についても言及したものである。

PKDが背景に存在することで、未破裂脳動脈瘤の治療適応やその内容に影響しうる点は以下のとおりである。

①出血の危険が一般人の数倍あり、治療の必要性は高い。
②治療後にも新たな動脈瘤発生の危険があり、厳重な血圧管理と密度の高い経過観察が必要である。
③将来的な腎機能障害の進行を考慮した治療選択を検討する。
④近親者に動脈瘤ないしSAH症例を有しており、疾患の自然史や治療についての理解を得やすい。

無症候性動脈瘤に対する関心の高まりと診療経験のさらなる蓄積により、動脈瘤の保有、破裂の危険因子がさまざまな観点から解析の対象となっている。特にPKD症例についてはscreeningと治療の必要度が高いhigh risk群と認識されており、その解明は、一般脳動脈瘤における家族内集積性、性別、喫煙、飲酒、高血圧などの患者背景や、動脈瘤の大きさ、局在、形態、並存動脈瘤、合併脳疾患などの動脈瘤情報の解析に新しい糸口を提供し、今後の脳動脈瘤のtailor made medicineの突破口となっていくことは疑いない。

2）脳動脈瘤の治療選択

脳動脈瘤の一般的な治療手技であるクリッピング術とコイル塞栓術についてその特徴をまとめれば、クリッピング術は開頭という手術侵襲は不可避ではあるものの、治療の高い根治性、並存する頭蓋内病態の改善、術中破裂への対応、治療アクセスのよさなどの利点を有している。これに対してコイル塞栓術は、脳および全身に対し低侵襲という優位性はゆるぎないが、再発率の高さ、術中破裂を含む頭蓋内病態への対応、限られた治療施設、高額な診療材料費用など、想定される利点を相殺する因子が存在する。コンセンサスを得た両者の選択の指針は、動脈瘤の形態（小型で動脈瘤内に血栓を認めない、相対的に動脈瘤頸部の狭いもの）、部位（深部病変）、脳および全身状態重篤な例などでコイル塞栓術が選択されている。

治療時期や施設、術者の選択が可能な未破裂脳動脈瘤では、クリッピング術、コイル塞栓術を問わずbest handsによる優れた成績が競われており、冒頭で記したようにPKDの存在が、動脈瘤閉塞手技自身に特別な配慮を求めるものではないが、腎機能障害の進行したものではコイル塞栓術を考慮する要因となる。

これに対して、SAH後に速やかな再出血阻止が求められる破裂脳動脈瘤では、患者の

搬送（再出血の危険を高める）や施設内の治療スタッフに制限があること、治療前の患者の重症度（神経学的重症度に加えて腎機能障害などの全身状態も加味される）や、治療へのアクセス（血管内治療が常時実施可能な施設はきわめて少ない）などの面で、なお治療指針の決定に混乱を生じているのが現状といえる。

一般の破裂動脈瘤の治療選択においては、現時点ではクリッピング術を第一選択とする指針がわが国のSAHガイドラインに記載されている[6, 7]。症例を選択すればコイル塞栓術の優位性が生かされ、十分な瘤内塞栓が達成できた場合の短期の再出血防止効果は認められつつあることから、重症SAHや高齢者、直達手術の困難な深部病変、多発例などには有用性が期待されており、SAHガイドラインにも推奨（グレードC）されている。これに対して2002年に欧州で行われた破裂脳動脈瘤のprospective randomized studyの結果（International subarachnoid aneurysm trial：ISAT）[8]が明らかとされた。ISATは血管撮影所見でクリッピング術とコイル塞栓術の両者が可能と判断される軽症、テント上、小型動脈瘤を対象とした調査で、クリッピング術割付群で術前破裂、コイル塞栓術割付群で再治療、再出血が多いものの、1年後の予後はコイル塞栓術割付群で有意に良好であったとするものである。本項ではISATの詳細には立ち入らないが、マスコミが結論の得られていない治療法の優劣を断定的に報道したことにより生じた医療現場の混乱を回避するために、日本脳神経外科学会はホームページ上でSAHの治療はガイドラインの勧告に従って行われるべきである旨の声明を公表している[9]。

PKD症例の破裂脳動脈瘤の治療選択においては、合併する頭蓋内亢進や脳内出血への対応、全身麻酔と開頭術の侵襲性などを考慮すると、コイル塞栓術を選択する場合が増えると容易に想像される。破裂脳動脈瘤の予後は、非治療例を含めたoverall resultで評価すると半数はなお悲惨であり、術後管理の複雑かつ重篤化が想定されるPKD症例においては、積極的な未破裂脳動脈瘤の予防的治療が推奨される所以でもある。

おわりに

PKDに合併する脳動脈瘤の治療について、現在の脳動脈瘤臨床における二大論争すなわち①未破裂脳動脈瘤の治療適応と、②開頭術か血管内治療かをめぐる治療選択、を踏まえて歴史的背景、現状と問題点、将来への展望について論じた。

文　献

1) 日本脳ドック学会「脳ドックあり方委員会」, 1997(平成9)年5月.
2) The International Study of Unruptured Intracranial Aneurysms Investigators：Unruptured intracranial aneurysms - Risk of rupture and risks of surgical intervention. N Engl J Med 339：1725-1733, 1998
3) The International Study of Unruptured Intracranial Aneurysms Investigators：Unruptured

intracranial aneurysms：natural history, clinical outcome, and risks of surgical and endovascular treatment. Lancet 362（9378）：103-10, 2003.
4) 日本未破裂脳動脈瘤悉皆調査（UCAS Japan）中間報告．第61回日本脳卒中の外科学会，平成16年3月19日．名古屋およびUCAS Japanホームページ http：//ucas-j.umin.ac.jp/home.htm
5) 日本脳ドック学会「脳ドックの新ガイドライン作成委員会」，2003(平成15)年9月．
6) 科学的根拠に基づくくも膜下出血診療ガイドライン（2001），平成13年度研究報告書．
7) 脳卒中合同ガイドライン委員会：脳卒中治療ガイドライン 2004, 協和企画, 2004.
8) International subarachnoid aneurysm trial（ISAT）of neurosurgical clipping versus endovascular coiling in 2143 patients with ruptured intracranial aneurysms：a randomised trial. Lancet 360：1267-74, 2002.
9) ランセットISAT論文に関する新聞報道等に対する見解．日本脳神経外科学会ホームページ http：//jns.umin.ac.jp

Ⅱ 多発性嚢胞腎の臨床

● 常染色体優性多発性嚢胞腎

6. 腹部膨満と肝嚢胞

1）腹部膨満の治療
（1）腎動脈塞栓術

　　　常染色体優性遺伝型多発性嚢胞腎（autosomal dominant polycystic kidney disease：ADPKD）患者は腎機能低下の進展とは反比例して腎サイズが逆に大きくなるが、これは他の腎疾患にはみられない本症特有の特徴である。さらに腎サイズが大きくなるのに比例して腎動脈も発達を続ける。
　　　筆者（乳原）らは本症の腫大腎が豊富に発達した血管に支えられていることに注目し、この血管群を塞栓する（renal transcatheter arterial embolization：renal-TAE）治療を行ったところ、著明な腎縮小効果が得られた。

効果機序：

　　筆者らは本疾患での血管が著明に発達していることに注目した。CTでは腎臓に嚢胞が多数あることが観察されるのみである。しかし血管造影ではきわめてよく発達した動脈系が観察される。動脈は太く長く伸びており、末梢では嚢胞を包み込むように分布している。超音波カラードプラー検査を行うと嚢胞壁には血流が豊富であることがわかる。組織的に検索しても、嚢胞壁には血管系が密集して存在していることがわかる。また本症において容易に出血しやすい機序としては、この著明に発達した血管系が存在しているからだと考えられる。腎臓内には主に嚢胞と血管のみしかない以上、この血管は嚢胞群を養うためにあるとしか考えられず、この血管を閉塞すれば自ずと嚢胞群は縮小すると考えられた[1]。治療経験より特に嚢胞を栄養する血管は動脈末梢枝であり、末梢枝より塞栓することが治療につながった。

腎動脈塞栓療法（renal-TAE）：

　　　筆者らが始めたrenal-TAEはSeldinger法による血管造影手技を用いた。当初はgelatin sponge[2]を用いて行ったが効果が乏しく、次にはsteel coilを用い、1999年6月以降はplutinum microcoilを用いた。このcoilの特徴は径が0.018inchと細いため末梢のより細い分枝まで挿入し塞栓することが可能であり主に末梢枝より中枢に向けて塞栓することを以後は試みた。この方法では効果が弱い場合でも近位部の血管が残されていることから治療の追加が安全かつ効果的に行われることであった。さらにmicrocoilで塞栓した後gelatin spongeを併用する工夫も行った[3]。

左右腎を別々の日に分けて行うと、残された対側腎に大出血がみられたり、片側腎の一部のみに行うと残された領域に出血がみられたり、被膜動脈を残すと外側の嚢胞の縮小効果が弱いことも判明した。このことから両腎を同時に、全体を隈なく、被膜動脈までも塞栓することが効果および再出血予防という観点からみてもより大切と考えられた（図6-1〜3）。

治療結果：

　腎サイズを楕円球と考えCTを用い$a \times b \times c \times \pi / 6$の計算式にて計測して対比した。当初の90例での成績では1年後に53.9％へと有意に縮小した。腎臓の縮小に伴い、臍周囲で計測した腹囲も1年後−12.6cmと確実に小さくなった。dry weightも6ヶ月後には2.9kgまで下げる必要が生じるが以後は逆に上げる必要がある。最近ではさらに縮小効果は上がり前値の20〜30％にまで腎臓サイズを縮小させることが可能になっている。

　当初腎動脈を閉塞することから人工的に腎血管性高血圧が生じることが予想されたが、実際には高レニン性高血圧にはならず、治療前後で血清レニン値は低値のままであった。本症ではレニン値が腎不全の進行に伴い低値になることは成書に記載されていなかった事実であり、本症が腎血管性高血圧を引き起こしにくい要因であるようにも思える。

栄養状態と貧血の改善：

　本治療は結果として残された腎臓機能を廃絶することになるため当然腎性貧血は悪化することが予想された。しかし実際治療してみると貧血が改善することが判明した。本治療により投与されるEPO製剤の量も著明に減少した。その理由を考察した。血清erythropoietin値の前値は103±214mU/mLとむしろ高いが、治療を通じて有意な変化

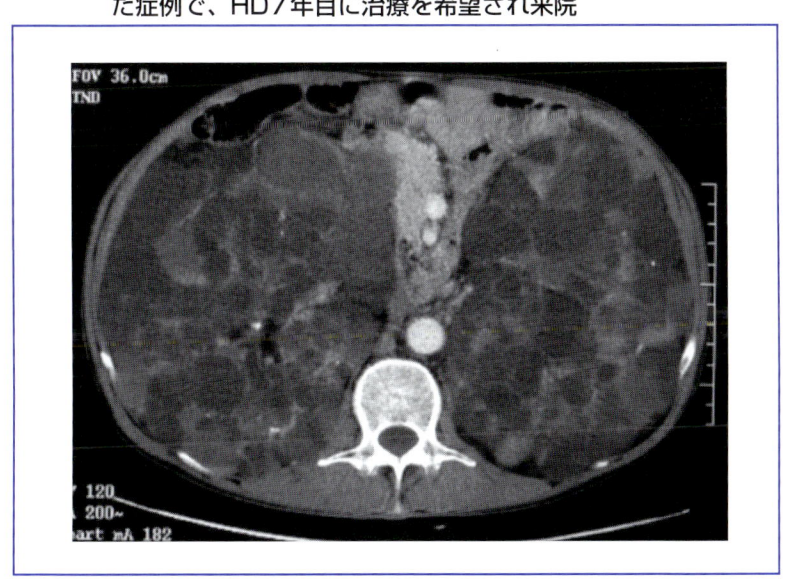

図6-1　症例は43歳男性。血液透析（HD）導入後も腎臓が腫大を続けた症例で、HD7年目に治療を希望され来院

図6-2 血管造影を行うと両腎ともに腎動脈が著明に発達している

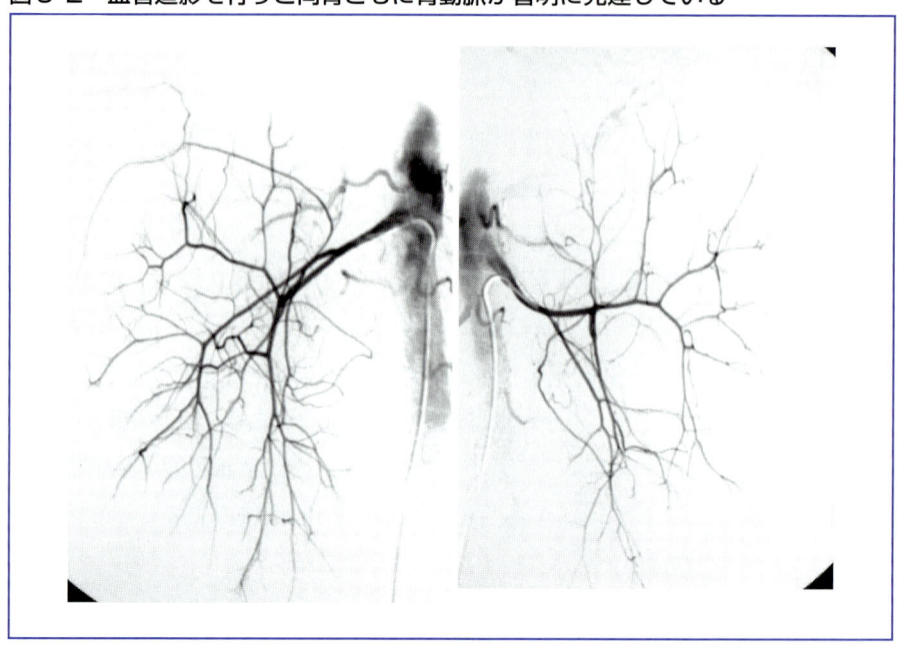

図6-3 microcoilを用いて両側の腎動脈をちょうど動脈枝がmicrocoilで置き換わるかのように末梢枝より塞栓することが、治療が奏効する秘訣である

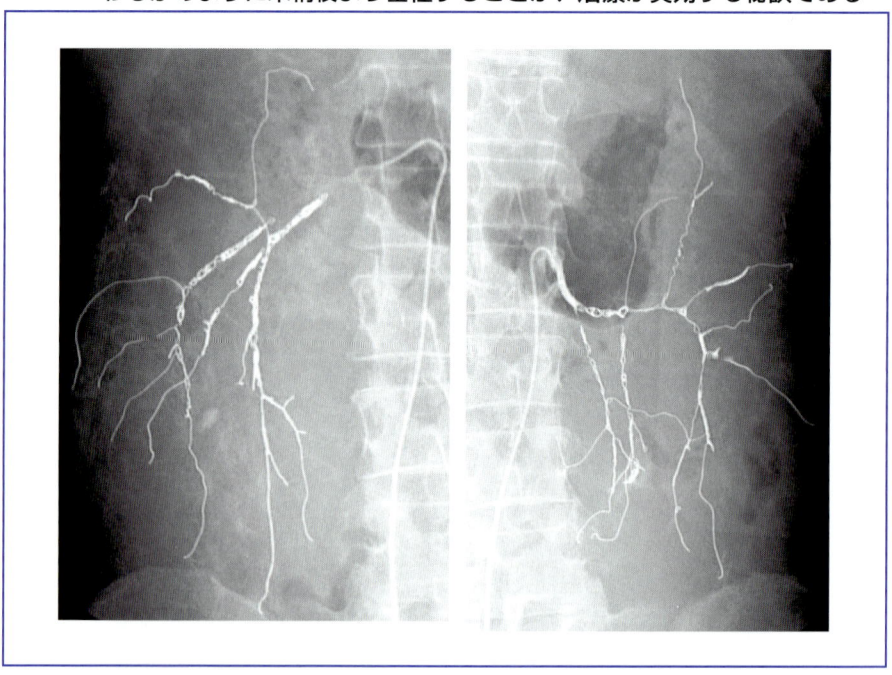

はみられなかった。次に栄養状態の指標とされるIGF-1、血清アルブミン値、血清総コレステロール値ともに治療前は低いものの治療後確実に上昇した。このことから本治療により腎が小さくなり消化管臓器の圧迫が解除され、食欲の回復が認められたことから考えると、本疾患あるいは透析患者の腎性貧血は栄養状態と関連があることが推察された。

合併症：

　治療中より始まり約3～5日間続く腰背部痛がみられる。対策としては治療前日に第10-11胸椎より硬膜外カテーテルを挿入し局麻剤（特に痛みが強い場合は麻薬剤を追加する）を持続注入すると効果的であった。発熱は平均8日持続したが。発熱が遷延する症例でも最終的には解熱した。また治療後に発熱が再発したり遷延した場合には治療不足である可能性があり追加治療を行うことで対応は可能であった。しかし治療前に明らかな細菌感染がある場合には抗生剤治療にて対応し、また明らかな囊胞感染が示唆された場合にはその囊胞をドレナージをして感染巣の治療を十分に行った後TAEを行った。

動脈塞栓術の適応基準：

　上記の症状愁訴が明らかに腫大腎によると判断したとき、われわれは本治療法を選択することになる。renal-TAEを選択する第一の基準はまず透析を導入していて尿量がかなり減っている（＜500mL／日）場合であり、患者が強く本治療を希望した場合である。また腎不全保存期症例で出血をきたして出血部位が限局している場合には、その部位のみを選択的に行うこともある。ただし尿量が維持されていても、腎臓があまりにも大きく症状が強い場合で患者本人が強く本治療法を希望した場合は治療後尿量が減ることの了解のもとに行う。したがって従来外科的腎摘除術適応とされた症例の多くは本治療法にて対応が可能になる。

施行不可能例：

　禁忌症例あるいは本治療法が行えない場合としては、動脈硬化の強い症例で動脈閉塞が強く、特に大腿動脈からの穿刺が困難な例あるいは腹部大動脈の閉塞蛇行が強くカテーテル操作により腎動脈までたどりつけない場合である。

外科的腎摘除術の併用：

①腎癌合併例の場合本治療のみでは根治術にならないため、TAE後に外科的腎摘除術を行う。

②前記の理由でカテーテル操作が困難な症例。

③腎出血が発症するも、以前にrenal-TAEが施行されて腎動脈の血管閉塞が起こり、再度のカテーテル操作が困難な場合。

　ADPKDに対するTAE療法は1980年Harleyらが本症の大出血をきたした症例に対し行い効果的であったと初めて報告し[3]、TAEは本疾患以外での腎出血の止血方法としても報告されてきた。主に止血治療としての側面が強調されすぎたせいか、本症の腎の縮

小治療としてはこれまで報告されなかった[4]。これまでに357例に対して施行してきたがこれといった合併症はない。従来の外科的治療に比べると安全かつ効果的な治療であると考えられる。大多数の囊胞の縮小効果はあるが、過去に出血性あるいは感染性の囊胞のサイズはTAE後も依然縮小傾向を示さない。この場合にはドレナージ法を用いて囊胞液を除去すると効果的である。

(2) その他の治療

腹部膨満や腎臓の囊胞に由来する疼痛や圧迫症状があるものへの外科的治療法としては、現在、図6-4に示したような手段があり、簡易的に手技のリスクと効果度を勘案してグラフ上に並べてある[5]。これらの治療法の中では、前項の乳原らが確立した多発性囊胞腎、多発性肝囊胞への動脈塞栓術がきわめて良好な成績を残しているので、第一選択として考えられる。しかし、透析前の患者には囊胞出血例に選択的動脈塞栓術を行うことがあるが、腎機能が残っているので腹部膨満の治療目的では行えない。患者の個々の状況に応じて治療法を選択、また組み合わせて行う。

囊胞穿刺エタノールもしくはミノサイクリン硬化療法は、1つまたは少数の大きな囊胞が症状をきたしている場合に選択肢となる。硬化物質を入れる前に造影剤で囊胞が尿路や胆管とつながっていないか確認する。手技としては簡便で合併症は少ない。ただし、エタノールの漏出は腎摘除につながるような重篤な合併症をきたすことがある。成功率は1回の治療で約70%、追加治療でさらに20%くらいよくなるが、大きさに反比例する[6]。

開腹や鏡視下の腎や肝囊胞開窓術は、あまり行われていない。腎臓では、かつて腎機能の改善を期待して広く行われた時期があったが、かえって悪化する例もあり、あまり行

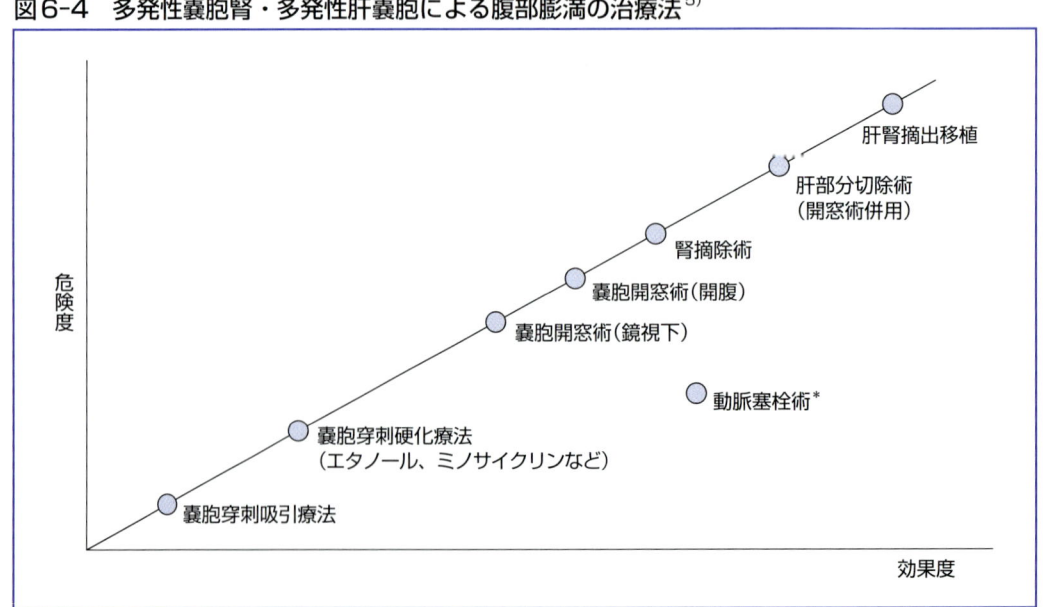

図6-4 多発性囊胞腎・多発性肝囊胞による腹部膨満の治療法[5]

縦軸:危険度、横軸:効果度

- 囊胞穿刺吸引療法
- 囊胞穿刺硬化療法(エタノール、ミノサイクリンなど)
- 囊胞開窓術(鏡視下)
- 囊胞開窓術(開腹)
- 腎摘除術
- 肝部分切除術(開窓術併用)
- 肝腎摘出移植
- 動脈塞栓術*

＊多発性囊胞腎への腎動脈塞栓術は透析導入後での適応

われなくなった。近年、開腹による腎嚢胞開窓術は疼痛の改善にはよい効果が期待できて腎機能への悪影響はないことが報告され、ADPKDに起因する疼痛のひどい症例に対しては適応される[7]。鏡視下の腎嚢胞開窓術も試みられているが、日本では散発的な症例報告しかなく、開腹も含め腎嚢胞開窓術はほとんど行われていないのが実情と思われる。肝臓の腹腔鏡下開窓術では40%に術後一過性の腹水を生じ、また、効果はしばしば長続きしない[6]。そのため、腹腔鏡下肝嚢胞開窓術は、巨大な嚢胞で嚢胞穿刺硬化療法の代替療法としてのみ適応がある。

　腎摘除術は腎臓の腫大例には効果の高い方法だが、行う時期を判断するのが難しい。通常、末期腎不全になってから行うが、肝腎腫大による消化器の圧迫で食事が十分摂取できず栄養状態も悪化した状態で手術になることがある。この場合、出血量の多い長時間手術で術後創離解や感染症など合併症をきたしやすい[8]。近年、鏡視下の腎摘除術が試みられて、切開創が小さく、出血量も少なく、術後回復が早く、入院期間も短いと報告されている[9]。しかし、高度な技術が要求され、ある程度の大きさまでの腎臓に限られる。腎摘除術の適応症例は動脈塞栓術の適応症例と重なるが、腎癌を疑う場合や血管の問題で動脈塞栓術が難しい症例などは腎摘除術が積極的な選択肢となる。

　肝臓では中ぐらい以下の小さな嚢胞が多発しているような患者では嚢胞穿刺硬化療法や腹腔鏡下肝嚢胞開窓術は、適応にならない。しかし、多くの場合、一部分残せる肝組織があり、肝切除術と嚢胞開窓術を併せた手術治療が可能である。この手術は回復に時間がかかり術後合併症(一過性の腹水や胆汁漏など)も多く手術リスク(手術死亡率2.5%)も高い[6]。そのため、60歳未満、腎機能が比較的良好な患者が対象となる。また、経験の豊富な外科医が行うべき手術である[10]。重症の多発性肝嚢胞の患者でのこの手術の長期予後はよい。肝実質の残存していない患者や肝不全をきたしている患者では肝移植の適応がある。日本でも少数例に行われている[11]。

　なお、腹部膨満や疼痛に関連して嚢胞出血がある。尿路に破れれば血尿となる。画像診断、尿細胞診断などで悪性腫瘍が否定されれば、一般的に保存的に対処する。貧血を呈するような高度の嚢胞への出血には、腎動脈塞栓術、腎摘除術が考慮される。

2) 多発性嚢胞肝

　ADPKDの腫大腎を対象にした血管内治療を血管分布が腎とはやや異なる肝臓への治療へと応用を試みた。

頻度：

　2005年までに本症患者で腹部腫大治療目的で来院された404人の患者を腎腫大および肝腫大の有無で分類してみた。腎腫大が主体の症例は254例で63%(男142、女112)で若干男性が多かった。肝臓・腎臓の両者が大きい症例は60人で15%(男19、女41)で女性に多い。肝腫大が主体の症例は63人で16%(男11、女52)で明らかに女性

に多くみられた。男性11例のうち腎臓は小さいものの腎不全症例が9例で、腎機能正常症例は2例であったのに対し、女性では52例中、腎不全例は24例で腎機能正常例は28例であった。肝臓のみが悪化する症例が存在し、それは明らかに女性が多数を占めた。このことから腫大肝の原因として性に関係した因子があるのは事実であった。腎に対する治療をしていく過程で腫大腎が主体の症例では腎TAEはきわめて有効であった。肝・腎の両者が大きい症例に対しては腎TAEは有効であったが、治療後さらに腫大肝に対する治療を患者は希望してきた。一方腫大肝が主体の症例の場合には腎TAEは全く無効で肝臓に対する治療が要求された。

従来の治療：

　腫大肝に対しても従来は腎臓に対するのと同様な治療が行われてきた。すなわち①超音波ガイド下で行う囊胞液吸引と硬化剤注入療法、②腹腔鏡下開窓術、③外科的開窓術と肝部分的切除術の併用、④肝移植等である。①囊胞液吸引療法については、1つあるいは少数の大きな囊胞が存在する場合には効果的であるが、小さな多数の囊胞からなる症例に対して効果的であるという報告はなかった。②腹腔鏡下開窓術についての成績は少ない。この場合も少数の大きな囊胞に対してのみ行われることが多い。③外科的開窓術に部分肝切除術を併用した方法（hepatic resection and fenestratioin）が1984年頃より行われ始めた。この方法は囊胞が密集している領域を部分的に切除し、囊胞が比較的少ない肝実質部分は残す方法である。手術成績については60歳未満、腎機能が正常あるいは軽度障害、術前に肝機能障害のない症例の場合には本治療法の術後成績も良好のようであるが、腎不全が進行し透析導入された症例や、栄養状態が不良となり大量の腹水貯留のみられる症例については術後成績はよくないとされた。④肝移植については良好とされているが、全身状態が不良な症例に対しては注意が必要とされている。また腎不全合併症例については肝腎同時移植がすすめられている。現在までに日本では6人の患者に対して肝移植が施行されているが、実際には日本ではまだドナーの問題もあり十分に軌道にのっている治療とはいえない。

動脈塞栓術の応用：

　これらの外科治療がまだ十分に受け入れられず、多くの症例は治療法なしとされ放置されてきた日本での医療事情下で、多くの患者および患者の属している施設の医師が当院へ最終的な治療を委ねてきた。筆者(乳原)らはこの実情を院内倫理委員会に報告し、動脈塞栓術が腎臓のみならず肝臓に対しても効果的である根拠を説明し許可が得られた2001年5月より治療を開始した。外科的肝摘除術で切除される領域が囊胞集簇部位であることに注目し、CTを詳細に観察すると肝腫大を呈する症例の多くで囊胞の局在性が確認された。これを血管造影で確認すると肝区域が完全に囊胞に置き換わった領域では通常みられる動脈と門脈の伴走像が確認されず、むしろ門脈が途絶し消失しているのに対し同領域の肝動脈が著明に発達している現象に気づいた。この門脈枝の伴走のない肝動

脈のみに対してmicrocoilを用いた塞栓術を行ったところ著明な肝臓嚢胞領域の縮小のみならず若干ではあるが残存した正常肝臓領域の拡大が得られた（**図6-5〜8**）。

肝腫大の機序：

　本症患者の画像所見をふまえ治療を行っていく過程で本症における肝腫大機序を考察した。前述したように腫大肝での正常肝実質の多い領域では肝動脈と門脈が平等に並走しているのに対し、嚢胞集蔟領域においては門脈に比し肝動脈が優位であり、嚢胞に置き換わりつつある領域ほどこの傾向が強くなることが判明した。この現象より、嚢胞出血等の何らかの起点である領域の嚢胞群の腫大を続けると硬い嚢胞群がその領域の構造的に柔らかい門脈を圧迫し、その結果門脈が虚脱あるいは閉塞すると門脈により支配されている肝細胞が虚血に陥り脱落する。この虚血により血管新生因子であるVEGFあるいはHGFが過剰分泌するが、この因子は構造的に強い動脈を刺激して、動脈の伸展が生じ、ひいては動脈支配である嚢胞をもより成長させることになる。この繰り返しにより嚢胞集蔟領域が近傍の肝領域の嚢胞化を促進し、徐々に肝臓は嚢胞に置き換わり、そして正常の肝臓実質は外に押し出されるような形で肝臓は腫大を続ける。しかし嚢胞集蔟領域の肝動脈を塞栓すると嚢胞は退縮し柔らかくなり、閉塞しかかっていた門脈を再疎通させ肝細胞が復活し正常肝臓領域が増大することになると推察された。

治療効果と限界：

　現在までに治療を行った110例のうち98例については治療後経過良好であるが、術前全身状態が不良であった12例は治療効果が得られる前に死亡した。これらや治療を断念するに至った症例より次のような症例については本治療法の限界がみられた、多量の腹

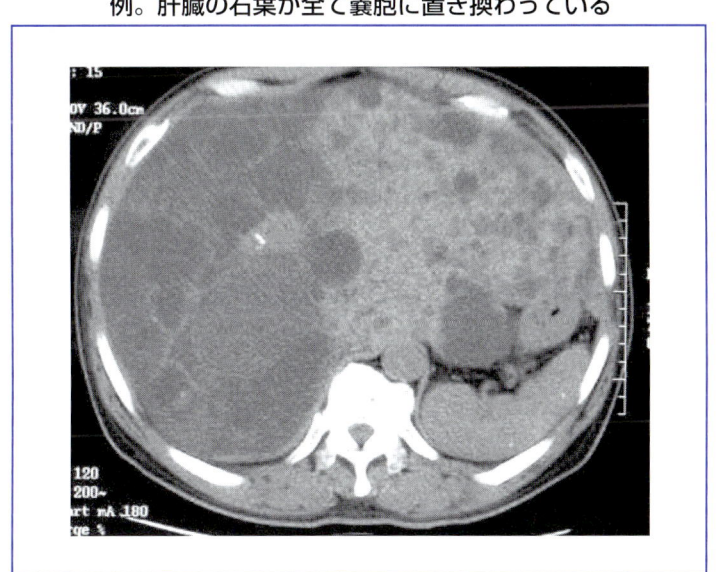

図6-5　60歳男性。血液透析導入後も肝臓が著明に腫大した症例。肝臓の右葉が全て嚢胞に置き換わっている

図6-6 門脈造影を行うと門脈の左葉分枝は良好であるが、門脈の右葉前後区域枝がほとんど消失している（↓）

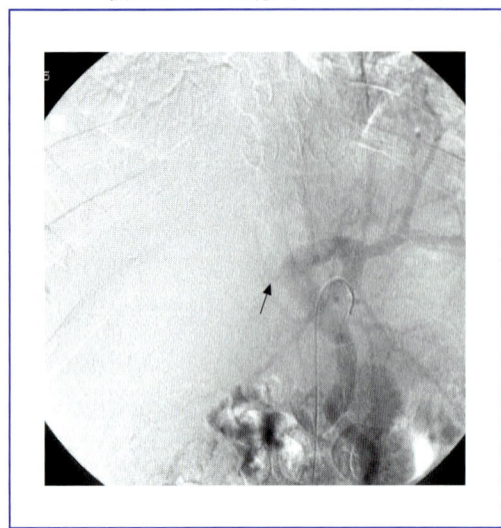

図6-7 肝動脈造影を行うと肝動脈の右葉前後区枝は著明に発達している（↓）ことが明らかである

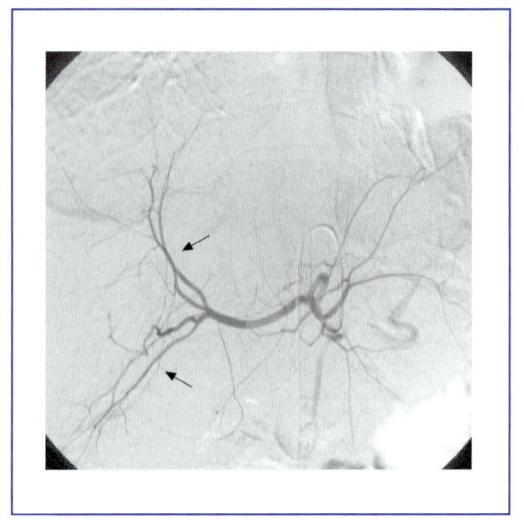

図6-8 microcoilを用いてこの門脈枝のない領域の肝動脈分枝を塞栓し、ちょうどあたかも動脈分枝がmicrocoilで置き換わるように末梢枝より塞栓する（↓）ことが、治療が奏効する秘訣である

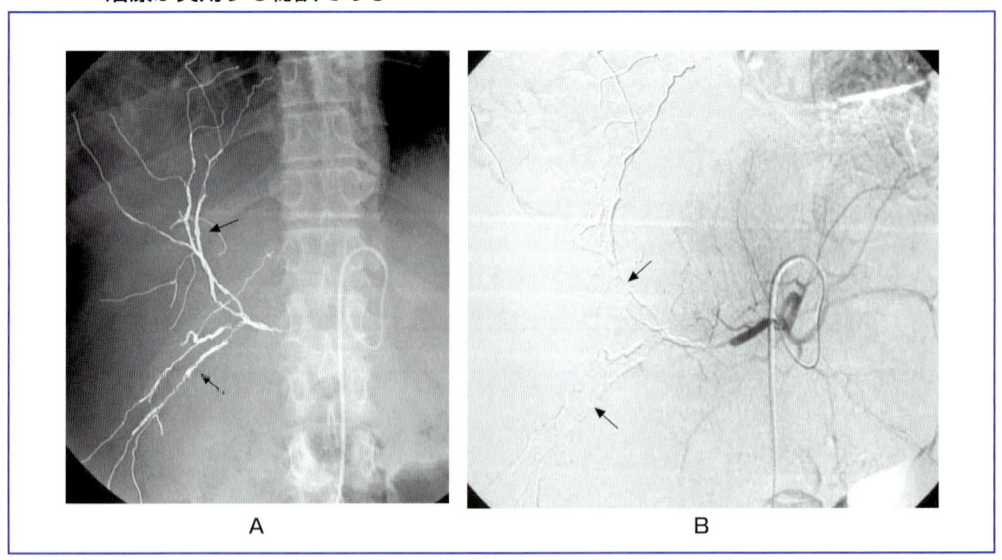

水貯留を伴い食事摂取が十分でない低アルブミン血症症例や肝不全症例（総ビリルビン値が2.0mg/dL以上）である。さらに腫大肝症例が腫大腎症例に比べて予後を左右する特異な点は難治な囊胞感染であり、これが存在する症例はたとえ塞栓術を施行したとしても予後を見込めないことであり、囊胞ドレナージを施行するなどして十分な感染の治療を行うことが大切と考えられた。

文 献

1) Ubara Y, Katori H, Tagami T, et al：Transcatheter renal arterial enbolization therapy on a patient with polycystic kidney disease on hemodialysis. Am J Kidney Dis 34：926-931, 1999.
2) Ubara Y, Tagami T, Sawa N, et al：Renal contraction therapy for enlarged polycystic kidneys by transcatheter arterial embolization in hemodialysis patients. Am J KIdney Dis 39：571-579, 2002.
3) Harley JD, Shen FH, Carter SJ：Transcatheter infarction of a polycystic kidney for control of recurrent hemorrhage. Am J Roentogenology 134：818-820, 1980.
4) Bello-Reuss E, Holubec K, Rajaraman S：Angiogenesis in autosomal-dominant polycystic kidney disease. Kidney Int 60：37-45, 2001.
5) 香村衡一：特集ガイドラインに基づく腎尿路疾患診療－診断・予防・治療，［泌尿器疾患］多発性嚢胞腎. 腎と透析 56：763-768, 2004.
6) Torres VE：Extrarenal manifestations of autosomal dominant polycystic kidney disease. Am J Kidney Dis：xlv-xlviii, 1999.
7) Elzinga LW, Barry JM, Torres VE, et al：Cyst decompression surgery for autosomal dominant polycystic kidney disease. J Am Soc Nephrol：1219-1226, 1992.
8) 福岡 洋, 石橋克夫, 藤波 潔, ほか：血液透析中の嚢胞腎の腎摘除術. 泌尿器外科 7：43-46, 1994.
9) Bendavid Y, Moloo H, Klein L, et al：Laparoscopic nephrectomy for autosomal dominant polycystic kidney disease. Surg Endosc 18：751-754, 2004.
10) 酒井敬介：肝嚢胞（非寄生虫性肝嚢胞）. 消化器疾患最新の治療2001-2002（戸田剛太郎, 杉町圭蔵, 中村孝司編）, p333-335, 南江堂, 2002.
11) Takegoshi K, Tanaka K, Nomura H, et al：Successful living donor liver transplantation for polycystic liver in a patient with autosomal-dominant polycystic kidney disease. J Clin Gastroenterol 33：229-231, 2001.
12) Ubara Y, Takei R, Hoshino J, et al：Intravascular embolization therapy in a patient with an enlarged polycystic liver. Am J Kidney Dis 43：733-738, 2004.
13) Ubara Y, Higa Y, Tagami T, et al：Pelvic insufficiency fracture related to autosomal dominant polycystic kidney disease. Am J Kidney Dis 46（6）：e103-11, 2005.

Ⅱ 多発性嚢胞腎の臨床
●常染色体優性多発性嚢胞腎

7. 心臓、大血管系の異常

　ADPKDにおいて血管系の合併症は全身性疾患の一環として考えられている。

　polycystin 1蛋白は血管内皮細胞や平滑筋にも認められ、血管構築に重要な役割をもつ[1]。これまで頭蓋内動脈瘤と拡張、大動脈起始部の拡大、胸部大動脈解離や頭頸部動脈解離、冠動脈瘤と拡張、心臓弁膜症、拡張型心筋症などが報告されている[2]。胸部大動脈瘤では家系集積性があり、1親等の家族のスクリーニング検査がすすめられ、径が55～60mm以上となったら手術治療が考慮される[2]。冠動脈瘤と拡張は末期腎不全となったADPKD患者（半数が移植患者）での造影検査で対照群7％（2/30）に対して30％（9/30）と多いことが報告されている[3]。心筋虚血や心嚢血腫をきたしやすいとされる。

　心臓弁膜症は僧帽弁逸脱症が成人で26％[4]、小児で12％と高率に合併する[5]。日本の調査では、僧帽弁逆流が21.5％、大動脈弁逆流が10％に認められている[6]。弁膜症はどの程度臨床的に問題になるのかは不明である。ADPKD患者全てへの心エコー検査はすすめられないが、心雑音のある者などにはスクリーニング検査としての心エコー検査を行ってもよい[7]。

　また、小児では、ADPKDの家族内で、ADPKDの小児とそうでない小児で心奇形の合併率がそれぞれ5％と1％と差がある[5]。拡張型心筋症とADPKDの関係も疑われている[2]。高血圧のある患者では、若年層ですでに高血圧と相関する左室肥大を認める[8]。

　なお、透析に入ると他の疾患でも心血管系の合併症が多くなるので、ADPKDも他疾患も透析患者では心血管系の合併率は変わらないとする報告もある[9]。

文献

1) Kim K, Drummond I, Ibraghimov-Beskrovnaya O, et al：Polycystin 1 is required for the structural integrity of blood vessels. Proc Natl Acad Sci USA 97：1731-1736, 2000.
2) Torres VE：Extrarenal manifestations of autosomal dominant polycystic kidney disease. Am J Kidney Dis 34：xlv-xlviii, 1999.
3) Hadimeri H, Lamm C, Nyberg G：Coronary aneurysms in patients with autosomal dominant polycystic kidney disease. J Am Soc Nephrol 9：837-841, 1998.
4) Hossak KF, Leddy CL, Johnson AM, et al：Echocardiographic findings in autosomal dominant polycystic kidney disease. N Engl J Med 319：907-912, 1988.
5) Ivy D, Shaffer EM, Johnson AM, et al：Cardiovascular abnormalities in children with autosomal dominant polycystic kidney disease. J Am Soc Nephrol 5：2032-2036, 1995.

6) 河邊香月, 東原英二, 堀江重郎：多発性嚢胞腎分科会報告. 厚生省特定疾患進行性腎障害調査研究班平成五年度研究業績報告書. 黒川清班, p183-196, 厚生省, 1994.
7) Martinez JR, Grantham JJ：Polycystic kidney disease：etiology, pathogenesis, and treatment. Dis Mon 41：693-765, 1995.
8) Zeier M, Geberth S, Schmidt KG, et al：Elevated blood pressure profile and left ventricular mass in children and young adults with autosomal dominant polycystic kidney disease. J Am Soc Nephrol 3：1451-1457, 1993.
9) Martinez-Vea A, Bardaji A, Gutierrez C, et al：Echocardiographic evaluation in patients with autosomal dominant polycystic kidney disease and end-stage renal disease. Am J Kidney Dis 34：264-272, 1999.

Ⅱ 多発性嚢胞腎の臨床

● 常染色体優性多発性嚢胞腎

8. 感 染

1) 尿路感染症、肝胆道系感染症

　　ADPKDにおいて、尿路感染症（腎盂腎炎、腎嚢胞感染）、肝胆道系感染症（肝嚢胞感染）は、病態と深く関わる高率に起こる合併症として知られている。腎盂炎、腎嚢胞感染は解剖学的理由から女性に多いが、腎機能悪化への影響は男性で有意とされる[1]。肝嚢胞感染は末期腎不全期に入った患者で多く生命予後に関わる[2]。

　　嚢胞はいったん感染すると抗生剤が届きにくく難治性になりやすい。嚢胞が大きくなってきて腎機能が悪化してくると頻度が高くなり重症化しやすい。ADPKDにおいて感染症はかつては第1位の死因（30%）であり、腎不全代替医療が進展した最近でも心不全に続く第2位の死因（24%）となっている[3,4]。

　　尿路感染の症状としては、腰痛、腹痛、発熱で、血尿を伴うことがある。嚢胞出血でも一過性の発熱を伴うことがあり注意が必要である。しばしば尿路感染を伴わない膿尿を認めるので、腎盂炎の診断には尿培養と顆粒球円柱の確認が重要である[5]。嚢胞感染の場合は限局性の疼痛、圧痛や血液培養、画像診断で診断する。しかし、不明熱様で感染部位の同定が難しかったり、疼痛も必ずしも限局していないことがある。その場合、病状の進行に伴い、疼痛が限局してきたり、画像で明らかになってくることもある。新旧の出血性嚢胞と鑑別が難しいが、超音波、CT、MRIで嚢胞壁の肥厚化・嚢胞の腫大・周囲の炎症所見などを参考に部位を特定する[6]。^{67}Gaシンチは感度が低く^{111}In白血球シンチが、感度が高い[2]。近年、FDG（18-F-fluorodeoxyglucose）を使用したPET（positron emission tomography）が早期の嚢胞感染部位を同定するのに有用であるとされる[7]。

2) 治療

　　治療は、腎盂炎であれば、広域の抗生剤（ペニシリン系・セフェム系・アミノグリコシド系）使用で開始し、尿培養の結果で同定された菌に対応した抗生剤を使用し、尿所見やCRPが改善するまで続ける。48時間以内に発熱や臨床症状の改善が全くみられない場合、嚢胞感染を疑い抗生剤の変更を考える。嚢胞感染の場合は、移行性がよいとされる脂溶性のニューキノロン系、クロラムフェニコール、エリスロマイシン、テトラサイクリン、トリメトプリム（ST合剤）などの使用がすすめられる[8]。嚢胞感染の場合、臨床症状やCRPが改善しても、再燃することがあるので、3ヶ月以上の長期の抗菌剤の投与をすす

める論文もある[5]。内科的治療が奏効しない場合、外科的治療を考える。感染嚢胞が同定されれば、穿刺ドレナージを行う。経皮的、鏡視下、開腹など状況に合わせて選択される。感染を繰り返す例では腎摘出を考慮する。透析患者では動脈塞栓術も一つの手段と考えられる。

予防として、女性では便の拭き方や洗浄便器の使い方の注意、性交後の排尿の推奨など排便排尿習慣の是正、医療上なるべく尿路への器具挿入を避けること、また、透析患者では透析不足が起きていないかなどが注意点となる。

文献

1) Gabow PA, Johnson AM, Kaehny WD, et al：Factors affecting the progression of renal disease in autosomal-dominant polycystic kidney disease. Kidney Int 41：1311-1319, 1992.
2) Telenti A, Torres VE, Gross JB Jr, et al：Hepatic cyst infection in autosomal dominant polycystic kidney disease. Mayo Clin Proc 65：933-942, 1990.
3) Fick GM, Johnson AM, Hammond WS, et al：Causes of death in autosomal dominant polycystic kidney disease. J Am Soc Nephrol 5：2048-2056, 1995.
4) 日本透析医学会統計調査委員会：わが国の慢性透析療法の現況(2004年12月31日現在).（社）日本透析医学会統計調査委員会, 東京, 2005.
5) Martinez JR, Grantham JJ：Polycystic kidney disease：etiology, pathogenesis, and treatment. Dis Mon 41：693-765, 1995.
6) 香村衞一：特集－透析と嚢胞性腎疾患－Ⅰ常染色体優性多発性嚢胞腎 (2) 臨床症状・診断・合併症. 臨床透析 18：512-524, 2002.
7) Bleeker-Rovers CP, de Sevaux RG, van Hamersvelt HW, et al：Diagnosis of renal and hepatic cyst infections by 18-F-fluorodeoxyglucose positron emission tomography in autosomal dominant polycystic kidney disease. Am J Kidney Dis 41：E18-21, 2003.
8) Elzinga LW, Bennett WM：Miscellaneous renal and systemic complications of autosomal dominant polycystic kidney disease including infection. In：Polycystic Kidney Disease. Watson ML, Torres VE (eds). p483-499, Oxford University Press, Oxford, 1996.

Ⅱ 多発性嚢胞腎の臨床

●常染色体優性多発性嚢胞腎

9. 尿路結石

1）発生頻度

　　日本ではADPKD男性患者の21％に、女性患者の13％に腎結石が認められる[1]。また米国でも約20％のADPKD患者に尿路結石の合併が認められる[2]。CTを用いた診断ではADPKD患者の36％に腎結石がみられたとの報告もある[3]。

2）結石分析

　　一般の腎結石は約85％がシュウ酸カルシウムないしリン酸カルシウムよりなるカルシウム含有結石であり、尿酸結石は5％前後と少ない[4]。ADPKD患者では、尿酸が含まれるものが57％、シュウ酸カルシウムが含まれるものが47％と尿酸結石の比率が高い[2]。ただし排泄性尿路造影よりの検討では尿酸結石を疑う結石は全体の27％と低くなるが[2]、いずれにせよ一般人にみられる尿酸結石の頻度より高い。

3）発生機序

　　多くの嚢胞で変形した腎盂腎杯系が尿流停滞を起こしていることと、ADPKDに特有な代謝障害の両方が原因になっていると考えられている。
　　腎結石を有するADPKD患者は結石を合併しないADPKD患者より、嚢胞の数が多く、また嚢胞の容積も大きいことが知られている。また結石の存在する腎臓も結石の存在しない腎臓より嚢胞の数が多く、嚢胞容積も大きいことが報告されている[5]。以上より嚢胞により尿流停滞が生じ、これが結石形成に関与していることが示唆される。
　　一方代謝障害であるが、尿酸結石が多いことより、尿酸代謝障害の合併が疑われる。しかしADPKD患者の尿酸排泄量や尿pHは、結石の存在の有無では差を認めない[5]。尿路結石を合併したADPKD患者に高尿酸尿症を20％弱に認めるとの報告もあるが[2]、一般の結石患者の高尿酸尿症合併率38％より低く、ADPKD患者で尿酸結石が多いことの根拠にならない[6]。腎機能が正常なADPKD患者でアンモニア排泄量減少が観察され、尿の酸性化と関係し尿酸結石発生の原因になっている可能性がある[7]。
　　またADPKD患者全体で低クエン酸尿症が50％以上存在することが、カルシウム含有結石発生に関与していると考えられている[2,6]。しかしADPKDでの低クエン酸尿症の発生頻度は結石の有無で差がないとの報告もある[5]。またADPKD患者は低クエン酸尿症

を示すが、一般には腎尿細管性アシドーシスの合併はないといわれている。尿中Mg排泄量や1日尿量がADPKDの結石患者で低値を示していることが結石発生と関係していることを示唆する報告もある[5]。

4）診断

尿路結石の診断にはCTが有用であることは一般の結石診断と同様である[3]。ただし腎機能障害をすでに起こしている症例にヨード造影剤を使用すると、さらに腎機能の悪化を起こしうることには注意を要する。

5）治療

（1）疼痛に対する治療

一般の結石患者の場合同様に鎮痛剤や鎮痙剤を使用する。ただし腎機能が悪化している場合があるので、非ステロイド性消炎鎮痛薬の使用には注意が必要である。

（2）外科的治療

これも一般の治療法と変わらず、体外衝撃波砕石術（ESWL）や経尿道的尿管砕石術（TUL）、経皮的腎砕石術（PNL）が行われる[6]。嚢胞により尿流停滞をきたした部分に発生した結石に関しては、ESWLのみでは排石効果を期待できないこともあるので、どの治療法を選択するかは、個々の症例において十分に検討する必要がある。

（3）再発予防

低クエン酸尿症や尿pHが低い症例ではクエン酸製剤の投与が有効と考えられる。尿量が減少している症例もあるので、一般の症例同様飲水指導が行われることもある。

文献

1) Higashihara E, Aso Y, Shimazaki J, et al：Clinical aspects of polycystic kidney disease. J Urol 147：329-332, 1992.

2) Torres VE, Erickson SB, Smith LH, et al：The association of nephrolithiasis and autosomal dominant polycystic kidney disease. Am J Kidney Dis 11：318-325, 1988.

3) Levine E, Grantham JJ：Calcified renal stones and cyst calcifications in autosomal dominant polycystic kidney disease：clinical and CT study in 84 patients. AJR 159：77-81, 1992.

4) Terai A, Toshida O：Epidemiology of urolithiasis in Japan. In：Recent Advances in treatment of Urolithiasis. Recent Advances in Endourology Vol 3, Akimoto M, Higashihara E, Orikasa S, et al（eds）. p23-36, Spronger-Verlag, Tokyo, 2001.

5) Grampsas SA, Chandhoke PS, Fan J, et al：Anatomic and metabolic risk factors for nephrolithiasis in patients with autosomal dominant polycystic kidney disease. Am J Kidney Dis 36：53-57, 2000.

6) Torres VE, Wilson DM, Hattery RR, et al：Renal stone disease in autosomal dominant

polycystic kidney disease. Am J Kidney Dis 22 : 513-519, 1993.
7) Torres VE, Keith DS, Pfford KP, et al : Renal ammonia in autosomal dominant polycystic kidney disease. Kidney Int 45 : 1745-1753, 1994.

II 多発性嚢胞腎の臨床

● 常染色体優性多発性嚢胞腎

10. 疼 痛

1）疼痛の原因

ADPKD患者の約30％に側腹部痛や背部痛がみられる[1]。側腹部痛や背部痛の原因は必ずしも同定できるわけでないが、①嚢胞自体の増大、②出血（嚢胞内出血、凝血塊の通過を伴う尿路への出血、腎周囲への出血）、③尿路および嚢胞内感染、腎周囲膿瘍、④尿路結石、⑤まれであるが腎腫瘍による疼痛がある。また巨大化した肝嚢胞は腹部鈍痛の原因になり、大腸憩室炎が原因で腹痛が起こることもある[2]。また側腹部痛や背部痛以外に臀部や大腿への放散痛や胸部痛が各々約30％程度にみられ、頭痛も約50％にみられるという[3]。なお腎腫瘍の発生頻度自体は一般人の発生頻度と変わらない。

2）疼痛の処置[4]

（1）保存的治療

急性の疼痛ではその原因を同定することが重要で、原因に応じた治療が行われる。出血に伴う疼痛の場合には安静や非ステロイド性消炎鎮痛剤（NSAID）やCOX-2 inhibitorが用いられる。NSAIDは腎機能の悪化をもたらす可能性があるので、その使用には注意が必要である。感染に伴う疼痛では適正な抗生物質の投与が必要となる。嚢胞内感染では脂溶性の抗菌剤であるシプロフロキサシンやトリメトプリム−スルファメトキサゾール（ST合剤）等の使用が推奨される（「8. 感染」P. 188参照）。尿路結石に関しては一般の結石同様に治療される。

慢性の疼痛に対しては終末期腎不全に至っていなければ保存的治療を行うことが多い。しかしこれで効果が得られなかった場合には、腎機能に十分注意しながら、下記に示すような嚢胞穿刺や手術が行われることもある。

なお原因の判然としない慢性的な疼痛に対しては抗鬱剤が有用なこともある[2]。

（2）外科的治療

1つないしいくつかの嚢胞の増大が疼痛を引き起こしていると考えられる場合には、経皮的に嚢胞を穿刺吸引し、その後エタノールなどを注入する治療法が行われる。また嚢胞の感染が疼痛の原因で、これが薬物に反応しない場合にも、同様の穿刺吸引や腹腔鏡下嚢胞摘除が行われる。

嚢胞全体が大きくなり、腫大腎の重さのために腰痛が生じているような場合にも腹腔

鏡下嚢胞摘除が行われることがあるが、すでに腎機能が廃絶している場合には腎動脈塞栓術が有効である[5]。

文献

1) Higashihara E, Aso Y, Shimazaki J, et al : Clinical aspects of polycystic kidney disease. J Urol 147 : 329-332, 1992.
2) Segura JW, King BF, Jowsey SG, et al : Chronic pain and its medical and surgical management in renal cystic disease. In Polycystic Kidney Disease. Watoson ML, Torres VE (eds). chapt 19, p462-480, Oxford University Press, Oxford, 1996.
3) Bajwaq ZH, Sial KA, Malik AB, et al : Pain patterns in patients with polycystic kidney disease. Kidney Int 66 : 1561-1569, 2004.
4) Bajwaq ZH, Gupta A, Warfield CA, et al : Pain management in polycystic kidney disease. Kidney Int 60 : 1631-1644, 2001.
5) Ubara Y, Katori H, Tagami T, et al : Transcatheter renal arterial embolization therapy on a patient with polycystic kidney disease. Am J Kidney Dis 34 : 926-931, 1999.

II　多発性嚢胞腎の臨床

● 常染色体優性多発性嚢胞腎

11. その他の異常

1) 膵臓の嚢胞と総胆管拡張症

　　ADPKDで膵臓に嚢胞を画像上認める割合は、30歳以上の患者で約9％とされている[1]。男性よりも女性に多く、PKD2よりもPKD1の異常で多い。ADPKDの膵嚢胞の圧迫による閉塞性の膵炎の報告[2]はあるが、まれである。なお、von Hippel-Lindau病では剖検で40〜72％に膵臓に嚢胞を認める[3]。そのため、膵嚢胞が著明な場合はvon Hippel-Lindau病の可能性も考える必要がある。また、IshikawaらがADPKDでは総胆管拡張を高率に伴うことを報告している[4]。CT上、膵頭部で1cm余りの低濃度円形領域を1つ認めた場合は膵嚢胞ではなく総胆管拡張の可能性が高い。

2) 腎、肝、膵以外の臓器の嚢胞と男子不妊症

　　ADPKDは全身性の疾患と考えられ、腎、肝、膵以外にも嚢胞を認めることが報告されてきた[5, 6]。頭蓋内では、くも膜嚢胞（8％）や松果体嚢胞（1％）、脈絡叢嚢胞（1％）の合併がいわれているが、一般人との比較ではくも膜嚢胞だけが明らかに高率である[7]。通常、臨床上問題になることは少ないが、くも膜嚢胞は慢性硬膜下血腫との関連が指摘されている（「4. 多発性嚢胞腎と頭蓋内血管障害」P. 160参照）。また、脊髄内の硬膜憩室により髄腔内圧の低下をきたした症例が報告されている[8]。脳神経系以外では脾臓、子宮内膜、卵巣、精嚢、精巣、精巣上体、甲状腺などの嚢胞の合併が論文で記載されてきた[5,6]が、臨床的に問題になるものは少なく、最近の研究で検証されていないものもある。

　　近年、卵巣嚢腫については、ADPKD以外の一般人における頻度と変わらないことが報告されている[9]。精巣、精巣上体についても、一般人と頻度が変わらないと報告された[10]。精嚢については、嚢胞、もしくは拡張が39〜60％に認められ、不妊症とも関連するとの報告がある[10, 11]。また、精嚢の病変と関係は不明であるがADPKDの母親から生まれた男性ADPKD患者で、精子不動性の不妊症をきたす例が報告されている[12]。最近の分子生物学でPKDの遺伝子産物であるpolycystinが細胞の繊毛に存在することがわかってきており、精子尾部は繊毛の一種であることから、この精子不動はADPKDに関わる男子不妊症と推察される。

3）大腸憩室と腹壁ヘルニア

　　ADPKDでは大腸憩室が高率に合併し、憩室炎を起こしやすく重症化しやすいと考えられていたが、大腸憩室は一般人でも加齢に伴い増加し、また、透析患者でも合併率は高いので、ADPKDに特に多いといえるのかは意見が分かれている。近年の未透析患者での前向き研究では必ずしもADPKDだけに大腸憩室が多いわけではなく一般人と変わらないので透析前の患者ではスクリーニング検査は必要ないと報告された[13]。一方、最近でも、一施設における末期腎不全に至ったADPKDの後ろ向き研究から、統計学的に明らかにADPKD以外の患者より憩室炎をきたす確率は高く（12/59対4/125）、大腸憩室はADPKDの腎外病変の一つと考えられるとしている報告もある[14]。また、ADPKDに食道憩室や小腸憩室の合併もあるとの報告が出ている[15]。CAPDや移植にあたっては、憩室炎から腸管穿孔をきたすと生命予後に関わるので、その場合は大腸のスクリーニング検査がすすめられている[13]。

　　鼠径ヘルニアは一般人より5倍多いとされるが、肝臓や腎臓がまだ腫大をきたさない時期にも多いかどうかは不明である[16]。肝臓や腎臓が囊胞で巨大になった場合、圧迫によって腹壁の脆弱化が起こり、臍ヘルニアや腹直筋ヘルニアをよく認める。また、食道裂孔ヘルニアが多いとの報告もあるが、それを否定する報告もある[16]。

4）血液系の異常

　　ADPKDでは赤血球増多症がよくみられたり、腎性貧血の程度が軽いとされてきた。一方、単純性腎囊胞でも赤血球増多症がみられ囊胞液のエリスロポエチン活性が高かったとの報告[17]があり、腎の囊胞性疾患一般でエリスロポエチン分泌が刺激されやすい状況があるものと考えられる。しかし、個々の症例は別としてADPKD全体としては他の慢性腎不全疾患と腎性貧血の程度は同等と考えられるようになってきている[18, 19]。また、腎癌の合併率の高いvon Hippel-Lindau病で赤血球増多症が多くみられること[20]や多囊胞化萎縮腎の腎癌合併例で腎性貧血を認めなかったとの報告があり[21]、赤血球増多傾向がみられた場合には、ADPKD以外の疾患である可能性や腎癌の合併も疑う必要がある。

　　他の造血系の異常として、ADPKDの透析患者では他疾患の透析患者に比べて末梢血の白血球数が少ないとする報告がある[22]。現象としての報告で病因や予後、また透析前の状況との関連は不明である。また、ADPKD患者では血液中の炎症系のサイトカイン類が高く、逆に抗炎症系のIL-1の尿中濃度が低い状態が顕性の感染が起きていない状態でも持続している[23]。腎臓や肝臓の囊胞による腫大に伴い、炎症系のカスケードが持続的に刺激されることが推測される。そのことによってどのような血液状態の変化がきたされ、また、その変化が囊胞の増殖をさらに刺激するような悪循環が生じていないかなど今後の研究課題の一つである。

5）肺動脈塞栓

　　肝臓や腎臓の多発性の囊胞による圧迫で外因性に下大静脈が閉塞され，腹水や下肢の浮腫をきたしたり，血栓ができて，心臓や肺に流れて塞栓症をきたすことがある[24]。腹部膨満の治療が血栓の予防につながるが，治療によって下大静脈の圧迫が解除されると，すでに存在していた血栓は心臓や肺に流れやすくなる[25]。ADPKDの腎摘除術後や肝切除後に肺動脈塞栓で死亡することがあるので，外科的治療にあたっては，このような血栓がすでに存在しているかを術前に十分評価する必要がある。

6）TSC2/PKD1 contiguous gene syndrome（TSC2/PKD1隣接遺伝子症候群）

　　TSC（tuberous sclerosis complex：結節性硬化症）にはTSC1とTSC2があり，TSC1の責任遺伝子は第9染色体長腕[26]に，TSC2の責任遺伝子は第16染色体長腕[27]にある。TSC2とPKD1遺伝子は相互に隣接しているが，その部分に変異が起きた場合には，TSCに特徴的なAMLとADPKDに特徴的な囊胞が腎臓に発生するが，囊胞の程度が激しいこと，および1歳以下の若年で発症することが報告されている[28～30]。TSC2/PKD1隣接遺伝子症候群や，early onset ADPKDでは囊胞上皮にpolycystin 1の過剰発現が示されている[31]。遺伝子に異常が起きているにもかかわらず，その蛋白がなぜ過剰発現しているのかは不明である。

　　TSC2の遺伝子産物はtuberinで，TSCでは，脳，目，心臓，肺，腎臓に良性腫瘍：過誤腫（hamartoma）ができ，また腎細胞癌の頻度が高い。ラットでTSC2遺伝子の1本を不活化したところ，ヒトのTSC2/PKD1 contiguous gene syndromeに類似の病変（発症の早い激しい多発性囊胞腎）が出現した[32]。このラットは正常なPKD2遺伝子を有しているが，細胞表面にpolycystin 1が検出できなかった。polycystin 1がゴルジ装置に付着しており，細胞膜に輸送される過程が障害されていると考えられた。TSC2を正常化したところ，polycystin 1は膜表面に認められたので，tuberinはpolycystin 1の機能的局在に中心的役割を果たしていると考えられた[32]。しかし，この観察結果は，TSC2/PKD1 contiguous gene syndromeでは囊胞上皮にpolycystin 1の過剰発現が示されている[31]ことと矛盾する。

　　TSC2/PKD1 contiguous gene syndrome症例にunruptured intracranial aneurysmが生じた一例が報告されている[33]。

7）ADPKDに起きた、その他の疾患の合併報告

- 馬蹄鉄腎との合併が報告され，馬蹄鉄腎が1/400で多発性囊胞腎が1/1,000～5,000であるので，この合併は1/134,000～1/800万のまれなものである[34, 35]。
- Hajdu-Cheney syndrome（短軀、短い首、高口蓋、早く喪失する歯、四肢末端の骨溶解、

広くて短い指、突出した後頭部など）との合併例[36]。
- Sotos症候群（成長促進、末端肥大症、知能遅延、社会に対する適応障害などの特徴）との合併例[37]。
- マルファン症候群（MFS）の合併が幾例か報告されている[38]。MFSは第15番染色体にあるfibrillin-1（FBN-1）遺伝子座の変異によって引き起こされるので、ADPKDと遺伝子上の直接的関係はないが、臨床上大血管の動脈瘤などの程度が強くなるので、血管系の合併症が強いADPKD患者を診たら、FBN-1遺伝子の異常も考慮に入れる必要がある。なお、MFSに近いが、より程度の軽い病状を引き起こすcongenital contractual arachnodactyly（CCA）は、FBN-2遺伝子（5q23）の変異によって起きる。
- 腎盂移行上皮癌を合併し、高Ca血症をきたした症例[39]。
- 腎細胞癌の合併例[40]。erythropoietin産生腎細胞癌を合併した例[41]。
- 両側副腎腫瘍（Cushing症候群）を合併し、腫瘍を後腹膜鏡で切除した報告[42]。
- 腎sarcomaを合併した症例[43]。
- cervical a-v shunt、intracranial aneurysm、bilateral internal jugular vein occlusions、left transverse sinus hypoplasiaを伴った一例報告[44]。
- primary carcinoidの合併例。感染のため両側腎摘除をしたところ、腎門部に偶然1.5cmの腫瘍があり、primary carcinoidであると病理診断された[45]。
- neurofibromatosisが合併している家系報告[46]。ADPKDとneurofibromatosisが合併した家系に、肺の腺癌とtibia（頸骨）の偽関節症が発症した症例報告[47]。
- 水腎症（腎盂尿管移行部狭窄）との合併例[48]。
- 髄質海綿腎（medullary sponge kidney）との合併例[49]。

文献

1) Torra R, Nicolau C, Badenas C, et al：Ultrasonographic study of pancreatic cysts in autosomal dominant polycystic kidney disease. Clin Nephrol 47：19-22, 1997.
2) Malka D, Hammel P, Vilgrain V, et al：Chronic obstructive pancreatitis due to a pancreatic cyst in a patient with autosomal dominant polycystic kidney disease. Gut 42：131-134, 1998.
3) Michels V：Von Hippel-Lindau disease. In：Polycystic Kidney Disease. Watson ML, Torres VE（eds）. p309-330, Oxford University Press, Oxford, 1996.
4) Ishikawa I, Chikamoto E, Nakamura M, et al：High incidence of common bile duct dilatation in autosomal dominant polycystic kidney disease patients. Am J Kidney Dis 27：321-326, 1996.
5) Gabow PA：Autosomal dominant polycystic kidney disease. N Engl J Med 329：332-342, 1993.
6) Martinez JR, Grantham JJ：Polycystic kidney disease：etiology, pathogenesis, and treatment. Dis Mon 41：693-765, 1995.
7) Schievink WI, Huston J III, Torres VE, et al：Intracranial cysts in autosomal dominant

polycystic kidney disease. J Neurosurg 83:1004-1007, 1995.
8) Schievink WI, Torres VE: Spinal meningeal diverticula in autosomal dominant polycystic kidney disease. Lancet 349:1223-1224, 1997.
9) Stamm ER, Townsend RR, Johnson AM, et al: Frequency of ovarian cysts in patients with autosomal dominant polycystic kidney disease. Am J Kidney Dis 34:120-124, 1999.
10) Belet U, Danaci M, Sarikaya S, et al: Prevalence of epididymal, seminal vesicle, prostate, and testicular cysts in autosomal dominant polycystic kidney disease. Urology 60:138-141, 2002.
11) Danaci M, Akpolat T, Bastemir M, et al: The prevalence of seminal vesicle cysts in autosomal dominant polycystic kidney disease. Nephrol Dial Transplant 13:2825-2828, 1998.
12) Okada H, Fujioka H, Tatsumi N, et al: Assisted reproduction for infertile patients with 9＋0 immotile spermatozoa associated with autosomal dominant polycystic kidney disease. Hum Reprod 14:110-113, 1999. Erratum in: Hum Reprod 14:1166, 1999.
13) Sharp CK, Zeligman BE, Johnson AM, et al: Evaluatiion of colonic diverticular disease in autosomal dominant polycystic kidney disease without end-stage renal disease. Am J Kidney Dis 34:863-868, 1999.
14) Lederman ED, McCoy G, Conti DJ, et al: Diverticulitis and polycystic kidney disease. Am Surg 66:200-203, 2000.
15) Pena JM, Pernaute R, Vicente de Vera C: Is ADPKD associated with small-bowel diverticular disease? Nephrol Dial Transplant 15:1890-1891, 2000.
16) Elzinga LW, Bennett WM: Miscellaneous renal and systemic complications of autosomal dominant polycystic kidney disease including infection. In: Polycystic Kidney Disease. Watson ML, Torres VE (eds). p309483-499, Oxford University Press, Oxford, 1996.
17) Rosse WF, Waldmann TA, Cohen P: Renal cysts erythropoietin, and polycythemia. American Journal of Medicine 34:76-81, 1963.
18) Abbott KC, Agodoa LY: Polycystic kidney disease at end-stage renal disease in the Unaites States: patient characteristics and survival. Clinical Nephrology 57:208-214, 2002.
19) 吉田泉, 武田茂幸, 宮田幸雄, ほか：透析導入となった多発性嚢胞腎（PCK）の臨床的検討. 透析会誌 28:1353-1358, 1995.
20) Trimble M, Caro J, Talalla A, et al: Secondary erythrocytosis due to a cerebellar hemangioblastoma: demonstration of erythropoietin mRNA in the tumor. Blood 78:599-601, 1991.
21) 大井景子, 山本裕泰, 重松隆, ほか：腎細胞癌の腫瘍マーカーとして血中エリスロポエチン濃度が有用であった血液透析患者の1例. 透析会誌 30:141-145, 1997.
22) Banerjee A, Chandna S, Jayasena, et al: Leucopenia in adult polycystic kidney disease patients on haemodialysis. Nephron 91:175-176, 2002.
23) Merta M, Tesar V, Zima T, et al: Cytokine profile in autosomal dominant polycystic kidney disease. Biochem Mol Biol Int 41:619-624, 1997.
24) O'Sullivan DA, Torres VE, Heit JA, et al: Compression of the inferior vena cava by right renal cysts: an unusual cause of IVC and/or iliofemoral thrombosis with pulmonary embolism in autosomal dominant polycystic kidney disease. Clin Nephrol 49:332-334, 1998.
25) Cannon TW, Norris JP: Right atrial embolus after percutaneous decompression of obstructing cysts in autosomal dominant polycystic kidney disease. J Urol 163:542-543, 2000.

26) Slegtenhorst Mv, Hoogt Rd, Hermans C, et al : Identification of the tuberous sclerosis gene TSC1 on chromosome 9q34. Science 277 : 805-808, 1997.
27) The European Chromosome 16 Tuberous Sclerosis Consortium : Identification and characterization of the tuberous sclerosis gene on chromosome 16. Cell 75 : 1305-1315, 1993.
28) Martignoni G, Bonetti F, Pea M, et al : Renal disease in adults with TSC2/PKD1 contiguous gene. Am J Surg Pathol 26 : 198-205, 2002.
29) Brook-Carter PT, Peral B, Ward CJ, et al : Deletion of the TSC2 and PKD1 genes associated with severe infantile polycystic kidney disease : a contiguous gene syndrome. Nat Genet 8 : 328-332, 1994.
30) Sampson JR, Maheshwar MM, Aspinwall R, et al : Renal cystic disease in tuberous sclerosis : role of the polycystic kidney disease 1 gene. Am J Hum Genet 61 : 843-851, 1997.
31) Ong A, Harris P, Davies D, et al : Polycystin-1 expression in PKD1, early-onset PKD1, and TSC2/PKD1 cystic tissue. Kidney Int 56 : 1324-1333, 1999.
32) Kleymenova E, Ibraghimov-Beskrovnaya O, Kugoh H, et al : Tuberin-Dependent membrane localization of polycystin-1 : A functional link between polycystic kidney disease and the TSC2 tumor suppressor gene. Moleculer Cell 7 : 823-832, 2001.
33) Chen YL, Luo CB, Hsu SW, et al : Tuberous sclerosis complex with an unruptured intracranial aneurysm : manifestations of contiguous gene syndrome. Int Neuroradiology 7 : 337-341, 2001.
34) Brum FA, Becker M, Uglione A, et al : Polycystic horseshoe kidney. J Urol 158 : 2229, 1997.
35) Caglar K, Kibar Y, Tahmaz L, et al : Polycystic horseshoe kidney. Clinical Nephrology 55 : 487-488, 2001.
36) Strassburg A, Schirg E, Ehrich JHH : A child with polycystic kidney disease : do we have to care about associated malformations ? Nephrol Dial Transplant 16 : 1942-1944, 2001.
37) Cefle K, Yildiz A, Palanduz S, et al : Chronic renal failure in a patient with sotos syndrome due to autosomal dominant polycystic kidney disease. IJCP 56 : 316-318, 2002.
38) Hateboer N, Buchalter M, Davies SJ, et al : Co-Occurrence of autosomal dominant polycystic kidney disease and marfan syndrome in a kindred. Am J Kidney Dis 35 : 753-760, 2000.
39) Grubb III RB, Collyer WC, Kibel AS : Transitional cell carcinoma of the renal pelvis associated with hypercalcemia in a patient with autosomal dominant polycystic kidney disease. Urology 63 (4) : 778.e4-778.e6, 2004.
40) Lang EK, Davis R : Autosomal dominant polycystic disease with renal cell carcinoma. J Urology 173 : 987, 2005.
41) Hama Y, Kaji T, Hayakawa M, et al : Erythropoietin-producing renal cell carcinoma arising from autosomal dominant polycystic kidney disease. The British Journal of Radiology 78 : 269-271, 2005.
42) Niemann U, Behrend M : Bilateral endoscopic adrenalectomy for cushing's syndrome in a patient with polycystic liver and kidney disease. Surg Laoarosc Endosc Percutan Tech 14(1) : 35-37, 2004.
43) Minardi D, Mantovani P, Dellabella M, et al : Renal sarcoma associated with adult polycystic kidney disease. A case report and literature review. Arch ital Urol Androl 76 (2) : 94-96,

2004.
44) Nishida T, Ishihara S, Kaji T, et al : Polycystic kidney disease associated with cervical arteriovenous shunt and bilateral jugular vein occlusion. Intenal Medicine 41 (11) : 1036-1038, 2002.
45) Shibata R, Okita H, Shimoda M, et al : Primary carcinoid tumor in a polycystic kidney. Pathology International 53 : 317-322, 2003.
46) Chen MH, Chen KS, Hou JW, et al : Coexistence of autosomal dominant polycystic kidney disease and neurofibromatosis : Report of a family. Am J Nephrol 22 : 376-380, 2002.
47) Flego V, Badocinac AR, Plese V, et al : Malignancy risk in patient with Neurofibromatosis and autosomal dominant polycystic kidney disesase. Croat Med J 44 : 485-488, 2003.
48) Colloby PS, Newman J, Tudway D : Multiple congenital abnormalities in association with adult polycystic renal disease. Histopathology 16 : 607-608, 1990.
49) Abreo K, Steele TH : Simultaneous medullary sponge and adult polycystic kidney disease. The Need for accurate diagnosis. Arch Inten Med 142 : 163-165, 1982.

II 多発性嚢胞腎の臨床

●常染色体劣性多発性嚢胞腎

1. 臨床症状と予後

1) ARPKDの診断基準

　日本腎臓学会が示したARPKDの診断基準を**表1-1**に示す[1]。現在では原因遺伝子が同定されており、塩基配列を直接調べる方法による診断も可能であるが、時間と費用の負担が大きい。実際的にはエコー所見と、同胞の本疾患既往が重要である。患者家系においては連鎖解析やハプロタイプに基づく出生前診断が可能である。しかし、ハプロタイプによる方法は間接的方法で、その正確さは先の症例の正確な診断に依存する[2,3]。出生前検査においても、現在は塩基配列の直接解析によっても可能である[4]。診断基準にもあるように、ARPKDにおいては、集合管の拡張と、胆管の異形成と門脈周囲の線維化を含む種々の程度の肝の異常をその特徴とする[3]。

　ARPKDの徴候がエコーで妊娠第2期に明らかになることもあるが、通常は胎生第30週までは明らかでない[3]。本疾患の嚢胞は通常小さく（肉眼で確認できるものはmacrocystと呼ぶが、直径2cm以下）、嚢胞というより拡張が主であり、びまん性に存在するためぼこぼことした低エコー像ではなく全体に高エコー輝度になるのが特徴的であり、診断にこの認識が重要である。**表1-2**にARPKDにおける典型的な腎超音波所見を示す[5]。近年、MR cholangiographyとRARE-MR-urographyのARPKDの診断における有用性が報告されている[6,7]。

2) ARPKDの臨床所見

　大部分のARPKD患者は新生児期に症候を示す。肺の低形成を伴う児はしばしば出生直後に死亡する（Potter症候群）。乳児期およびそれ以降、腎の拡大あるいは肝脾腫による腹部膨満により発見されることもある。高血圧は乳児およびそれ以降の小児期にしばしばみられ、唯一の症候のこともある。腎機能が正常な患者にもみられ、最終的にはほとんど全ての小児患者に認める。高血圧を積極的に治療しなければ心肥大、うっ血性心疾患へ進行しうる。さらに、心内膜線維弾性症の報告もある。年長児においては肝線維症と門脈圧亢進症が問題となる。明らかな肝徴候を示すARPKD患者では、細菌性胆管炎が致命的になりえる合併症の一つであり、生後数週の患児の報告もある[3]。ARPKDの臨床所見に関するこれまでの文献のまとめを**表1-3**に示す[8〜13]。

表1-1　ARPKDの診断基準

1. 必須基準：両親の両腎が、超音波断層像で異常がないこと
2. 次のうち、①を含む2つ、あるいは②～④の3つを満たす
   ①兄弟の病理解剖で、腎臓の拡張した集合管、胆管系の発育不全、門脈系の線維化症が証明されること
   ②両腎が、腫大し、腎実質のエコー輝度が全体に高いこと
   ③腎機能が種々の程度に低下していること
   ④肝線維症（hepatic fibrosis）の臨床症状があること
   　・門脈圧亢進症　　・肝脾腫　　・食道静脈瘤
3. 次の条件があれば、診断はより確かとなる
   ①本人の胎児期に羊水過少症があること
   ②両親の血族結婚があること

＊なお、死亡例の診断基準は、病理解剖所見が必要十分条件になる。

（日本腎臓学会「腎臓病学の診断アプローチ」[1]）

表1-2　ARPKDにおける典型的な腎超音波像

パターン1	著明な腎拡大 全体のエコー輝度上昇 皮質髄質境界が消失 中心エコーの消失 直径2cm以下の嚢胞がみられる
パターン2	著明な腎拡大 主に髄質のエコー輝度上昇 直径2cm以下の嚢胞がみられる
パターン3	中等度の腎拡大 髄質に限局したエコー輝度上昇 嚢胞はみられない

年長児においては、嚢胞の髄質局在（すなわち、エコー輝度上昇）が著明である（パターン2と3）。

（文献5）より一部改変して引用）

3）予後

　今日、重症肺低形成を伴う新生児以外は長期生存が可能であることが明らかになっているが、今なお予後の評価は困難である。近年、Royらは生後1月間生存した症例について、生後1年の腎生存率が86％、15年で67％と報告している[13]。北米における1990年以降に出生した153例における生存率を図1-1と表1-4に示す[8]。生後1月間の死亡率が最も高く、全死亡症例36例中21例（58％）がこの期間に死亡している。生後早期の乳児における疾患管理の改善と末期腎不全治療の進歩により、さらに今後予後が改善されることが期待される[14,15]。

　前述の北米症例における予後因子の解析結果を表1-5に示す[8]。新生児期人工換気の施行、診断年齢、慢性腎障害が死亡の予後規定因子であった。門脈圧亢進症のハザード

表1-3　ARPKDの臨床所見

	Guay-Woodford, et al[8]	Capisonda, et al[9]	Zerres, et al[10]
観察期間	1990～2002(12年)	1990～2000(10年)	1987～1993(6年)
患者数	166	31	115
診断年齢	46%出生前 27% <1月 11% 1～12月 16% >1年	32%出生前 23% <1月 19% 1～12月 26% >1年	10%出生前 41% <1月 23% 1～12月 26% >1年
低Na血症	26%	10%	6%(7/115)
発達遅延	24%<2SD	―	25%<2SD
腎機能	42% GFR<標準の3% 13% ESRD	51% GFR<80mL/min/1.73m^2 16% ESRD	72% GFR<標準の3% 10% ESRD
高血圧	65%	55%	70%
門脈圧亢進	15%	37%	46%
生存率	1年-79% 5年-75%	1年-87% 9年-80%	1年-94%(M) 　　82%(F) 3年-94%(M) 　　79%(F)
乳児死亡	8%(新生児期生存例のみ)	13%	9%(10/115)

図1-1　ARPKDの生存率（1990年以降出生）

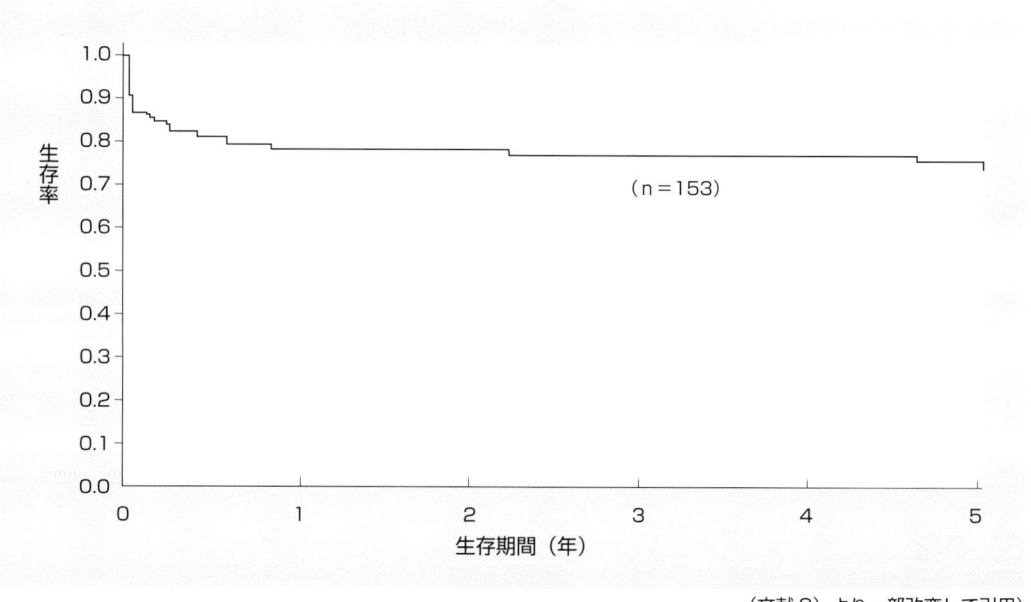

(n=153)

（文献8）より一部改変して引用）

表1-4　ARPKDの生存率（1990年以降出生）

期　間	生存率(%)±標準誤差
30日	85.8±2.9
1年	78.6±3.4
5年	74.6±4.0
30日以降生存症例のみ	
1年	91.7±2.5
5年	87.0±3.6

（文献8）より一部改変して引用）

	Kaariainen, et al[11]	Gagnadoux, et al[12]	Roy, et al[13]
	1974〜1983(9年)	1962〜1986(24年)	1950〜1993(43年)
	73(18新生児期生存)	33	52
	72%<1月	33%<1月	85%(44/52)≤1年
	6% ≤1年	55% 1〜18月	15%(8/52)>1年
	22% >1年	12% 6〜11年	
	33%(6/18)	NA	NA
	6%(1/18)<2.5SD	18%(6/33)<4SD	NA
	82%(9/11)GFR<90mL/min/1.73m^2	42%(14/33)GFR<80mL/min/1.73m^2	
		21%(7/33)ESRD	15年で33% ESRD
	61%(11/18)	76%(25/33)	15年で60%
	11%(2/18)	39%(13/33)	23%(8/35)
	1年-19%(14/73)	1年-91%(30/33)	NA
	22%(4/18)(新生児期生存例のみ)	9%	26%(12/47)

(文献8)より一部改変して引用)

表1-5 多変量解析によるARPKD死亡率における予後因子

因 子	ハザード比(95%信頼区間)
診断年齢	0.29(0.11 - 0.71)
性別(女)	1.02(0.51 - 2.01)
高血圧	0.76(0.31 - 1.88)
慢性腎障害	2.43(1.11 - 5.33)
門脈圧亢進症	5.87(0.98 - 35.10)

人工換気施行の因子は新生児期の死亡に強く影響しているのでこのモデルからは除外してある(ハザード比39.80、95%信頼区間9.52 - 166.44)

(文献8)より一部改変して引用)

比は大きく、重要な予後規定因子と考えられたが、有意ではなかった。その原因として、門脈圧亢進症を呈した症例が少なかったからと考察されている。

文献

1) 常染色体劣性遺伝多発性囊胞腎. 腎臓病学の診断アプローチ. p92, 社団法人日本腎臓学会, 1995.

2) Zerres K, Mucher G, Becker J, et al:Prenatal diagnosis of autosomal recessive polycystic kidney disease (ARPKD):molecular genetics, clinical experience, and fetal morphology. Am J Med Genet 76:137-144, 1998.

3) Dell KM, McDonald RA, Watkins SL, Avner ED:Polycystic kidney disease In Pediatric Nephrology. 5th ed, Avner ED, Harmon WE, Niaudet P (eds). p675-699, Lippincott Williams & Wilkins, Philadelphia, 2004.

4) Zerres K, Senderek J, Rudnik-Schoneborn S, et al:New options for prenatal diagnosis in autosomal recessive polycystic kidney disease by mutation analysis of the PKHD1 gene. Clin Genet 66:53-57, 2004.

5) Garel L : Sonography of renal cystic disease and dysplasia in infants and children In : Pediatric Nephrology. Brodehl J, Ehrich JHH (eds). p359-362, Springer, Berlin, 1998.
6) Jung G, Benz-Bohm G, Kugel H, et al : MR cholangiography in children with autosomal recessive polycystic kidney disease. Pediatr Radiol 29 : 463-466, 1999.
7) Kern S, Zimmerhackl LB, Hildebrandt F, et al : Appearance of autosomal recessive polycystic kidney disease in magnetic resonance imaging and RARE-MR-urography. Pediatr Radiol 30 : 156-60, 2000.
8) Guay-Woodford LM, Desmond RA : Autosomal recessive polycystic kidney disease : the clinical experience in North America. Pediatrics 111 : 1072-80, 2003.
9) Capisonda R, Phan V, Traubuci J, et al : Autosomal recessive polycystic kidney disease : clinical course and outcome, a single center experience. Pediatr Nephrol 18 : 119-126, 2003.
10) Zerres K, Rudnik-Schoneborn S, Deget F, et al : Autosomal recessive polycystic kidney disease in 115 children : clinical presentation, course and influence of gender. Acta Paediatr 85 : 437-445, 1996.
11) Kaariainen H, Jaaskelainen J, Kivisaari L, et al : Dominant and recessive polycystic kidney disease in children : classification by intravenous pyelography, ultrasound, and computed tomography. Pediatr Radiol 18 : 45-50, 1998.
12) Gagnadoux MF, Habib R, Levy M, et al : Cystic renal diseases in children. Adv Nephrol Necker Hosp 18 : 33-57, 1989.
13) Roy S, Dillon MJ, Trompeter RS, et al : Autosomal recessive polycystic kidney disease : long-term outcome of neonatal survivors. Pediatr Nephrol 11 : 302-306, 1997.
14) Munding M, Al-Uzri A, Gralnek D, et al : Prenatally diagnosed autosomal recessive polycystic kidney disease : initial postnatal management. Urology 54 : 1097, 1999.
15) Jamil B, McMahon LP, Savige JA, et al : A study of long-term morbidity associated with autosomal recessive polycystic kidney disease. Nephrol Dial Transplant 14 : 205-9, 1999.

III
多発性囊胞腎の治療

Ⅲ 多発性嚢胞腎の治療

1. 細胞（*in vitro*）レベルの実験と動物（*in vivo*）実験の結果

はじめに

　ADPKDには、2つの遺伝子（PKD1とPKD2）があり、その蛋白（polycystin 1 & 2、PC）は共同して尿細管細胞にある繊毛のCa^{++}チャンネルとして働いている。繊毛は尿細管が管腔形成を維持する方向で機能していると考えられ、繊毛の機能が障害を受けると、多発性嚢胞腎と同様な病態が出現する（「3）cilia関連蛋白異常と嚢胞性腎疾患」P. 115参照）。正常細胞ではcyclic AMPは細胞増殖作用を示さないが、PKD細胞ではPC1とPC2が形成するCa^{++}チャンネル機能が損なわれることで、細胞質内Ca^{++}濃度が低下しcyclic AMPが細胞増殖を高める（「4. 嚢胞形成と細胞増殖」P. 120参照）。PKD細胞ではcyclic AMP濃度が高まっており、その結果細胞増殖と嚢胞内に向かってのCl$^-$の転送が高まり、嚢胞が増大する。バソプレシンV2受容体にバソプレシンが結合することで、adenylate cyclaseが活性化され、細胞内cyclic AMP濃度が高まる。V2受容体拮抗薬の治療効果が期待されている。

1）バソプレシンV2受容体阻害薬（cAMP産生抑制による治療）

　バソプレシンV2受容体(VPV2R)は、腎臓の皮質部集合尿細管・髄質集合管に存在する。バソプレシンはVPV2Rに結合し、cAMP産生を介してPKAを活性化し、aquaporin-2を細胞内小嚢胞より管腔側膜に移動させ、水透過性を高める。VPV2Rのantagonistである、OPC-31260はヒトに投与可能で、水利尿を引き起こす[1]。

　OPC-31260を、ARPKD動物モデル（PKHD1と同じPCK ratとNPHに同じpcy mouse）に投与したところ、病状の進展と成立した病変の改善をみた。すなわち3〜10週のPCK ratに0.1% OPC-31260を投与したところ、腎におけるcAMPの蓄積は抑制され、腎の線維化、収縮期血圧の上昇、腎不全の進行が緩和された。10〜18週ラットでも効果は認められた。肝臓の嚢胞に対しては、無効であった。pcy mouseにおいても同様な効果が認められた。明らかな副作用は認められず、尿の浸透圧も変化なかった[2, 3]。

　さらに、ADPKDモデル（PKD2に同じPkd2$^{-/tml\ Som}$ mouse）においてもOPC-31260は、腎臓内cAMP濃度を低下させ、腎重量の増加を防ぎ、腎機能保護作用を示した[4]。

　PCKラットではcAMPが上昇し、B-Raf/ERKを活性化し、嚢胞壁の細胞増殖を引き

起こす。VPV2拮抗薬であるOPC-41061（ヒトに投与を想定しているVPV2拮抗薬でOPC-31260の改良薬）をPCKラットに投与した。PCKラットではRas-GTP、リン酸化されたERKのレベル、95-kD/68kD B-Raf 比が上昇しているが、これらの上昇はVPV2拮抗薬である、OPC-31260、OPC-41061によって是正された[5]。

VPV2Rのantagonistが多発性嚢胞腎に有効な理由として以下の説明がなされる[6,7]。cAMPは正常細胞では細胞増殖を引き起こさないが、PKD細胞では細胞増殖を刺激する。PKD細胞と正常細胞のcAMPに対する反応の違いは、いずれの細胞においてもcAMPはPKAを刺激するが、正常細胞と異なりPKD細胞ではPKAがB-Rafを刺激して、その結果MEKおよびERKが刺激され細胞増殖に至る。B-Rafは正常細胞では静止しているのに対し、PKD細胞では活性化されていることが、この原因と考えられている。その違いはPKD細胞内Ca濃度が低いことが原因として示されている（以上、細胞増殖、cAMPの項を参照）。ヒトのARPKDのモデルであるPCK ratとpcy mouseにおいては、野生型のこれらの動物よりも、腎臓のcAMP濃度は高く、また、腎臓におけるaquaporin-2とVPV2RのmRNAはともに上昇している[2]。

2） CFTR阻害薬（glibenclamide、niflumic acid）

glibenclamideはsulfonylurea（糖尿病治療薬）の一種で、sulfonylurea受容体に結合する。glibenclamideはsulfonyleaの第二世代薬で、carbutamideとtolbutamideが発見されてから、約12,000のsulfonylurea compoundsから12年かけて見いだされた。glibenclamideはATP-sensitive K^+ channelsとCFTRの阻害薬であるが、CFTRに対する結合力はtolbutamideより強いが、それでもglibenclamideとtolbutamideのCFTR親和性は低いので、他のsulfonylurea compoundsからCFTR阻害薬を見いだす必要がある[8]。glibenclamideは、CFTRの開いたチャンネルと複雑に作用しあって、closed-open-block mechanismでCFTRを阻害する[8,9]。

glibenclamideを、ADPKD嚢胞の基底側面より作用させると、short-circuit currentを抑制し、ADPKD細胞の増殖を抑制した。治療薬としての可能性が示唆された[10]。

niflumic acidは Ca^{2+}-activated Cl^- channelsを抑制する薬剤として広く使用されている。niflumic acidはCFTR Cl^- channel を抑制するdiphenylamine-2-carboxylate に構造が似ているので、niflumic acidがCFTR Cl^- channel を抑制するかどうかを検討した[11]。その結果、niflumic acidはCFTR Cl^- channelを非常に急速に点滅状に抑制する（薬理動態の記述は省略）ことが判明。そこでniflumic acidをtype 1 MDCK epithelial cellに作用させてみたところ、cyclic AMP-stimulated, bumetanide-sensitive short-circuit currentを55％抑制し、嚢胞の成長を抑制した。筆者らは、niflumic acidはCFTRのopen channel blockerで、channel poreを塞ぐことにより Cl^-透過性を抑制すると結論した。niflumic acidまたはその誘導体は多発性嚢胞腎の治療薬になりうる可能性を示唆した[11]。

サソリの毒（scorpion venom、a peptide toxin）が、可逆性に、CFTRのCl透過性を阻害することが報告されている[12]。

MDCK（type 1 Madin-Darby canine kidney）細胞を使用しての実験。MDCK細胞嚢胞をforskolin（cAMPを刺激する）存在下でコラーゲンゲル中に育てた。CFTR阻害薬であるglibenclamide、5-nitro-2-(3-phenylpropylamino)-benzoic acid（NPPB）、genisteinとCFTR選択的阻害薬である$CFTR_{inh}$-172を使用した。阻害薬がなければ、forskolinは劇的に嚢胞の成長を促進した。CFTR阻害薬あるいは、基底膜側イオンチャンネル阻害薬（bumetanide、ouabainなど）は嚢胞の成長を阻害した。apical側のCFTRに関係しないCl^- channel阻害薬は嚢胞成長を抑制しなかった。CFTR阻害薬の嚢胞成長抑制は、cAMP-stimulated Cl^- currentの抑制に相関していた（CC＝0.81、$p<0.05$）が細胞増殖とは相関しなかった[13]。

[CFTR阻害薬の解説]
①glibenclamideとNPPBはチャンネルを通るCl^-の流れを阻害するCFTRのopen-channel阻害薬。
②$CFTR_{inh}$-172とgenisteinはCFTRのallosteric阻害薬でチャンネルの開閉を阻害する。
③H-89はPKAの阻害薬で、CFTRはPKAによってリン酸化されチャンネルを開く。

[CFTRに関係しないapical側でのCl^- channel阻害薬]
①calyx［4］areneはoutwardly rectifying Cl^- channel阻害薬。
②DIDSはCFTR以外の、他のタイプの上皮のCl^- channelを阻害する。
③niflumic acidはCa^{2+}-activated Cl^- channelsを抑制する薬剤だが、上記引用文献[11]ではCFTR抑制効果もあることが示されている。
④tamoxifenはVRACsを阻害する。

3）大豆および魚油

Han:SPRDラット（ADPKDモデル）に、高脂肪食（HF）と低脂肪食（LF）を投与して比較。さらに、ニシン油（MO）、大豆油（SO）、綿花油（CO）の効果を比較した。一般にHFはLFよりも腎機能・腎重量に悪影響を与えた。腎重量・腎嚢胞容積・コレステロール・中性脂肪はMOがSOとCOよりも良好な結果であった。腎臓の線維化が最も少なかったのは、SOで、MOはCOより良好であった。MOとCOで行ったHFは腎機能を悪化させたが、SOで行ったHFは腎機能を悪化させなかった。結果として、高脂肪食は多発性嚢胞腎によくないが、n-3系の脂肪酸は、高脂肪食のいくつかの悪い影響を緩和することが示された[14]。

抗炎症剤のmethyl prednisolone、低蛋白食、大豆蛋白等は腎機能の低下を緩和することが示されている。逆に、脂肪食はHan:SPRDラットの腎機能を悪化させることが示されている[15]。

離乳期より大豆蛋白で飼育したHan:SPRDラットは、腎機能、囊胞の数、腎の線維化が、普通のカゼイン蛋白で飼育された同種のラットと比して大幅に改善されていた。大豆蛋白投与により、腎と肝における不飽和脂肪酸が増加（腎臓と肝臓のリノール酸の増加、肝臓でのαリノール酸の増加とアラキドン酸の減少）していたことより、抗炎症・抗増殖作用によると推測されている[16]。

　Han:SPRDラットでは腎におけるinsulin-like growth factor-1（IGF-1）が増加しているが、大豆蛋白を投与すれば、腎臓におけるIGF-1の発現が低下していたので、大豆蛋白の腎臓に対する有益な作用はIGF-1を介して作用しているのかもしれない[17]。

　大豆蛋白の効果は、大豆蛋白であっても食事中の蛋白質の総量が多ければ効果がないこと、すなわち、蛋白制限と大豆蛋白の摂取という組み合わせが重要であることも示されている。大豆蛋白と同様な効果が、亜麻仁（亜麻の種）にも認められている[18]。亜麻には、ω3不飽和脂肪酸が多く含まれており、魚油と同じで、抗炎症作用による効果と考えられている。亜麻を投与したHan:SPRDラットの腎臓では、ω6系のアラキドン酸が減少し、ω3系のEPA、DHAが上昇していた。

　probucol（抗増殖剤、抗酸化剤、コレステロール低下剤）は、腎炎などの腎疾患の進行を抑制するが、多発性囊胞腎マウス（pcy mice）の囊胞の増大と腎機能低下を抑制することが示されている[19]。

　60日目のpcyマウスモデルにおいて普通食を与えたうえで、大豆の抽出物（soyasaponin- and isoflavone-enriched soy product. Novasoy 400）または99.5% pure soyasaponin Bbを補助的に90日間投与したところ、腎臓の大きさと腎機能の有意な改善をみている[20]。

　pcyマウスに直接魚油を長期にわたり投与した実験では、逆に腎機能や生存率に悪影響をもたらした[21]。この逆の効果は、魚油の保存剤として使用したantioxidant ethoxyquinの作用かもしれない。

　conjugated linoleic acid（CLA）をHan:SPRDラットにコーンオイルに混ぜて投与した。炎症は緩和されたが、はっきりとした腎保護作用は認められなかった[22]。しかし、コーンオイルを使用すればリノール酸が大量に補給されるので、リノレイン酸の効果は打ち消される可能性がある。

　低脂肪食は、雄と雌のpcyマウスの腎障害の進行を緩和した。脂肪のタイプとしてはω3系に富むflaxseed oil（亜麻仁油）が、他のオイル（18:2n-6, corn oil、22:6n-3, algal oil）より腎線維化を抑制した[23]。

　PKDマウスであるDBA/2FG-pcy（pcy）は正常なDBA/2J（DBA）マウスと比して、腎臓のリン脂質中のDHA（22:6n-3）レベルが有意に低く、adrenic acid（22:4n-6）は有意に高い[24]。そこで生後50〜58日目のDBA/2FG-pcy（pcy）にひまわりオイル（sunflower oil：SO）とn-3 fatty acidが豊富な食事（MaxEPA）を60日間与えたところ、メスではあまり差は出なかったが、オスではn-3脂肪酸（EPA）で腎重量が減少する傾向が認められ、

また有意に腎に占める囊胞の面積が減少した[25]。

Han：SPRD-cy ラットに flaxseed を与えると腎機能を保存し、組織的障害を低減することを見いだしたので、NMRで解析した。flaxseed で Han：SPRD-cy ラットからのクエン酸の排出が増加した。尿中アンモニア排出は変化しなかったので、クエン酸排出増加は食事のアルカリ効果によるものではないと考えられた。組織中のsuccinateとbetanineの濃度が高まっていた。flaxseedは体内のクエン酸サイクル代謝を変化させ、腎機能障害の緩和にbetanineが役割を果たしているのかもしれない[26]。

4) epidermal growth factor receptor (EGFR) 関連薬

(EGFRはErbB-1として知られており、ErbB-1はEGF、TGF-αの受容体である。ErbB-2、ErbB-3、ErbB-4がある)

> EKI-785：EGFR adenosine triphosphate (ATP) binding siteに結合する薬剤。ErbB-1のtyrosine kinase activityの抑制薬。
> EKB-569：EKI-785の第二世代薬。
> WTACE2：tumor necrosis factor-α (TNF-α) を transforming growth factor-α (TGF-α)に変換する酵素(TNF-α converting enzyme)の競合的阻害薬。

ADPKDとARPKD、およびPKDのマウスモデルでは、EGFRが過剰発現をしているばかりか、通常は存在しない囊胞上皮細胞のapical surfaceに存在していることが示されている[27]。apical surfaceに発現しているEGFRはEGFに高い親和性を有し、リガンドの結合部位によっては、細胞分裂のシグナルを伝達する。ErbB-2の過剰発現がADPKD患者の一部で見いだされている[28]。トランスジェニックにTGF-αを強発現したマウスでは囊胞性腎疾患ができ、PKDマウス模型に発現させると囊胞が悪化する。ErbB-2を発現させたトランスジェニックマウスでは、腎尿細管細胞の過形成と囊胞形成が起きる[29,30]。

(1) EKI-785、EKB-569

ARPKDマウスモデルでは、EGFRの活性が増加している[31]。EKI-785を投与したところ、腎臓の囊胞は著明な改善をみている[32]。このモデルでは、腎集合管に囊胞が生じるので、管腔側から薬剤が作用することで、血中より高い濃度の薬剤が作用することになり、全身のEGFRには影響をもたらさないことが推測される。

ARPKDのモデルであるBPKマウスに生後7日目から21日目までEKB-569とWTACE2を併用投与すると有効であった。通常は24日で死亡するが、治療群では21日目でも正常に近い状態であった[33]。

ARPKDモデルである、PCK ratにEKI-785またはEKB-569を投与したが、効果は認められなかった[34]。他のARPKDモデルとは異なり、PCK ratでは、囊胞apical側

にEGFRの過剰発現と異常な集積は認められなかった。この観察と、EKI-785または EKB-569が無効であった結果とは一致する。なお、cAMPとバソプレシンV2受容体の発現は野生型に比してPCK ratでは上昇していたが、EKI-785投与によってさらに上昇した[34]。

Han：SPRDラット（ADPKDモデル）にEKI-785またはEKB-569を腹腔内投与したところ、腎臓の大きさ・腎機能・線維化スコアーなどが改善したが、EKB-569の経口投与では改善は認められなかった。Han：SPRDラットではEGFR axisが関与しており、EGFR tyrosine kinaseの阻害が治療に関与する可能性を示唆した[35]。

EGFRとErbB-2受容体の活性化とヒトの癌との関係が知られており、EGFR tyrosine kinase阻害薬の臨床試験が進行している。この薬の効果と特異性は高く、副作用は少ないことが示されている[36]。

(2) WTACE2

bpkマウス（ARPKDのモデル）では、TGF-αの発現は増強しているが、WTACE2を投与したところ、腎の大きさは縮小し、BUNも30％以上低下した。マウスARPKDモデルでは、TGF-α/EGFR系が病態に関与していることを示している[37]。

5）caspase阻害薬

Han：SPRDラットにおいてproapoptotic caspase-3が上昇していることが報告されているが、caspase阻害薬（IDN-8050）をHan：SPRDラットに投与した。heterozygous（Cy/＋）は野生型（＋/＋）に比して腎重量は2倍以上になっていた。IDN-8050はheterozygous（Cy/＋）において、腎重量を44％低下させ、囊胞密度を29％低下させた。またBUNも有意に低下させた。また細胞増殖とアポトーシスを抑制した[38]。

6）アルカリ

多発性囊胞腎モデルを対象とした動物実験ではアルカリ化剤[39]、クエン酸投与の効果は、Han：SPRDラット（多発性囊胞腎モデルラット）で示されているが、ARPKDモデルマウス（pcy/pcy）では証明されなかった[39]。長期にクエン酸カリウムを飲用させたHan：SPRDラットでは、水を飲用させたHan：SPRDラットに比して生命が10〜17ヶ月延長した。また、このラットでは、腎におけるクエン酸とアンモニアの代謝に異常があることが示された[40]。

Han：SPRDラットに短期（10週）と長期（6ヶ月）にsodium bicarbonateを投与したところ、囊胞の増大、間質の線維化、尿毒症の進展に良好な効果が得られた。この利益となる効果はHan：SPRDラット（主として近位尿細管に囊胞ができる）で観察できたが、pcy/pcyマウス（集合管と遠位尿細管で囊胞ができる）では認められなかった[41]。

7) 低蛋白食

　　pcyマウスとHan:SPRDラットにおいて、蛋白制限はPKDの症状を緩和する[42, 43]。蛋白の摂取制限が腎におけるレニン-アンジオテンシンやTGF-βの表現を変えることが示されている[42, 43]。蛋白制限のみならず、カゼインを大豆蛋白に変更すればpcyマウスとHan:SPRDラットにおいてPKDの緩和がよりもたらされる[44〜46]。この理由は解明されていないが、大豆蛋白の成分genisteinにはtyrosine protein kinaseの抑制作用がある。しかしながらgenisteinを投与したところでは、有益な効果を認めていない[44]。

8) protein kinase effectorsの阻害薬

　　H-rasとK-rasがcpkマウスやヒトADPKDの腎臓で強く発現しており、rasを発現させたトランスジェニックマウスでは、多発性嚢胞腎の表現型が出現する[47]。rasを形成する過程で、farnesyl transferaseは重要な役目を担っているが、この酵素の阻害薬が数種類開発されている。腫瘍に対してこれらの薬が試みられているが、毒性は少ないと報告されている[48, 49]。lovastatin（HMG-CoA阻害薬）をHan:SPRDラットに投与したところ有効であったが、これは多分farnesyl transferaseを阻害し、ras farnesylationを阻害するためと解釈されている[50]。

　　ras活性化は、RafやMEKを含むprotein kinaseカスケードの活性化を引き起こす。RafやMEKの阻害薬の開発はまだ初歩的段階であるが、Rafに対するantisense oligonucleotidesは腎癌を含めて第2相臨床試験が行われている。MEK阻害薬のPD-098059はADPKD由来上皮細胞に対するEGFとcAMPの細胞増殖作用を阻害する[51]。

9) pioglitazone

　　Pkd-/-ラットは浮腫、心奇形、腎嚢胞が出現し死産する。Pkd-/-ラット胎児の心臓と腎臓におけるβ-catenin蛋白レベルや、心臓におけるc-MYCレベルは低下しており、胎児腎尿細管基底側膜のE-cadherinとPECAMは減弱していた。細胞増殖が始まる胎児15.5〜16.5日において、EGFRチロシンリン酸化は高まっていた。母親にpioglitazoneを投与したところ、胎児におけるこれらの異常を緩和した[52]。

10) retinoids

　　retinoidsはビタミンAと構造的に関連した合成物質で、細胞の成長、分化、アポトーシスをコントロールする。retinoid acid receptorsに結合する薬物が研究されている。fenretinideはそのうちの一つで、現在膀胱癌の予防について研究が進行中である。N-(4-hydroxyphenyl) retinamideはADPKD由来の培養Madin-Darby canine kidneyにおいて嚢胞形成を著明に抑制した[53]。

11）抗炎症薬

　ヒトおよび動物のADPKDでは、間質の炎症が腎嚢胞化を促進することが示されている。この過程は、ケモカイン、リンホカインや他の炎症惹起物質が関与する[54]。IL-8、MCP-1、osteopontinは正常腎尿細管では低いレベルでしか発現していないが、Han：SPRDラットでは、嚢胞上皮にMCP-1とosteopontinが非常に高いレベルで発現している[55]。多発性嚢胞腎患者の血中のIL-6は上昇している。メチルプレドニゾロンがラットにおいて有効であったという報告があるが、COX-2阻害薬の実験報告はない。

12）matrix metalloproteinasesの阻害薬（batimastat）

　matrix metalloproteinasesには、間質のコラゲナーゼ（MMP-1、MMP-8、MMP-13）、stromelysins（MMP-3、MMP-10）、gelatinases（MMP-2、MMP-9）や膜型metalloproteinasesがある。matrix metalloproteinasesは細胞外マトリックスの再構築（remodeling）、回転（turnover）に関与している。多発性嚢胞腎〔動物モデルとヒト〕のMMPsを阻害する内因性に産生されるTIMPS組織内濃度は一様に上昇しているが、MMPsに関する報告は一致をみていない[54]。多発性嚢胞腎患者の血中MMP-1、MMP-9、TIMP-1が上昇していることが報告されている[56]。MMPsは腫瘍の浸潤・転移・血管新生に関与する。MMPsを特異的に抑制する薬剤が数種類開発されていて、1、2、3相の臨床試験が行われている。

　多発性嚢胞腎の嚢胞上皮細胞は細胞外マトリックスを分解するMMPsを産生し、その抑制は嚢胞の治療目標になるかを検討[57]。基本的なメタロプロテアーゼであるMMP-14、その阻害物であるTIMP-2、およびそれらが作用する対象物であり細胞外マトリックスであるTGF-β2（cytokine transforming growth factor）をADPKDのモデルであるcy/＋ラットで観察。MMP-14 mRNAは主として嚢胞内面上皮と遠位尿細管に増強して発現していた。TIMP-2 mRNAはfibroblastに限局していた。TGF-β2はMMPの発現を支配するサイトカインであるが、やはり嚢胞壁上皮に発現していた。MMPs抑制剤batimastatをcy/＋ラットに投与したところ嚢胞のサイズは抑制された[57]。

13）c-myc antisense oligonucleotide

　c-mycが過剰発現していることは、ADPKDとARPKDの動物モデルとヒトにおいて示されている。生後7～20日目のARPKDのマウスにc-myc antisense oligonucleotideを投与したところ、腎臓の大きさと腎機能に改善がみられた[58]。

14）タキソール

　動物モデルで最初に治療が成功したのは、抗癌剤であった[59]。卵巣癌に使用されるタキソールはマウスのモデルでは成功したが、ラットモデルでは再現性がなくその後の進展

はみられていない。

　microtubulesが囊胞形成に果たす役割が示唆されているが、microtubules安定薬のタキソールはcpkマウスの囊胞形成を抑制し寿命を延長した。しかし、他のDNA合成阻害薬は効果がなかった[60]。緩徐に囊胞が進展するモデルのラット（Han:SPRD）やpcy/pcyマウスでは再現性がなく、多分ヒトには有効でないと考えられるので[61]、その後の進展はみられていない。

　ciliaが多発性囊胞腎の発生に関連があることが示唆されているが、cpkマウスはciliaのintraflagellar transport protein complexを構成する蛋白、polarisをコードする遺伝子Tg737の変異があることが知られており、そのために、タキソールが有効であった可能性がある[27]。

15）腎機能障害を起こすもの

(1) 筋肉増強剤・クレアチン

　クレアチン（creatine）は筋肉増強剤として使われる量が増えてきているが、Han:SPRD-cyラットに投与したところ、腎機能障害を強めた[62]。多発性囊胞腎患者などの腎疾患を有する患者はクレアチンを使用するのを差し控えるべきである。

(2) カフェインと喫煙

　カフェインはcAMPの分解酵素phophodiesteraseを抑制しcAMP濃度を上げる。その結果ADPKD細胞ではERKが活性化され、細胞増殖へと導かれることがin vitroで示されている[63]。Han:SPRD-cyラットとその正常ラットに生後1ヶ月目よりカフェインを投与したところ、GFRや囊胞の大きさには影響はなかった。Han:SPRD-cyラットは正常ラットよりも血圧が高く、カフェインによって一層上昇した[64]。喫煙は、多発性囊胞腎に対して悪いという直接的証拠はないが、腎機能に対するリスクファクターであることが報告されている[65]。

(3) エンドセリン受容体拮抗薬

　エンドセリンシステムは多発性囊胞腎修飾要因である。エンドセリンが多発性囊胞腎患者で著明に亢進していることが報告されている[66,67]。腎のエンドセリンシステムが一次的に活性化されると、腎の瘢痕や線維化が促進される。したがって、ADPKDラットにおいてエンドセリン受容体拮抗薬（心不全や肺高血圧で大規模に臨床試験が行われている）を試みてみた[68]。

　ADPKDモデルであるHan:SPRDラットでは、組織内ET-1濃度が非常に高いので、エンドセリン受容体拮抗薬を作用させて、疾患の進行を抑制できるか検討した[68]。heterozygous Han:SPRDラットに、ETA受容体拮抗薬（LU135252）、ETA/ETB両者の拮抗薬（LU224332）、および偽薬を4ヶ月間投与した。糸球体硬化、尿中蛋白、GFRは変化なかったが、間質の線維化が両薬剤にて増強した。血圧は両薬剤にて変化しなか

ったが、ETA受容体拮抗薬にて腎血流量（RBF）は減少した。長期間のETA受容体拮抗薬投与は、腎嚢胞数（コントロールADPKDラット：390±119、LU135252：1,084±314、P＜0.001）、嚢胞表面積（コントロールADPKDラット：7.97±2.04、LU135252：33.83±10.03、P＜0.001）、尿細管細胞増殖（コントロールADPKDラット：42.2±17.3、LU135252：339.4±286.9、P＜0.001）を著明に増加させた。ETA受容体阻害に加えて、LU224332によってETBも阻害するとこれらの効果は弱まった。普通のSDラットにこれらの薬剤を投与しても、血圧、尿中蛋白、GFR、腎臓の形態に何らの作用も示さなかった。ETA受容体拮抗薬は多発性嚢胞腎ラットにおいて、尿細管細胞増殖、嚢胞数、嚢胞の大きさを増加させ、腎血流量を低下させた。エンドセリン受容体拮抗薬が臨床応用されるので、多発性嚢胞腎患者に投与しないようにしなければならない[68]。

ETA受容体拮抗薬は多くの腎疾患モデル（糖尿病性腎症、移植腎の慢性拒絶、腎容積減少モデル）において細胞増殖や腎線維化を抑制する。heterozygous Han:SPRDラットにおいて予想とは逆になった結果の原因は不明であるが、ETA受容体拮抗薬によって、腎血流量が減少しhypoxia inducible factors（HIF）が作用して細胞増殖を促進させたのかもしれない。

(4) nitoric oxide阻害薬

Han:SPRDラットでは、ACE阻害薬とアンジオテンシンII type1受容体阻害薬には腎保護作用があることが証明されている[69,70]。nitoric oxide（NO）はアンジオテンシンIIの血管、糸球体、尿細管の作用に拮抗することが知られており、NOの産生を低下させたり、NOの阻害薬をHan:SPRDラットに投与すれば、腎障害・嚢胞の程度がより悪化する[71,72]。このNO阻害の作用は、雄のラットでより強く現れ、腎におけるNOの作用の性差によるものと考えられた[72]。

(5) その他

NH4CL負荷、K$^+$摂取制限、高蛋白食はいずれもHan:SPRDラットの腎重量を増大させ、腎機能低下を促進した[73]。脂肪食はHan:SPRDラットの腎機能を悪化させることが示されている[15]。

文献

1) Ohnishi A, Orita Y, Takagi N, et al：Aquaretic effect of a potent, orally active, Nonpeptide V$_2$ antagonist in men. J Pharmacol Exp Ther 272：546-551, 1995.

2) Gattone VH, Wang X, Harris PC, et al：Inhibition of renal cystic disease development and progression by a vasopressin V2 receptor antagonist. Nat Med 9：1323-1326, 2003.

3) Gattone VH 2nd, Wang X, Harris PC, et al：Do vasopressin receptor type 2 antagonists have therapeutic potential in polycystic kidney diseases？ Expert Opin Investig Drugs 13：431-434, 2004.

4) Torres VE, Wang X, Qian Q, et al：Effective treatment of an orthologous model of

autosomal dominant polycystic kidney disease. Nat Med doi：10.1038/nm1004, February, 2004.

5) Wang X, Gattone II V, Harris PC, et al：Effectiveness of vasopression V2 receptor antagonists OPC-31260 and OPC-41061 on polycystic kidney disease development in the PCK rat . J Am Soc Nephrol 16：846-851, 2005.

6) Grantham JJ：Understanding polycystic kidney disease：A systems biology approach. Kidney Int 64：1157-1162, 2003.

7) Torres VE：Therapies to slow polycystic kidney. Nephron Exp Nephrol 98：e1-e7, 2004.

8) Schultz BD, DeRoos ADG, Venglarik CJ, et al：Glibenclamide blockade of CFTR chloride channels. The American Physiological society. L192-L200, 1996.

9) Zhang Z -R, Zeltwanger S, McCarty NA：Steady-State interactions of glibenclamide with CFTR：Evidence for multiple sites in the pore. J Membrane Biol 199：15-28, 2004.

10) Sullivan LP, Wallace DP, Gover T, et al：Sulfonylurea-Sensitive K^+ transport is involved in Cl^- secretion and cyst growth by cultured ADPKD cells. J Am Soc Nephrol 13：2619-2627, 2002.

11) Scott-Ward ST, Li H, Schmidt A, et al：Direct block of the cystic fibrosis transmembrane conductance regulator Cl^- channel by niflumic acid. Mol Memb Biol 21：27-38, 2004.

12) Fuller MD, Zhang Z, Cui G, et al：Inhibition of CFTR channels by a peptide toxin of scorpion venom. Am J Phtsiol Cell physiol 287：1328-1341, 2004.

13) Li H, Findlay I, Sheppard D：The relationship between cell proliferation, Cl- secretion, and renal cyst growth：A study using CFTR inhibitors. Kidney Int 66：1926-1938, 2004.

14) Lu J, Bankovic-Calic N, Ogborn M, et al：Detrimental effects of a high fat diet in early renal injury are ameliorated by fish oil in han：SPRD-cy Rats[1,2]. J Nutr 133：180-186, 2003.

15) Jayapalan S, Saboorian MH, Edmunds JW, et al：High dietary fat intake increases renal cyst disease progression in han：SPRD-cy Rats. Am Soc Nutritional Sciences 130：2356-2360, 2000.

16) Ogborn MR, Nitschmann E, Weiler HA, et al：Modification of polycystic kidney disease and fatty acid status by soy protein diet. Kidney Int 57：159-166, 2000.

17) Aukema H, Housini I, Rawling J：Dietary soy protein effects on disease and IGF-I in male and female Han:SPRD-cy rats. Kidney Int 59：52-61, 2001.

18) Gabow PA, Chapman AB, Johnson AM, et al：Renal structure and hypertension in autosomal dominant polycystic kidney disease. Kidney Int 38：1177-1180, 1990.

19) Nagao S, Yamaguchi T, Kasahara M, et al：Effect of probucol in a murine model of slowly progressive polycystic kidney disease. Am J Kidney Dis 35：221-226, 2000.

20) Philbrick DJ, Bureau DP, Collins FW, et al：Evidence that soyasaponin Bb retards disease progression in a murine model of polycystic kidney disease. Kidney Int 63：1230-1239, 2003.

21) Aukema H, Yamaguchi T, Takahashi H, et al：Effects of dietary fish oil on survival and renal fatty acid composition in murine polycystic kidney disease. Nutr Res 12：1383-1392, 1992.

22) Ogborn MR, Nitschmann E, Bankovic-Calic N, et al：Dietary conjugated linoleic acid reduces PGE_2 release and interstitial injury in rat polycystic kidney disease. Kidney Int 64：1214-1221, 2003.

23) Sankaran D, Lu J, Bankovic-Calic N, et al : Modulation of renal injury in pcy mice by dietary fat containing n-3 fatty acids depends on the level and type of fat. Lipids 39 (3) : 207-214, 2004.
24) Aukema HM, Yamaguchi T, Takahashi H, et al : Abnormal liped and fatty acid compositions of kidney from mice with polycystic kidney disease. LIPIDS 27 (6) : 429-435, 1992.
25) Yamaguchi T, Valli VEO, Philbrick D, et al : Effects of dietary supplementation with n-3 fatty acids on kidney morphology and the fatty acid composition of phospholipids and triglycerides from mice with polycystic kidney disease. Research Communications in Chemical Pathology and pharmacology 69 (3) : 335-351, 1990.
26) Ogborn MR, Nitschmann E, Bankovic-Calic N, et al : The effet of dietary flaxseed supplementation on organic anion and osmolyte content and excreion in rat polycystic kidney disease. Biochem Cell Biol./ Biochim Bilo Cell 76 (2-3) : 553-559, 1998.
27) Igarashi P, SomLo S : Genetics and pathogenesis of polycystic kidney disease. J Am Soc Nephrol 13 : 2384-2398, 2002.
28) Chauveau D, Pirson Y, Le Moine A, et al : Extrarenal manifestations in autosomal dominant polycystic kidney disease. Adv Nephrol Necker Hosp 26 : 265-289, 1997.
29) Lowden D, Lindermann G, Merlino G, et al : Renal cysts in transgenic mice expressing transforming growth factor-alpha. J Lab Clin Med 124 : 386-394, 1994.
30) Gattone VN, Kuenstler K, Lindemann G, et al : Renal expression of a transforming growth factor-alpha transgene accelerates the progression of inherited, slowly progressive polycystic kidney disease in the mouse. J Lab Clin Med 127 : 214-222, 1996.
31) Sweeney Jr WE, Chen Y, Nakanishi K, et al : Treatment of polycystic kidney disease with a novel tyrosine kinase inhibitor. Kidney Int 57 : 33-40, 2000.
32) Richards WG, Sweeney WE, Yoder B, et al : Epidermal growth factor receptor activity mediates renal cyst formation in polycystic kidney disease. J Clin Inves 101 : 935-939, 1998.
33) Sweeney Jr WE, Hamahira K, Sweeney J, et al : Combination treatment of PKD utilizing dual inhibition of EGF-receptor activity and ligand bioavailability. Kidney Int 64 : 1310-1319, 2003.
34) Torres VE, Sweeney WE Jr, Wang X, et al : Epidermal growth factor receptor tyrosine kinase inhibition is not protective in PCK rats. Kidney Int 66 : 1766-1773, 2004.
35) Torres VE, Sweeney WE Jr, Wang X, et al : EGF receptor tyrosine kinase inhibition attenuates the development of PKD in Han : SPRD rats. Kidney Int 64 : 1573-1579, 2003.
36) Noonberg S, Benz C : Tyrosine kinase inhibitors targeted to the epidermal growth factor receptor subfamily. Drugs 59 : 753-767, 2000.
37) Dell KM, Nemo R, Sweeney WE Jr, et al : A novel inhibitor of tumor necrosis factor-α converting enzyme ameliorates polycystic kidney disease. Kidney Int 60 : 1240-1248, 2001.
38) Tao Y, Kim J, Faubel S, et al : Caspase inhibition reduces tubular apoptosis and proliferation and slows disease progression in polycystic kidney disease. Pro Nat Acad Sience 102 : 6954-6959, 2005.
39) Tanner GA, Vijayalakshmi K, Tanner JA : Effects of potassium citrate/Citric acid intake in a mouse model of polycystic kidney disease. Nephron 84 : 270-273, 2000.
40) Tanner GA, Tanner JA : Citrate therapy for polycystic kidney disease in rats. Kidney Int 58 : 1859-1869, 2000.

41) Torres VE, Cowley BD Jr, Brander MG, et al：Long-term ammonium chloride or sodium bicarbonate treatment in two models of polycystic kidney disease. Exp Nephrol 9：171-180, 2001.

42) Tomobe K, Philbrick D, Aukema H, et al：Early dietaty protein restriction slows disease progression and lengthens survival in mice with polycystic kidney disease. J Am Soc Nephrol 5：1355-1360, 1994.

43) Ogborn M, Sareen S：Amelioration of polycystic kidney disease by modification of dietary protein intake in the rat. J Am Soc Nephrol 6：1649-1654, 1995.

44) Tomobe K, Philbrick D, Ogborn M, et al：Effect of dietary soy protein and genistein on disease progression in mice with polycystic kidney disease. Am J kidney dis 1：55-61, 1998.

45) Ogborn M, Bankovic-calic N, Shoesmith C, et al：Soy protein modification of rat polycystic kidney disease. Am J Pathol 274：F541-549, 1998.

46) Aukema H, Housini I, Rawling J：Dietary soy protein effects on disease and IGF-I in male and female Han:SPRD-cy rats. Kidney Int 59：52-61, 2001.

47) Schaffner D, Barrios R, Massey C, et al：Targeting of the rat T24 oncogene to the proximal convoluted tubules in transgenic mice results in hyperplasia and polycystic kidneys. Am J Pathol 142：1051-1060, 1993.

48) Oliff A：Farnesyltransferase inhibitors：Targeting the moleculer basis of cancer. Biochim Biophys Acta 1423：C19-C30, 1999.

49) Hill B, Perrin D, Kruczynski A：Inhibition of RAS-targeted prenylation：Protein farnesyl transferase inhibitors revisited. Crit Rev Oncol Hematol 33：7-23, 2000.

50) Gile R, Cowley B Jr, Gattone VII, et al：Effect of lovastatin on the development of polycystic kidney disease in the Han：SPRD rat. Am J Kidney Dis 26：501-507, 1995.

51) Aukema H, Housini I, Rawling J：Dietary soy protein effects on disease and IGF-I in male and female Han：SPRD-cy rats. Kidney Int 59：52-61, 2001.

52) Muto S, Aiba A, Saito Y, et al：Pioglitazone improves the phenotype and molecular defects of a targeted Pkd1 mutant. Hum Mol Genet 11：1731-1742, 2002.

53) Hill B, Perrin D, Kruczynski A：Inhibition of RAS-targeted prenylation：Protein farnesyl transferase inhibitors revisited. Crit Rev Oncol Hematol 33：7-23, 2000.

54) Chauveau D, Pirson Y, Le Moine A, et al：Extrarenal manifestations in autosomal dominant polycystic kidney disease. Adv Nephrol Necker Hosp 26：265-289, 1997.

55) Yamaguchi T, Pelling J, Ramaswamy N, et al：cAMP stimulates the in vitro proliferation of renal cyst epithelial cells by activating the extracellular signal-regulated kinase pathway. Kidney Int 57：1460-1471, 2000.

56) Nakamura T, Ushiyama C, Suzuki S, et al：Elevation of serum levels of metalloproteinase-1, tissue inhibitor of metalloproteinase-1 and type IV collagen and plasma levels of metalloproteinase-9 in polycystic kidney disease. Am J Nephrol 20：32-36, 2000.

57) Obermuller N, Morente N, Kranzlin B, et al：A possible role for metalloproteinases in renal cyst development. Am J Physiol Renal Physiol 280：F540-550, 2001.

58) Ricker JL, Mata JE, Iversen PL, et al：C-myc antisense oligonucleotide treatment ameliorates murine ARPKD. Kidney Int 61：S125-131, 2002.

59) Grantham. JJ：Time to treat polycystic kidney disease like the neoplastic disorders that they are. Kidney Int 57：339-340, 2000.

60) Woo D, Tabancay A Jr, Wang C : Microtubule active taxanes inhibit polycystic kidney disease progression in cpk mice. Kidney Int 51 : 1613-1618, 1997.
61) Martinez J, Cowley B, Gattone VII, et al : The effect of paclitaxel on the progression of polycystic kidney disease in rodents. Am J Kidney Dis 29 : 435-444, 1997.
62) Edmunds JW, Jayapalan S, DiMarco NM, et al : Creatine supplementation increases renal disease progression in Han:SPRD-cy rats. Am J Kidney Dis 37 : 73-78, 2001.
63) Belibi FA, Wallace DP, Yamaguchi T, et al : The effect of caffeine on renal epithelial cells from patients with autosomal dominant poycystic kidney disease. J Am Soc Nephrol 13 : 2723-2729, 2002.
64) Tanner GA, Tanner JA : Chronic caffeine consumption exacerbates hypertension in rats with polycystic kidney disease : Chronic caffeine consumption exacerbates hypertension in rats with polycystic kidney disease. Am J Kidney Dis 38 : 1089-1095, 2001.
65) Orth SR : Smoking-a renal risk factor. Nephron 86 : 12-26, 2000.
66) Munemura C, Uemaso J, Kawasaki H : Epidermal growth factor and endothelin in cyst fluid from autosomal dominant polycystic disease case. Am J Kidne Dis 24 : 561-568, 1994.
67) Hocher B, Zart R, Schwarz A, et al : Renal endothelin system in polycystic kidney disease. J Am So Nephrol 9 : 1169-1177, 1998.
68) Hocher B, Kalk P, Slowinski T, et al : ETA receptor blockade induces tubular cell proliferation and cyst growth in rats with polycystic kidney disease. J Am Soc Nephrol 14 : 367-376, 2003.
69) Keith DS, Torres VE, Johnson CM, et al : Effect of sodium chloride, enalapril, and losartan on the development of polycystic kidney disease in han:SPRD rat. Am J Kidney Dis 24 : 491-498, 1994.
70) Ogborn MR, Sareen S, Pinette G : Cilazapril delays progression of hypertension and uremia in rat polycystic kidney disease. Am J Kidney Dis 26 : 942-946, 1995.
71) Torre VE, Bengal RJ, Litwiller RD, et al : Aggravation of polycystic kidney disease in han: SPRD rats by buthionine sulfoximine. J Am Soc Nephrol 8 : 1283-1291, 1997.
72) Yoshida I, Bengal R, Torres VE : Gender-dependent effect of L-NAME on polycystic kidney disease in han:SPRD rats. Am J Kidney Dis 35 : 930-936, 2000.
73) Cowly BD Jr, Grantheam JJ, Muessel BS, et al : Modification of disesase progression in rats with inherited polycystic kidney disease. Am J Kidney Dis 27 (6) : 865-879, 1996.

III 多発性嚢胞腎の治療

2. 臨床試験結果

1）long-acting somatostatin[1]

　　鮫の直腸のCl分泌をsomatostatinは抑制するが、その経路はadenyl cyclase抑制を介するcAMP依存性のものと、多分cAMPを介さないものがあることが報告されている[2,3]。ヒトの腎臓にはsomatostatin受容体があり、somatostatinによって多発性嚢胞腎の嚢胞収縮が期待される[4]。somatostatinは自然界には2つのタイプがあり、合成品としてはいくつかのアナログが報告されている[5]。somatostatin受容体遺伝子には5つのサブタイプsst1～sst5がクローニングされている。sst2受容体はadenyl cyclaseを抑制し、phosphataseとphospholipase Cを刺激する[6]。最近では多発性内分泌腺腫症（MEN）に対してsomatostatin analoguesが大きな副作用（8～12ヶ月）なく、使用されている[7]。

　　Ruggenentiら[1]は、脳下垂体腫瘍から成長ホルモンを分泌する多発性嚢胞腎女性患者に対して、somatostatin analogue octreotide（SAO）を投与したところ、投与開始時と投与2年後のCTの比較で嚢胞のサイズの増大はなく、クレアチニンも変化しなかったことを観察したので、12人の多発性嚢胞腎患者に6ヶ月間、SAOとplaceboを無作為、cross-overに投与して、SAOの効果を検討した。結果、CTで測定した腎容積はSAOで71±107mL増加したのに対し、placeboでは162±114mL増加した。腎容積の増加率はSAOがplaceboより有意に低かった（$2.2±3.7\%$ vs $5.6±5.4\%$、$p<0.05$）。GFRは変化なかった。

　　somatostatin analoguesの副作用には胆石生成、水様下痢、糖尿病の悪化、GFRの低下がある。GFRの低下は多分、GHの抑制作用の結果と考えられている。

2）simvastatin

　　10人のコレステロール正常な多発性嚢胞腎患者にsimvastatin（HMG-CoA reductase inhibitor）を4週間投与したところ、GFRは124±4mL/minから132±6mL/min（$p<0.05$）、RPFは494±30mL/minから619±67mL/min（$p<0.05$）に増加した[8]。長期成績は不明だがsimvastatinは多発性嚢胞腎患者の腎機能低下を和らげる可能性がある。

3）低蛋白食

　　米国において、低蛋白食と血圧を低くすることが腎不全の進行を遅くするか否かについて大規模に検討したMDRD（The Modification of Diet in Renal Disease）[9]の概要は

以下のとおりである。

研究1：GFRが25〜55mL/min/1.73㎡の患者1,585人を通常蛋白食か低蛋白食（1.3または0.58g/kg/日）と通常血圧か低い血圧（平均血圧107または92mmHg）に分けた。

研究2：GFRが13〜24mL/min/1.73㎡の患者2,255人を低蛋白食か超低蛋白食（0.58または0.28g/kg/日）にketo-acid amino acidの補充と通常血圧か低い血圧（平均血圧107または92mmHg）に分けた。

　2.2年の平均観察をした。研究1では、3年後のGFRの低下は食事のグループ、血圧のグループ間で差はなかった。通常血圧＋通常蛋白グループに比して、低蛋白＋低血圧のグループは、割り振り直後4ヶ月間のGFRの低下は速かったが、その後はゆっくりになった。研究2では、超低蛋白食グループは低蛋白食グループに比して、ややGFRの低下が緩やかであった（p＝0.07）。しかし、腎死や死亡までの時間に差はなかった。両研究を通じて、出発点で蛋白尿が強い患者グループでは、低血圧グループのほうがGFRの低下が緩やかであった[9]。

　以上の研究の中に多発性嚢胞腎患者が含まれており、その解析を行った結果が以下である。200人の多発性嚢胞腎患者をMDRDに登録。平均2.2年間観察。他の腎疾患患者より、多発性嚢胞腎患者の腎機能低下の速度は速かった。速くGFRが低下する多発性嚢胞腎患者は、高いクレアチニン（GFRとは独立した因子）、尿中蛋白排出量の高い者、血圧の高い者、若い年齢であった。GFRが25〜55mL/min/1.73㎡の患者では低蛋白食（0.9〜1.3g/kg/日）も血圧低下処置（降圧剤投与）もGFRの低下速度には関係なかった。GFRが13〜24mL/min/1.73㎡の患者では、血圧の低下処置はむしろ腎機能の低下速度を速めた[10]。しかし、この研究では、降圧剤にACE Iに利尿剤およびCCBを使用していたので、利尿薬とCCBの多発性嚢胞腎に対するマイナス作用が結果に影響を与えたことが考えられる。

文献

1) Ruggenenti P, Remuzzi A, Ondei P, et al：Safety and efficacy of long-acting somatostatin treatment in autosomal-dominant polycystic kidney disease. Kidney Int 68：206-216, 2005.
2) Silva P, Stoff JS, Leone DR, et al：Mode of action of somatostatin toinhibit secretion by shark rectal gland. Am J Physiol 249：R329-R334, 1985.
3) Silva P, Schenermann M, Gard-Weiss T, et al：Somatostatin inhibits CNP-induced stimulation of shark rectal gland. Bull Mt Desert Island Biol Lab 40：25-29, 1991.
4) Reubi JC, Horisberger U, Studer UE, et al：Human kidney as target for somatostatin：High affinity receptors in tubules and vasa recta. J Clin Endocrinol Metab 77：1323-1328, 1993.
5) Lamberts SW, Van Der Lely AJ, De Herder WW, et al：Octreotide. N Engl J Med 334：246-254, 1996.

6) Reichlin S : Somatostatin. N Engl J Med 309 : 1495-1501 and 1556-1563, 1983.
7) Trendle MC, Moertel CG, Kvols LK : Incidence and morbidity of cholelithiasis in patients receiving chronic octreotide for metastatic carcinoid and malignant islet cell tumors. Cancer 79 : 830-834, 1997.
8) van Dijk MA, Kamper AM, van Veen S, et al : Effect of simvastatin in autosomal dominant polycystic kidney disease. Nephrol Dial Transplant 16 : 2152-2157, 2001.
9) Klahr S, Levey AS, Beck GJ, et al : The effects of dietary protein restriction and bllod-pressure control on the progression of chronic renal disease. N Eng J Med 330 (13) : 877-884, 1994.
10) Modification of diet in renal disease study group (prepared by Klahr S, Breyer JA, Beck GJ, et al) : Dietary protein restriction, blood pressure control, and the progression of polycystic kidney disease. J Am Soc Nephrol 5 : 2037-2047, 1995.

III 多発性囊胞腎の治療

3. 透析療法

はじめに

　　2004年12月末現在の慢性透析患者総数は236,034人でそのうち多発性囊胞腎透析患者数は7,933人で全体の3.4％にあたる。透析導入後の予後は他の腎疾患と同程度かやや良好である。特に多発性囊胞腎（ADPKD）患者に特有な合併症に対する治療は予後を大きく左右するため、今後も多施設間での共同研究が重要となる。また、症例によっては腎移植を考慮する[1〜7]。

1）維持透析患者数とその比率

　　ADPKDを原疾患とする透析患者数はわずかながら年々増加する傾向にある。**表3-1**、**表3-2**は日本透析医学会の統計[1]による1983年以降に導入した患者の原疾患の比率（**表3-1**）と2004年導入患者の原疾患別の年間患者数を示したものである（**表3-2**）。多発性囊胞腎を原疾患とする透析患者は7,933人で2004年末（**表3-3**）の全透析患者236,034人の3.4％、2004年の導入患者数は909人で年間の全透析患者33,729人の2.7％である。

2）透析導入の時期

　　ADPKDは長年、無症状に経過することが多く30〜50歳にかけて囊胞の拡大や高血圧が表面化する（**図3-1**）。2004年に導入した患者の平均年齢は59.8歳で慢性糸球体腎炎や糖尿病性腎症よりも若干若い傾向にある（**表3-2**）。基本的には慢性腎不全患者の透析療法導入基準（**表3-4**）に従い血清クレアチニンが8mg/dL以上などを目安とするがADPKDに伴う重篤な合併症が予測される場合や手術後の急性増悪などではより早期の導入が必要である（**表3-5**）。

3）透析の実際と注意点

（1）透析の種類

　　ADPKDの場合も透析患者の約97％が血液透析療法（hemodialysis：HD）を受けており腹膜透析療法（peritoneal dialysis：PD）患者は2％程度の少数である。特に巨大腎や巨大肝囊胞、腹腔内の炎症、腹壁ヘルニアの合併や腹腔内手術の既往のある症例には

表3-1　各年導入患者の原疾患の推移

年	1983	1984	1985	1986	1987	1988	1989	1990	1991	1992
糖尿病性腎症	15.6	17.4	19.6	21.3	22.1	24.3	26.5	26.2	28.1	28.4
慢性糸球体腎炎	60.5	58.7	56.0	54.8	54.2	49.9	47.4	46.1	44.2	42.2
腎硬化症	3.0	3.3	3.5	3.7	3.9	3.9	4.1	5.4	5.5	5.9
多発性嚢胞腎	2.8	2.8	3.1	2.9	3.2	3.1	3.1	2.9	3.0	2.7
慢性腎盂腎炎	2.4	2.2	2.1	2.0	1.8	1.8	1.5	1.5	1.7	1.6
急速進行性糸球体腎炎	0.9	0.7	0.9	1.0	0.8	0.9	0.8	0.7	0.6	0.7
SLE 腎炎	1.1	1.1	1.1	1.2	0.9	0.9	1.0	1.1	1.3	1.3
不明	4.4	4.0	4.8	4.2	4.1	3.8	4.0	3.3	3.7	3.7

表 3-2　わが国の慢性透析療法の現況（2004年12月31日現在）
2004年導入患者 原疾患別人数、平均年齢

原疾患	患者数 (％)	平均年齢	標準偏差
慢性糸球体腎炎	9,466 (28.1)	65.34	14.76
慢性腎盂腎炎	305 (0.9)	63.72	16.24
急速進行性糸球体腎炎	385 (1.1)	68.42	12.67
妊娠腎 / 妊娠中毒症	57 (0.2)	57.33	11.66
その他分類不能の腎炎	124 (0.4)	61.51	18.99
多発性嚢胞腎	909 (2.7)	59.77	12.38
腎硬化症	2,978 (8.8)	73.17	11.66
悪性高血症	236 (0.7)	60.99	16.97
糖尿病性腎症	13,920 (41.3)	64.56	11.33
SLE 腎炎	268 (0.8)	58.91	14.53
アミロイド腎	140 (0.4)	64.62	11.03
痛風腎	110 (0.3)	64.63	11.55
先天性代謝異常による腎不全	22 (0.1)	44.00	22.26
腎・尿路結核	31 (0.1)	67.13	11.73
腎・尿路結石	51 (0.2)	67.82	12.37
腎・尿路腫瘍	134 (0.4)	69.81	10.84
閉塞性尿路障害	104 (0.3)	66.67	18.85
骨髄腫	125 (0.4)	69.42	10.54
腎形成不全	41 (0.1)	44.07	28.03
移植後再導入	243 (0.7)	54.82	10.77
その他	957 (2.8)	66.13	15.66
不明	3,123 (9.3)	69.01	13.38
合計	33,729 (100.0)	65.75	13.41
記載なし	206	66.90	14.58
総計	33,935	65.76	13.42

※数値右のかっこ内は列方向の合計に対する％である。

	1993	1994	1995	1996	1997	1998	1999	2000	2001	2002	2003	2004
	29.9	30.7	31.9	33.1	33.9	35.7	36.2	36.6	38.1	39.1	41.0	41.3
	41.4	40.5	39.4	38.9	36.6	35.0	33.6	32.5	32.4	31.9	29.1	28.1
	6.2	6.1	6.3	6.4	6.8	6.7	7.0	7.6	7.6	7.9	8.5	8.8
	2.6	2.5	2.4	2.5	2.4	2.4	2.2	2.4	2.3	2.4	2.3	2.7
	1.1	1.4	1.2	1.1	1.2	1.1	1.1	1.0	1.1	0.9	1.0	0.9
	0.8	0.8	0.8	0.8	1.1	0.9	0.9	1.0	1.0	1.1	1.2	1.1
	1.2	1.2	1.1	1.3	1.0	1.1	1.2	0.9	1.0	0.9	0.7	0.8
	3.3	3.9	4.5	5.0	5.5	5.6	6.1	7.6	9.0	8.4	8.8	9.3

(単位：%)

表 3-3　わが国の慢性透析療法の現況（2004年12月31日現在）
2004年末患者　原疾患別人数、平均年齢

原疾患	患者数	(%)	平均年齢	標準偏差
慢性糸球体腎炎	106,458	(45.1)	61.80	13.01
慢性腎盂腎炎	2,977	(1.3)	61.44	14.46
急速進行性糸球体腎炎	1,437	(0.6)	63.64	14.22
妊娠腎/妊娠中毒症	1,760	(0.7)	57.77	9.70
その他分類不能の腎炎	1,076	(0.5)	55.33	17.29
多発性囊胞腎	7,933	(3.4)	61.84	10.83
腎硬化症	13,485	(5.7)	72.23	11.98
悪性高血圧	1,785	(0.8)	61.39	13.81
糖尿病性腎症	71,394	(30.2)	64.78	10.87
SLE腎炎	2,117	(0.9)	54.69	13.43
アミロイド腎	450	(0.2)	63.91	11.25
痛風腎	1,258	(0.5)	64.02	11.53
先天性代謝異常による腎不全	236	(0.1)	46.22	17.56
腎・尿路結核	458	(0.2)	67.09	9.95
腎・尿路結石	477	(0.2)	65.80	11.29
腎・尿路腫瘍	543	(0.2)	67.72	11.69
閉塞性尿路障害	646	(0.3)	58.74	18.44
骨髄腫	188	(0.1)	68.45	11.89
腎形成不全	491	(0.2)	38.04	18.79
移植後再導入	1,596	(0.7)	50.29	12.30
その他	4,050	(1.7)	61.00	16.37
不明	15,219	(6.4)	65.63	13.61
合計	236,034	(100.0)	63.32	12.86
記載なし	471		65.51	13.68
総計	236,505		63.32	12.86

※数値右のかっこ内は列方向の合計に対する％である。

図3-1　ADPKD患者の症状と透析導入までの治療

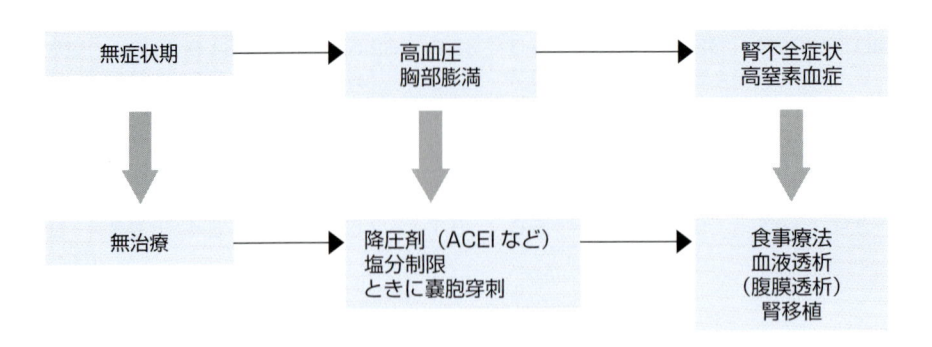

```
無症状期  →  高血圧       →  腎不全症状
             胸部膨満         高窒素血症
  ↓            ↓                ↓
無治療  →  降圧剤（ACEIなど）  →  食事療法
           塩分制限              血液透析
           ときに囊胞穿刺        （腹膜透析）
                                 腎移植
```

表3-4　慢性腎不全透析療法導入基準

Ⅰ．臨床症状
　①体液貯留（全身性浮腫、高度の低蛋白血症、肺水腫）
　②体液異常（管理不能な電解質・酸塩基平衡異常）
　③消化器症状（悪心、嘔吐、食欲不振、下痢など）
　④循環器症状（重篤な高血圧、心不全、心膜炎）
　⑤神経症状（中枢・末梢神経障害、精神障害）
　⑥血液異常（高度の貧血症状、出血傾向）
　⑦視力障害（尿毒症性網膜症、糖尿病性網膜症）
　これら①〜⑦小項目のうち3個以上のものを高度（30点）、2個を中程度（20点）、1個を軽度（10点）とする。

Ⅱ．腎機能

血清クレアチニン（mg/dL）	（クレアチニンクリアランス mL/分）	点数
8以上	（10未満）	30点
5〜8未満	（10〜20未満）	20点
3〜5未満	（20〜30未満）	10点

Ⅲ．日常生活障害度

尿毒症状のため起床できないものを高度	30点
日常生活が著しく制限されるものを中程度	20点
通勤、通学あるいは家庭内労働が困難となった場合を軽度	10点

Ⅰ．臨床症状、Ⅱ．腎機能、Ⅲ．日常生活障害度の3項目の点数の合計が60点以上を透析導入とする。
注：年少者（10歳未満）、高齢者（65歳以上）、全身性血管合併症のあるものについては10点加算

表3-5 早期透析療法導入の適応となる
ADPKD症例

合併症による緊急手術
　腹腔内合併症（麻痺性イレウス、腸管穿孔など）
　くも膜下出血
巨大腎腎摘の適応症例
重篤な全身合併症
　心不全
　呼吸不全
　重症感染症
食思不振に伴う高度の異化亢進
術後の急性増悪
　悪性新生物、心肺手術、整形外科的手術後など

CAPDの積極的な適応はない。巨大腎でもCAPDの施行に障害にならないとする報告もあるが症例によっては有効濾過面積の減少や1回注入量が制限されることがあり、通常はHDを第一選択とする[8]。

(2) 適正体重の設定

巨大腎や巨大肝嚢胞のために横隔膜が著しく挙上していたり、圧排により静脈環流量が減少している症例では心胸郭比（CTR）を指標としたドライウエイトの設定が必ずしも適正体重のよい指標とならないことがある。したがって、透析低血圧や不整脈などの透析困難症が持続する場合にはドライウエイトが低すぎないか否かなど透析条件を再検討する必要があろう。

(3) 抗凝固薬

他の維持透析患者と同様、通常はヘパリンが用いられており、このために嚢胞出血の頻度が増すことはない。しかし、すでに出血が明らかな症例や出血傾向のある場合、術後短期間の症例に対しては半減期の短い蛋白分解酵素阻害薬であるメシル酸ナファモスタット（フサン）や抗Xa活性が優位なため出血傾向を助長しにくい低分子ヘパリンを使用する。

(4) 高血圧の管理

透析導入後も体液依存性の関与が大きい。そのため、適正な体液量の設定と塩分調節、降圧薬の投与により、収縮期血圧は140〜150mmHg以下に維持し、特に脳動脈瘤が明らかな症例はより厳密に管理する。降圧薬の選択は通常の維持透析患者の使用法に準ずる。

(5) 動静脈シャント再建術

十分な血流が確保できない場合にはシャント拡張術や再建術を行う。なお、頻回に閉塞する場合には、グラフトを作製することもあるが症例ごとに心機能を検討のうえで適応を決める。

(6) 導入後の食事と水分の摂取

蛋白摂取量は健常者とほぼ同程度の摂取が可能となる。水分、カリウム、リン、ナトリウムについては尿量や残存腎機能による溶質の排泄能に応じて摂取量を調節する。また、巨大腎や巨大肝嚢胞の患者ではときに食後の胃部膨満感などの消化管症状が問題となり食事回数などの調整が必要となる。

4) 合併症

(1) 腎合併症

腎や腎周囲の疼痛、出血、嚢胞感染症、巨大腎嚢胞、尿管結石、腎腫瘍などがあり鑑別を要する。透析導入後の嚢胞の大きさに関しては国内外の報告がありさまざまである[9]。著明な圧迫症状や難治性の出血、感染に対して保存的治療が期待できない症例には片腎摘出などの外科的治療や腎栓塞術の有効性も報告されている[10〜12]。

(2) 腎外合併症

腎外合併症には肝嚢胞、脳動脈瘤の破裂、大腸憩室、心奇形、卵巣嚢腫、長期透析合併症としての腎性骨症などがある。

肝嚢胞：

ADPKD患者の20〜50%に合併し、HD患者の予後を大きく左右する。総胆管拡張症の合併率も高い[13]。腎嚢胞と同じく高度の圧迫症状や難治性の感染に対しては部分切除などの外科的処置を検討するが、肝開窓術については重篤な合併症を伴うことがあり、適応は慎重にする。

脳動脈瘤の破裂、その他の脳血管障害：

脳動脈瘤の合併頻度は30〜40%でそのうちの数%が破裂を起こすといわれている。1cm以上の動脈瘤に対しては、脳外科的な適応を検討することが多い。

5) 予後

(1) 生存率

ADPKDの長期予後は他の原疾患に比較しても良好であり、2001年での10年生存率は56.9%である。図3-2に1983年以降導入患者の経年的予後を示した。

(2) 死亡率

表3-6に1983年以降導入患者の死亡原因を示した。ADPKDでは脳血管障害が死因の第1位、心不全が第2位であり、全身疾患としての特徴を反映している。

(3) 社会生活

ADPKD患者に限らず血液透析の導入を契機として多くは週3回の通院治療が必要となり、社会生活、家庭生活の変化を余儀なくされるが、可能な限りは社会復帰を目標とする。また、遺伝性疾患であることから何より、家族間での理解と話し合いが大切である。

図 3-2 わが国における原疾患別生存率（1983年以降導入患者）

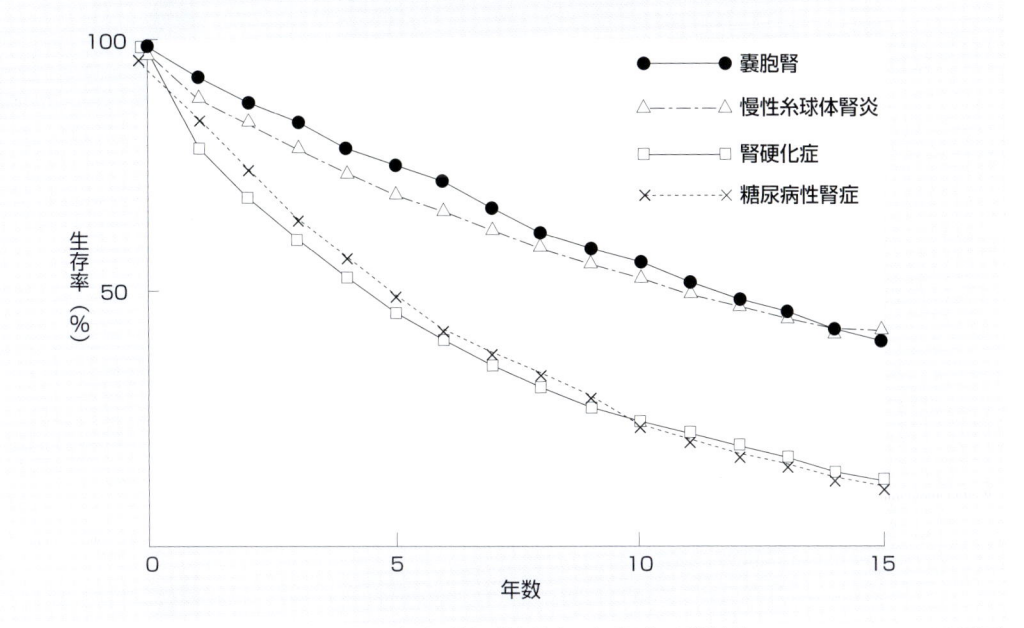

- ●— 嚢胞腎
- △–·– 慢性糸球体腎炎
- □— 腎硬化症
- ×······ 糖尿病性腎症

（日本透析医学会統計調査委員会：透析会誌 34：1-31, 2001. より引用）

表 3-6　原疾患別死亡原因分類（1983年以降導入患者）

	全体		嚢胞腎	
	患者数	比率	患者数	比率
心不全	41,134	27.7	638	21.1
脳血管障害	18,491	12.5	681	22.6
感染症	19,460	13.1	379	12.6
出血	4,594	3.1	96	3.2
悪性腫瘍	10,905	7.4	187	6.2
心筋梗塞	8,870	6.0	177	5.9
その他	44,906	30.2	860	28.4
合計	148,360	100	3,018	100

（日本透析医学会統計調査委員会：透析会誌 34：1-31, 2001. より引用）

文献

1) 日本透析医学会統計調査委員会:わが国の慢性透析療法の現況(2004年12月31日現在).透析会誌 39:1-22, 2006.
2) Fourtounas C, Panteris V, Valis D:Survival after end-stage renal disease in autosomal dominant polycystic kidney disease. American Journal of Kidney Diseases 39(3):660, 2002.
2) Ishikawa I:Autosomal dominant polycystic kidney. Nippon Rinsho-Japanese Journal of Clinical Medicine 60 Suppl 1:541-52, 2002.
4) Higashihara E, Nutahara K, Kojima M, et al:Prevalence and renal prognosis of diagnosed autosomal dominant polycystic kidney disease. Japan Nephron 80(4):421-7, 1998.
5) Zeier M, Jones E, Ritz E:Autosomal dominant polycystic kidney disease—the patient on renal replacement therapy. Nephrology Dialysis Transplantation 11 Suppl 6:18-20, 1996.
6) Ubara Y, Tagami T, Hishino J, et al:ADPKD patients on dialysis. Nippon Rinsho-Japanese Journal of Clinical Medicine 62 Suppl 6:20-30, 2004.
7) Ritz E, Jones E, Waldherr R, et al:The patient with ADPKD on maintenance hemodialysis. Contributions to Nephrology 115:33-8, 1995.
8) Hadimeri H, Johansson AC, Haraldsson B, et al:CAPD in patients with autosomal dominant polycystic kidney disease. Peritoneal Dialysis International 18(4):429-32, 1998.
9) Ishikawa I, Saito Y:Volume changes in autosomal dominant polycystic kidneys after the initiation of hemodialysis. Nephron 65(4):649-50, 1993.
10) Norby SM, Torres VE:Complications of autosomal dominant polycystic kidney disease in hemodialysispatients. Seminars in Dialysis 13(1):30-5, 2000.
11) Christophe JL, van Ypersele de Strihou C, Pirson Y:Complications of autosomal dominant polycystic kidney disease in 50 haemodialysed patients. A case-control study. The UCL Collaborative Group. Nephrology Dialysis Transplantation 11(7):1271-6, 1996.
12) Ubara Y, Katori H, Tagami T, et al:Transcatheter renal arterial embolization therapy on a patient with polycystic kidney disease on hemodialysis. American Journal of Kidney Diseases 34(5):926-31, 1999.
13) Ishikawa I, Chikamoto E, Nakamura M, et al:High incidence of common bile duct dilatation in autosomal dominant polycystic kidney disease patients. American Journal of Kidney Diseases 27(3):321-6, 1996.

III 多発性嚢胞腎の治療

4. 腎移植

はじめに

　多発性嚢胞腎は、大きく分けて2つの病態がある。すなわち、常染色体優性多発性嚢胞腎（autosomal dominant polycystic kidney disease）と常染色体劣性多発性嚢胞腎（autosomal recessive polycystic kidney disease）である。本項は、多発性嚢胞腎に対する腎移植療法について述べるのが目的であり、両疾患の差異を述べることが目的ではない。ここでは両疾患を特に区別せず、患者数の多いADPKDの腎移植療法について主に述べることとする。

1）移植前の検査

　ADPKDに対する腎移植では腎移植そのものに対する配慮は、移植時に嚢胞腎を摘出するか否かだけであり、大きな問題とはならない。むしろ、ADPKDに伴うさまざまな合併症に対する処置や管理が重要となってくる。すなわち、合併する肝臓、膵臓、脾臓、肺などの嚢胞による圧迫症状、出血、感染、さらに脳動脈瘤、大腸憩室、僧帽弁逸脱、高血圧症などが問題となる。これらの合併症は、発症すると致命的となるものもあり術前の十分な検索が必須であり、合併症によっては移植前の予防的処置が必要となることもある。さらに、生体腎移植、特に兄弟間の腎移植では、保因者の検索に十分な配慮が必要である。30歳以上で、画像診断上嚢胞を認めない場合ドナー候補としてもよいとする報告もあるが[1]、保因者であっても画像診断上嚢胞を認めないこともあり、ドナー適応の決定には慎重であるべきである。場合によっては遺伝子診断も必要となる[2～5]。

2）腎移植における心血管系合併症の問題

　ADPKDで最も重要な合併症が含まれる。すなわち、高血圧、脳動脈瘤、僧帽弁逸脱症である。ADPKDにおける高血圧症の合併は、その頻度が非常に高く、われわれの経験からも、ほぼ全例に高血圧症を認めている。ADPKD患者に認められる脳血管障害の多くが脳内出血、脳梗塞などの高血圧症に起因するものであり、術前からの高血圧症の適切なコントロールが必要である。また、合併する脳動脈瘤の破裂には高血圧症が大きなリスクファクターとなりうることからも高血圧のコントロールは必要である。脳動脈瘤がADPKDに合併することは非常によく知られているが、その頻度は意外に低く5～10％前

表4-1 腎移植前レシピエント画像検査

腹部CT	心エコー
頭部MRA	大腸造影

表4-2 腎移植時の囊胞腎摘出の適応

コントロールできない腎出血
繰り返す囊胞感染、あるいは尿路感染
囊胞による物理的圧迫症状（消化器、血管などに対し）があるとき
囊胞に悪性腫瘍（腎癌）を認めるとき
移植床の確保に囊胞腎が障害となるとき

図4-1 患者生存率

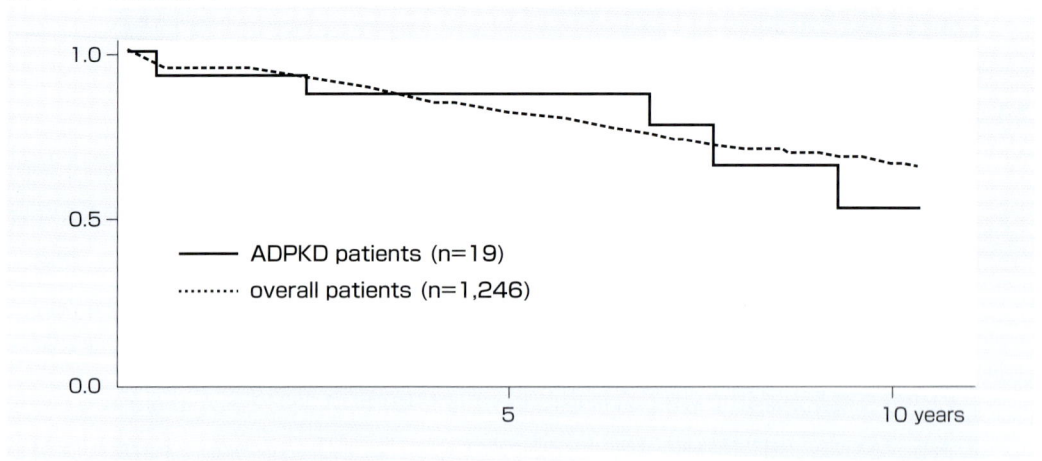

図4-2 移植腎生着率

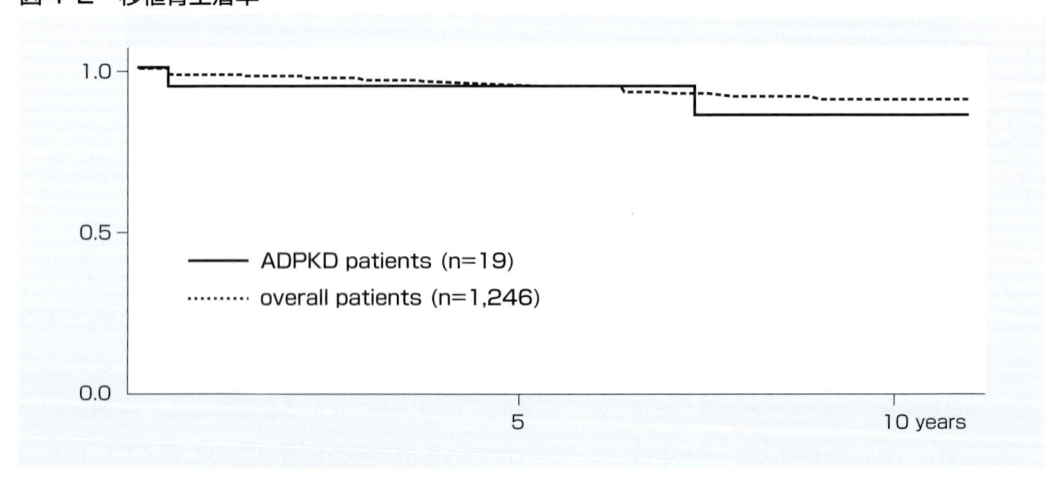

後と推定され[6]、また、その破裂の頻度も特に高いわけではない[7]。しかし、脳動脈瘤を有する症例では、常に破裂の危険性が伴うこと、術前術中、術直後の血圧変動が大きい時期に破裂する可能性もあることから手術適応のある大きさのものに対しては、移植前に処置を行うことがすすめられる。

3）腎移植における消化器合併症

ADPKDに伴う重要な合併症は大腸憩室である。Scheffら[8]によれば、その頻度は80％を超えると報告されており、Andreoniら[9]によれば、約2％に憩室の穿孔を認めたとしている。われわれは、移植前に必ず、大腸造影、大腸ファイバースコープなどにより検索を行っており、その場所や個数の把握をするよう心がけている。移植前、後では便秘にならないように排便コントロールを行い憩室炎などに伴う穿孔の危険性を最小限になるようにしている。憩室炎に伴う穿孔はしばしば後腹膜腔に起こり診断が困難なこともあるため、腹痛を訴えるときは慎重かつ迅速な対応が必要であり、常に腹痛をみたときは憩室炎、穿孔を念頭において診療すべきである。

4）腎移植と嚢胞の感染、出血など

術前に感染がある場合は完全に治療してから移植に臨むべきである。主に抗生物質による内科療法でコントロール可能であるが、難治性の場合は排膿などの処置を必要としたり、再発性である場合は腎臓摘出が必要となることもある。

また、一般にはADPKDに腎癌が合併することはまれであるといわれているものの、長期透析例では、ADPKDにさらにACDKが合併した状態となっていることも多く、CT、腎エコーなどによる透析腎癌の合併についても検索しておく必要がある。嚢胞の感染についてはその診断が困難なことも少なくないが、疑われる場合は術前に抗生物質などの投与による治療や保存治療抵抗性の場合は腎臓摘出を行い完全にコントロールしてから移植に臨むことが必要である。**表4-2**にわれわれの施設での嚢胞腎摘出の適応を示した。また、高率に認められる肝嚢胞については、通常放置しているが、感染がある場合は抗生物質による治療が移植に優先されるべきである。

5）ADPKDに対する腎移植成績について

ADPKDの腎移植成績については、これまでも多くの報告があり、ほぼ他の疾患に対する腎移植と差がないことが報告されている[9〜11]。われわれもADPKD患者に対する腎移植成績をすでに報告している（図4-1、2）。症例数がまだ少なく確定的なことはいえないが、現時点ではADPKD以外の疾患に対する腎移植成績と全く差を認めなかった[12]。われわれの経験では、症例の約70％で移植時に移植床の確保を目的として移植側の腎摘除術を行っているが、術後に感染のため対側の腎摘除術を行った症例は20％ほどあり、

以前報告されたように術前に両側の腎摘除術を行う必要性は認めない[5]。

おわりに

ADPKDに対する腎移植は合併症に対する対応が十分されている限り安全に施行可能であり、またその成績は他の腎移植と比べても遜色ないものである。

文献

1) Pafrey PS, Bear JC, Morgan J, et al：The diagnosis and prognosis of autosomal dominant polycystic kidney disease. N Engl J Med 323：1085-1090, 1990.
2) The European Polycystic Kidney Disease Consortium：Polycystic kidney disease 1 gene encodes a 14kb transcript and lies within a duplicated region on chromosome 16. Cell 77：881-894, 1994.
3) Mochizuki T, Wu G, Hayashi T, et al：PKD2. a gene for polycystic kidney disease that encodes an integral membrane protein. Science 272：1339-1342, 1996.
4) Hanning VL, Hopkins JR, Johnson HK, et al：Presymptomatic testing for adult onset polycystic kidney disease in at-risk kidney transplant donors. Am J Med Genet 40：425-428, 1991.
5) 新村浩明, 田邉一成, 東間紘：のう胞性腎疾患の腎移植. 腎と透析 51：475-479, 2001.
6) Fick GM, Gabow PA：The urgent complications of autosomal dominant polycystic kidney disease. J Crit Illn 7：1905-1920, 1992.
7) Kaehny WD, Everson GT：Extrarenal manifestations of autosomal dominant polycystic kidney disease. Semin Nephrol 11：661-670, 1991.
8) Sceff RT, Zuckerman G, Harter H, et al：Diverticular disease in patients with chronic renal failure due to polycystic renal disease. Ann Intern Med 92：202-204, 1980.
9) Andreoni KA, Pelletier RP, Elkhammas EA, et al：Increased incidence of gastrointestinal surgical complications in renal transplant recipients with polycystic kidney disease. Transplantation 67：262-266, 1999.
10) Florijin KW, Chang PC, Woude FJ, et al：Long-term cardiovascular morbidity and mortality in autosomal dominant polycystic kidney disease patients after renal transplantation. Transplantation 57：73-81, 1994.
11) Hadimieri H, Norden G, Friman S, et al：Autosomal dominant polycystic kidney disease in a kidney transplant population. Nephrol Dial Transplant 12：1431-1436, 1997.
12) Shiroyanagi Y, Tanabe K, Hashimoto Y, et al：Kidney transplantation in the recipient with autosomal dominant polycystic kidney disease. Transplant Proc 32：1841-1843, 2000.

IV
周辺の嚢胞性腎疾患

Ⅳ 周辺の囊胞性腎疾患

1. ネフロン癆

　ネフロン癆（nephronophthisis：NPH）は、常染色体劣性遺伝の疾患で、小児期の慢性腎不全の原因となる重要な疾患である。日本では小児期透析導入例の3.3％、欧米では10～15％を占める。

　多飲、多尿、貧血、易疲労性、成長障害を伴う慢性腎不全として発見される。本症の多くは20歳代までに末期腎不全となる。後述するNPH2の患者のみ1～3歳頃に末期腎不全となる。他の小児腎疾患と比較して尿所見に乏しいのが特徴で、血尿はみられないか軽微、また蛋白尿も軽度であり、尿中蛋白／クレアチニン比も上昇しない。腎エコーで、実質輝度は高くなるものの、腎の大きさは末期腎不全に至るまで比較的保たれる。髄質のcystは1～15mmと小さいため、エコーでは検出できないことが多い。したがって、尿所見に乏しく、エコーでの形態学的変化の少ない小児の腎不全をみたら、本症の疑診をたてることができる。

　NPHの15％に網膜色素変性症による弱視、眼振を呈するSenior-Loken症候群と、眼球運動障害を伴うCogan症候群などが知られている。medullary cystic kidney disease（MCKD）はcystの形成部位や病理組織所見がNPHと鑑別がしにくいが、発症年齢が成人期であり、遺伝形式が常染色体優性遺伝で、MCKD2型の原因はuromodulin（Tam-Horsfall）蛋白遺伝子の異常であることなどがNPHとの明らかな違いである。

　NPHの病理学的な3徴は、尿細管基底膜の統合障害による肥厚、尿細管萎縮と囊胞形成、間質への細胞浸潤である。糸球体の変化に比較して尿細管の病変が著しいことが特徴的である。

　NPHは遺伝学的に異質の疾患でこれまで5つの病因遺伝子が知られている（**表1-1**）。患者の85％はNPHP1の異常による。

　nephrocystinの役割は、①細胞接着、細胞骨格の維持に関するp130Cas、Pyk2、tensinやfilaminと相互作用すること、②β-tubulinと一緒に尿細管細胞の繊毛に存在して、細胞骨格の維持に関与するとともに、細胞周期を調節するcentrosomeに情報を与えること、③N-cadherin、catenin、β-cateninを介して細胞表面の情報を核に伝達すること、④α-tubulinとともに細胞表面の繊毛に存在して繊毛機能に何らかの寄与をすることなど、多彩な細胞内伝達機能を有することが明らかにされた。おそらくnephrocystinは尿細管細胞の形態と機能の維持のために不可欠の蛋白と考えられる。

表1-1 ネフロン癆(NPH)と髄質嚢胞腎(MCKD)の分類

疾　患	遺伝形式	遺伝子	蛋　白	腎外症状
NPH1	AR	NPHP1	nephrocystin	Senior-Loken症候群
NPH2	AR	NPHP2/INVS	inversin	内臓逆位
NPH3	AR	NPHP3	nephrocystin-3	Senior-Loken症候群
NPH4	AR	NPHP4	nephrocystin-4/nephroretinin	Senior-Loken症候群
NPH5	AR	NPHP5	nephrocystin-5	Senior-Loken症候群
MCKD1	AD	不明	不明	痛風、高尿酸血症
MCKD2	AD	MCKD2/UMOD	uromodulin	痛風、高尿酸血症

文　献

1) Hoefele J, Otto E, Felten H, et al：Clinical histological presentation of 3 siblings with mutations in the NPHP4 gene. Am J Kidney Dis 43（2）：358-364, 2004.

2) Otto EA, Schermer B, Obara T, et al：Mutations INVS encoding inversin cause nephronophthisis type 2, linking renal cystic disease to the function of primary cilia and left-right axis determination. Nat Genet 34（4）：413-420, 2003.

3) Donaldson J, Dise R, Ritchie M, et al：Nephrocystin-conserved domains involved in targeting to epithelial cell-cell junctions, interaction with filamins, and establishing cell polarity. J Biol Chem 277（32）：29028-29035, 2002.

4) Nurnberger J, Kribben A, Opazo Saez A, et al：The invs gene encodes a microtuble-associated protein. J Am Soc Nephrol 15（7）：1700-1710, 2004.

5) Eley L, Turnpenny L, Yates LM, et al：A perspective on inversin. Cell Biol Int 28（2）：119-124, 2004.

6) Hildebrandt F, Otto E, Rensing C, et al：A novel gene encoding an SH3 domain protein is mutated in nephronophthisis type 1. Nat Genet 17（2）：149-153, 1997.

Ⅳ 周辺の囊胞性腎疾患

2. 髄質囊胞腎

　髄質囊胞腎（medullary cystic kidney disease：MCKD）は皮質髄質移行部の腎囊胞、尿細管基底膜の肥厚、尿細管萎縮と間質の線維化を呈する疾患で、病理組織像はネフロン癆と差がない。本症は常染色体優性遺伝による疾患で、成人になってから末期腎不全に至ること、痛風以外に腎外症状を呈さないが、多飲・多尿、蛋白尿などを呈する点ではネフロン癆と類似している。

　本症の原因の一つはTam-Horsfall蛋白とも呼ばれるuromodulin蛋白（UMOD、16p12）である。UMODの異常による本症はMCKD2と呼ばれ、末期腎不全には平均32歳でなる。一方、平均年齢62歳で末期腎不全となる本症はMCKD1と呼ばれ、責任遺伝子は1q21に存在することが知られている。なお、UMODの異常は、familial juvenile hyperuricemic nephropathyとも呼ばれる。

　変異uromodulin蛋白は小胞体内に蓄積することにより尿細管細胞のapoptosisを誘導する。その結果、腎囊胞や尿細管の萎縮が生じるものと考えられている。

文献

1) Wolf MT, Mucha BE, Attanasio M, et al：Telomeric refinement of the MCKD1 locuson chromosome 1q21. Kidney Int 66（5）：580-585, 2004.
2) Dahan K, Devuyst O, Smaers M, et al：A cluster of mutations in the UMOD gene causes familial juvenile hyperuricemic nephropathy with abnormal expression of uromodulin. J Am Soc Nephrol 14（11）：2883-93, 2003.
3) Wolf MT, Mucha BE, Attanasio M, et al：Mutations of the uromodulin gene in MCKD type 2 patients cluster in exon 4, which encodes three EGF-like domains. Kidney Int 64（5）：1580-1587, 2003.
4) Rampoldi L, Caridi G, Santon D, et al：Allelism of MCKD, FJHN and GCKD caused by impairment of uromodulin expory dynamics. Hum Mol Genet 12（24）：3369-3384, 2003.

IV 周辺の嚢胞性腎疾患

3. OFD1型（oral-facial-digital syndrome）

　口顔指症候群（oral-facial-digital syndrome：OFD）は顔面と指との奇形の組み合わせを特徴とする症候群であり、9型以上に細分されるが、腎奇形の合併が問題となるのはOFD1型である。

　OFD1型は男性致死のX連鎖優性遺伝疾患で、患者のほぼ全例が女性である。責任遺伝子はXp22に位置するOFD1遺伝子である。

　症例の約半数に軽度から中等度の精神発達遅滞が認められる。口腔所見として、頬粘膜歯槽堤間の過剰小帯、口蓋裂、分葉舌、舌上の過誤腫が認められる。顔貌では内眼角贅皮、幅広い鼻根部、平らな鼻尖、小さな鼻翼、正中唇裂、下顎枝の短い小顎が特徴である。四肢の異常として、彎指、合指、短指がある。口顔指の所見がそろえば本症と診断できる。

　水頭症、孔脳症、脳梁欠損、水無脳症などの中枢神経奇形が10〜20％に認められ、管理上重要である。約15％で多発性嚢胞腎が出現する。多発性嚢胞腎のため腎不全に至ることがあり、ときに透析を必要とする。

　全ての徴候が同一個体に発現するとは限らず、一部の徴候しか示さない症例が比較的多い。常染色体優性遺伝性多発性嚢胞腎家系例として経過観察中に5世代目で初めて典型的な症状で発症したOFD症例の報告もある。この家系では舌腫瘤、分葉舌など舌の形態異常等の口腔所見の発生頻度が高かった。指趾の異常がなくても、それらの所見と嚢胞腎との合併で本症を疑うことが必要である。

　OFD1遺伝子のsplicing異常では、多発性嚢胞腎がみられること、エクソン3、8、9、13、16の変異では知能障害を伴うこと、coiled coil domainの変異では歯の異常を伴うことが知られている。OFD1蛋白は尿細管細胞内のcentrosomeに存在し、細胞質のmicrotubuleの機能を調節するとともに、繊毛に存在して尿流を感知してその情報を細胞内に伝達する働きを有する。特にN末端部のLisH motif部分がmicrotubuleの機能に重要とされる。

文献

1) Thauvin-Robinet C, Cossee M, Cormier-Daire V, et al：Clinical, molecular, and genotype-phenotype correlation studies from 25 cases of oral-facial-digital syndrome type 1：a French

and Belgian collaborative study. J Med Genet 43 (1) : 54-61, 2006.
2) Romio L, Fry AM, Winyard PJ, et al : OFD1 is a centrosomal / Basal body protein expressed during mesenchymal-epithelial transtion in human nephrogenesis. J Am Soc Nephrol 15 (10) : 2556-2568, 2004.
3) Romio L, Wright V, Price K, et al : OFD1, the gene mutated in oral-facial-digital syndrome type1, is expressed in the metanephros and in human embryonic renal mesenchymal cells. J Am Soc Nephrol 14 (3) : 680-689, 2003.
4) 大庭健一, 園田徹, 政所治道, ほか：四世代5人に認められたOral-facial-digital症候群. 小児科臨床 41 (6) : 1253-6, 1988.
5) de Conciliis L, Marchitiello A, Wapenaar MC, et al : Characterization of cxorf5 (71-7A), a novel human cDNA mapping to Xp22 and encoding a protein containing coiled-coil α-helical domains. Genomics 51 (2) : 243-250, 1998.

Ⅳ 周辺の囊胞性腎疾患

4. 髄質囊胞性疾患

1）概念

　　髄質囊胞性疾患（髄質囊胞腎とも呼ぶ、medullary cystic［kidney］disease：MCKD）は、常染色体優性遺伝形式をとる遺伝性疾患群であり、Ⅰ型とⅡ型がある。慢性尿細管間質性腎炎を示し、末期腎不全に進行する[1]。近年髄質囊胞性疾患に関する知見の増大は著しく、その概念は一変している。特に、ウロモデュリン遺伝子がⅡ型の原因遺伝子であることが判明したことにより[2]、ウロモデュリン関連腎疾患（uromodulin associated kidney disease：UAKD）という概念が形成され、本疾患の理解が加速的に進められている。これまでのところその類似性ゆえに、他項に詳しく述べられているネフロン癆と関連して記載されることが多い[3]。髄質囊胞性疾患の原因遺伝子産物とネフロシスチン（nephrocystin、ネフロン癆の原因遺伝子産物）の相互作用により、接着・情報伝達に関与する蛋白複合体が形成され機能する可能性が推測されるが[4]、現時点ではその根拠はない。

2）疫学

　　正確な頻度は不明であるが、まれと記載されることが多い[1]。Ⅰ型とⅡ型ではⅡ型が多い[5]。常染色体優性遺伝を示すので、疾患家系では約半分の家族が罹患する。

3）成因

　　Ⅰ型、Ⅱ型の原因遺伝子はそれぞれ、染色体1q21と16p12にあり、Ⅱ型ではウロモデュリン遺伝子（*UMOD*）がその原因遺伝子であることが明らかとなっている[2]。ウロモデュリン遺伝子は家族性若年性高尿酸血症性腎症（familial juvenile hyperuricemic nephropathy）の原因遺伝子でもある[2]。また、ウロモデュリンはTamm-Horsfall蛋白と同一である[6]。巨大糖蛋白で多数のシステイン残基を有し、ヘンレループの太い上行脚で編み目のようなクロスリンクを形成する。以前から尿路感染や腎石灰化の予防に関与すると考えられてきたが、その根拠は定かでない。尿濃縮に関与するかもしれない。さらに最近になり、ウロモデュリン遺伝子変異は、次項で述べる糸球体囊胞性腎（glomerulocystic kidney disease：GCKD）の原因にもなりえることが示されている[7]。

　　ウロモデュリン遺伝子変異は、これまでのところシステイン残基の変化、あるいは大きな欠失であり、蛋白が途中で途切れるタイプの変異はない（ASN2005シラバスより）。エ

クソン4と5がホットスポットである。本疾患の異常は、ドミナントネガティブ効果によると考えられる。ウロモデュリン遺伝子変異による本疾患は小胞体蓄積症の一つであり、細胞膜への蛋白輸送の遅延が示されている[7]。痛風が起こる機序は不明である。

4）病理

腎の大きさは、正常か小さい。表面は不規則な凹凸を示す。囊胞を認める場合は皮質髄質境界あるいは髄質にみられる。しかし、必ずしも囊胞がみられるわけではない。顕微鏡的には、びまん性の尿細管間質の炎症を認め、細胞浸潤や線維化がみられる。拡張した尿細管とともに散在する尿細管萎縮が特徴的である。糸球体には通常あまり変化を認めない[1]。

5）診断

診断は臨床徴候と家族歴に負うところが大きい。囊胞の存在は診断を支持するが、必須ではない。囊胞の検索にはCTが有用である[1]。尿中ウロモデュリン濃度低下がみられ診断に有用かもしれないが、他の原因による慢性腎障害でも低下がみられるので注意を要する。遺伝子検索も可能である。まずエクソン4と5を調べる。遺伝子診断の実際についてはhttp://www.renaldx.com/content/tests/interstitial-kidney.aspが参考になる。

6）症状

初発症状は、尿濃縮力低下と塩分喪失による多飲・多尿である[1]。尿蛋白はないか軽微である。腎障害は進行性で、ゆっくり末期腎不全に至る。末期腎不全に至る年齢はⅠ型（50～70歳）に比べⅡ型が若い（20～60歳）[4]。また、同一家系内で差が大きいこともある。

痛風が高頻度にみられ、腎障害に先行する。青年期や女性にも認める。高血圧は通常みられない。遺尿症が本疾患の徴候であることもある。

7）治療

アロプリノールが痛風に有効であるばかりでなく、疾患進行を抑制する可能性がある。ベンズブロマロンも有効である。腎移植の適応であり、移植腎に原疾患の再発はない[1]。

文献

1) Scolari F, Viola BF, Prati E, et al：Medullary cystic kidney disease：past and present. Contrib Nephrol 136：68-78, 2001.
2) Hart TC, Gorry MC, Hart PS, et al：Mutations of the UMOD gene are responsible for medullary cystic kidney disease 2 and familial juvenile hyperuricemic nephropathy. J Med

Genet 39：882-892, 2002.
3) Hildebrandt F, Omram H：New insights：nephronophthisis-medullary cystic kidney disease. Pediatr Nephrol 16：168-76, 2001.
4) Hildebrandt F, Otto E：Molecular genetics of nephronophthisis and medullary cystic kidney disease. J Am Soc Nephrol 11：1753-61, 2000.
5) Scolari F, Puzzer D, Amoroso A, et al：Identification of a new locus for medullary cystic disease, on chromosome 16p12. Am J Hum Genet 64：1655-60, 1999.
6) Pennica D, Kohr WJ, Kuang WJ, et al：Identification of human uromodulin as the Tamm-Horsfall urinary glycoprotein. Science 236：83-88, 1987.
7) Rampoldi L, Caridi G, Santon D, et al：Allelism of MCKD, FJHN and GCKD caused by impairment of uromodulin export dynamics. Hum Mol Genet 12：3369-3384, 2003.

Ⅳ 周辺の嚢胞性腎疾患

5. 糸球体嚢胞性腎

1）糸球体嚢胞性腎

　　糸球体嚢胞性腎（glomerulocystic kidney disease：GCKD）は、嚢胞形成部位の主要部位が糸球体ボウマン腔である嚢胞性腎疾患で、非症候性遺伝性・孤発性、遺伝性奇形症候群の主徴候、異形性等の腎の異常に伴うものの3つに大別される[1]。ADPKDでは糸球体に嚢胞が形成されることがあるので鑑別が問題になる。近年、前項のウロモデュリン遺伝子変異により糸球体嚢胞性腎が発症することが示されている[2]。

2）家族性糸球体嚢胞性低形成腎

　　家族性糸球体嚢胞性低形成腎（familial hypoplastic glomerulocystic kidney disease）は、糸球体嚢胞性腎の1タイプで常染色体優性遺伝を示す[3]。近年、hepatocyte nuclear factor-1-beta（HNF-1β）遺伝子（*TCF2*または*HNF1B*）の変異により発症することが示されている[4]。HNF-1βは転写因子で、その遺伝子異常はmaturity-onset diabetes of the young type Ⅴ（MODY5）の原因遺伝子でもある[5]。近年、HNF-1βが*PKHD1*遺伝子の転写を直接調節していることがマウスにおいて示されている[6]。この遺伝子の変異が嚢胞発生を引き起こす機序を考察するうえで興味深い。

文　献

1) Dell KM, McDonald RA, Watkins SL, Avner ED：Polycystic kidney disease In Pediatric Nephrology. 5th ed, Avner ED, Harmon WE, Niaudet P（eds）. p675-699, Lippincott Williams & Wilkins, Philadelphia, 2004.
2) Rampoldi L, Caridi G, Santon D, et al：Allelism of MCKD, FJHN and GCKD caused by impairment of uromodulin export dynamics. Hum Mol Genet 12：3369-3384, 2003.
3) Kaplan BS, Gordon I, Pincott J, et al：Familial hypoplastic glomerulocystic kidney disease：a definite entity with dominant inheritance. Am J Med Genet 34：569-573, 1989.
4) Bingham C, Bulman MP, Ellard S, et al：Mutations in the hepatocyte nuclear factor-1-beta gene are associated with familial hypoplastic glomerulocystic kidney disease. Am J Hum Genet 68：219-224, 2001.
5) Horikawa Y, Iwasaki N, Hara M, et al：Mutation in hepatocyte nuclear factor-1-beta gene（TCF2）associated with MODY.（Letter）Nature Genet 17：384-385, 1997.
6) Hiesberger T, Bai Y, Shao X, et al：Mutation of hepatocyte nuclear factor-1-beta inhibits

Pkhd1 gene expression and produces renal cysts in mice. J Clin Invest 113 : 814-825, 2004.

Ⅳ 周辺の嚢胞性腎疾患

6. 結節性硬化症

はじめに

結節性硬化症（tuberous sclerosis）は脳、腎、皮膚、心、肝、肺、骨など全身の臓器に過誤腫が出現する遺伝性の疾患であり、頻度は約1万人に1人とされている。

1) 病因

harmatinと呼ばれる蛋白をコードするTSC1が9q34に、tuberinと呼ばれる蛋白をコードするTSC2が16p13.3に結節性硬化症の原因遺伝子として同定されている。tuberinは腫瘍抑制遺伝子の一つであり、GTPase activation protein（GAP）の触媒部位と相同の配列を有し、内因性のGTPase活性を刺激する作用があると考えられている。harmatinは、tuberinと複合体を作って作用し、その作用の一つはmammalian target of rapamycin（mTOR）を抑制することによって細胞増殖の制御を行っていると考えられている。結節性硬化症の大部分ではこれらの機能低下が生じるような変異により生じていると考えられている。

遺伝形式は常染色体優性遺伝であるが、実際に明らかな家族歴をもつ患者は約1/3であり、またその症状の発現形式にも個人差が大きい。その説明としては、遺伝的に引き継いだ遺伝子の異常に加え、相同染色体上の正常な遺伝子にも変異が生じて初めて症状が現れる可能性や、体の細胞内で遺伝子変異を有する細胞と有さない細胞がモザイクで存在している可能性などが指摘されている[1]。

2) 臨床症状

痙攣、知能発育遅延、顔面のaigiofibromaが結節性硬化症の3徴といわれていたが、実際にこれらの症状が出現するのは、50%以下とされる。1998年のコンセンサスカンファレンスで診断基準が作成された。臨床的特徴を11の大特徴と9の小特徴に分け、大特徴の2つを有するか、1つの大特徴と、2つの小特徴を満たす場合結節性硬化症と診断できるとしている[2]。

3) 皮膚症状

95%に何らかの皮膚症状が出現すると考えられている。大特徴には、顔面の血管線維

腫、粒起革様斑、3個以上の白斑、爪下もしくは爪周囲線維腫がある。

4）精神神経的特徴

　cortical tuber、subependymal nodule、subependymal giant cell astrocytomaの3つが大特徴としてあげられている。症状としては、痙攣、精神発達遅延などがある。痙攣に対する治療を行う。なお、脳圧亢進や水頭症を呈する場合は手術を要する場合もある。

5）腎病変

　angiomyolipomaが最も一般的に認められ大特徴とされている。多発性腎嚢胞も小特徴の一つになっている。腫瘍や嚢胞の増大やその中への出血などにより、疼痛や腎機能低下をきたすことがある。結節性硬化症の患者の1～2％に腎癌が発生するといわれている。末期腎不全に至り腎移植を行う場合には、免疫抑制薬によりさらに腎癌の発生を増大させる懸念から、本人の腎は摘出することがすすめられている。常染色体優性遺伝性の多発性嚢胞腎の原因遺伝子の一つであるPKD1はTSC2の近傍にあり、TSC2とPKD1の両者の欠損を伴うような異常をもつ症例が報告されており、"contiguous gene syndrome"と呼ばれている。

6）その他

　そのほかの臨床的特徴として、網膜の多発性結節性過誤腫、心臓の横紋筋腫、肺のリンパ管筋腫症が大特徴としてあげられている。

文　献

1) Plon SE, Owens J：Tuberous sclerosis. UP To Date 14. 1. ※皮膚・結合組織疾患調査研究班による結節性硬化症のまとめが，http：//www.nanbyou.or.jp/sikkan/024_i.htm にあるので参考にされたい．
2) Roach ES, Gomez MR, Northrup H：Tuberous sclerosis complex consensus conference：rivized clinical diagnostic criteria. J Child Neurol 13：624, 1998.

Ⅳ 周辺の囊胞性腎疾患

7. von Hippel-Lindau病

はじめに

　　von Hippel-Lindau（VHL）病の原因遺伝子は、VHL病家系の連鎖解析の結果で、染色体3番短腕（3p25-26）に8番目の癌抑制遺伝子として同定された[1]。ここではVHL病における腎の囊胞性疾患と腎臓癌の発症とその発症機構について述べる。

1）発症頻度、日本国内の家系数、遺伝形式

　　発症頻度は100万人に約1家系、10万人に1人とされている。国内ではわれわれの調査により190家系、約1,000人の患者が確認されている。遺伝形式は常染色体優性遺伝性で、その浸透率100％である。臨床的に病態として褐色細胞腫をもたないVHL病1型と褐色細胞腫をもつ2型に分類される（表7-1）。

2）VHL病で発症する囊胞と腫瘍

　　1対のvon Hippel-Lindau（VHL）病遺伝子の不活化で正常蛋白の喪失を機転としていくつかの腫瘍と囊胞が発症する。腫瘍としては腎細胞癌、網膜・中枢神経の血管芽腫、副腎褐色細胞腫、膵臓の神経内分泌腫瘍がある。囊胞は腎囊胞、膵囊胞、精巣上体囊胞腺腫、内耳リンパ管腫などがある。腎細胞癌や中枢神経系の血管芽腫も囊胞性変化を伴う。これらの病態は20～70％の頻度で発症する。VHL病患者では胚細胞遺伝子異常で全ての体細胞に遺伝子変異を示すが、腫瘍と囊胞を発症する臓器でVHL遺伝子が特に重要な働きをしているため、2つ目のVHL遺伝子の機能喪失に伴い囊胞と腫瘍が発症すると考えられる。主な病態図（図7-1）とVHL病の診断基準（表7-2）を示す。

　　特に本項と関わる腎臓実質内では無数の小腫瘍を発生し腎囊胞を合併する。その中で数個以上が画像で判断できる腫瘍となる。この病理像は淡明型腎細胞癌である。腫瘍はKnudsonの2ヒット説に従いVHL遺伝子の不活性化で発生する。VHL病家系の患者では生下時より異常なVHL遺伝子をVHL病の親より受け継ぐが、健常な親よりの正常なVHL遺伝子があるため、幼少時は正常に成長し正常な個体となる。しかし成長・老化の過程で外界よりの癌化刺激を受けて、各臓器内の細胞では正常なVHL遺伝子が不活化されるため双方のVHL遺伝子の機能が喪失した細胞が発生しこの変化が腫瘍化機転となる（図7-2）。VHL病では胚細胞性にVHL遺伝子異常があるか否かでVHL病発症

表7-1 VHL病の臨床的分類

	臨床的発現					頻度
	retinal HB	CNS HB	RCC	Pheo	pancreatic islet tumor	
VHL type 1	+	+	+	−	−	90%
VHL type 2A	+	+	−	+	+	10%
VHL type 2B	+	+	+	+	+	
VHL type 2C	−	−	−	+	?	

retinal HB：網膜血管芽腫、CNS HB：中枢神経系血管芽腫、RCC：腎細胞癌、Pheo：褐色細胞腫

図7-1 VHL病における主要な囊胞と腫瘍

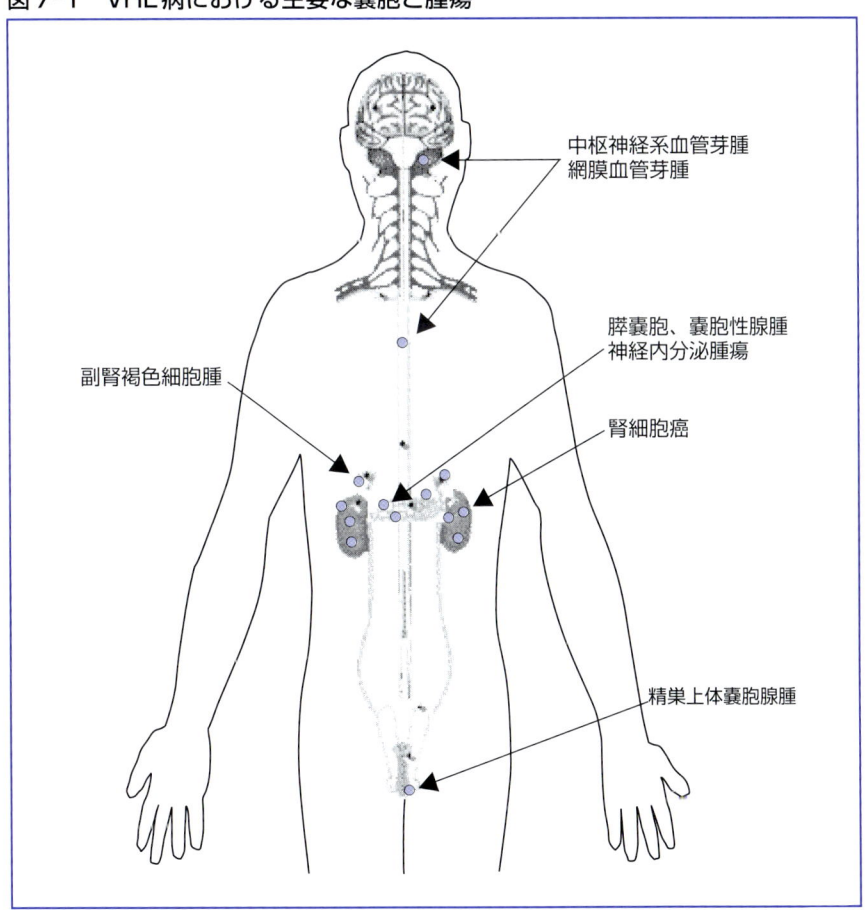

- 中枢神経系血管芽腫
- 網膜血管芽腫
- 膵囊胞、囊胞性腺腫、神経内分泌腫瘍
- 副腎褐色細胞腫
- 腎細胞癌
- 精巣上体囊胞腺腫

表7-2 VHL病の診断基準

1) VHL病の家族歴がある場合は以下の1病変以上を発症すること
   網膜血管腫、中枢神経系血管芽腫、腎臓癌、褐色細胞腫、
   膵病変（膵囊胞、膵臓の神経内分泌腫瘍）、精巣上体囊胞腺腫
2) VHL病の家族歴がない場合
   ① 中枢神経系血管芽腫と網膜血管腫を合併する。
   ② ①のどちらか1つ＋以下の1病変を合併する。
      腎臓癌、褐色細胞腫、膵病変（膵囊胞、膵臓の神経内分泌腫瘍）

が診断され発症前診断ができる[2,3]（**図7-3**）。現在、国内ではわれわれが中心となり遺伝子診断を担当し、約70％の家系で診断が可能である。患者さんや医師がこれらの情報を希望されればVHL病Homepage（http：//www.kochi-ms.ac.jp/~fm_urol/japanese/vhl.html）に詳細が述べてあるので参照されたい。

3）VHL病遺伝子の不活性化とそれに基づく細胞内蛋白の変化

VHL遺伝子は639塩基（213アミノ酸）の小さな蛋白である（**図7-4**）。VHL蛋白はElongin B、Cと結合してVCB複合体蛋白を形成する。VCB複合体は標的蛋白にユビキチンを付加するubiquitin ligase（E3）であると考えられる。VHL蛋白は、蛋白分解に関わるユビキチン化の仕組みの中で標的蛋白と結合する役目のF-box蛋白の一種と考えられている。VCB複合体は正常酸素圧でmRNAの転写因子であるhypoxia inducible factor（HIF）など数種類の蛋白を分解する。正常なVHL蛋白の喪失によりVHL蛋白が無機能になった結果、HIFが分解されないため蓄積し血管新生因子（VEGF）、血小板由来増殖因子（PDGF）、増殖因子transforming growth factor α（TGFα）、糖吸収に関わる酵素群、glucose transporter1（GLUT1）等の蛋白のmRNA転写が亢進する。このようにHIFによって転写活性化される遺伝子群が腎細胞癌の発生の大きな原因である。（**図7-5**）[4]。VHL遺伝子異常による腫瘍が嚢胞変化を伴う主な原因は不明であるが、腫瘍には炎症性変化を伴いそれにより組織液の漏出があるためや、VEGFによってできる新生血管は脆弱で内皮細胞間の接着性が弱く、その間隙から血漿成分が漏出しやすいためとの説明もなされている。

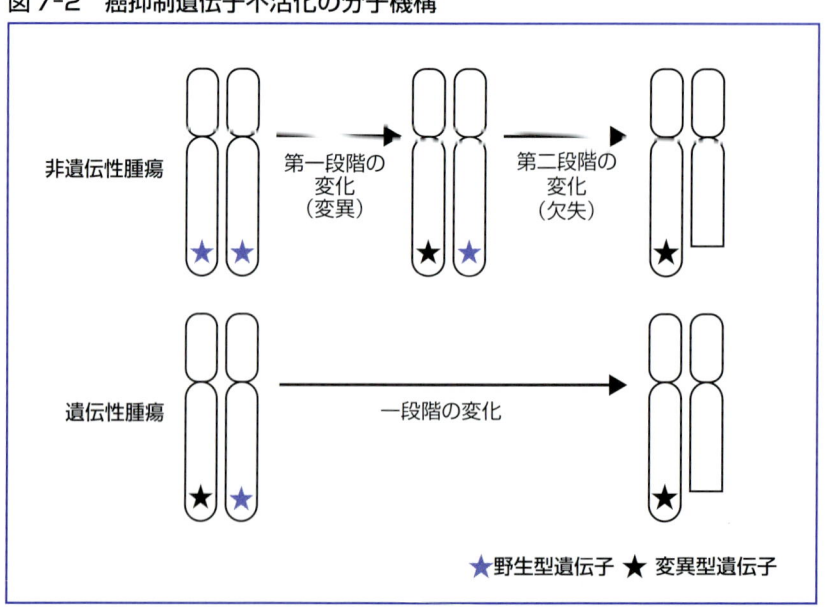

図7-2　癌抑制遺伝子不活化の分子機構

図7-3　von Hippel-Lindau病症例の塩基配列異常

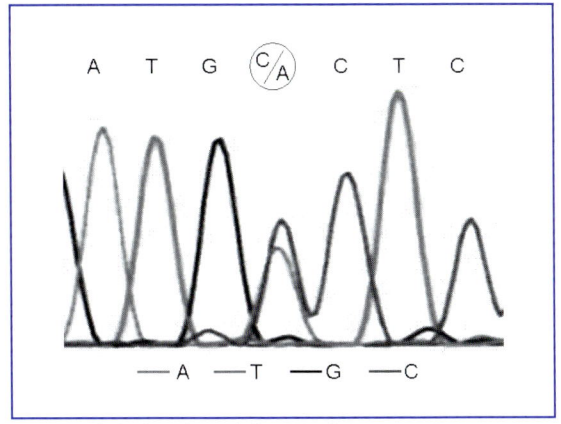

A　T　G　(C/A)　C　T　C

—A　—T　—G　—C

シトシン(C)がアデニン(A)に置き換わっている。

図7-4　VHL遺伝子蛋白のアミノ酸配列（M、2つの翻訳開始codon）

```
  1                                                          50
  MPRRAENWDE AEVGAEEAGV EEYGPEEDGG EESGAEESGP EESGPEELGA
 51                                                         100
  EEEMEAGRPR PVLRSVNSRE PSQVIFCNRS PRVVLPVWLN FDGEPQPYPT
101                                                         150
  LPPGTGRRIH SYRGHLWLFR DAGTHDGLLV NQTELFVPSL NVDGQPIFAN
151                                                         200
  ITLPVYTLKE RCLQVVRSLV KPENYRRLDI VRSLYEDLED HPNVQKDLER
201         216
  LTQERIAHQR MGD
```

図7-5　VCB complexの構造と機能

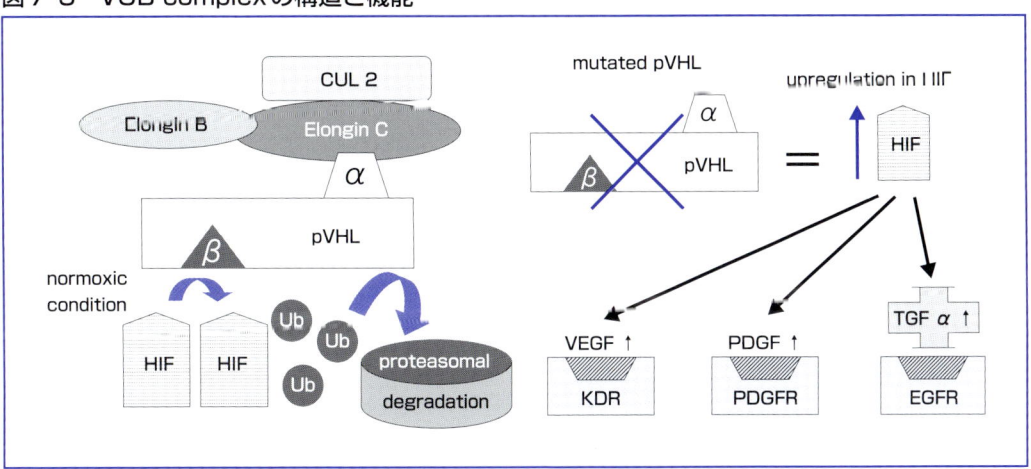

normoxic condition：正常酸素圧状態、Ub：ユビキチン、HIF：hypoxia inducible factor、pVHL：VHL蛋白、α：VHL蛋白内のElongin結合部位、β：β domain（＝VHL蛋白内の基質結合部位）
CUL 2はElongin B、C、VHL蛋白と複合体を作る

おわりに

　VHL遺伝子の突然変異と腎臓癌と腎嚢胞性疾患の発症について述べ、VHL蛋白の異常による転写因子HIFの活性化による嚢胞発生や腫瘍化の経路についても解説した。

文　献

1) Latif F, Tory K, Gnarra J, et al：Identification of the von Hippel-Lindau disease tumor suppressor gene. Science 260：1317-20, 1993.
2) Yao M, Kondo K, Shuin T, et al：Mutation of the von Hippel-Lindau disease gene in sporadic human renal cell carcinoma. Gann Monograph on Cancer Research 205-214, 1999.
3) Germline mutations in the von Hippel-Lindau disease (VHL) gene in Japanese VHL. Clinical Research Group for VHL in Japan. Hum Mol Genet 4 (12)：2233-7, 1995.
4) Kaelin WG Jr：Molecular basis of the VHL hereditary cancer syndrome. Nat Rev Cancer 2 (9)：673-82, 2002.

IV 周辺の嚢胞性腎疾患

8. Bardet-Biedl症候群

はじめに

　　Bardet-Biedl syndrome（BBS）は、精神発達遅滞、網膜色素変性症、多指趾、肥満、性器発育不全を特徴とする常染色体劣性の遺伝性疾患である。1920年にBardetとBiedlによって報告された[1]。これまでに300例以上の報告がある。Laurence-Moon-Biedl症候群と混同されることがあるが、異なる疾患単位である。同一家系内においても表現型に差がみられる。

　　欧米では16万人に1人の発生頻度とされる。日本での頻度は不明である。

1）主な症状・検査所見[2]

体格：3〜4歳から始まる肥満
中枢神経系：精神発達遅滞（IQ70〜80程度）、難聴
眼科的異常：網膜色素変性症、視神経萎縮、弱視あるいは失明、白内障、虹彩欠如
骨格：軸後性多指趾、多指は痕跡状のこともある。合指、短指など
性器：低形成、小陰茎、停留精巣、二分精巣、尿道下裂など。二次性徴発現の遅延または欠如、無月経、性腺刺激ホルモンは正常または低値
その他：心奇形。巨頭。糖尿病。尿崩症等の内分泌異常。総胆管や肝内胆管の嚢胞状の拡張。多毛。卵巣の腫大。腟閉鎖症。60％の患者で高血圧が認められる
腎症状：腎杯の異常が95％にみられる。交通性の嚢胞が62％でみられる。腎皮質の欠損が29％、瘢痕形成が24％で出現する

2）経過

　　精神発達遅滞は軽度から中等度である。眼症状は年齢とともに進行する。小児期は夜盲、視野狭窄、色覚の異常などが出現し、約3/4の患者は20歳までに失明する。

　　肥満は乳児期からみられる。

　　腎症状の頻度は高く、ほぼ全ての患者で、腎の濃縮力障害、尿細管性アシドーシスなどが認められる。50％の患者が高血圧を呈する。20〜50％が末期腎不全に陥る。蛋白尿等の糸球体障害の徴候は比較的まれで、尿細管障害や嚢胞腎などが出現する。

　　性腺刺激ホルモンが低値の性腺機能不全が認められる（hypogonadotropic

hypogonadism)。男性で児をもうけた例はないが、妊娠・出産した女性はいる。女性においては正常な二次性徴がみられるが、月経の不順はしばしばある。

　本症において、症状の個人差が大きく、同一家系内においても表現系が異なる。ただし、眼症状については家族内では同様の症状、経過をたどることが多い。

3) 病因

　BBSにはBBS1〜BBS8まで8種類の原因遺伝子が同定されている。全ての原因遺伝子にはX-boxと呼ばれる14塩基からなる共通のドメインが存在する。BBS蛋白は繊毛とcentrosomeとを結合する部分に存在しているが、詳しい働きについては不明である。

文献

1) Burdet G：Thesis 479, 1920.
2) Mykytyn K, Nishimura DY, Serby CC, et al：Nat Genet 31：435-438, 2002.
3) Mykytyn K, Nishimura DY, Serby CC, et al：Am J Hum Genet 72（2）：429-37, 2003.
4) Kim JC, Badano JL, Sibold S, et al：Nat Genet 36（5）：462-70, 2004.
5) Badano JL, Ansley SJ, Leitch CC, et al：Am J Hum Genet 72（3）：650-8, 2003.
6) Ansley SJ, Badano JL, Blacque OE, et al：Nature 425（6958）：628-33, 2003.

IV 周辺の嚢胞性腎疾患

9. 多嚢腎

はじめに

　多嚢腎は多嚢胞性異形成腎（multicystic dysplastic kidney：MCDK）とも呼ばれる先天性疾患である。胎生10週以前の尿管芽膨大部発生異常により生じ、正常なネフロンや腎盂が形成されず、多数の嚢胞が生じる。一般には片側性であるが、まれに両側性のこともあり、この場合には死産ないし出生後数日以内に死亡する。また一般には遺伝性はないが、家族性や遺伝性を示した症例も報告されている。

1）症状

　1歳までは腹部腫瘤、腹部膨満が多いが、それ以後では尿路感染の頻度が増す。ごくまれに成人で高血圧や血尿をきたし、本症が発見されることがある。

図9-1　MCDKの超音波像

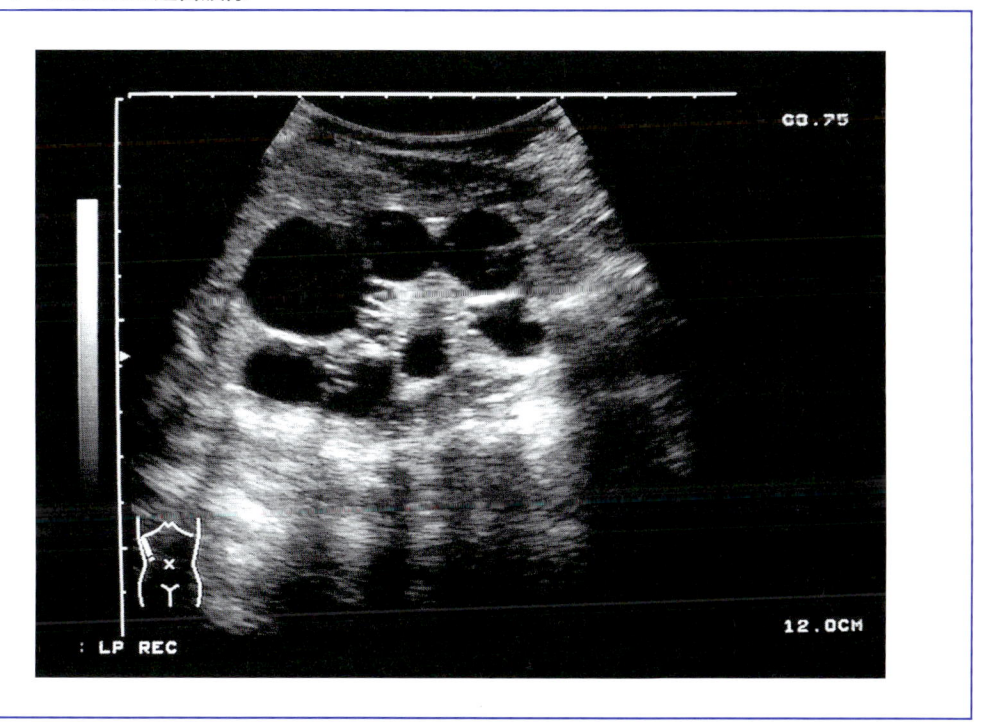

正常な腎は描出されない。嚢胞はいずれも壁が薄く単純なものである。

2）診断

出生前または出生後の超音波検査で診断されることが多い。超音波検査では、①囊胞間の隔壁の存在、②最大の囊胞性腫瘤が正中側に位置しない、③腎洞の同定不能、④各々交通性のない卵形から円形の囊胞の多発、⑤腎実質が存在しないことが観察される（図9-1、2）[1)]。

3）合併症

①尿路奇形：対側の腎尿管の異常が20〜30％にみられる。この中で最も多いのが腎盂尿管移行部狭窄による水腎症である。

②尿路感染症：尿路感染は対側腎の水腎症やVURに起因して起こることが多い。この

図9-2　MCDKの胎児MRI

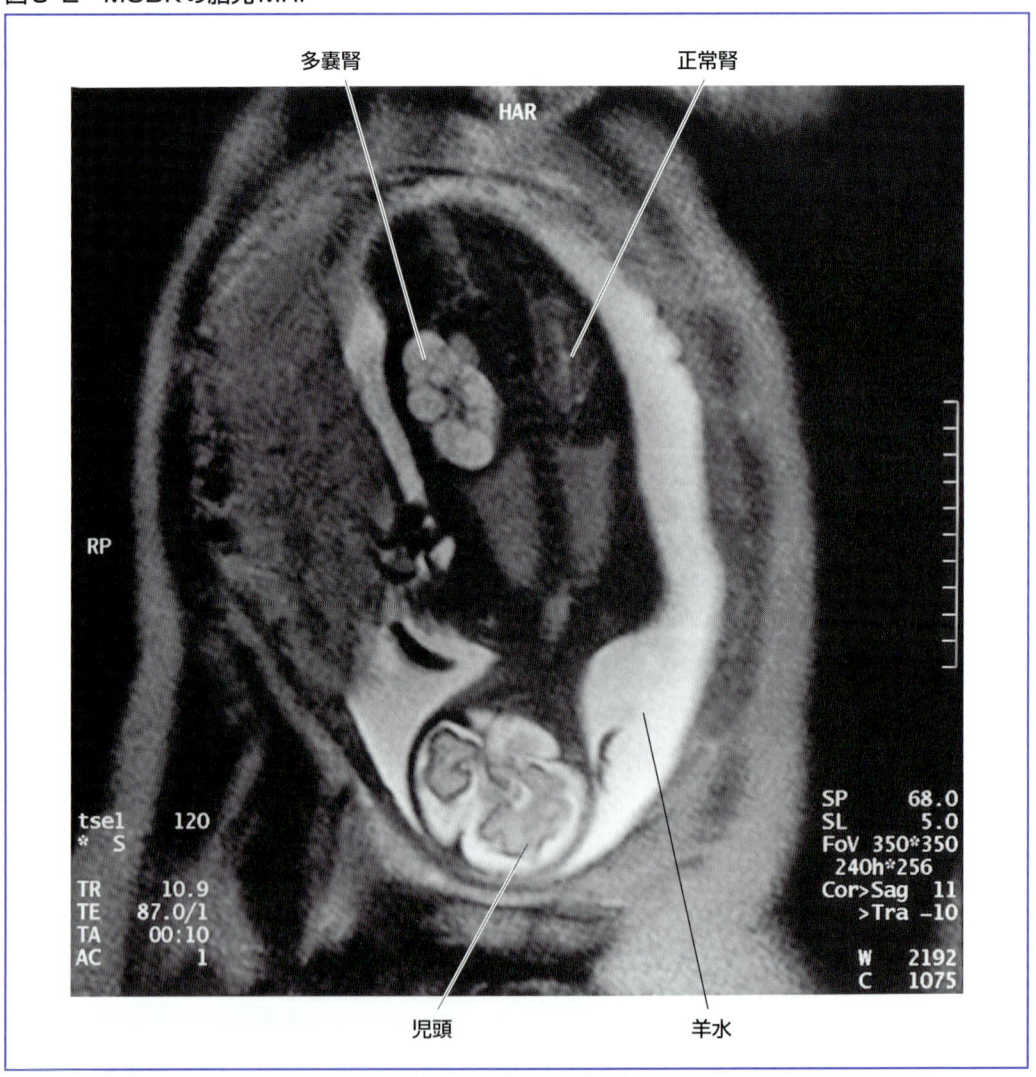

片側腎の囊胞性病変がみられる。MCDKと診断し出生後超音波検査を行う。

場合には排尿時膀胱尿道造影も必要になる。

③圧迫症状：腫瘤が大きい場合にみられ、ときに横隔膜圧迫により呼吸器症状が、腸管圧迫により消化器症状が起こる。

④高血圧：わが国での頻度は少ない。

⑤悪性化：従来Wilms tumorや腎細胞癌が合併しやすいといわれていたが、近年では悪性化する頻度はきわめて少ないと考えられている。

4）治療

腎摘除術を行うか否かが最大の問題となる。以前はほとんどの症例で腎摘除術が行われてきたが、自然に縮小するものも観察されるようになり、保存療法が推奨されるようになってきている。経過観察中に悪性所見、圧迫症状、高血圧の出現したものは手術適応となりうる。異常を加味した治療方針のフローチャートを**図9-3**に示す[2]。

図9-3　治療方針フローチャート

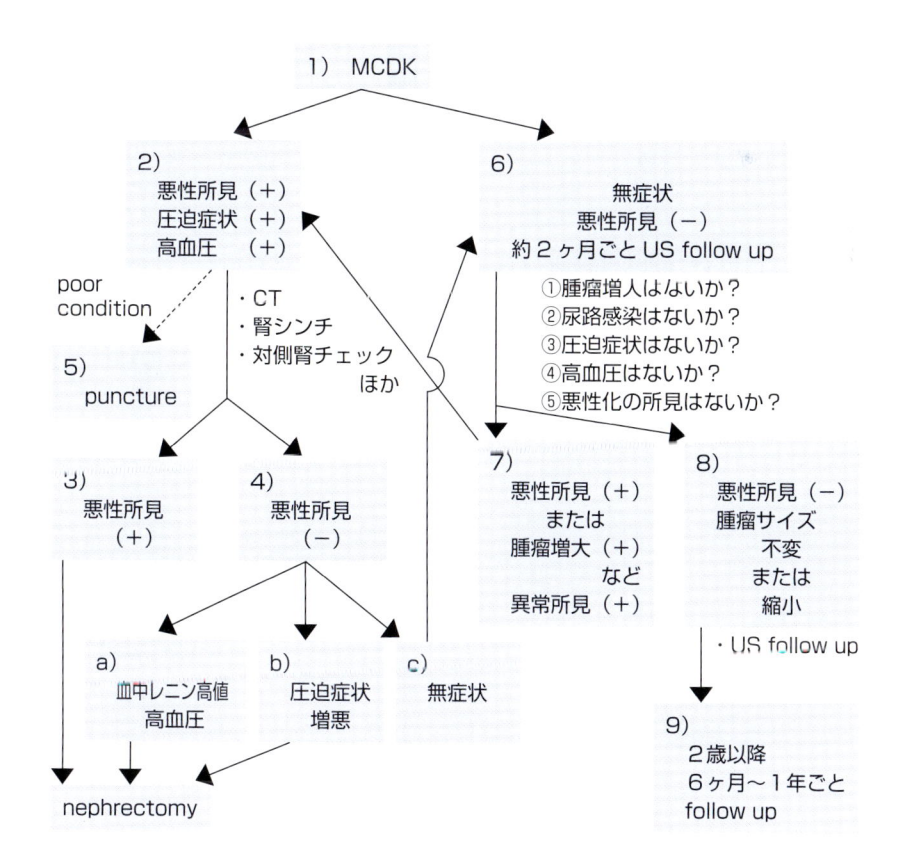

1) MCDK

2) 悪性所見（＋）
圧迫症状（＋）
高血圧（＋）
・CT
・腎シンチ
・対側腎チェック
ほか

poor condition

5) puncture

3) 悪性所見（＋）

4) 悪性所見（－）

a) 血中レニン高値 高血圧
b) 圧迫症状 増悪
c) 無症状

nephrectomy

6) 無症状
悪性所見（－）
約2ヶ月ごとUS follow up
①腫瘤増大はないか？
②尿路感染はないか？
③圧迫症状はないか？
④高血圧はないか？
⑤悪性化の所見はないか？

7) 悪性所見（＋）
または
腫瘤増大（＋）
など
異常所見（＋）

8) 悪性所見（－）
腫瘤サイズ
不変
または
縮小
・US follow up

9) 2歳以降
6ヶ月〜1年ごと
follow up

文 献

1) Stuck KJ, Koff SA, Silver TM：Ultrasonographic features of multicystic dysplastic kidney：expanded diagnotic criteri. Radiology 143：217-221, 1982.
2) 小島美保, 東原英二：Multicystic dysplastic kidneyの合併症と治療. 小児内科 27 (3)：29-32, 1995.

Ⅳ 周辺の囊胞性腎疾患

10. 多房性腎囊胞(multilocular cyst)

1) 定義

　　良性の囊胞性腎疾患の一つである。通常は片側の腎臓の一部に多数の囊胞が集簇して認められる。表面は平滑で周囲腎組織との境界は明瞭である。
　　診断基準としてPowellらが以下の8項目を提唱している[1]。
①片側性
②孤立性
③多房性
④囊胞同士に交通がない
⑤囊胞と腎盂間に交通がない
⑥囊胞は上皮で覆われている
⑦囊胞隔壁内に腎組織を認めない
⑧残存腎組織は正常
　　なお同じ疾患を表す同意語としてmultilocular cystic nephroma、multilocular renal cystがある。

2) 病因、症状

　　病因は不明で、腎の部分的な尿管芽の先天的発育異常(異形成)、過誤腫、新生物、悪性の要因をもった奇形腫などの説がある。ときに腎細胞癌やWilms腫瘍の合併がみられるが、腎細胞癌の合併は、実は囊胞性腎細胞癌(dystic renal cell carcinoma)の発生を、単に多房性腎囊胞に腎細胞癌が発生したと誤認している可能性もある。
　　診断時年齢には二峰性があり、4歳以下では男児に多く、30～40歳代以降では女性に多くみられる。
　　小児では無症候性腹部腫瘤として発見されることが多い。一方成人では腹痛や血尿、尿路感染、高血圧より発見されることが多い。

3) 診断と治療

　　診断はCTやMRIによる(図10-1、2)。いずれも境界明瞭な円形、多房性の囊胞が皮質部にみられ、これは腎輪郭を超えて進展する。超音波も有効であるが、腫瘤が大き

図10-1 左腎に囊胞の隔壁が薄い多房性の囊胞を認める症例

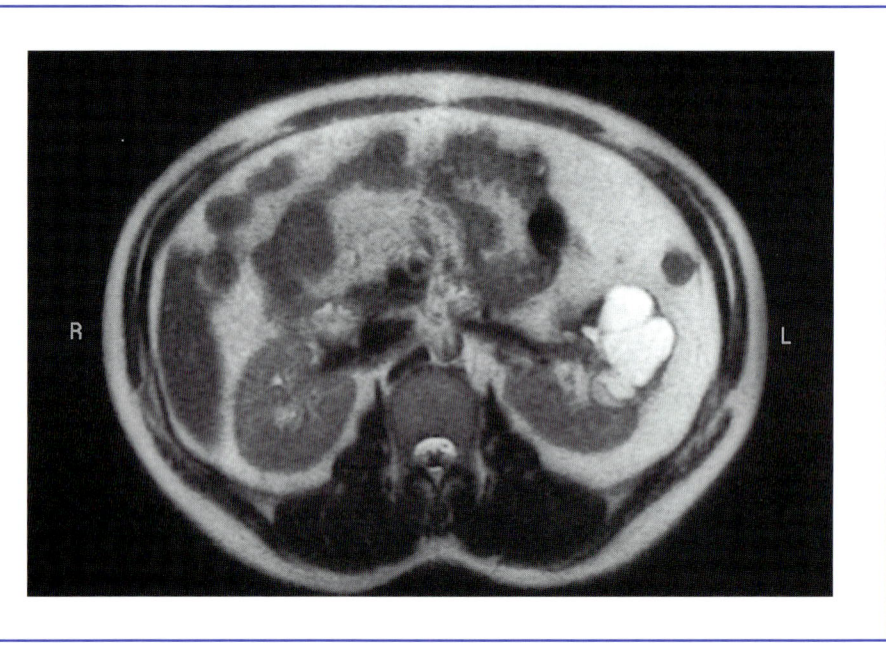

腎動脈の近くまで腫瘍が及んでいたため腎摘除術施行。病理結果は多房性腎囊胞。悪性所見はなかった。

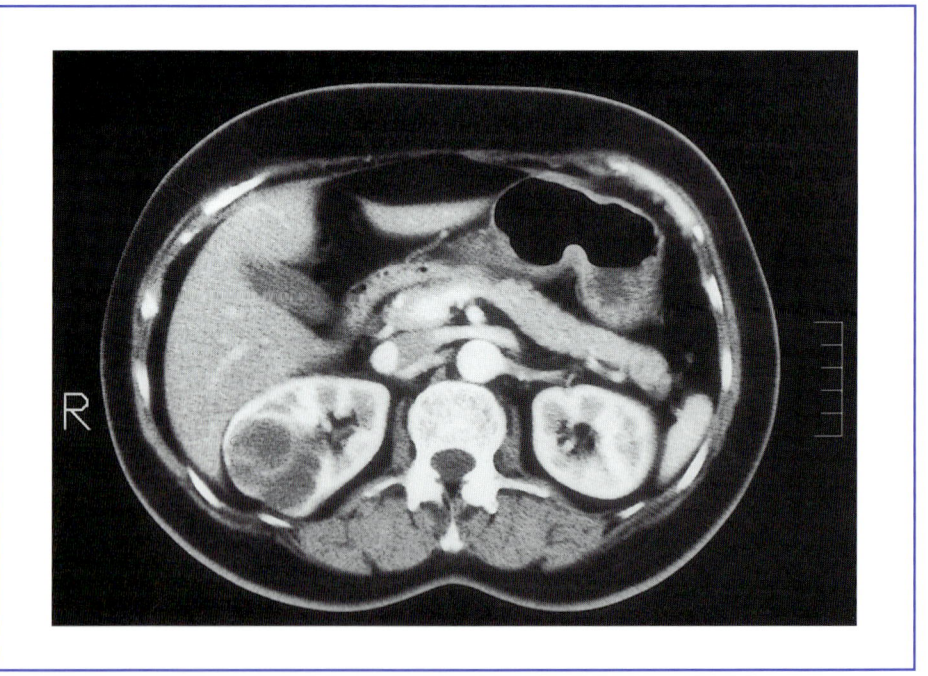

図10-2 右腎に境界明瞭な多房性囊胞性腫瘍を認める症例

隔壁は厚く充実性部分もある。腎摘除術施行。病理結果は腎細胞癌であった。

いと全体像を観察することができない。診断において一番重要なことは、悪性腫瘍の合併や嚢胞性腎細胞癌との鑑別である。嚢胞間の隔壁の厚さが、悪性腫瘍との鑑別のポイントになることもある。しかし実際的には多房性腎嚢胞と成人における嚢胞性腎細胞癌や小児におけるWilms腫瘍とを術前に鑑別できないとし、従来、腎細胞癌（成人）では腎摘術や腎部分切除術を、Wilms腫瘍（小児）では腎摘術を行うことが一般的であった[2]。しかし近年では画像診断の進歩もあり、成人でも小児でも腎部分切除術を行い良好な予後が報告されている[3,4]。また悪性の要因を否定して画像診断で長期経過観察する報告も出てきている[5]。

文献

1) Powell T, Shackman R, Johnson HD：Multilocular cysts of the kidney. Brit J Urol 23：142-152, 1951.
2) Novic AC, Campbell ST：Renal tumor. In：Campbell's Urology, 8th ed, Walsh PC, Retik AB, Vaughan Jr ED, et al（eds）. Vol 4, p2672-2731, Saunders, Philadelphia, 2002.
3) Nasssir A, Lollimore J, Gupta R, et al：Multilocular renal cell carcinoma：a series of 12 cases and review of the literature. Urology 60：421-427, 2002.
4) Okada T, Yoshida H, Matsunaga T, et al：Nephron-sparing surgery for multilocular cyst of the kidney in a child. J Ped Surg 38：1689-1692, 2003.
5) Slywotzky CM, Bosniak MA：Localized cystic disease of the kidney. AJR 176：843-849, 2001.

Ⅳ 周辺の嚢胞性腎疾患

11. 髄質海綿腎 (medullary sponge kidney)

1) 病理学的所見と画像上の特徴

　　図11-1〜3の病理写真と図11-4のイラストで示したように、腎髄質の集合管の拡張と小嚢胞を認める。嚢胞の大きさには顕微鏡的に認識されるサイズから数ミリに及ぶものがある。髄質海綿腎を微小解剖（microdissection）した結果では、髄質集合管の開口部付近の拡張が髄質海綿腎の組織学的特徴として報告されている[1]。腎杯に集合管が開口する部位は正常で、その少し上流に拡張した集合管を認める。集合管の合流には異常は認められない。拡張した集合管と小嚢胞内に結石を合併する場合がある。結石が存在する場合には、その上流のヘンレの係蹄やボウマン嚢にも軽度の拡張を認めるという。

　　内視鏡で腎盂を観察した写真を図11-5に示す。乳頭集合管開口部に一致して乳白色の隆起が観察される。拡張した集合管内に結石形成前段階の結晶が沈着していると考えられる。

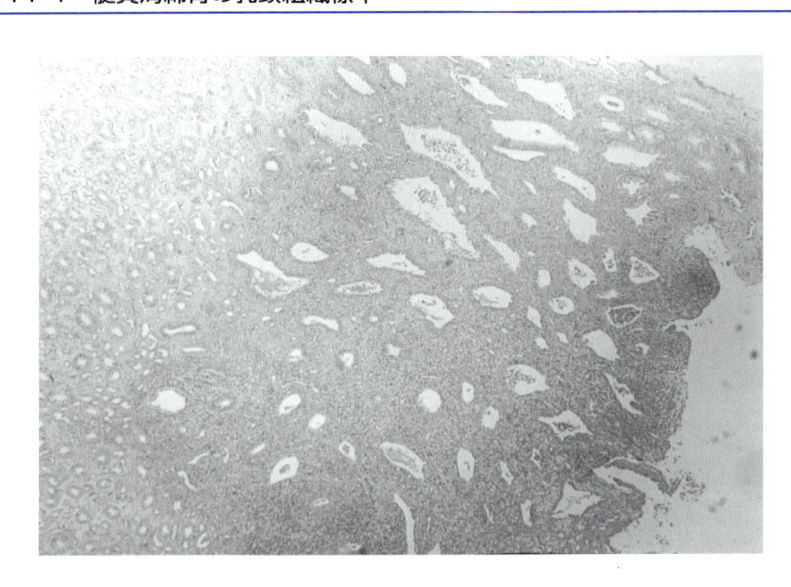

図11-1　髄質海綿腎の乳頭組織標本

拡張した多数の乳頭集合管。

図11-2　髄質海綿腎の乳頭組織標本

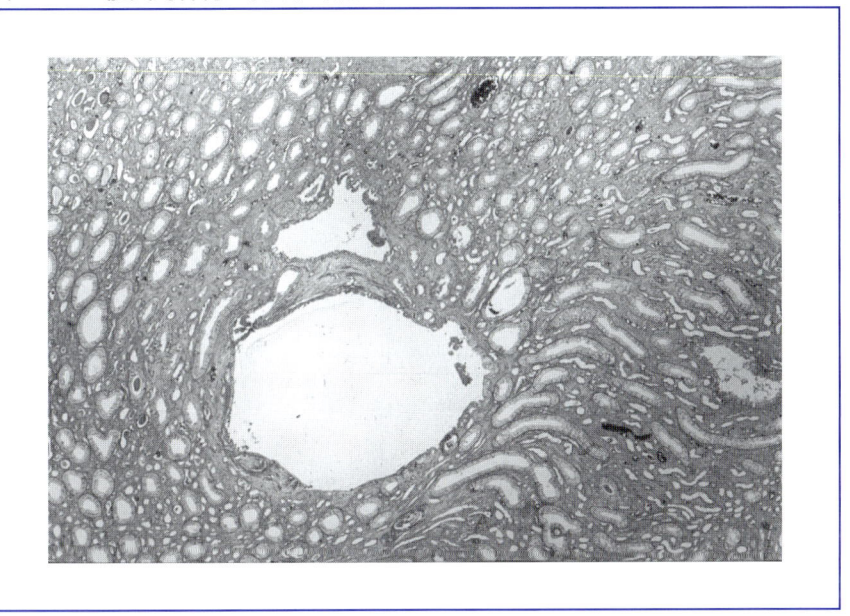

拡張した乳頭集合管が小嚢胞を形成。

図11-3　髄質海綿腎の乳頭組織標本

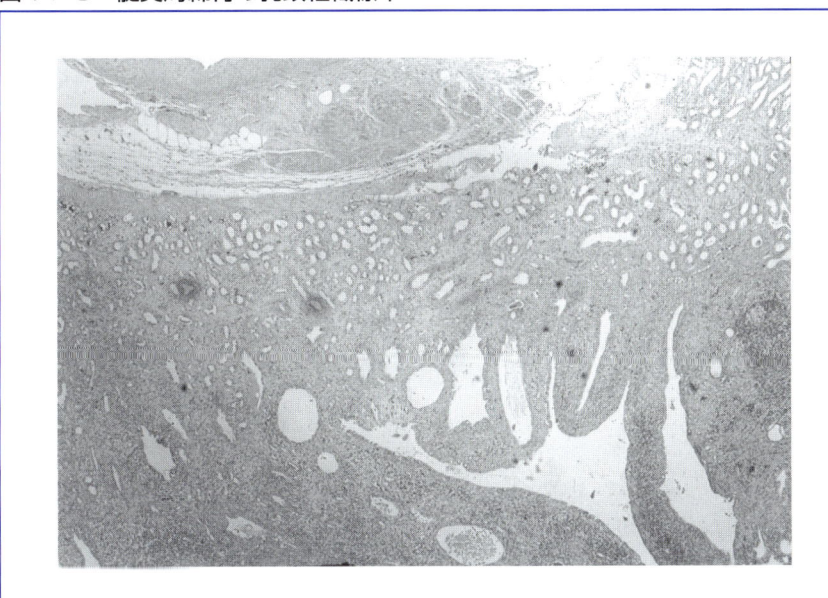

拡張した乳頭集合管と小嚢胞が混在する。

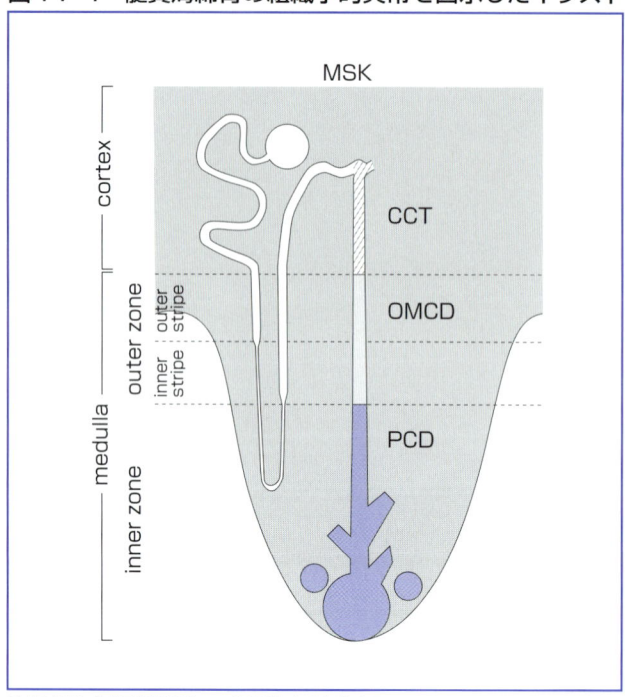

図11-4 髄質海綿腎の組織学的異常を図示したイラスト

乳頭部集合管が拡張し、小嚢胞を形成する

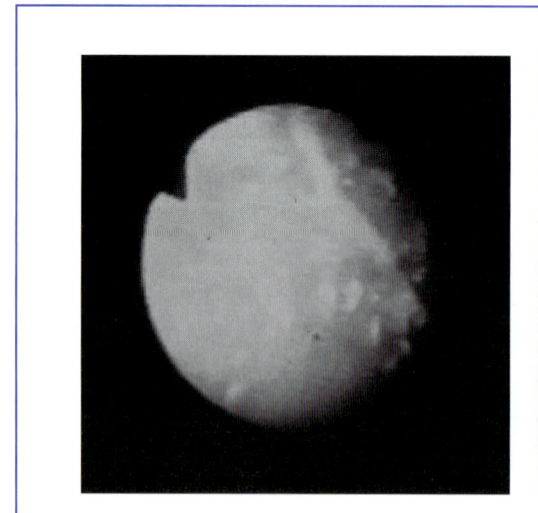

図11-5 尿管腎盂鏡で観察した髄質海綿腎の乳頭

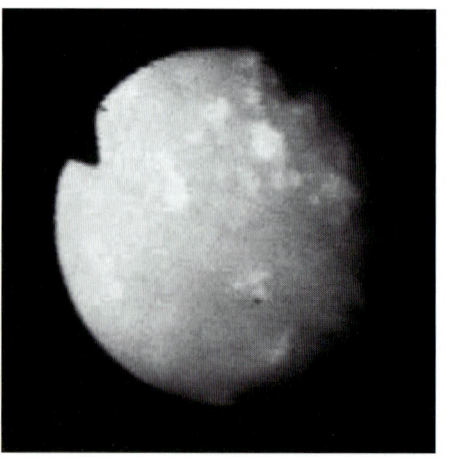

排泄性腎盂造影法では、結石がない場合には拡張した集合管が毛ではいたように1本1本認識できる（図11-6）。図11-6で示した同じ症例（結石を合併しない症例）のCTでは、髄質に小囊胞を認める（図11-7）。往々、拡張した集合管には小結石が生じ、排泄性腎盂造影法では腎杯の外側（髄質内）に多数の小結石が集簇する像が得られる（図11-8）。このような場合には乳頭は破壊されて、腎杯は鈍化する。

　集合管の開口部は正常のサイズで、逆行性腎盂造影法で拡張した集合管に造影剤が入っていくことはない。むしろ排泄性腎盂造影法で特徴的像を呈する。集合管のこのような変化は、腎臓全体に及ぶことが普通であるが、例外的に片腎であったり、腎臓の一部分であったりする[2, 3]。

2）用語の歴史

　medullary sponge kidney（髄質海綿腎）は、1908年にBeitzkeにより病理学的所見が報告されている[4]。X線上の特徴的所見は1939年に記載されている[5]。1949年に泌尿器科医Cacchiと放射線科医Ricciによって病理学的・放射線学的に定義されたmedullary sponge kidneyが疾患単位として提唱された[6]。1950～60年にかけて、残念なことに

図11-6　結石を伴わない髄質海綿腎

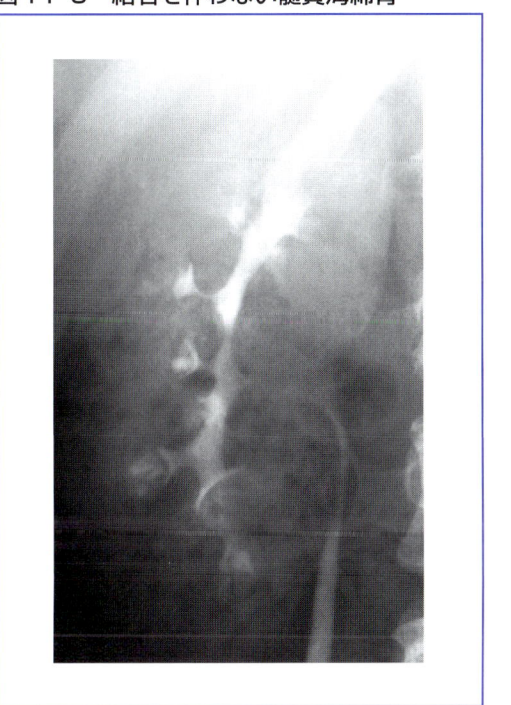

肉眼的血尿を主訴に排泄性腎盂造影法を施行。腎杯の外側、すなわち乳頭部に拡張した乳頭集合管が毛ではいたように線状に描出されている。

図11-7　図11-6と同じ患者のCT

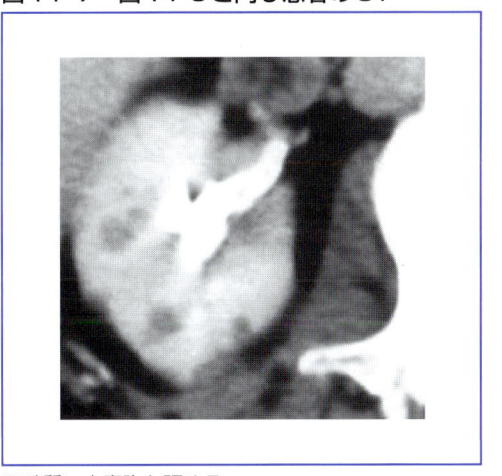

腎髄質に小囊胞を認める。

図11-8 結石を伴う髄質海綿腎

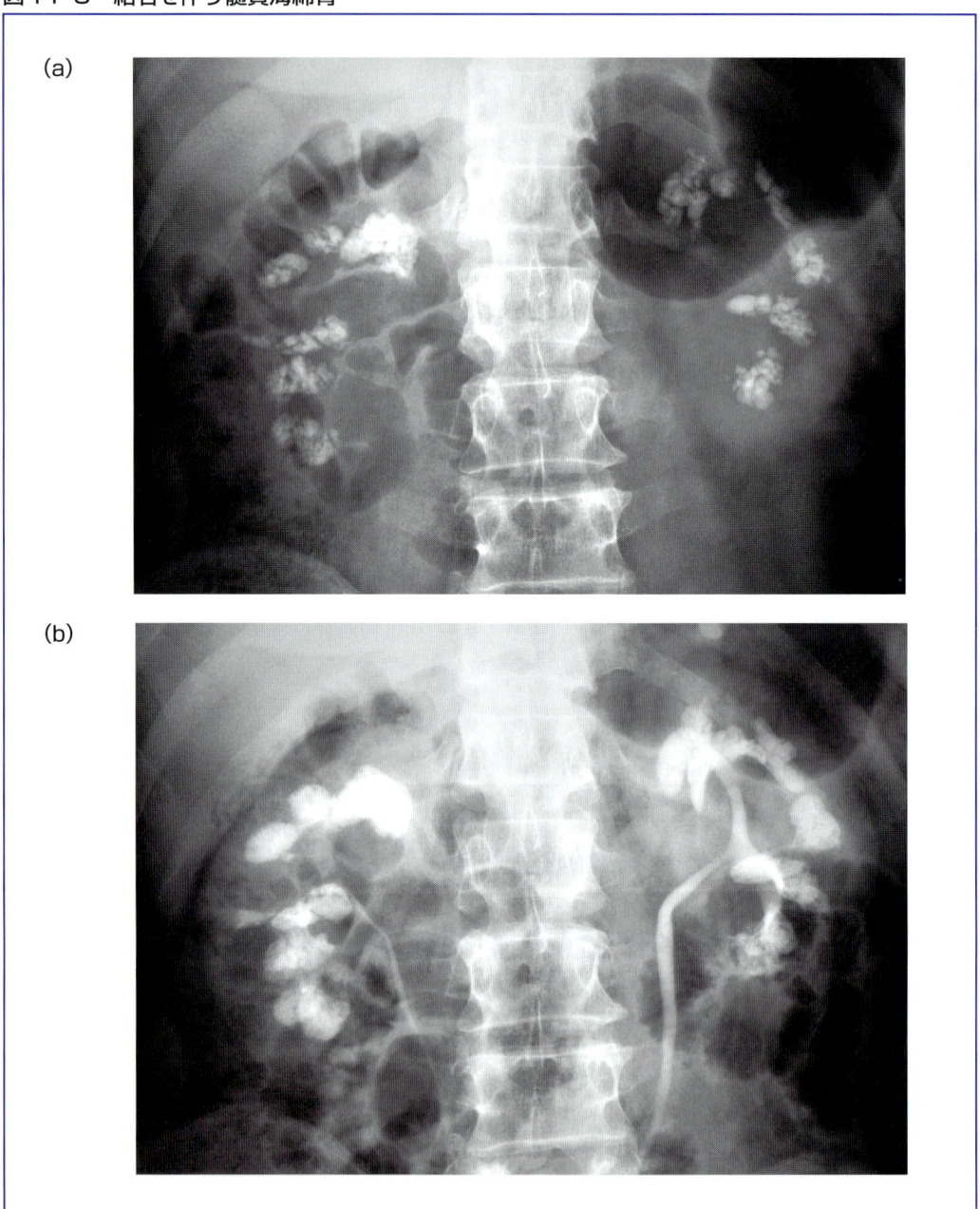

(a)

(b)

尿路結石による数回の疝痛発作の既往がある。単純撮影(a)で多数の結石を認め、排泄性腎盂造影法(b)では、結石は主として腎杯の外側に存在することがわかる。腎乳頭が破壊され、腎杯は丸く鈍化している。

sponge kidneyの用語が使用され、そのうえsponge kidneyが常染色体劣性多発性囊胞腎（ARPKD）を指す用語として用いられた[7]。ARPKDは皮質から髄質に至る集合管が拡張し、腎臓割面で皮質から髄質に至るまでsponge状を呈するので、sponge kidneyという用語が用いられたと考えられる。また、sponge kidneyの用語は場合によってはmedullary cystic diseaseを指す用語としても用いられた。このような用語の混乱があったが、Hamburgerとその仲間は本疾患概念に対応する医学用語としてmedullary sponge kidneyを推奨した[8]。それ以降西欧の文献ではmedullary sponge kidneyという用語が用いられている。

medullary sponge kidneyという病名は、日本語では海綿腎と翻訳されている。これは上述したsponge kidneyが海綿腎として翻訳され、それがそのまま使用されていると考えられる。1970年代から英語・フランス語の医学論文ではsponge kidneyという用語は使用されなくなっている。腎皮質が海綿状になっているのではなく、腎臓髄質、それも乳頭部が海綿状になっているので、髄質海綿腎と翻訳するのが正しい。医学用語は忠実に翻訳することが求められる。

3）遺伝・疫学・他の奇形との合併

一般に遺伝性はなく、他の奇形との合併症が認められることより成長分化過程における異常と考えられている[9,10]。しかし例外的に家族内発生したケースも報告されている[11〜13]。かなりの患者は無症状であるので、臨床的に認識されず経過する。

排泄性腎盂造影法のX線写真中200例に1例の割合で見いだされる[14,15]。Mayallは254,000人の人口地域で2,600枚の排泄性腎盂造影が撮られておりそのうち12人に髄質海綿腎が見いだされているので、人口10万人中5人としている[15]。文献上のreviewに基づき一般人口中の頻度は5,000〜20,000人に1人であるという推測が報告されている[16]。

結石患者中に占める髄質海綿腎の割合は報告により異なり2〜21％の間を占める[14,17〜23]。カルシウム結石患者中に見いだされる髄質海綿腎の割合は、男性より女性のほうが多い[18,21]。

合併する奇形としては、身体の半側が肥大する半身肥大症（hemihypertrophy）が知られている[24〜29]。半身肥大症は全身的に起きる場合もあるが、一部の臓器が肥大する場合もある[30]。われわれが報告した症例の左腎は右腎に比して肥大していた[2]。

半身肥大症以外に、Ehlers-Danlos症候群[31]、Marfan症候群[32]、常染色体優性多発性囊胞腎[33]、馬蹄鉄腎[34]、multiple endocrine neoplasia type Ⅱa[35]などの合併が報告されているが、偶然の合併である可能性が高い。

4）診断と鑑別診断

髄質海綿腎の診断は排泄性腎盂造影法で、腎杯の外側、すなわち乳頭部に拡張した乳頭集合管が毛ではいたように線状に描出される点にある（図11-6）。また多くの場合、

拡張した集合管には小結石が生じ、排泄性腎盂造影法では腎杯の外側（髄質内）に多数の小結石が集簇する像が得られ、腎杯は鈍化する（図11-8）。CTでは、結石があれば髄質に結石像を認めるが、髄質に小嚢胞を認めることはまれである（図11-7）。

髄質海綿腎の診断上の問題は、腎尿細管酸血症（renal tubular acidosis：RTA）のdistal type（dRTA）との鑑別である。dRTAでは腎髄質の石灰化が生じ髄質に嚢胞が生じるので、髄質海綿腎との鑑別が困難となる。また、髄質海綿腎にもdRTAと同じように尿酸性化異常があることが知られている[36〜42]。

髄質海綿腎と類似の疾患にcystic disease of renal medulla（medullary cystic disease：髄質嚢胞性疾患、髄質嚢胞腎）がある[43]。報告によっては、cystic disease of renal medulla（pyramis）をmedullary sponge kidneyと同じく扱っているものもあるが[44]、髄質嚢胞性疾患では腎不全への進行が認められ、髄質海綿腎とは明らかに異なった病態である[45]。medullary cystic diseaseにはtype 1とtype 2とがあり、この2つは別の疾患であることが示されている。最近の遺伝子研究によって、Ⅰ型髄質嚢胞性腎疾患（medullary cystic kidney disease type 1）、ネフロン癆（nephronophthisis）とuromodulin蓄積病（Ⅱ型髄質嚢胞性腎疾患［medullary cystic kidney disease type 2］と家族性若年性高尿酸血症性腎症［familial juvenile hyperuricemic nephropathy］が含まれる）の責任遺伝子が明らかとなり、髄質海綿腎とは明らかに異なった疾患として区別されている[46, 47]（「1. ネフロン癆」P. 238、「4. 髄質嚢胞性疾患」P. 243参照）。

5）臨床的特徴

通常20歳を過ぎて発症するが、100例の症例を集計した報告では発症年齢は生後3週目〜71歳に及んでいる。最も多い初発症状は腎結石による疝痛発作であり（50〜60％）、次いで尿路感染症（20〜33％）、肉眼的血尿（10〜18％）である[48]。他の腎疾患を合併しなければ、腎不全に進行することはない。

(1) 腎結石

腎結石の原因として、解剖学的異常に基づく尿の鬱滞、および高カルシウム尿症、低クエン酸尿症が大きいと考えられる。

尿路結石の原因として高カルシウム尿症があげられているが、約1/2の患者に高カルシウム尿症があることが報告されている[18, 21, 49〜52]。高カルシウム尿症の分類として、腎臓からのカルシウムの漏出（腎性高カルシウム尿症）、腸管からのカルシウムの吸収亢進（吸収性高カルシウム尿症）に分かれるが、髄質海綿腎患者の高カルシウム尿症では腎性と吸収性高カルシウムの割合は一定しない[21, 49, 52]。しかし、腎性高カルシウム尿症の割合が他の結石患者と比較して多いことより、腎性高カルシウム尿症が疾患特異的であると考えられる。

腎性高カルシウム尿症の原因として、腎臓における酸排泄異常があり、酸血症により

腎尿細管におけるカルシウムの再吸収が阻害される可能性が考えられる[24, 41, 42, 49]。すなわち、乳頭集合管には水素イオン分泌能があるが[53]、髄質海綿腎では髄質集合管の酸分泌能が障害されており、代謝性酸血症に傾いている[36]。代謝性酸血症では尿細管でのカルシウム再吸収が阻害され、腎臓から漏出するタイプの高カルシウム尿症となる。低クエン酸尿症は代謝性酸血症によると考えられる。

総合すると**図11-9**に示したように、集合管機能異常により水素分泌能が低下し、酸血症に傾く。そのため腎性高カルシウム尿症、低クエン酸尿症が起こり、また拡張した集合管内に尿が鬱滞することにより結石が生じやすくなる。感染が重なった場合には、尿素分解酵素をもつ細菌によりリン酸アンモニウム・マグネシウムやリン酸カルシウム結石ができやすくなる。髄質海綿腎患者の多くは尿路感染症を伴わないので、上述した尿の鬱滞、高カルシウム尿症、低クエン酸尿症が主な原因と考えられる。血尿の原因は、結石であると考えられる。

(2) 腎機能

髄質海綿腎患者の糸球体濾過率、尿希釈能、ヘンレ上行脚のCl再吸収能などには異常はないが、尿濃縮能、酸排泄能の低下が報告されている[36, 51, 52, 54]。

髄質集合管の終末部は尿細管溶液のH^+濃度を上昇させ、尿酸性化に寄与することが示されている[42, 53]（**図11-10**）。この部分に異常がある髄質海綿腎患者では尿酸性化能

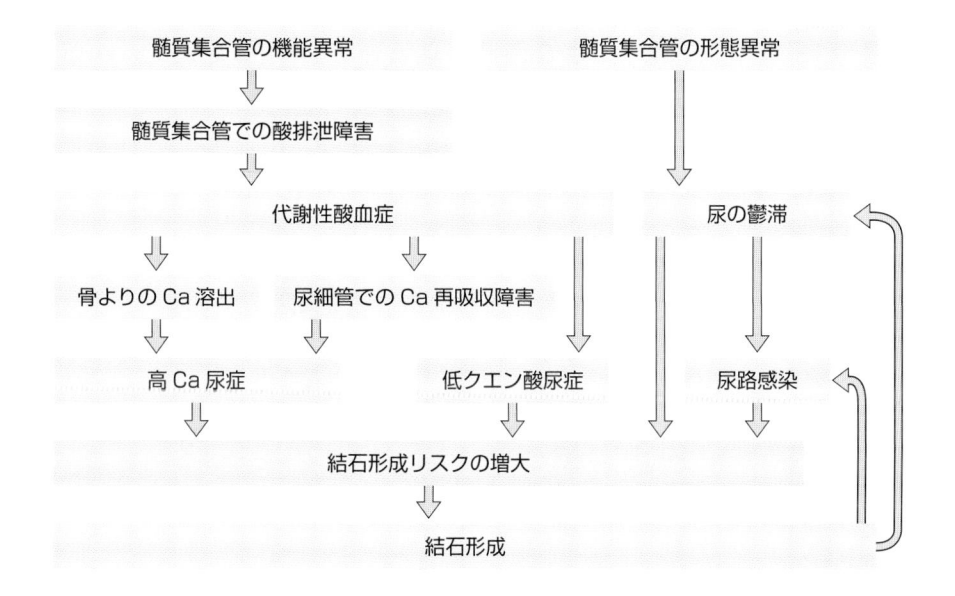

図11-9 髄質海綿腎における尿路結石形成要因

いったん形成された結石が尿の鬱滞と感染の増悪を促進し、それが尿路結石形成を促進するという悪循環が成立する。

図11-10 Munich-Wister rat の乳頭集合管の基部baseと先端tipの
in situ pHをガラスpH微小電極で測定した結果

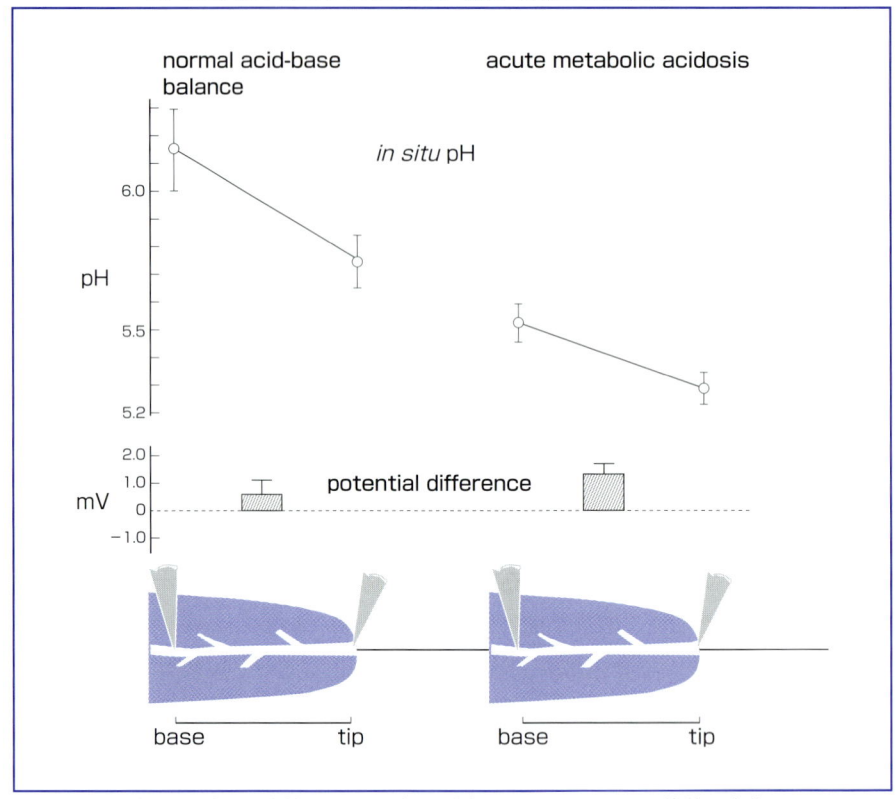

乳頭集合管の管腔内外の電位差はLing電極で測定。baseとtipで電位差に変化はないので一つにまとめて表示した。ラットにHClを投与して酸血症（pH = 7.36、HCO3⁻ = 20mEq/L）にすれば集合管のpHは電位差に関係なく低下する。　　　　　　　　　　　（文献42)、53) より引用）

図11-11 健常者、MSKおよび両側腎結石患者（実際は全例absorptive hypercalciuriaであったので図ではAHとして記している）のWrong-Davies法による酸負荷テスト時の尿pHの変化

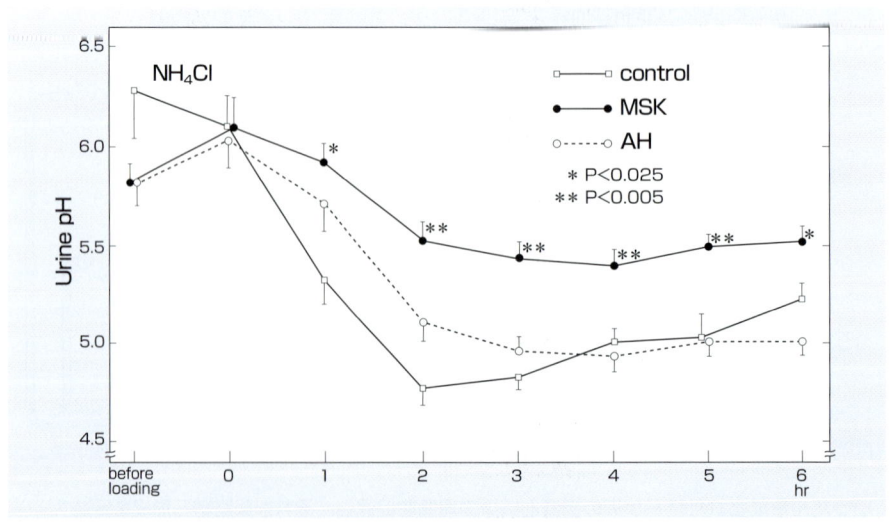

MSKは全体として尿酸性化能に障害があることが示されている。　　　　（文献36) より引用）

に異常があることが報告されている（**図11-11、表11-1**）[36〜39, 41, 42, 54〜60]。**表11-1**にまとめた結果だと、43％の患者に酸排泄能に異常があり、完全型腎尿細管性酸血症（RTA）は12.5％に認められている。

髄質海綿腎患者と原発性副甲状腺機能亢進症の合併例が数多く報告されている[52, 54, 61〜67]。この合併は、①両病変を引き起こす未知の遺伝子上の関連が背景に存在し、両疾患を引き起こす。②髄質海綿腎では上述したように酸排泄能に異常があり、酸血症を呈する。その結果、骨からのカルシウムの溶出があり濾過カルシウムが増えること、また酸血症により尿細管でのカルシウムの再吸収が低下し、その結果腎性高カルシウム尿症が起きる。腎性高カルシウム尿症の結果、血中カルシウム値が下がり、二次性副甲状腺機能亢進症が引き起こされる。長期に持続する二次性副甲状腺機能亢進症のためにいわゆる三次性副甲状腺機能亢進症が起き、原発性副甲状腺機能亢進症となる。③原発性副甲状腺機能亢進症のために腎結石が生じ、それが髄質海綿腎と類似の腎病変を形成し髄質海綿腎と誤診される。以上の３つの関連が考えられるが、いずれにしても偶然の合併より高い頻度で両疾患の合併が存在すると考えられる。

筆者らは、腎細胞癌と原発性副甲状腺機能亢進症が合併し、摘出腎の病理所見で髄質集合管の拡張・小嚢胞を認め髄質海綿腎であると診断した症例を経験している[63]。この患者では、腎性高カルシウム尿症が認められ、アルカリ（クエン酸）投与で尿中カルシウムの減少をみている。

6）治療

髄質内に存在する結石に対して体外衝撃波砕石術を行うことの効果は少ない。結石は腎髄質集合管内に存在するため、破砕されにくく、また破砕されたとしても尿中に排出されにくい。しかし、体外衝撃波砕石術で通常の結石と同じように治療可能であるとの報告もある[68]。腎杯や腎盂、あるいは尿管に存在する結石に対しては、通常の結石と同じように体外衝撃波砕石術が適応となる。場合によっては、尿管鏡による経尿道的尿管砕石術が選択される。

腎性高カルシウム尿症があり、尿酸性化能に異常を認める場合には、アルカリ（クエン酸）

表11-1　髄質海綿腎患者における尿酸性化能異常

著者	文献番号	患者数(男/女)	RTA患者数(不完全/完全型)	RTA患者での動脈血HCO3濃度 (mEq/L)
Backman, et al	49	14(9/5)	3(3/0)	(not reported)
Higashihara, et al	7	11(4/7)	4(4/0)	21.8
Osther, et al	50	13(3/10)	8(6/2)	(not reported)
Osther, et al	51	10(0/10)	4(4/0)	20.5
Meyer	52	24(9/15)	12(5/7)	(not reported)
計		72(25/47)	31(22/9)	

RTA：腎尿細管性酸血症　　　　　　　　　　　　　　　　　　　　　（文献26）より引用改変）

図11-12 髄質海綿腎患者に対するアルカリ療法の効果：300mg Ca/dayカルシウム一定食下での24時間尿中Ca排出量の変化

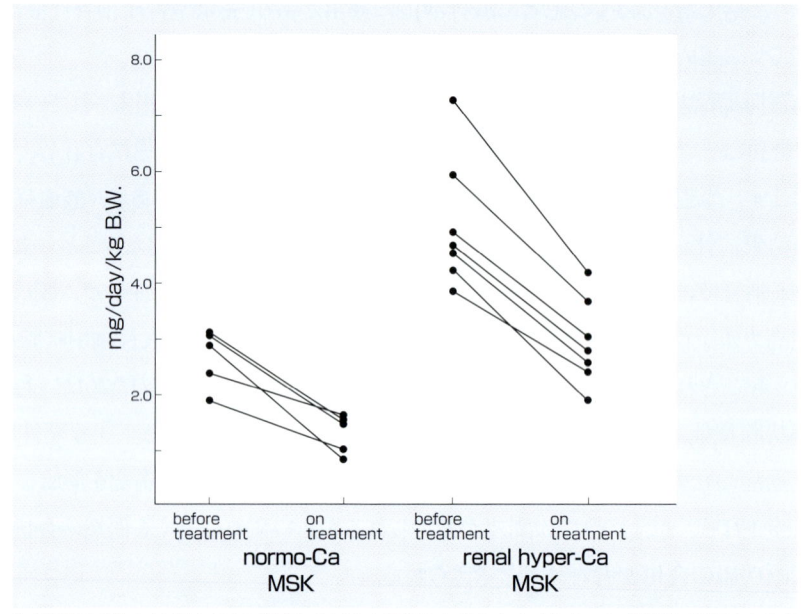

1年間のアルカリ療法（この研究ではNaHCO3を投与したが、クエン酸投与が好ましい）によって尿中Caは減少している。

（文献49）より引用改変）

図11-13 腎性高カルシウム尿症を呈する髄質海綿腎患者と尿中カルシウム正常患者に対してアルカリ治療を行った前後の結石排出回数の変化

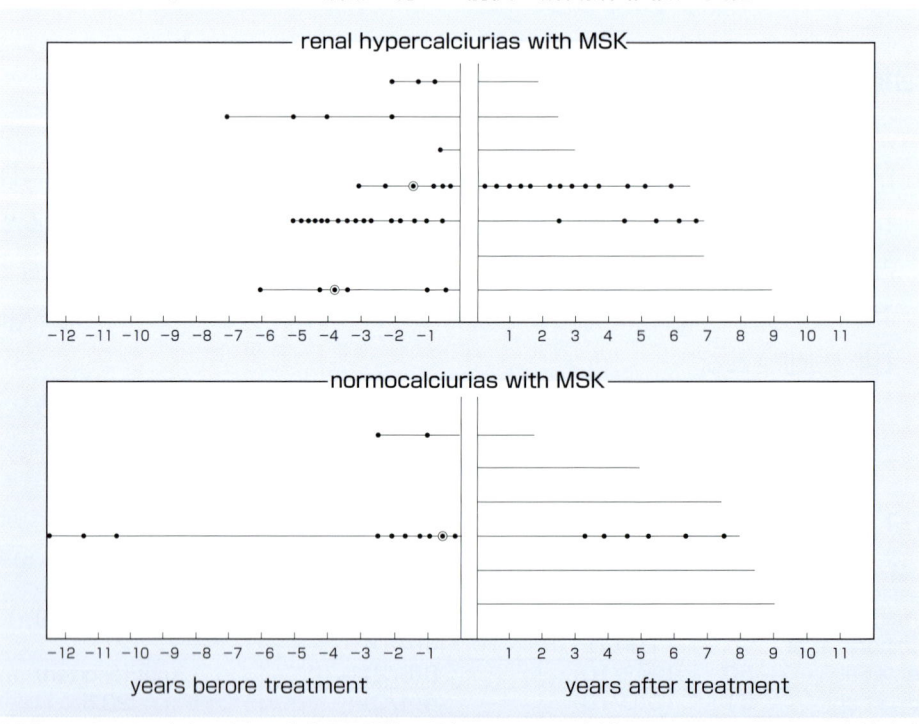

300mg Ca/dayカルシウム一定食5日間後の尿中Ca 180mg以上、3.7mg/kg BW/day以上を高カルシウムと定義。アルカリ療法によって髄質海綿腎患者の結石のエピソードは減少している。

（文献49）より引用改変）

療法がすすめられる[49, 60, 69]。**図11-12**には髄質海綿腎患者にクエン酸を投与した結果、高カルシウム尿症の有る無しにかかわらず、尿中カルシウム排泄量が減少することを示した。この結果、結石の排出頻度も減少した（**図11-13**）[49, 70]。

文献

1) Baert LUG：Microdissection findings of medullary sponge kidney. Urology 11（6）：637-640, 1978.
2) Higashihara E, Nutahara K, Tago K, et al：Unilateral and segmental medullary sponge kidney：Renal function and calcium excretion. J Urol 132：743-745, 1984.
3) Modarelli RO, Wettlaufer JN：Surgically documented segmental medullary sponge kidney：case report. J Urol 117：244-245, 1977.
4) Beitzke H：Uber Zysten in Nieremark. Charite-Ann 32：285, 1908.
5) Lenarduzzi G：Repert pielografico poco commune（dilatazione delle vie urinarie intrarenali）. Radiol Med 26：346, 1939.
6) Cacchi R, Ricci V：Sur une rare maladie kystique multiple des pyramides renales le "rein en eponge". J Urol Nephrol（Paris）55：497, 1949.
7) Kuiper JJ：Medullary sponge kidney, in Cystic diseases of the kidney. Gardner KD（ed）. A Wiley Biomedical Publication, 1976.
8) Hamburger J, et al：Nephrology. WB Saunders, Philadelphia, 1968.
9) Yendt ER：Medullary sponge kidney. In：Diseases of the kidney. 5th ed. Schrier RW, Gottschalk CW（eds）. p525-533, Little, Brown and Company, Boston, 1993.
10) Fick GM, Gabow PA：Hereditary and acquired cystic disease of the kidney. Kidney Int 46：951-964, 1994.
11) Khoury Z, Brezis M, Mogle P：Familial medullary sponge kidney in association with congenital absence of teeth（Anodontia）. Nephron 48：231-233, 1988.
12) Kuiper JJ：Medullary sponge kidney in three generations. New York State J Medicine 15：2665-2669, 1971.
13) Copping GA：Medullary sponge kidney：Its Occurrence in a father and daughter. Canad Med Ass J 96：608-611, 1967.
14) Palubinskas AJ：Medullary sponge kidney. Radiology 76：911, 1961.
15) Mayall GF：The incidence of medullary sponge kidney. Radiol 21：171-174, 1970.
16) Bernstein J, Gardner KD Jr：Cystic disease of the kidney and renal dysplasia. In：Campbell's Urology. 5th ed, Walsh PC, Gittes RF, Perlmutter AD, et al（eds）. p1760, WB Saunders, Philadelphia, 1986.
17) Lavan JN, Neals FC, Posen S：Urinary calculi：Clinical, biochemical and radiogical studies in 619 patients. Med J Aust 2：1049, 1971.
18) Parks JH, Coe FL, Strauss AL：Calcium nephrolithiasis and medullary sponge kidney in woman. N Engl J Med 306（18）：1088-1091, 1982.
19) Sage MR, Lawson AD, Marshall VR, et al：Medullary sponge kidney and urolithiasis. Clin Radiol 33：435-438, 1982.
20) Wikstrom B, Backman U, Danielson BG：Ambulatory diagnostic evaluation of 38

recurrent renal stone formers: A proposal for clinical classification and investigation. Klin Wochenschr 61: 85, 1983.
21) Yendt ER: Medullary sponge kidney. In: The Cystic Kidney. Gardner KD Jr, Bernstein J (eds). p379, Kluwer Academic Publishers, The Netherlands, 1990.
22) 宮内大成, 伊藤晴夫, 村上光右, ほか: 海綿腎の臨床的研究. 日本泌尿器科学会誌 76 (4): 540-545, 1985.
23) 木下博之: 海綿腎の臨床的検討. 日本泌尿器科学会誌 81 (3): 372-379, 1990.
24) Sprayregen S, Strasberg Z, Naidich TS: Medullary sponge kidney and congenital total hemihypertrophy. New York State J Med 2768-2772, December 1, 1973.
25) Harris RE, Fuchs EF, Kaempe MJ: Medullary sponge kidney and congenital hemihypertrophy: Case report and literature review. J Urol 126: 676-678, 1981.
26) Afonso DN, Oliveira AG: Medullary sponge kidney and congenital hemi-hypertrophy. Br J Urol 62: 187-188, 1988.
27) Tomooka Y, Onitsuka H, Goya T, et al: Congenital hemihypertrophy with adrenal adenoma and medullary sponge kidny. Br J Urol 61 (729): 851-853, 1988.
28) Indridason OS, Thomas L, Berkoben M: Medullary sponge kidney associated with congenital hemihypertrophy. J Am Soc Nephrol 7 (8): 1123-1130, 1996.
29) Rommel D, Pirson Y: Medullary sponge kidney − part of a congenital syndrome. Nephrol Dial Transplant 16: 634-636, 2001.
30) Stoll C, Alembik Y, Steib JP, et al: Twelve cases with hemihypertrophy: Etiology and follow up. Genet Couns 4: 119-126, 1993.
31) Levine AS, Michael AF Jr: Ehlers-Danlos syndrome with renal tubular acidosis and medullary sponge kidneys. J Pediatrics 71 (1): 107-113, 1967.
32) Schoeneman MJ, Plewinska M, Mucha M, et al: Marfan syndrome and medullary sponge kidney: case report and speculation on pathogenesis. Int J Pediatric Nephrology 5 (2): 103-104, 1984.
33) Abreo K, Steele TH: Simultaneous medullary sponge and adult polycystic kidney disease. Arch Intern Med 142: 163-165, 1982.
34) Lambrianides AL, John DR: Medullary sponge disease in horseshoe kidney. Urology 29: 426-427, 1987.
35) Diouf B, Ka EHF, Calender A, et al: Association of medullary sponge kidney disease and multiple endocrine neoplasia type IIA due to RET gene mutation: is there a causal relationship? Nephrol Dial Transplant 15: 2062-2066, 2000.
36) Higashihara E, Nutahara K, Tago K, et al: Medullary sponge kidney and renal acdification defect. Kidney Int 25: 453-459, 1984.
37) Deck MDF: Medullary sponge kidney with renal tubular acidosis. A report of 3 cases. J Urol 94: 330-335, 1965.
38) Levin NW, Rosenberg B, Swi S, et al: Medullary cystic disease of the kidney, with some observations on ammonium excretion. Am J Medicine 30: 807-812, 1961.
39) Granberg P-O, Lagergren C, Theve NO: Renal function studies in medullary sponge kidney. Scand J Urol Nephrol 5: 177-180, 1971.
40) Kumagai I, Matsuo S, Kato T: A case of incomplete renal tubular acidosis (type 1) associated with medullary sponge kidney followed by nephrocalcinosis. J Urol 123: 250-252,

1980.

41) 東原英二：腎乳頭集合管の生理－基礎と臨床－. 日本腎臓学会誌 28（7）：837-848, 1986.

42) 東原英二, 奴田原紀久雄, 武内巧：特集：尿細管性アシドーシス. 泌尿器科的腎疾患と酸排泄障害－髄質海綿腎を中心として－. 日本臨床 43（9）：163-168, 1985.

43) Burke JR, Inglis JA, Craswell PW, et al：Juvenile nephronophthisis and medullary cystic disease－the same disease（report of a large family with medullary cystic disease associated with gout and epilepsy）. Clin Nephrol 18（1）：1-8, 1982.

44) Ram MD, Chisholm GD：Cystic disease of renal pyramids（Medullary sponge kidney）. Br J Urol 41：280-287, 1969.

45) Strauss MB：Clinical and pathological aspects of cystic disease of the renal medulla. Annals Int Medicine 57（3）：373-381, 1962.

46) Kiser RL, Wolf MTF, Martin JL, et al：Medullary cystic kidney disease type 1 in a large native American kindred. Am J Kidney Dis 44（4）：611-617, 2004.

47) Scolari FS, Caridi G, Rampoldi L, et al：Uromodulin storage disease：Clinical aspects and mechanisms. Am J Kidney Dis 44（6）：987-999, 2004.

48) Kuiper JJ：Medullary sponge kidney. Perspect Nephrol Hypertens 4：151, 1976a.

49) Higashihara E, Nutahara K, Niijima T：Renal hypercalciuria and metabolic acidosis associated with medullary sponge kidney：Effect of alkali therapy. Urol Res 16：95-100, 1988.

50) Ekstrom T, Engfeldt B, Langergren C, et al：Medullary Sponge Kidney. Almquist and Wiksells, Stockholm, 1959.

51) Harrison AR, Rose GA：Medullary sponge kidney. Urol Res 7：197, 1979.

52) Maschio G, Tessitore N, D'Angelo A, et al：Medullary sponge kidney and hyperparathyroidism：A puzzling association. Am J Nephrol 2：77-84, 1982.

53) Higashihara E, Carter NW, Pucacco L, et al：Aldosterone effects on papillary collecting duct pH profile of the rat. Am J Physiol 246：F725-F731, 1984.

54) O'Neill M, Breslau NA, Pak CYC：Metabolic evaluation of nephrolithiasis in patients with medullary sponge kidney. JAMA 245（12）：1233-1237, 1981.

55) Poy RKP, Niall JF：Tubular function in medullary cystic disease of the kidney. Aust Ann Med 13：334-338, 1964.

56) Backman U, Danielson BG, Fellstrom B, et al：Clinical and laboratory findings in patients with medullary sponge kidney. In：Urolithiasis, Clinical and Basic Research. Smith LH, Robertson WG, Finlayson B（eds）. p113-120, Plenum Press, New York, 1981.

57) Osther PJ, Hansen AB, Roehl HF：Renal acidification defects in medullary sponge kidney. Br J Urol 61：392-394, 1988.

58) Osther PJ, Mathiasen H, Hansen AB, et al：Urinary acidification and urinary excretion of calcium and citrate in woman with bilateral medullary sponge kidney. Urol Int 52：126-130, 1994.

59) Meyers AM, Whalley N, Martins M, et al：Recurrent renal calculi in patients with medullary sponge kidney. In：Urolithiasis 2, Ryall R, Bais R, Marshall VR, et al（eds）. p375-378, Plenum Press, New York, 1994.

60) Green J, Szylman P, Sznajder II, et al：Renal tubular handling of potassium in patients with medullary sponge kidney. Arch Intern Med 144：2201-2204, 1984.

61) Dlabal CPW, Jordan MRM, Dorfman MSG : Medullary sponge kidney and renal-leak hypercalciuria. JAMA 241 (14) : 1490-1491, 1979.
62) Gremillion MDH, Kee MJW, McIntosh CDA : Hyperparathyroidism and medullary sponge kidney. JAMA 237 (8) : 799-800, 1977.
63) Higashihara E, Kitamura T, Munakata A, et al : Medullary sponge kidney and hyperparathyroidism. Urology 31 (2) : 155-158, 1988.
64) Rao DS, Frame B, Block MA, et al : A cause of hypercalciuria and renal stones in patients with medullary sponge kidney. JAMA 237 (13) : 1353-1355, 1977.
65) McIlwaine CLK, Jalan KN : Hyperparathyroidism associated with medullary sponge kidney. Br J Urol 40 : 202-205, 1968.
66) Stella FJ, Massry SG, Kleeman CR : Medullary sponge kidney associated with parathyroid associated with parathyroid adenoma. Nephron 10 : 332-336, 1973.
67) Hellman DE, Kartchner M, Komar N, et al : Hyperaldosteronism, hyperparathyroidism, medullary sponge kidneys, and hypertension. JAMA 244 (12) : 1351-1353, 1980.
68) Deliveliotis Ch, Sofras F, Karagiotis E, et al : Management of lithiasis in medullary sponge kidneys. Urol Int 57 : 185-187, 1996.
69) Harrison AR, Rose GA : Medullary sponge kidney. Urol Res 7 : 197-207, 1979.
70) Higashihara E, Aso Y : Renal tubule defects in medullary sponge kidney disease. Nephrology Proceedings of the Xth International Congress of Nephrology, Editor AM Davison. p1138-1152, Bailliere Tindal, London, 1988.

Ⅳ 周辺の囊胞性腎疾患

12. 単純性腎囊胞

1) 診断

　単純性腎囊胞 (simple cyst) は、腎実質に発生する1層の立方上皮で覆われた薄い黄色透明液を貯留する袋状の腫瘤で、通常、数cmくらいの径の大きさのものが1個ないし数個、1側もしくは両側腎に認められるが、微小なものや巨大なものもある。後天性の良性疾患と考えられ多くは治療の必要はない。発生機序の詳細は不明であるが、50代以降では約50％に認められ[1]、加齢に伴う変化と考えられる。画像診断の進歩により偶然見つかることが多くなった。囊胞を認める者のほうが囊胞を認めない者よりも腎機能が若干低下しているとの報告[2]や高血圧との関連を指摘する報告[3]もある。

　画像上は周囲と平滑な壁で明確に境界される内容が均一な球形の腫瘤として描出される。内容はエコー上、低ないし無エコー領域として、CT上低濃度域として、またMRI上T1強調で低信号、T2強調で高信号領域として描出される（図12-1）。癌やその他の囊胞性疾患との鑑別が重要である。隔壁や壁の不整、肥厚、囊胞内の腫瘤などが疑われたら、造影検査で確認する必要がある。

図12-1　左腎下極の単純性腎囊胞のMRI画像

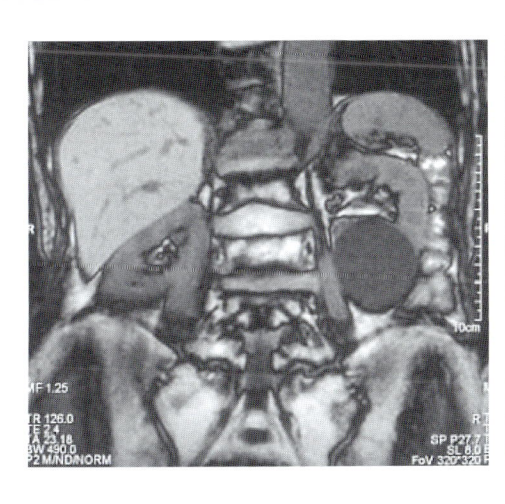

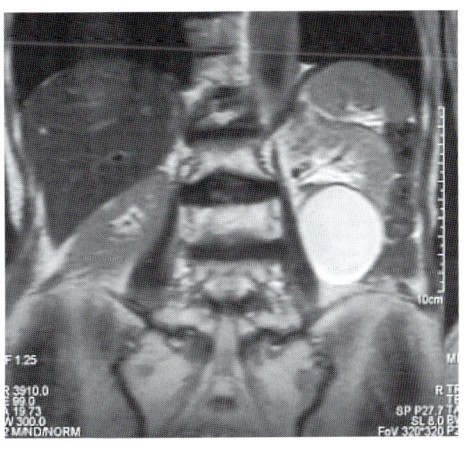

T1強調画像（左）で低輝度、T2強調画像（右）で高輝度に描出される。
78歳女性、腰椎圧迫骨折精査中偶然発見される。

2）治療

　　周囲への圧迫による疼痛や尿路の閉塞がある場合、出血や感染がある場合などには治療の対象となる。治療法としては、超音波下に経皮的に針ないし先がJ型のカテーテルを挿入して嚢胞内容液を除き、エタノールやミノサイクリンなどの硬化剤を注入して嚢胞細胞を壊死させて再腫大を防ぐ方法がとられる。硬化剤の嚢胞外への漏出により重篤な合併症をきたしたとの報告が散見され、症状や所見のない嚢胞に安易に行うべきでない。近年大きな嚢胞では体腔鏡下に嚢胞壁を切除して治療する方法がとられることがある[4]。

3）片側性腎嚢胞症

　　片側性嚢胞腎とか分節性嚢胞腎とか呼称される疾患群を多発性嚢胞腎や多房性嚢胞腎と区別する意味で片側性腎嚢胞症（unilateral renal cystic disease：URCD）として単純性腎嚢胞の一つの亜型として分類する考え方がある[5]。URCDは片側全体もしくは片側の一部の正常腎実質内に嚢胞が偏って集簇する病態である。URCDはADPKDのように腎不全になることはなく、また、多房性腎嚢胞のように悪性化を考慮する必要のない疾患群として定義される。早期のADPKDではURCD様の病態をとりうることに注意することと、多房性腎嚢胞のように集簇した嚢胞が一塊として正常実質と隔壁によって区分けされることはない点が鑑別点である。通常は単純性腎嚢胞と同様に経過観察でよい（図12-2）。

4）常染色体優性単純性腎嚢胞

　　Glassbergのグループは5人の単純性腎嚢胞をもった小児の5家系を調べたところ、1家系で父親と父親方の祖母に、また、もう1家系で母親だけに単純性腎嚢胞を認め、ともに遺伝的にADPKDや結節性硬化症、von Hippel-Lindau病が否定されたことから、常

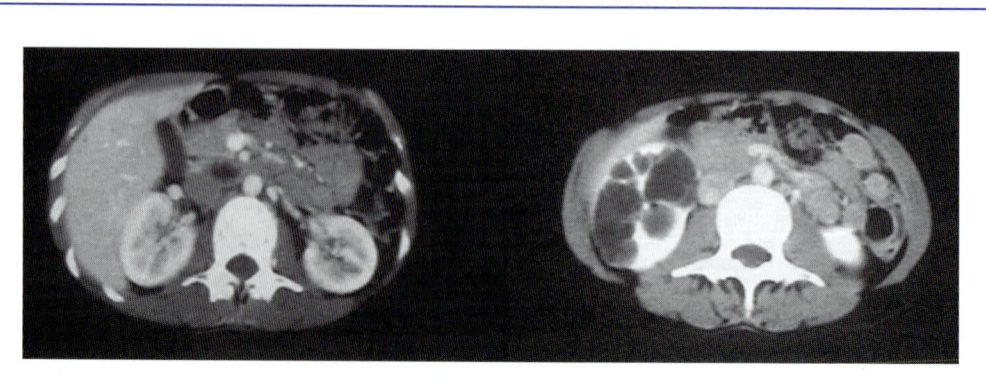

図12-2　URCD（unilateral renal cystic disease）の造影CT

23歳女性、左腰痛精査中に偶然発見される。右腎下極実質内に嚢胞が集簇している。

染色体優性単純性腎囊胞（autosomal dominant simple cyst disease）という新しい疾患概念を提唱している。まだ、病因遺伝子が同定されていないなど証拠が少ないので、現段階では単純性腎囊胞の亜型として分類している[5]。

文献

1) Kissane JM, Smith MG : Pathology of Infancy and Childhood. 2nd ed. p587, CV Mosby, St Louis, 1975.
2) Al-Said J, Brumback MA, Moghazi S, et al : Reduced renal function in patients with simple renal cysts. Kidney Int 65 : 2303-2308, 2004.
3) Pedersen JF, Emamian SA, Nielsen MB : Significant association between simple renal cysts and arterial blood pressure. Br J Urol 79 : 688-691, 1997.
4) Rane A : Laparoscopic management of symptomatic simple renal cysts. Int Urol Nephrol 36 : 5-9, 2004.
5) Glassberg KI : Renal dysgenesis and cystic disease of the kidney. In : Campbell's Urology 8th ed. Walsh PC, Retik AB, Vaughan ED Jr, et al (eds). p1925-1994, Saunders, Philadelphia, 2002.

Ⅳ 周辺の嚢胞性腎疾患

13. 腎洞性嚢胞と傍腎盂嚢胞、腎盂周囲嚢胞

　用語の混乱がある。傍腎盂嚢胞（parapelvic cyst）を腎実質由来の単純性腎嚢胞、腎盂周囲嚢胞（peripelvic cyst）を主に腎洞のリンパ系から生じてきた嚢胞として分類する考え方に対して、Glassbergは腎実質以外の腎洞組織、リンパ系や血管系、脂肪織から生じてきたものを腎洞性嚢胞（renal sinus cyst）として、傍腎盂とか腎盂周囲という言葉は実質より生じる単純性腎嚢胞の存在部位を示すものとして使用することをすすめている[1]。

　腎洞性嚢胞の主体はリンパ管系の腫大によるものである。エコー上、腎洞性嚢胞は水腎症との鑑別が難しく、造影剤を使用した排泄性腎盂造影や造影CTで鑑別される（**図13-1**）。傍腎盂もしくは腎周囲単純性腎嚢胞では他の部位の腎嚢胞よりも腎盂腎杯の圧迫や腎血管の圧迫で疼痛や高血圧などの症状をきたしやすいとされている。腎洞性嚢胞は偶然画像にて見つかることが多く、通常、治療の必要がないことが多い。

図13-1　腎洞性嚢胞（左腎）の単純CT（左）と造影CT（右）

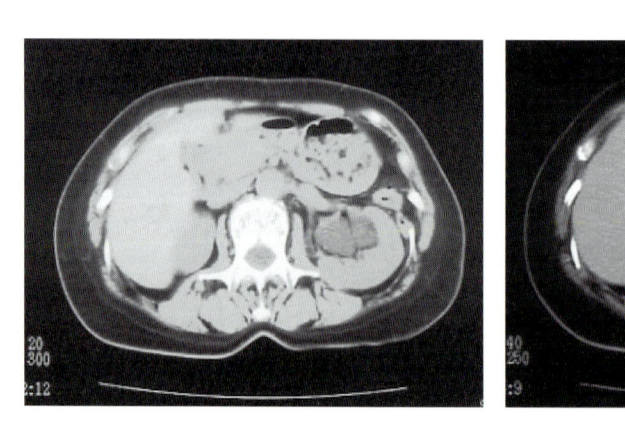

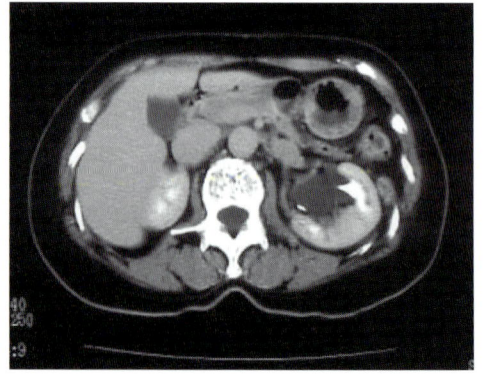

57歳女性、人間ドックで左水腎症を指摘される。
エコーや単純CTでは水腎症との区別がつかないが、造影CTで鑑別できる。

文献

1) Glassberg KI：Renal dysgenesis and cystic disease of the kidney. In：Campbell's Urology 8th ed. Walsh PC, Retik AB, Vaughan ED Jr, et al (eds). p1925-1994, Saunders, Philadelphia, 2002.

IV 周辺の嚢胞性腎疾患

14. 後天性嚢胞性腎疾患（多嚢胞化萎縮腎）

1）多嚢胞化萎縮腎とは

　多嚢胞化萎縮腎とは両側の萎縮腎に後天性の嚢胞が多発した病態を指す（図14-1）。Dunnillら[1]が1977年に、この病態をacquired cystic disease of the kidneyと記載したので、直訳では後天性嚢胞性腎疾患となるが、わが国では多嚢胞化萎縮腎ないしACDKと呼ばれることが多い。ここでは多嚢胞化萎縮腎[2]を使用する。多嚢胞化萎縮腎は慢性糸球体腎炎、糖尿病性腎症、腎硬化症、慢性腎盂腎炎など萎縮腎に至る原疾患にかかわらず、慢性腎不全や透析療法が長期に継続すると発生する病態である。多嚢胞化萎縮腎の大きさは、両腎で通常40〜300gと嚢胞ができても体積は正常腎を超えることは少ない。しかし、長期透析の男性患者では、ときに一側腎で1,250gと多発性腎嚢胞と見まちがうほど大きくなることもある[3]。なお、わが国では透析患者が2004年末には約25万人に達し、国民500人に1人が透析患者である。その50％の症例に多嚢胞化萎縮腎が発生すると、日本人1,000人に1人の割合で多嚢胞化萎縮腎患者がいることになり、多発性嚢胞腎よりも頻度が高い。

2）多嚢胞化萎縮腎の特徴

①発生頻度は慢性腎不全や透析療法を受けている期間に左右される[4]。維持療法期にもすでに症例の12％に発生し、透析期間が3年未満では44％に、3年以上では76％、10年以上では90％の頻度で発生する。

②発生頻度には、明らかに男女差がみられる。男性で頻度が高く、嚢胞化の程度も強い[5]。

③原疾患を問わず発生する。ただし、糖尿病性腎症では導入時に腎に萎縮がみられないことが多いので、慢性糸球体腎炎などに比べ後天性腎嚢胞の発生が3〜5年遅いように思われる。また低形成腎にも発生が少ない印象がある。

④年齢を問わず発生する。小児慢性腎不全の例にも後天性腎嚢胞が発生する。また40歳未満と40歳以上を比べると、40歳未満の若年者に後天性腎嚢胞がより発生しやすい[6]。

⑤透析療法の種類が異なっても、すなわち血液透析でも腹膜透析でも、後天性腎嚢胞の発生に差がない。患者の年齢、性別、透析期間を併せて検討した結果、両者に差はなかった[7]。

図14-1 巣状糸球体硬化症で血液透析に導入された症例
（導入時年齢20歳、男性）

透析導入後3年まで腎は萎縮するが、5年を過ぎると次第に囊胞が多発し腎は腫大する。多囊胞化萎縮腎である。
（石川勲：多囊胞化萎縮腎と腎癌―長期透析合併症―．金沢医科大学出版局，2006.より引用）

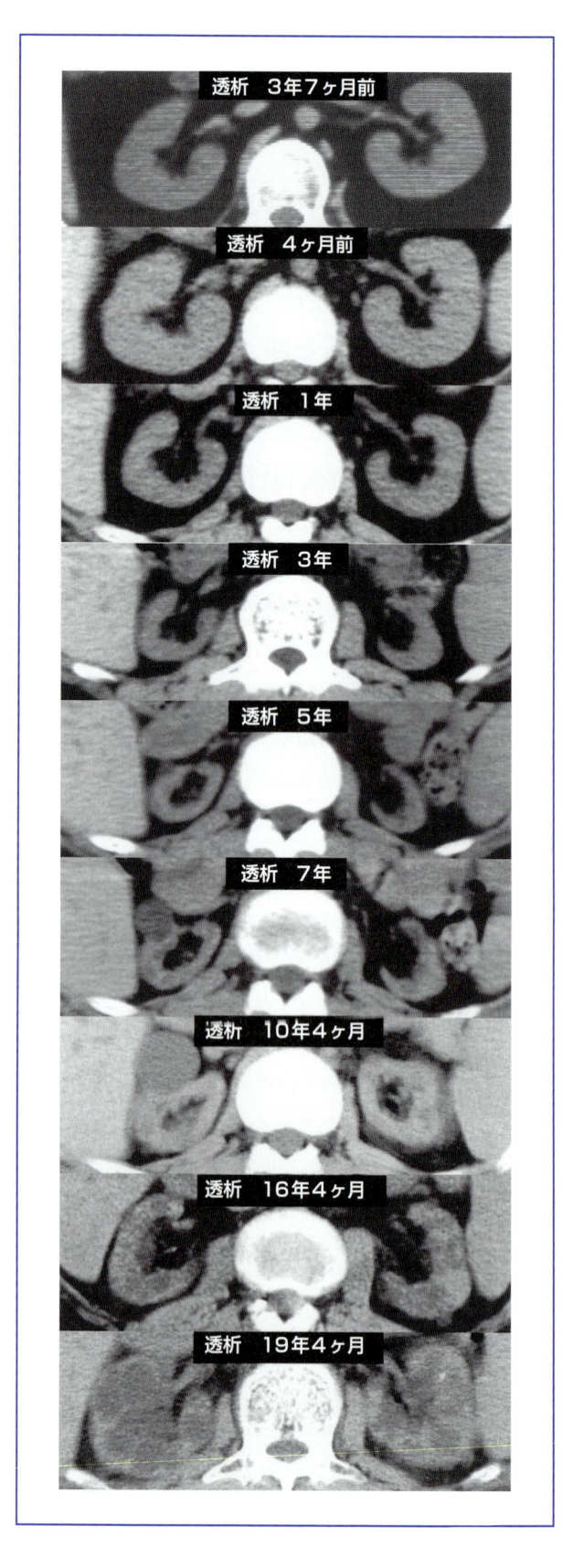

⑥透析膜の違いによって影響されない。生体適合性のよくないクプロファン膜と適合性のよい合成高分子膜の使用者で、発生に差はみられない。

⑦エリスロポエチン使用の有無によっても発生に差はみられない。

⑧腎移植によって多嚢胞化萎縮腎は退縮する。腎移植が成功し尿毒症の環境がなくなると、1ヶ月という短期間に後天性腎嚢胞の退縮が起こり、多嚢胞化萎縮腎は本来の萎縮腎に戻る[8]。最も注目すべき特徴である。

⑨組織学的な特徴としては嚢胞上皮の増殖能が高いことがあげられる。すなわちepithelial hyperplasiaの存在が認められる。腺腫など前癌病変がしばしばみられる[9]。

3) 多嚢胞化萎縮腎の診断と意義

多嚢胞化萎縮腎の診断は比較的簡単である。原疾患を問わず、末期腎不全患者か透析導入後の患者で、病腎に嚢胞が多発していれば多嚢胞化萎縮腎の診断ができる。ただし、中には嚢胞化が著しく多発性嚢胞腎と鑑別が必要なときもある。この場合は、嚢胞の大きさ、肝嚢胞の有無、家族歴の有無によって診断する。

病腎に嚢胞が多発しているかどうかの診断は通常、画像診断による。超音波検査、CTスキャン、MRIなどを使用し、一側腎に嚢胞が3～5個以上みられると、多嚢胞化萎縮腎と診断することが多い[3]。ただし、研究目的によっては一側腎に1個以上、ときには両側腎に1個以上とすることもある。というのは、画像でみられる嚢胞は通常直径0.5cm以上のものだけであり、画像で嚢胞が1個みえると組織学的には嚢胞が約20個存在するからである。また、多嚢胞化萎縮腎の嚢胞は小さいものが多いので、CTスキャンでは嚢胞と判別できず、正常な腎実質よりもCT値が低下している状態にしかみえないことがあるからである(**図14-1**、透析16年目)。

なお、組織学的に定義すると腎嚢胞は尿細管が4倍以上拡大したものあるいは0.02cm以上拡大したものを指し、多嚢胞化萎縮腎は腎実質の25～40％が腎嚢胞で置き換わった状態をいう[3]。

多嚢胞化萎縮腎の臨床的意義としては最も重要な腎細胞癌の合併[3]と、嚢胞の後腹膜腔への破裂があげられる。そのほかに、腎膿瘍、貧血の改善を指摘する人もいる。

(1) 腎癌の合併

多嚢胞化萎縮腎の組織をみると、上皮が単層で平らな嚢胞以外に、上皮が内腔に向かって増殖した非定型嚢胞、さらには腺腫、癌が同一腎に観察されることがある。また腫瘍発生が多中心性で両側性のことも多い[9]。腎癌の組織をみると、後天性腎嚢胞との関連で、一般人より乳頭状腎癌、顆粒細胞癌が多い。

透析患者の腎癌はわが国でこれまでに2,873例集計されている[10]が、その80％は多嚢胞化萎縮腎と関係したものであった。ハイリスク因子は、若い男性であること、長期透析患者であること、後天性腎嚢胞のため腎が腫大していることの3つである。発生頻度は罹

患率で1.5％、年間発生率で0.2〜0.4％である。転移は15％にみられるが、多くの症例はスクリーニングで早期に見いだされており、5年生存率は64％である[10]。

4）多発性囊胞腎と多囊胞化萎縮腎の鑑別

多発性囊胞腎と多囊胞化萎縮腎を比べると[11]、多囊胞化萎縮腎では、

①囊胞の大きさがまれに5cmということがあっても、ほとんどが2cm以下と小さい（多発性囊胞腎ではほとんどが7cm以下、まれにそれ以上と大きい）。
②囊胞上皮の増殖能が高く、非定型囊胞を伴う。
③腎癌の合併が多い。
④囊胞液の成分が近位尿細管遠位部の成分を示す。
⑤囊胞上皮の由来が近位尿細管である。
⑥糸球体と交通のある囊胞が多い。
⑦他臓器の囊胞を合併しない。

以上をポイントに両者を鑑別する。

5）多囊胞化萎縮腎の発生機序

多囊胞化萎縮腎の発生機序についてはいくつかの説がある[9, 12]が、まだ解明されていない。透析期間が関係する、透析方法によらない、腎移植で退縮するという多囊胞化萎縮腎の特徴から、発生には尿毒症性代謝物の関与が支持される。また男女差があることから、なんらかの男性優位な内因性物質の関与も考えられる。

6）多囊胞化萎縮腎の治療

多囊胞化萎縮腎は慢性腎不全、透析患者に普通にみられる病態であり、合併症がなければ治療の必要はない。しかし腎癌、後腹膜腔出血など重篤な合併症に対して、定期的に画像診断することが大切である。腎移植が成功すれば、囊胞は退縮するので、多囊胞化萎縮腎の治療法は腎移植ともいえる。

文 献

1) Dunnill MS, Millard PR, Oliver D：Acquired cystic disease of the kidneys：a hazard of long-term intermittent maintenance haemodialysis. J Clin Pathol 30：868-877, 1977.
2) 石川勲：多囊胞化萎縮腎. 腎と透析 17：341-348, 1984.
3) Ishikawa I：Uremic acquired renal cystic disease. Natural history and complications. Nephron 58：257-267, 1991.
4) Ishikawa I, Saito Y, Onouchi Z, et al：Development of acquired cystic disease and adenocarcinoma of the kidney in glomerulonephritic chronic hemodialysis patients. Clin Nephrol 14：1-6, 1980.

5) Ishikawa I, Onouchi Z, Saito Y, et al：Sex differences in acquired cystic disease of the kidney on long-term dialysis. Nephron 39：336-340, 1985.
6) Ishikawa I, Saito Y, Asaka M, et al：Twenty-year follow-up of acquired renal cystic disease. Clin Nephrol 10：153-159, 2003.
7) Ishikawa I, Shikura N, Nagahara M, et al：Comparison of severity of acquired renal cysts between CAPD and hemodialysis. Adv Perit Dial 7：91-95, 1991.
8) Ishikawa I, Yuri T, Kitada H, et al：Regression of acquired cystic disease of the kidney after successful renal transplantation. Am J Nephrol 3：310-314, 1983.
9) Ishikawa I：Acquired cystic disease：mechanisms and manifestations. Semin Nephrol 11：671-684, 1991.
10) 石川勲：透析患者にみられる腎癌の現況：2004年度アンケート調査報告と1982年度からのまとめ. 透析会誌 38：1689-1700, 2005.
11) Ishikawa I：Comparison of cyst characteristics in acquired and inherited renal cystic disease. Advances in the Pathogenesis of Polycystic Kidney Disease, Carone FA, Dobbie JW (eds). p85-90, Baxter Healthcare Corporation, Chicago, Illinois, 1990.
12) Ishikawa I：Cancer in dialysis patients. Cancer and the Kidney, Cohen EP (eds). p227-247, Oxford University Press, Oxford, 2005.

IV　周辺の囊胞性腎疾患

15. 腎杯憩室（腎盂性憩室）

　腎杯憩室（calyceal diverticulum）は腎杯の外側、腎実質内に小さな袋状を呈する小室で細い頸部で腎盂腎杯系とつながっている。内部は移行上皮で薄い腎実質に覆われる。腎杯円蓋部より生じ腎上極の腎杯に結石を伴って発見されることが多い。腎盂に直接つながるものを腎盂性憩室（pyelogenic cyst）として分けて考える研究者や両者を併せて腎盂腎杯憩室（pyelocalyceal diverticulum）と呼称する研究者もいる[1]。**図15-1**は腎中極に生じた大きな憩室で比較的珍しい例である。男女差はなくほとんどが成人以降に見つかる。尿管芽とネフロンの接合障害などの原因が考えられているが、成因はわかっていない。移行上皮から1層の上皮に変形して単純性囊胞に変わることもときにあるとする意見もあるが、臨床上重要でない。無症状で経過する場合が多いと考えられる。偶然発見されるか結石や感染を伴って発見される場合が多い。Ca結晶が憩室内で沈殿するミルク状結石を呈する場合がある。

　腎杯憩室に手術治療が必要になることはまれであるが、手術を行う場合は結石の除去と憩室開口部の拡張を行う。最近は内視鏡的に経皮的もしくは経尿道的に行われている。根本的治療

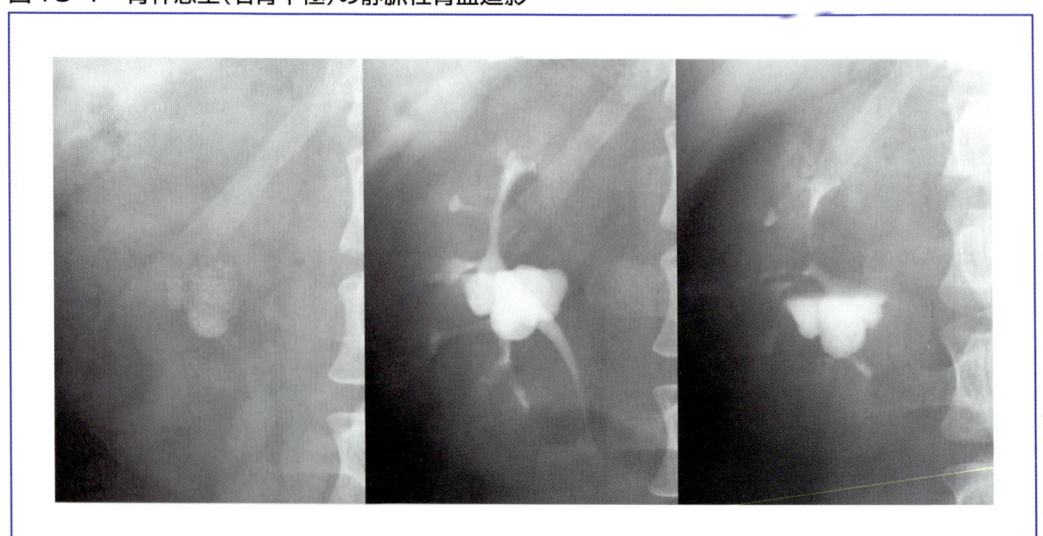

図15-1　腎杯憩室（右腎中極）の静脈性腎盂造影

左から単純撮影、臥位造影、立位造影。
34歳男性、右季肋部痛、エコーで右腎結石が見つかり、腎盂造影で発見される。比較的大きな憩室で多数の小結石を伴う。立位で造影剤が鏡面像を呈している。

にはならないが、体外衝撃波治療（ESWL）で憩室内の結石を破砕すると、排石されなくても疼痛などが改善することがある[2]。

文 献

1) Glassberg KI：Renal dysgenesis and cystic disease of the kidney. In：Campbell's Urology 8th ed. Walsh PC, Retik AB, Vaughan ED Jr, et al（eds）. p1925-1994, Saunders, Philadelphia, 2002.
2) Bagley DH：Endoscopy：Upper Tract. In： Comprehensive Urology. Weiss RM, George N JR, O'Reilly PH（eds）. p161-173, Mosby, London, 2001.

Ⅳ 周辺の囊胞性腎疾患

16. 片側性囊胞性腎疾患

　片側性囊胞性腎疾患（unilateral renal cystic disease：URCD）は片側腎がautosomal dominant polycystic kidney disease（ADPKD）と同じ所見を呈する原因不明の疾患である。1964年にBergmanらによって初めて報告され[1]、これまで16例ほどの報告がある。当初はADPKDの一亜型と考えられた時期もあったが[2]、1989年にLevineらが初めてURCDという疾患名を提唱し[3]、最近ではADPKDとは別の疾患としてとらえるべきとの考え方が主流となっている[4]。片側であることを除き肉眼的にも組織学的にもADPKDとの区別は困難であるが、①家族歴（遺伝性）がないこと、②腎不全への進展がないこと、③他臓器に囊胞を認めないことが鑑別点とされている。偶然検診で囊胞を指摘される以外に、血尿、側腹部痛、腹部腫瘤、高血圧などを呈することもある。治療として過去の多くの症例で囊胞を呈する悪性疾患との鑑別が困難との理由で腎摘出術が行われてきたが、最近は経過観察される傾向にある[5]。ただし小児ではADPKDの初期例との鑑別が困難であり、長期的かつ慎重なフォローを要する[3]。

　対側腎には囊胞を認めないのが原則であるが、一部に例外もある。すなわち、①少数の単純性囊胞（様病変）を認めるもの[4]、②ADPKD様の囊胞をsegmentalに認めるもの（自験例）などがある。この点から本疾患を確立した一つの疾患単位としてとらえるのは現時点では難しく今後の症例の集積を待たざるをえない状況である。ただし形態的にはADPKDと同様であり、囊胞形成という観点からは共通の機序を有する可能性があり示唆に富む疾患といえよう。すなわち家族歴のない本疾患が真に独立した疾患なら、遺伝的要因がない場合にもADPKD様の囊胞は形成されうるということになるからである。

　図16-1に自験例のCT像を提示する。症例は71歳男性。30代から高血圧があり腎囊胞の精査目的に紹介。家族歴に囊胞性腎疾患は認められないが、高血圧を複数に認める。CT、USで左腎のほぼ全体と右腎の上極に限局してADPKD様の囊胞を認める。肝を含む他臓器に囊胞は認められない。

図16-1 自験例のCT像

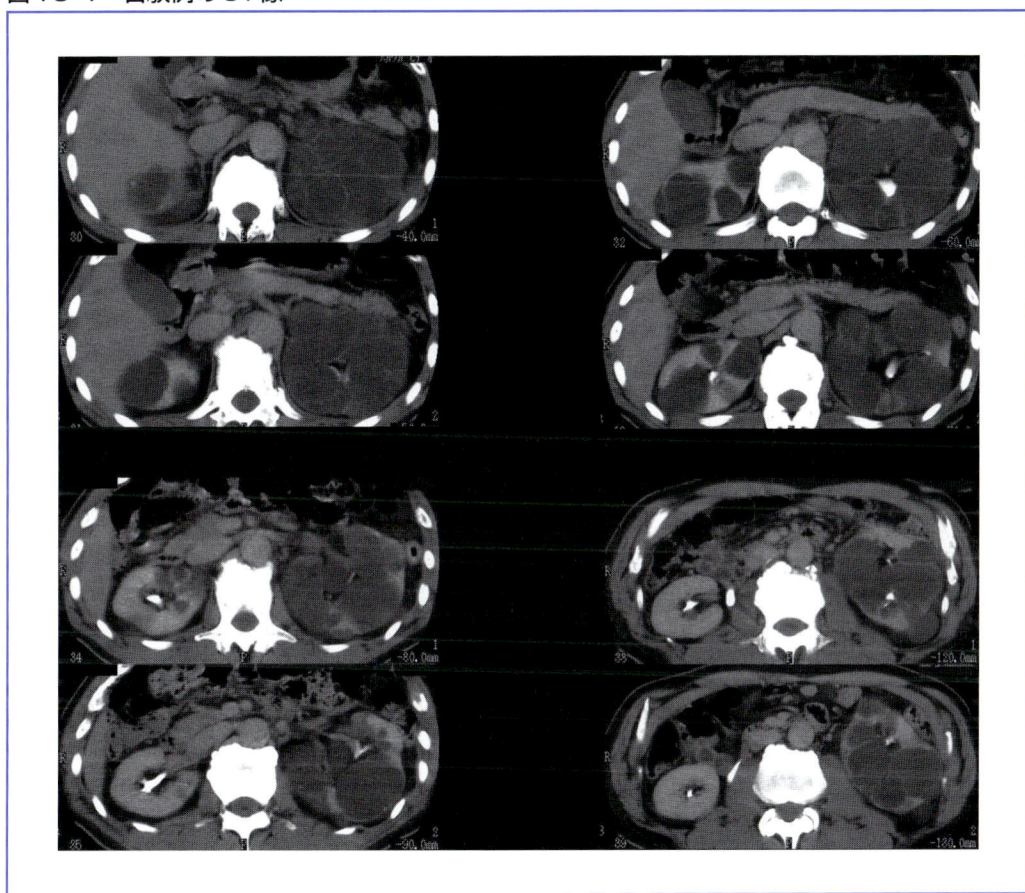

文献

1) Bergman H, Nehme DA：Unilateral polycystic renal disease. NY State J Med 64：2465-2469, 1964.
2) Lee JKT, McClennan BL, Kissane JM：Unilateral polycystic kidney disease. Am J Roentgenol 130：1165-1167, 1978.
3) Levine E, Huntrakoon M：Unilateral renal cystic disease：CT findings. J Compt Assist Tomogr 13：273-276, 1989.
4) Hwang DY, Ahn C, Lee JG, et al：Unilateral renal cystic disease in adults. Nephrol Dial Transplant 14：1999-2003, 1999.
5) Lin SP, Chang JM, Chen HC, et al：Unilateral renal cystic disease-report of one case and review of literature. Clin Nephrol 57：320-324, 2001.

付　録

付録 1

常染色体優性多発性嚢胞腎
診療ガイドライン（第2版）

　　　　厚生労働省特定疾患対策研究事業　進行性腎障害調査研究班（富野康日己班長）
　　　　分担研究者　東原英二（多発性嚢胞腎分科会長）
　　　　執筆担当者　荒井純子、五十嵐辰男、植田　健、乳原善文、香村衡一、土谷　健、
　　　　　　　　　　奴田原紀久雄、花岡一成、東原英二、堀江重郎（五十音順）

目　次

1. 常染色体優性多発性嚢胞腎の概略
2. 同義語
3. 診断基準
4. 重症度分類
5. 遺伝性疾患における一般的注意
6. ADPKDと診断された場合に行う検査
    1) 必須の検査
    2) 適宜行う検査
    3) 補足：画像検査の評価
7. 治療
    1) 高血圧の治療
    2) 頭蓋内出血の予防
    3) 透析の導入と腎移植
    4) 腹部膨満、感染、出血、尿路結石
    5) 妊娠について
    6) 専門医への紹介基準
8. 説明
    1) 遺伝子
    2) 疫学
    3) 検査所見
    4) 病状・症状・治療
        (1) 予後の推測
        (2) 腎機能
        (3) 透析療法と腎移植
        (4) 高血圧
        (5) 頭蓋内出血、頭蓋内動脈瘤、頭蓋内嚢胞
        (6) その他の異常
    5) 妊娠について
    6) 生活上の注意点

1. 常染色体優性多発性囊胞腎の概略

　　常染色体優性多発性囊胞腎（autosomal dominant polycystic kidney disease：ADPKD）は、PKD遺伝子変異により両側腎臓に多数の囊胞が進行性に発生・増大し、腎臓以外の種々の臓器にも障害が生じる遺伝性疾患である。遺伝形式は常染色体優性型であるが、家系に本疾患が存在せず新たに発症する場合もある。

2. 同義語

　　多発性囊胞腎（polycystic kidney disease）には囊胞腎の用語も用いられているが、囊胞腎はcystic kidneyに対応する日本語であり、多発性囊胞腎も含めて囊胞性腎疾患（cystic kidney disease）という概念もあり、用語として不適切である。また、英語を基本とすれば多発性囊胞腎病もしくは多発性囊胞腎症がより正しい日本語訳と考えられるが、現時点ではほとんど使用されていない。多発性囊胞腎には、常染色体優性多発性囊胞腎と常染色体劣性多発性囊胞腎（autosomal recessive polycystic kidney disease：ARPKD）とがある。前者を成人型、後者を幼児型と呼ぶこともあるが、成人型・幼児型という名称は不適切であり使われなくなってきている。この診療指針ではADPKDを扱う。

3. 診断基準

　　ADPKDの診断は表1に示した診断基準に基づく。

4. 重症度分類

　　重症度評価は表2に従って行う。

5. 遺伝性疾患における一般的注意

　　診療にあたっては患者と家族のプライバシーの保護に留意すべきである。家族や血縁者のスクリーニング検査は症状や高血圧などがない場合は、本人の希望がある場合に行う。親から症状のない子供への告知の方法に一定の指針はないが、一般的には20歳以上の成人に達した者に、遺伝している可能性が1/2の確率であることを話して、精査は本人の希望に任せることを推奨する。現時点で無症状の者に対するエビデンスのある予防法がないこと、就職、保険加入の面で社会的不利益を受ける可能性があるためである。

表1　ADPKD診断基準

1) 家族内発生が確認されている場合
   (1) 超音波断層像で両腎に各々3個以上確認されているもの
   (2) CT、MRIでは、両腎に嚢胞が各々5個以上確認されているもの
2) 家族内発生が確認されていない場合
   (1) 15歳以下では、CT、MRIまたは超音波断層像で両腎に各々3個以上嚢胞が確認され、以下の疾患が除外される場合
   (2) 16歳以上では、CT、MRIまたは超音波断層像で両腎に各々5個以上嚢胞が確認され、以下の疾患が除外される場合

除外すべき疾患
① 多発性単純性腎嚢胞 multiple simple renal cyst
② 腎尿細管性アシドーシス renal tubular acidosis
③ 多嚢胞腎 multicystic kidney（多嚢胞性異形成腎 multicystic dysplastic kidney）
④ 多房性腎嚢胞 multilocular cysts of the kidney
⑤ 髄質嚢胞性疾患 medullary cystic disease of the kidney
   （若年性ネフロン癆 juvenile nephronophthisis）
⑥ 多嚢胞化萎縮腎（後天性嚢胞性腎疾患）acquired cystic disease of the kidney
⑦ 常染色体劣性多発性嚢胞腎 autosomal recessive polycystic kidney disease

補足1：【ADPKDの診断】両側の腎臓が腫大し、大小無数の嚢胞が超音波断層像、あるいはCT、MRIで示されることが必要である。家族歴、症状の項で記した他の臓器の嚢胞などがあれば、診断はより確かとなる。

補足2：【遺伝子診断】遺伝子診断は従来から行われてきたある程度の家族構成員を必要とするリンケージ診断と最近可能になりつつある患者個人を対象とした直接診断があるが、現時点では、全てのPKD遺伝子を診断できないことと高額な費用がかかるので一般臨床では行われていない。

補足3：【小児】有効な治療方法がない現時点では、小児に対する診断を積極的に行う根拠は少ない。しかし、高血圧を小児から認める場合もあることや、早期発症の重篤な例も少数認めることから、一般健康診断としての血圧測定や検尿は行い、超音波検査は家族より相談された場合には行ってもよいと思われる。

表2　多発性嚢胞腎重症度判定基準

重症度区分(5度を最高とする)は腎機能(血清クレアチニン値で代用)を基本とし、頭蓋内動脈瘤・頭蓋内出血・腹部膨満等を加味して判定する。

血清クレアチニンによって、以下のように重症度を判定する：
  1度　2mg/dL未満
  2度　2mg/dL以上～5mg/dL未満
  3度　5mg/dL以上～8mg/dL未満
  4度　非透析で、8mg/dL以上
  5度　透析を導入、または腎移植を受けているもの

以下のものは、1度重症度を進める：
  ① 頭蓋内出血の既往があるもの
  ② 頭蓋内動脈瘤のあるもの
  ③ 頭蓋内動脈瘤手術、腎臓摘出術あるいは肝臓部分切除術を受けたもの
  ④ 腹部膨満が著明で、日常生活に支障をきたすもの

6. ADPKDと診断された場合に行う検査

1）必須の検査
以下の検査を行うことが必須である。
(1) 家族歴の聴取：腎疾患患者の有無、頭蓋内出血・脳血管障害患者の有無
(2) 既往症の聴取：脳血管障害、尿路感染症
(3) 自覚症状の聴取：肉眼的血尿、腰痛・側腹部痛、腹部膨満、全身倦怠感、頭痛、浮腫、嘔気など
(4) 身体所見：血圧測定。腹囲測定。仰臥位で、臍と腸骨稜上縁を回るラインで測定する。心音、腹部所見、浮腫の有無、などに注意を払う
(5) 血液・尿検査：血算、血液生化学（総蛋白、アルブミン、Na、K、Cl、尿酸、尿素窒素、クレアチニン、など）。尿検査一般、尿沈渣
(6) 画像検査：超音波検査（腹部）、コンピュータ断層撮影（CT）

2）適宜行う検査
以下の検査は必要に応じて適宜行う。
(1) 血液・尿検査：Ca、Pi、動脈血ガス分析、24時間蓄尿による腎機能の評価
(2) 身体所見：鼠径ヘルニアにも注意を払う
(3) 画像検査：核磁気共鳴断層法（MRI）、心臓超音波、注腸検査

3）補足：画像検査の評価
①超音波断層法：ADPKDの診断と評価のための基本的画像検査法
②CT：ADPKDの診断と評価のための基本的画像検査法
③MRI：超音波検査、CTの補助的検査法
④頭部MRアンギオグラフィー：頭蓋内動脈瘤のスクリーニングに有用
⑤排泄性腎盂造影法：ADPKD診断目的で行う検査法ではない。結石などで尿管の通過障害が疑われるときには選択肢となるが、その場合でも腎機能低下患者では診断価値は少ない
⑥腎動脈血管造影法：侵襲的検査法であり、特殊な例外を除いて行うべき検査法でない
⑦心臓超音波：心臓弁の異常・逆流の評価に適した検査法
⑧注腸造影：臨床的に大腸憩室が疑われる場合に行う検査法

7. 治療

1）高血圧の治療
外来診察室で座位にて測定した血圧が130/80mmHg未満になるように降圧療法を行う。
第一選択薬として、アンジオテンシンⅡ受容体拮抗薬（ARB）が推奨される。
補足1：アンジオテンシン変換酵素阻害薬（ACEI）に関しては、腎保護効果があるとするものと、ないとするものの対立した意見がある。

補足2：ループ利尿薬は低K血症が腎嚢胞の進展に関与するとされ、またACEIとの比較試験で腎保護作用がみられなかったため、注意が必要である。

2）頭蓋内出血の予防

頭蓋内出血の予防について、高血圧の治療が有益である。30歳以上であればMRアンギオグラフィー（MRA）による頭蓋内動脈瘤の検索が望まれる。30歳以下であっても、家族歴がある場合や症状がある場合にはMRAによる検索が適応となる。新たな発生もありうるので、2～3年間隔でのMRA検査が推奨される。

3）透析の導入と腎移植

表3に長期透析療法適応基準を掲げる。多発性嚢胞腎患者の透析導入基準は他の疾患患者と同じである。腎移植についても他の疾患患者と同じに扱う。

4）腹部膨満、感染、出血、尿路結石

（1）腹部膨満

腎臓腫大が原因で腹部膨満が強く、栄養状態が不良になった患者ですでに透析導入され尿量が少ない場合には、腎摘除術や腎動脈塞栓術が選択されうる。

肝臓腫大が原因の場合、超音波ガイド下嚢胞液吸引と硬化剤注入療法、嚢胞開窓術に肝部分

表3　慢性腎不全の長期透析適応基準

保存的治療では改善できない慢性腎機能障害・臨床症状・日常生活能の障害を呈し、以下の3項目の合計点数が60点以上になったときに、原則として長期透析療法への導入適応とする。

1. 腎機能

血清クレアチニン（mg/dL） クレアチニンクリアランス（mL/min）	点数
8以上（10未満）	30
5～8未満（10～20未満）	20
3～5未満（20～30未満）	10

2. 臨床症状
   1. 体液貯留（全身性浮腫、高度の低蛋白血症・肺水腫）
   2. 体液異常（管理不能の電解質・酸塩基平衡異常）
   3. 消化器症状（悪心、嘔吐、食思不振、下痢など）
   4. 循環器症状（重篤な高血圧、心不全・心包炎）
   5. 神経症状（中枢・末梢神経障害、精神障害）
   6. 血液異常（高度の貧血症状、出血傾向）
   7. 視力障害（尿毒症性網膜症、糖尿病性網膜症）
   1～7小項目のうち3項目以上のもの（30点）、2項目を（20点）、1項目を（10点）とする。
3. 日常生活障害度
   尿毒症状のため起床できないもの（30点）
   日常生活が著しく制限されるもの（20点）
   通勤・通学あるいは家庭内労働が困難となった場合を軽度（10点）とする。
   ただし、年少者（10歳以下）、高年者（65歳以上）あるいは高度な全身性血管障害を合併する場合、全身状態が著しく障害された場合などはそれぞれ10点加算すること。

（参考文献：透析導入基準「腎臓病学の診断アプローチ」第38回日本腎臓学会総会記念．p163-4, 社団法人日本腎臓学会，東京，1995.）

切除術を併用する方法や肝動脈塞栓術がある。

　　上記の侵襲的治療は十分な経験のある医療機関で行うことが望ましい。

(2) 感染

　　腎感染には腎盂腎炎と嚢胞感染がある。腎盂腎炎の治療法は一般的な腎盂腎炎の治療と同様に行う。嚢胞感染の場合には、脂溶性の高い抗生物質の嚢胞内移行が良好とされ、シプロフロキサシン、エリスロマイシン、テトラサイクリン、トリメトプリム（ST合剤）の使用を考慮する。

　　解熱まで日数がかかった場合や感染を繰り返す場合には発熱や疼痛が消失しても3週程度は経口抗菌剤投与を行うことが望ましい。

　　画像検査や臨床所見から、感染嚢胞の局在を確定できる場合には、超音波ガイド下ドレナージ、後腹膜鏡下嚢胞開創ドレナージ術も選択肢となりうる。

(3) 出血

　　肉眼的血尿に対しては、一般的に血尿をきたす原因疾患（尿路結石・膀胱癌・腎臓癌など）を除外した後、原則的には飲水の奨励と安静による保存的対処を行う。ときに選択的腎動脈塞栓術や腎摘除が必要になる場合がある。

(4) 尿路結石

　　通常の尿路結石症と同じように対処する。

5) 妊娠について

　　高血圧の合併により、未熟児の発症や胎児死亡の頻度が多くなり、また、母体側の合併症も多くなる。高血圧の治療が推奨されるが、アンジオテンシン変換酵素阻害薬やアンジオテンシン受容体拮抗薬は催奇形の面から禁忌とされている。

6) 専門医への紹介基準

　　以下のような場合には専門医（多発性嚢胞腎疾患を熟知している医師）に紹介することが望まれる。

(1) 診断に関して

　①画像所見が非特異的で多発性嚢胞腎の診断に苦慮する場合
　②遺伝子関連の検査などが望まれる場合
　③脳動脈瘤のスクリーニングを希望するがその設備がない場合

(2) 慢性期の管理に関して

　①高血圧の管理が困難な場合
　②脳動脈瘤が見いだされた場合
　③血管性中枢神経障害が家系内に集積する場合
　④腎嚢胞または肝嚢胞による腹部の圧迫症状が顕著な場合
　⑤難治性の尿路感染もしくは嚢胞感染のある場合
　⑥慢性腎疾患病期分類Ⅳ、Ⅴ期で、透析導入を考慮した患者管理が必要になりそうな場合もしくはなった場合

8. 説明

1）遺伝子

（1）PKD遺伝子

ADPKDの病因遺伝子として、患者家系の連鎖解析により第16染色体短腕のPKD1遺伝子[1]と第4染色体長腕のPKD2遺伝子[2]が同定された。約85％の患者にPKD1遺伝子異常が、15％の患者にPKD2遺伝子異常が認められる。また、PKD1遺伝子およびPKD2遺伝子のいずれにも連鎖しない患者家系も報告されておりPKD3遺伝子の存在が予想されるが、現時点では同定されていない。

（2）PKD遺伝子蛋白polycystinの機能

PKD1遺伝子はpolycystin 1蛋白を、PKD2遺伝子はpolycystin 2蛋白を産生する。腎臓尿細管細胞ではpolycystin 1および2蛋白の発現が確認されている。polycystin 1は、細胞・細胞間または細胞・細胞外マトリックス間の接着蛋白、あるいは細胞膜上での受容体として細胞増殖や細胞内シグナル伝達に関与し、polycystin 2は、細胞膜あるいは細胞内小器官内でイオンチャンネル[3~5]として機能していると推定されている。近年、尿細管細胞の管腔側にあるprimary ciliaの細胞膜上でpolycystin 1とpolycystin 2が複合体を形成し[6]、polycystin 1が尿の流れを感知するセンサーとして働き、polycystin 2がカルシウムチャンネルとして細胞内へのカルシウム流入を調節しているという説[5,7]が提唱されている。

（3）PKD遺伝子異常と嚢胞形成について

ADPKDではpolycystinの異常が嚢胞形成などの病態に関連していると考えられているが、PKD遺伝子の異常が嚢胞形成に関与する機序については、現時点ではわかっていない。一方嚢胞の拡大に関しては、protein kinase Aやepidermal growth factorを介する嚢胞の拡大機序が培養細胞・動物モデルで確認され[8,9]、今後、ADPKD患者に嚢胞拡大抑制による治療の検討が進む可能性がある。

PKD2に連鎖する家系はPKD1に連鎖する家系に比較し予後が良好であると報告されているが[10]、同じ遺伝子異常をもっているはずの同一家系内でも個々の症例により予後に違いがあることから、PKD遺伝子以外に予後を規定する因子の存在が想定されている[11]。

（4）遺伝子診断

遺伝子診断には、直接DNAの変異を検出する直接遺伝子診断と家系連鎖解析による間接遺伝子診断がある。直接診断はPKD遺伝子の大きさやその構造の複雑さなどに起因する経済的・技術的な問題より個々の症例において実施することは臨床上難しい。一方間接診断による判定には同一家系内で複数のDNA試料が必要である。現在では腹部超音波ならびにCT検査により腎嚢胞が非侵襲的に容易に診断が可能となっており、遺伝子検査によりPKDと診断する必要はない。しかしながら、画像診断を施行する時期が尚早であると、ADPKD患者であっても嚢胞が確認できないこともあり、今後治療が確立した場合、遺伝子検査による早期診断が重要となる可能性がありうる。

2）疫学

PKD1は80〜90％を占め、残りがPKD2である[12, 13]。病院での死亡者の剖検では、ADPKDは300〜500人に1人見いだされる[14]。医療機関を受療しているADPKD患者数は、一般人口2,000〜4,000人に1人という頻度が報告されている[15, 16]。

3）検査所見

（1）血液一般検査

腎機能低下のある患者では血清クレアチニン値の上昇を認める。肝機能は正常であることが多い。貧血は腎不全の程度に応じて認められる。

（2）尿沈渣所見→尿所見

血尿、膿尿、蛋白尿を認めることもある。

（3）腎機能検査

24時間（ないしは一定時間）の蓄尿により、クレアチニンクリアランス、尿中蛋白定量、尿中アルブミン定量、食塩摂取量および尿中N-アセチル-β-D-グルコサミニダーゼ（NAG）、尿中β_2-マイクログロブリン値などの尿細管逸脱酵素量の測定を定期的に行う。腎機能は、正常か種々の程度に低下している。

（4）画像診断

腹部超音波断層法（エコー）、CT、MRIにより、腎臓の囊胞の程度、腎臓の大きさ、腎結石の有無、肝臓、膵臓、脾臓、卵巣の囊胞性疾患の有無、胆管系の拡張の有無、大動脈瘤の有無を検討する。心エコーにより弁の機能的異常（逆流）の評価を行う。頭部MRI、MRアンギオグラフィーにより、頭蓋内動脈瘤の有無を診断する。大腸憩室を疑う症状があれば注腸造影、大腸内視鏡により検索する。

（5）血圧

腎機能が正常であっても上昇していることが多い。

（6）心電図

通常、異常は認めない。

4）病状・症状・治療

（1）予後の推測

ADPKDの腎不全の進行に関する因子として、男性、若年発症、高血圧、左室肥大、肝囊胞、3回以上の妊娠、肉眼的血尿、尿路感染症、腎体積[17, 18]、MRIで測定した腎血流量[19]があげられる。特に腎血流量は糸球体濾過量を予測する強力な因子である。300mg/日以上の蛋白尿も腎不全進行因子であることが知られている[20]。

（2）腎機能

腎臓の構成単位であるネフロンの尿細管の一部に囊胞が形成されることによりネフロンの構造が破壊される。さらに囊胞の拡張に伴い、周囲の正常なネフロンの細胞にもアポトーシスが誘導され、正常構造の障害が促進されるとする報告がある[21]。このため、通常は経年的に囊胞の拡張、数の増加により腎機能は低下する。

一般に腎機能低下の進行は、PKD1遺伝子の異常に比較して、PKD2の患者で軽度であるとされているが[10]、家系により、また同じ家系内でも個人により進行が異なるのが特徴である。進行性腎障害調査研究班の腎機能予後調査によれば、70歳まで生存した場合、約50%の患者が末期腎不全に陥ることになる（**図1**）[16]。

　他の原因疾患による保存期腎不全時でも、同様な臨床症状、所見が出現し多くの点で共通性を有する。しかしながら多発性嚢胞腎患者の場合、腎機能の低下の過程で腎腫大による腹部膨隆、肉眼的血尿、嚢胞感染などの発生といった疾患自体の特殊性も考慮される必要がある。また、濃縮力障害は、クレアチニンクリアランスが50mL/min前後からみられ、夜間尿として知られるが、多発性嚢胞腎による腎障害では、髄質部の障害としてみられやすい症状である[22]。

　治療上では、嚢胞腎における腎機能障害時の低蛋白食の有効性については明らかなevidenceはないが[23]、少なくとも過剰の蛋白摂取は控えることが推奨される。血圧の管理は腎機能への影響に関しても重要な因子であり後述する。

（3）透析療法と腎移植

　多発性嚢胞腎では腎のみに病変を有するのではなく、全身の臓器に嚢胞やそのほかの病変が生じうる。また、透析療法を導入後も腎の多発性の嚢胞は残存もしくは増大する例もあり、実際の透析療法を行ううえでも、この疾患の特異性を把握し念頭に置く必要がある。

　末期腎不全に至った場合、先に掲げた長期透析導入基準にのっとり導入を決定する（**表3**）。透析方法の選択については、現在、透析方法は大きく血液透析と腹膜透析に区別される。維持透析にいずれの透析方法を選択するかの定説はない。多発性嚢胞腎では腫大した腎臓により腹腔内スペースが十分に確保できないのではないかとの懸念があるが、CAPD施行成績は他の原因疾患群との間に大きな差異は認めない[24]。

　慢性維持透析療法の現況については、日本透析医学会の統計調査委員会の2003年の報告によれば[25]、日本での慢性透析症例は237,710人である。年間の新規導入患者症例中、多発性嚢胞腎症例は753人導入されている。平均年齢は59.7歳で、全体の透析導入例に占める割合は2.3%であった。2003年度末における嚢胞腎の全体の透析患者総数は7,519人で、平均年齢は61.5歳、全体に占める割合は3.3%である。

　長期予後に関しては、比較的良好である。1983年以降導入患者20年生存率は0.249で全平均0.198より高い。主要な死亡原因を**表4**に示す。特徴的な点は脳血管障害が高率で、脳動脈瘤によるくも膜下出血だけでなく脳梗塞や脳内出血の割合も多い[26]。

腎移植：

　腎移植の成績は、多発性嚢胞腎患者と非糖尿病患者の間では差がないことが報告されている[27～29]。移植後に、尿路感染症が多いので[29]、移植時に両側腎摘除を行うことも報告されている[30]。移植後の問題として悪性腫瘍の発生率が、他の腎不全患者と比して高かったという報告がある[28]。多発性嚢胞腎患者間では女性患者が男性患者より腎生着率（$p<0.01$）、生存率（$p<0.05$）ともによかったという報告がある[29]。

（4）高血圧

　高血圧は約60%の患者に認められる[31, 32]。この高血圧は腎機能障害が出現する以前より観察される[33]。また高血圧を有する患者は正常血圧の患者より腎機能が悪化するスピードが速い[34]。

図1

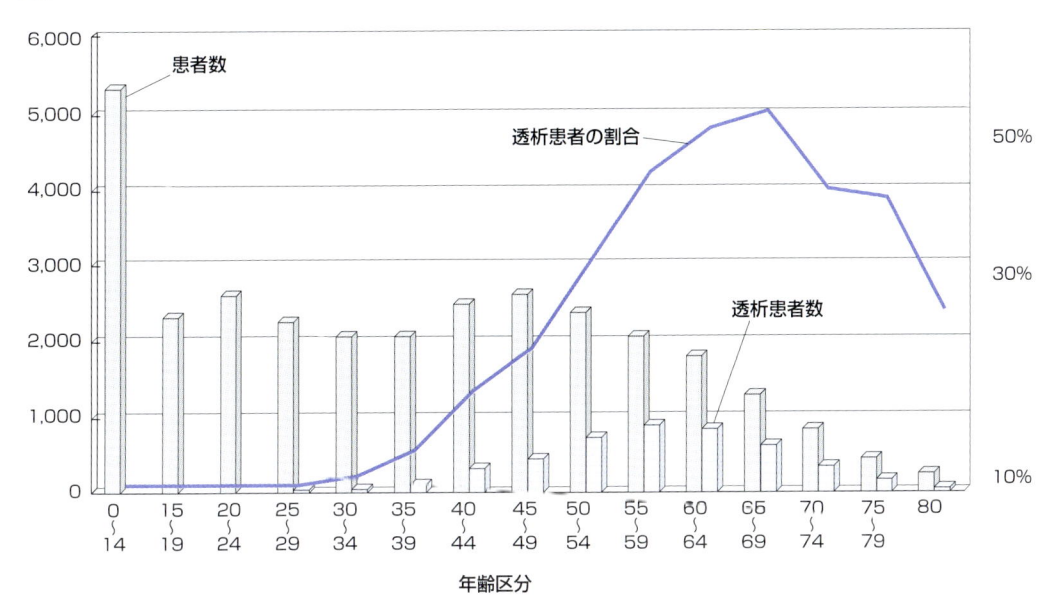

[図1: 年齢区分別の患者数、透析患者数、透析患者の割合を示す棒グラフおよび折れ線グラフ]

表4 透析患者の主要死因

主な死亡原因	多発性嚢胞腎透析患者		全透析患者	
心不全	554	21%	33,098	26%
脳血管障害	564	21%	15,846	13%
感染症	368	14%	18,740	15%
出血	72	3%	3,884	3%
悪性腫瘍	193	7%	9,781	8%
悪液質/尿毒症	136	5%	7,207	6%
心筋梗塞	169	6%	9,168	7%
全死亡者数	2,685		127,262	

(1984〜2001年のうち、集計できた11年分の合計)

　高血圧の原因としては、レニン・アンジオテンシン・アルドステロン系の関与や交感神経活性が関与していることが知られている。さらに最近では血管内皮依存性動脈弛緩が大きく関与していることが示されている[35,36]。polycystin 1蛋白は血管内皮細胞やその周囲の平滑筋に認められ、血管構築に重要な役割をもつ[37]。PKD1遺伝子の変異そのものが、これらの血管障害や高血圧、さらには腎障害の根本的原因になっている可能性がある。

　高血圧がある場合には、まず減塩食を指導する。血圧のコントロールについては腎機能の悪化に関して効果が得られなかったとする報告と、悪化を防止する効果があったとする報告があるが、高血圧は心血管系疾患の合併症とそれによる死亡率を増加させるだけでなく[38]、頭蓋内出血の危険因子でもあるため[32]、一般患者と同様に高血圧の治療は重要である。降圧目標は日本高血圧学会高血圧治療ガイドラインに従って130/80mmHg未満が妥当である。

　ADPKDにおいて、ACE阻害剤で尿中アルブミンが減少し[39]、左室負荷が減少したという報

告がある[40]。しかし腎機能の悪化に関しては抑えることができなかったという意見が多く[39, 41]、現時点では本剤使用の意義は心機能の悪化を防ぐということに限られる。厚生労働省特定疾患対策研究事業の進行性腎障害調査研究班の研究結果で、ARBはCCBと比較し、腎機能を悪化させる程度が少ないことが報告されている[42]。当診療ガイドラインではARBをADPKDにおける降圧療法の第一選択の薬剤として推奨する。

(5) 頭蓋内出血、頭蓋内動脈瘤、頭蓋内囊胞

血管性中枢神経障害（脳出血、くも膜下出血、脳梗塞、脳内血管障害など）の発生は、明らかに多発性囊胞腎患者に多い[43]。日本の疫学調査でも約8%のADPKD患者に頭蓋内出血の既往があり[44, 45]、一般人より約3倍有意に高い頻度である。多くの報告において、多発性囊胞腎患者では、脳内出血が合併率、直接死因ともにくも膜下出血を上回っている[46〜48]。脳出血部位では、高血圧性脳内出血の好発部位である被殻および視床に多いとの報告がある[48]。

脳内出血：

ADPKD患者における、脳内出血の合併頻度は高く、主にその合併症である高血圧が基礎疾患となる[48, 49]。透析ADPKD患者の死因で脳血管障害（21%、**表4**）の頻度は、一般透析患者と比して高く、脳卒中の予防、治療の重要性が示唆される。

出血原因：ADPKD患者における頭蓋内出血は、脳動脈瘤と高血圧が有意に相関しており、性別・透析の有無・肝嚢胞の存在などは、有意な相関は示さない。ADPKD患者に脳内出血が発生する要因としては、脳動脈瘤の破裂により脳内出血が起こることもまれにあるが、多くは、コラーゲンやエラスチンの分子レベルの異常により先天的に血管壁の脆弱性が起こり、これに高血圧が長期的に加わることで、微小動脈瘤や脂肪硝子様変性が生じ、さらに高血圧が加わり発生するとされる[50]。

病態：脳内出血の病態は、血腫の局在により発生する神経脱落症状は異なるものの、基本的には頭蓋内圧亢進を生じ、重症では脳ヘルニアをきたす。出血量に応じて頭蓋内圧が上昇し、さらに破壊された脳実質周囲の浮腫により体積を増すほか、脳室内出血の合併があれば髄液循環障害による急性水頭症が起こり、脳の二次的損傷を助長する[51]。

治療：脳内出血急性期の外科的治療の目的は脳実質損傷進展の防止と頭蓋内圧進展の制御である。頭蓋内圧の制御が可能であれば内科的治療を優先させる。すなわち急性期、特に発症24時間以内は脳内出血拡大防止のため厳重な血圧管理を行う。発症直後から頭蓋内圧亢進を伴うものでは脳灌流圧維持を重視する立場から過度の降圧を戒める見解がみられる。これに関しては、高血圧性脳内出血の急性期増大例の多くが発症12〜24時間の血圧管理不良例にみられること、そしてこれらの再出血による脳実質損傷は降圧による脳灌流圧低下で生じた循環障害よりはるかに患者に不利益であり、発症直後の高血圧は緊急降圧の絶対適応である[51]。

頭蓋内圧亢進が著しい場合は呼吸管理で過換気にし、血中二酸化炭素濃度を低下させることにより頭蓋内圧をコントロールすることもある。脳浮腫による頭蓋内圧亢進に対しては、グリセオールやマンニトールを使用するが、マンニトールは作用の持続時間が短く、水・電解質異常や、投与後のリバウンド現象をきたしやすく、さらに生体内で代謝を受けずそのまま腎より排泄されるため、腎機能障害のあるADPKD患者においては、グリセオールの使用が好ましいと思われる。

治療の適応は1978年の脳卒中の外科研究会による神経学的重症度を基準にして検討する[52]。ADPKD患者においては腎機能障害、透析、出血傾向などの危険因子が存在するため、基本的には内科的治療を第一選択とすることが多い。

くも膜下出血：

くも膜下出血の頻度：脳出血の頻度がくも膜下出血より高いことは、すでに述べた。多発性嚢胞腎患者で頭蓋内動脈瘤が破裂する頻度は、患者全体で1/2,089人・年であり、30歳以上の患者を対象とすると1/936人・年の頻度と報告されている。この報告は著者も認めるように若干低めかもしれない[53]。頭蓋内動脈瘤によってくも膜下出血を起こす患者を母数としてその中に多発性嚢胞腎患者が占める割合は4〜7.4%が報告されている[54〜56]。

頭蓋内動脈瘤の頻度：多数の前向きのMRアンギオグラフィーを用いた調査では、多発性嚢胞腎患者においては頭蓋内動脈瘤が4〜11.7%見いだされるのに対し、一般人口では1〜7%の罹患率である[57〜63]。剖検結果では、89人の多発性嚢胞腎患者の22.5%に、頭蓋内動脈瘤を認めている[53]。

見いだされる脳動脈瘤の大きさは比較的小さく、ほとんどは10mm以下である。また、30歳以下では、MR血管造影では見いだされないことが多い[64]。頭蓋内動脈瘤は家族的に集積する傾向が認められ、家族歴のある場合は16%に、家族歴がない場合は6%にMRIで頭蓋内動脈瘤が検出される[61]。動脈瘤破裂以外で死亡した89人の多発性嚢胞腎患者の解剖で、22.5%に頭蓋内動脈瘤を認めたが、頭蓋内動脈瘤破裂以外で死亡した一般患者では頭蓋内動脈瘤は4.2%に認めたにすぎなかった[53]。

くも膜下出血の特徴（多発性嚢胞腎患者における）：

①動脈瘤破裂は、一般患者より若年で起こる。50歳前に起きる患者の割合は、64〜80%[53,65〜67]と報告されている。一般の人口では、40〜45%[68,69]である。

②頭蓋内動脈瘤が破裂する患者は家系内集積する傾向がある[43,53]。家系内集積は一般の頭蓋内動脈瘤破裂症例でも認められている[70〜72]。

③動脈瘤のサイズは出血のリスクと相関する。5mm未満の動脈瘤の42%が破裂したのに対し、5mm以上の動脈瘤の69%が破裂した[58]。

④動脈瘤破裂と腎機能とは相関しない。動脈瘤破裂によるくも膜下出血と腎機能とは相関がない[53,65]。

⑤血圧との関係。頭蓋内動脈瘤の成因として一般人口においても、多発性嚢胞腎患者においても、高血圧は動脈瘤生成の最も重要な一次的な原因とは考えられていない[53,73,74]。しかし、くも膜下出血の激しさの程度は高血圧と関係している傾向（p＝0.06）があるという報告がある[53]。

⑥破裂する危険性が高い。多発性嚢胞腎患者では頭蓋内動脈瘤の頻度が高いことよりも、頭蓋内動脈瘤が破裂する危険性が高いことを指摘する報告もある[53]。

⑦性差。一般人口では、頭蓋内動脈瘤によるくも膜下出血は女性が男性より高頻度だが[68,69]、多発性嚢胞腎患者では性差はないようである[53,65,75,76]。

くも膜下出血の予後（多発性嚢胞腎患者における）：64家系から破裂した頭蓋内動脈瘤患者71人、非破裂の頭蓋内動脈瘤患者6人を対象に検討した結果では、76%が手術ないしは血管内

手術を受けており、24％が内科的治療のみであった。10％の患者が破裂時に死亡しており、38％が高度の後遺症をもっていた。6人の未破裂の動脈瘤患者のうち2人が治療を受けていた[65]。多発性囊胞腎患者の死亡者の4〜7％はくも膜下出血であると考えられている[77〜79]。

スクリーニングは必要か？：30歳以上になれば、あるいは家系内に頭蓋内出血の集積傾向があればそれより若くても、MRアンギオグラフィーによってスクリーニングを行う意味はあると考えられている。一度のMR動脈造影で頭蓋内動脈瘤が見いだされなかった場合には、3〜5年間隔で検査を繰り返すことが必要である。動脈瘤があった場合には、脳外科医に紹介し、家族歴、既往歴、大きさ、部位、年齢を考慮して治療法を決定することになる[64]。

MRIによるスクリーニングに関しては、有益であるという計算結果および総説がある[80〜82]。文献的考察の結果①多発性囊胞腎患者には頭蓋内動脈瘤が高い頻度（約10％）で存在すること、②年間破裂発生率が低くないこと（0.5〜2％）、③くも膜下出血を起こした場合の被害が大きいことよりMRAによるスクリーニングを推奨している[64]。この論文では、30歳未満では動脈瘤が見つかりにくいことより30歳未満は推奨しないとしている。

未破裂頭蓋内動脈瘤を治療するのか？：家族歴のない、無症状の頭蓋内動脈瘤に対する治療について、外科的ではなく内科的治療をすすめているが、一般的に合意を得ているわけではなく、脳外科医、放射線科医などの間で異なる意見がある[83]。家族歴があるか、症状があれば、外科的治療が考慮される。

検査方法：腎不全患者の血管造影にヨードを使用すれば腎障害を起こすので、ガドリニュウムを脳動脈造影に使用した経験が述べられている[84]。

MRAは脳動脈瘤の検出に有用であるが、4mm以下の脳動脈瘤の検出は困難である[85]。15人の多発性囊胞腎患者にMRAを行ったところ、はじめの検査で3人に頭蓋内動脈瘤が見いだされ、その後18〜72ヶ月後に行った再検査で新たに2人に動脈瘤が見いだされている[86]。すなわち、2〜3年間隔での検査が必要であるといえる。

(6) その他の異常

囊胞の合併：

囊胞は多臓器にわたり、肝臓、膵臓、精囊、くも膜に好発する。かって、卵巣や精巣も好発部位とされたが、最近の報告では健常人と頻度に変わりがない[87〜89]。その他、大腸憩室、鼠径ヘルニア、総胆管拡張などが知られている。肝囊胞の頻度は女性に多く、経産婦では肝囊胞が腫大傾向になる。多発肝囊胞による肝機能障害は一般にみられないが、頻呼吸、疼痛、ADLの低下、踵の浮腫、まれにIVCの圧迫が問題となる[90]。

感染症：

囊胞腎患者では尿路感染を合併しやすく、50％の患者で尿路感染を経験し、女性で顕著である[91]。画像診断による感染巣の特定は困難である[2]が、ガリウムシンチ、MRI[92]、positron emission tomography（PET）が感染性囊胞の検出に有用である[93]。感染性囊胞腎の治療は、抗菌剤の投与が第一選択である。単純性腎盂腎炎であれば抗菌剤の投与で軽快するが、囊胞内感染は難治性である。近位尿細管由来の囊胞の場合、細胞間結合が疎であるので、囊胞内への薬剤移行形態は血漿からの拡散であるため囊胞内の薬剤濃度は血漿と同等である。遠位尿細管由来の囊胞の場合は細胞間が密に結合しているので、囊胞内に浸透するのは脂溶性の薬剤に限

られる。したがって脂溶性でグラム陰性桿菌に効果の高い抗菌剤の使用が望まれる。すなわち、ニューキノロン系のシプロフロキサシンや、トリメトプリムースルファメトキサゾール（ST合剤）[94]、マクロライド系のエリスロマイシン、およびクリンダマイシンなどである。しかし、全身的な敗血症をきたしたときは起炎菌に対して感受性のある抗生物質を選ぶ。抗生物質によっても感染症が改善せず、原因となる感染嚢胞の局在が画像診断や臨床所見から特定できれば、後腹腔鏡下嚢胞開窓ドレナージ術は有効である。

囊胞に対する外科的治療：

　　腎機能を改善する外科的手段はなく、圧迫症状・疼痛・感染によるQOLの改善が目的である。

嚢胞穿刺・硬化療法：超音波エコー下嚢胞穿刺と硬化剤の注入が行われる。硬化剤として95％アルコールやミノマイシンが用いられる。効果は不十分なことが多い。

減圧術・開窓術：開放手術で行われることが多かったが、最近では鏡視下手術の報告がみられる。鏡視下手術は、創が小さく、術後の回復が早いことが利点である。

腎動脈塞栓術（r-TAE）：これまで多発性嚢胞腎に対する塞栓術（TAE）は、出血のコントロールが主な目的であったが、最近では腎動脈塞栓術により嚢胞腎の体積縮小を図り、症状の改善を目的に行われている[95, 96]。透析導入後で尿量（＜500mL/日）が減少していることがr-TAEの前提となる。治療効果として腹部腫大の減少・消失、巨大な腎臓に伴う多彩な症状（食欲不振、呼吸困難感、不眠、日常生活における動作の困難さなど）や貧血の改善がみられる。合併症として腎血管を閉塞するため腎機能の廃絶が起きる。腎血管性高血圧の発症頻度は少ない。多くは腰背部痛や発熱であるが鎮痛剤・抗生剤などの使用にて軽快する[95, 96]。

腎摘除術：腎腫瘍の合併例、嚢胞感染例、巨大な腎臓などが適応となる。最近では腹腔鏡下または後腹膜鏡下に腎摘除術が試みられるようになってきている[97]。

その他：嚢胞肝に対する動脈塞栓術も試みられており、良好な治療効果が得られている[98]。

心疾患：

　　心疾患として、左室肥大、僧帽弁逆流症、大動脈逆流症が認められ、頻度は0〜30％と報告されている[99, 100]。腎機能低下への危険因子として高血圧と左室肥大がみられる。積極的な高血圧に対する降圧（＜120/80）は、左室肥大の進行を抑制する[101]。遺伝子型PKD1の患者では僧帽弁逆流症（12.8％）と僧帽弁逸脱症（25.7％）が有意に多い[102]。

尿路結石症：

　　腎結石の頻度は多発性嚢胞腎患者の10〜36％と報告されている[103]。CTで間質や嚢胞の石灰化は50％の患者に見つかる。成分は、尿酸とシュウ酸カルシウムが多く、尿酸含有結石を50％以上に認める（一般5〜10％）。尿うっ帯、低クエン酸尿、アンモニウム運搬障害による尿酸性化などが成因とされる。体外衝撃破砕結石術や内視鏡手術は普通の患者と同じく行うことができる。

血尿：

　　肉眼的血尿は37％の患者が全経過で一度は経験する。また、無作為の検査で25％に微細血尿を認める。嚢胞の出血が尿路に破れたものと解釈されるが、間質からの出血も推測されている。尿路感染やスポーツ、過度のストレス活動が契機となって肉眼的血尿が発症することが多い。多くは1週間以内に自然に止まる。高血圧のある患者や嚢胞腎の大きな患者で血尿が多く、血尿回

数の多い患者や30歳未満での血尿既往のある患者で腎機能が悪い。長引いた場合には腎周囲への出血にも気をつける必要がある。尿路結石や悪性腫瘍の合併にも注意する[104]。腎腫瘍の発症頻度は非ADPKD患者と同様とされる[105]。高度貧血に対して輸血、腎動脈塞栓術、腎摘除術等が行われることもある。

大腸憩室：

透析中の多発性嚢胞腎患者では非多発性嚢胞腎患者よりも大腸憩室の頻度が高く、大腸憩室炎が直腸穿孔を起こすことが多いとされている[106]。透析導入やCAPD前には大腸スクリーニング検査が望ましいと指摘されているが、非多発性嚢胞腎患者と頻度は変わらないという報告もある[107]。

5) 妊娠について

(1) 妊娠の可能性

男性、女性ともに妊娠する可能性に関しては健常人とほぼ同様であり不妊症をきたすことは少ない。女性ではまれに子宮外妊娠がみられることがある。男性では、精嚢嚢胞との関連で不妊症があるとの報告や精子不動症の不妊症がまれにあることが報告されている[88〜90, 109]。

(2) 妊娠中の経過

血圧、腎機能ともに正常の場合には健常女性と同様の妊娠経過である。しかし、妊婦の年齢が30歳以上の場合、妊娠子癇などに伴う胎児の合併症の頻度が増加し、高血圧を合併していない多発性嚢胞腎患者妊婦に比較して未熟児の発症や胎児死亡の頻度が多くなる（28% vs 10%）。また、母体側の合併症も非多発性嚢胞腎患者妊婦に比較すると多発性嚢胞腎女性患者で多くなることなど（35% vs 19%）、高血圧症の有無が母体側、胎児側の双方にとって最大の危険因子である。多発性嚢胞腎患者の妊婦では妊娠経過中に16%の人が新たに高血圧を合併し、一方、高血圧妊婦の25%に高血圧に伴う合併症を認めている[35]。

したがって妊娠中の血圧の管理が最も重要であるが妊娠20週以降にみられる妊娠高血圧症候群（従来妊娠中毒症といわれていたもの）の場合は、他疾患に伴う高血圧治療と同様に降圧薬の種類にある程度の制限があり、アンジオテンシン変換酵素阻害薬やアンジオテンシン受容体拮抗薬は催奇形の面から禁忌とされている。妊娠経過中は定期的な通院とともに産科医と内科医の密接な連携が重要である[18, 35, 100, 110〜112]。

(3) 妊娠が腎機能に及ぼす影響

高血圧症を伴う多発性嚢胞腎患者では妊娠回数の増加に伴い腎機能障害の進行速度が促進されることが報告されている[35]。腎機能障害を伴う場合の保存期治療は他の腎疾患による腎機能障害の場合と同様である。経過中に母体あるいは胎児に重大な危険性があれば人工中絶や帝王切開を考慮する。

(4) 腎嚢胞、肝嚢胞

すでに腎嚢胞、肝嚢胞が拡大している場合には胎児の成長に伴い、腹腔内容積の制限が危惧されるが、これについての系統的な報告はなく症例に即して対応する[113]。

(5) 遺伝子診断

一定の見解はないが家族歴が明らかな場合には、患者と家族のプライバシーを保護したうえで、

本人と配偶者の希望があれば胎児の遺伝子診断に対する超音波診断なども検討する[114〜116]。

6）生活上の注意点

　健康なライフスタイル、すなわち、禁煙、過食の回避、十分な休息、適度な運動などがすすめられる。格闘技や体のぶつかるようなスポーツは避ける。高血圧がある場合には塩分制限を行い、降圧剤の投与、自宅での血圧測定などで適切に管理する。非ステロイド性炎症鎮痛薬は腎機能の低下を招くおそれがあるため、安易に服用しない。蛋白質の摂取制限が腎機能の悪化を防止するというはっきりした根拠はないが、過剰摂取は避けるほうが望ましい。

　基礎的研究から、高コレステロール食を避け、腎機能がよいうちは大豆や、魚などω3不飽和脂肪酸を含む食材の摂取がすすめられる[117]。カフェインの過剰摂取を避け、水分摂取は多くし、リンの少ない食事で、カルシウムは多めに摂取することが推奨される。しかし、これらの知見は動物を用いた実験結果であり、ヒトにも当てはまるかどうかの臨床試験は未実施である。

　女性では嚢胞感染の誘因となる尿路感染を予防するために、便の拭き方の注意、性交渉後の排尿をすすめる。また、エストロゲンが肝臓の嚢胞を悪化させる可能性が指摘されているので、肝嚢胞のある女性では更年期以降のエストロゲン補充療法は慎重に選択する。妊娠については、高血圧がなく腎機能が正常な者ではほぼ正常の妊娠が可能である。

文献

1) The European Polycystic Kidney Disease Consortium. The polycystic kidney disease 1 gene encodes a 14kb transcript and lies within a duplicated region on chromosome 16. Cell 77：881-894, 1994.
2) Mochizuki T, Wu G, Hayashi T, et al：PKD2, a gene for polycystic kidney disease that encodes an integral membrane protein. Science 272：1339-1342, 1996.
3) Gonzalez-Perrett S, Batelli M, Kim K, et al：Polycystin-2, the protein mutated in autosomal dominant polycystic kidney disease (ADPKD), is a Ca^{2+}-permeable nonselective cation channel. Proc Natl Acad Sci USA 98：1182-1187, 2001.
4) Koulen P, Cai Y, Geng L, et al：Polycystin-2 is an intracellular calcium release channel. Nat Cell Biol 4：191-197, 2002.
5) Hanaoka K, Qian F, Boletta A, et al：Co-assembly of polycystin-1 and -2 produces unique cation-permeable currents. Nature 408：990-994, 2000.
6) Yoder BK, Hou X, Guay-Woodford LM：The polycystic kidney disease proteins, polycystin-1, polycystin-2, polaris, and cystin, are co-localized in renal cilia. J Am Soc Nephrol 13：2508-2516, 2002.
7) Nauli SM, Alenghat FJ, Luo Y, et al：Polycystins 1 and 2 mediate mechanosensation in the primary cilium of kidney cells. Nat Genet 33：129-137, 2003.
8) Hanaoka K, Guggino WB：cAMP regulates cell proliferation and cyst formation in autosomal polycystic kidney disease cells. J Am Soc Nephrol 11：1179-1187, 2000.
9) Yamaguchi T, Wallace DP, Magenheimer BS, et al：Calcium restriction allows cAMP activation of the B-Raf/ERK pathway, switching cells to a cAMP-dependent growth-stimulated phenotype. J Biol Chem 279：40419-40430, 2004.
10) Parfrey PS, Bear JC, Morgan J, et al：The diagnosis and prognosis of autosomal dominant polycystic kidney disease. N Engl J Med 323：1085-1090, 1990.
11) Persu A, Stoenoiu MS, Messiaen T, et al：Modifier effect of ENOS in autosomal dominant polycystic

kidney disease. Hum Mol Genet 11 : 229-241, 2002.
12) Peters DJM, Sandkuijil LA : Genetic heterogeneity of polycystic kidney disease in Europe. Contrib Nephrol 97 : 128-139, 1992.
13) Higashihara E, Horie S : Genetic study of ADPKD in Japan. Kidney Int 47 : 729, 1995.
14) Chan KW : Adult polycystic kidney disease in Hong Kong Chinese. An autopsy study Pathology 25 : 229-232, 1993.
15) Davies F, Coles GA, Happer PS, et al : Polycystic kidney disease Re-evaluated : A population-based study. Q J Med 79 : 477-485, 1991.
16) Higashihara E, Nutahara K, Kojima M, et al : Prevalence and renal prognosis of diagnosed autosomal dominant polycystic kidney disease in Japan. Nephron 80 : 421-427, 1998.
17) Johnson AM, Gabow PA : Identification of patients with autosomal dominant polycystic kidney disease at highest risk for end-stage renal disease. J Am Soc Nephrol 8 : 1560-1567, 1997.
18) Choukroun G, Itakura Y, Albouze G, et al : Factors influencing progression of renal failure in autosomal dominant polycystic kidney disease. J Am Soc Nephrol 6 : 1634-1642, 1995.
19) King BF, Torres VE, Brummer ME, et al : Magnetic resonance measurements of renal blood flow as a marker of disease severity in autosomal-dominant polycystic kidney disease. Kidney Int 64 : 2214-2221, 2003.
20) Chapman AB, Johnson AM, Gabow PA, et al : Overt proteinuria and microalbuminuria in autosomal dominant polycystic kidney disease. J Am Soc Nephrol 5 : 1349-1354, 1994.
21) Woo D : Apoptosis and loss of renal tissue in polycystic kidney diseases. N Engl J Med 333 : 18-25, 1995.
22) Martinez JR, Grantham JJ : Polycystic kidney disease : Etiology, pathogenesis, and treatment. Dis Mon 41 : 693-765, 1995.
23) Klahr S, Levey AS, Beck GJ, et al : The effects of dietary protein restriction and blood-pressure control on the progression of chronic renal disease. N Engl J Med 330 : 877-884, 1994.
24) Hadimeri H, Johansson AC, Haraldsson B, et al : CAPD in patients with autosomal dominant polycystic kidney disease. Perit Dial Int 18 : 429-432, 1998.
25) わが国の慢性透析療法の現況（2003年12月31日現在）．（社）日本透析医学会統計調査委員会, 2003.
26) Ritz E, Zeier M, Schneider P, et al : Cardiovascular mortality of patients with polycystic kidney disease on dialysis : is there a lesson to learn ? Nephron 66 : 125-128, 1994.
27) Shiroyanagi Y, Tanabe K, Hashimoto Y, et al : Kidney transplantation in the recipient with autosomal-dominant polycystic kidney disease : a single center experience. Transplantation Proceedings 32 : 1841-1843, 2000.
28) Errasti P, Manrique J, Lavilla J, et al : Autosomal-dominant polycystic kidney disease : High prevalence of graft loss for death-related malignancies and cardiovascular risk factors. Transplantation Proceedings 35 : 1717-1719, 2003.
29) Stiasny B, Ziebell D, Graf S, et al : Clinical aspects of renal transplantation in polycystic kidney disease. Clinical Nephrology 58 (1) : 16-24, 2002.
30) Glassman DT, Nipkow L, Bartlett ST, et al : Bilateral nephrectomy with concomitant renal graft transplantation for autosomal dominant polycystic kidney disease. J Urology 164 : 661-664, 2000.
31) Watoson ML : Hypertension in polycystic disease. In : Polycystic Kidney Disease. Watson ML, et al (eds). p407-429, Oxford University Press, Oxford, 1996.
32) Higashihara E, Aso Y, Shimazaki J, et al : Clinical aspects of polycystic kidney disease. J Urol 147 : 329-332, 1992.
33) Hansson L, Karlander LE, Lundgern W, et al : Hypertension in polycystic kidney disease. Scand J Urol Nephrol 8 : 203-205, 1974.
34) Gabow PA, Johnson AM, Kaehny WD, et al : Factors affecting the progression of renal disease in

autosomal-dominant polycystic kidney disease. Kidney Int 41：1311-1319, 1992.
35) Al-Nimuri MA, Komers R, Oyama TT, et al：Endothelial-derived vasoactive mediators in polycystic kidney disease. Kidney Int 63：1776-1784, 2003.
36) Wang D, Iversen J, Wilcox CS, et al：Endothelial dysfunction and reduced nitric oxide in resistance arteries in autosomal-dominant polycystic kidney disease. Kidney Int 64：1381-1388, 2003.
37) Kim K, Drummond I, Ibraghimov-Beskrovnaya O, et al：Polycystine 1 is required for the structural integrity of blood vessels. Proc Natl Acad Sci USA 97：1731-1736, 2000.
38) Fick GM, Johnson AM, Hammond WS, et al：Causes of death in autosomal dominant polycystic kidney disease. J Am Soc Nephrol 5：2048-2056, 1995.
39) Ecder T, Chapman AB, Brosnahan GM, et al：Effect of antihypertensive therapy on renal function and urinary albumin excretion in hypertensive patients with autosomal dominant polycystic kidney disease. Am J Kidney Dis 35：427-432, 2000.
40) Ecder T, Edelstein CL, Chapman AB, et al：Reversal of left ventricular hypertrophy with angiotensin converting enzyme inhibition in hypertensive patients with autosomal dominant polycystic kidney disease. Nephrol Dial Transplant 14：1113-1116, 1999.
41) van Dijk MA, Breuning MH, Duiser R, et al：No effect of enalapril on progression in autosomal dominant polycystic kidney disease. Nephrol Dial Transplant 18：2314-2320, 2003.
42) Nutahara K, Higashihara E, Horie S, et al：Calcium channel blocker versus angiotensin II receptor blocker in autosomal dominant polycystic kidney disease. Nephron Clin Pract 99：c18-c23, 2005.
43) Belz MM, Hughes RL, Kaehny WD, et al：Familial clustering of ruptured intracranial aneurysms in autosomal dominant polycystic kidney disease. Am J Kidney Dis 38：770-776, 2001.
44) 東原英二：多発性嚢胞腎の治療. 臨床と研究 76：1505-1511, 1999.
45) 東原英二：多発性嚢胞腎. 日本内科学会雑誌 87：1298-1304, 1998.
46) Zeier M, Geberth S, Ritz E, et al：Adult dominant polycystic kidney disease - Clinical problems. Nephron 49：177-183, 1988.
47) 円山英昭：日本病理剖検輯報による多嚢胞性疾患の統計的観察. 最新医学 41：141-149, 1986.
48) Ryu SJ：Intracranial hemorrhage in patients with polycystic kidney disease. Stroke 21：291-294, 1990.
49) Kushi H, Shibuya T, Tsubokawa T, et al：Intracranial hemorrhage associated with polycystic liver and kidney disease - two case reports. Nihon Univ J Med 34：161-167, 1992.
50) 石倉宏恭, 谷口智行, 田中孝也, ほか：多発性肝腎嚢胞症に合併した頭蓋内出血症例の検討. JJAAM 2：652-656, 1991.
51) 野口明男, 塩川芳昭, 齋藤勇：脳出血. 臨床と研究 76：2357-2360, 1999.
52) 金谷春之, ほか：高血圧性脳出血における新しいNeurological GradingおよびCTによる血腫分類とその予後について. 高血圧性脳出血の外科III. 第7回脳卒中の外科研究会. p265-270, 1978.
53) Schievink WI, Torres VE, Piepgras DG, et al：Saccular intracranial aneurysms in autosomal dominant polycystic kidney disease. J Am Soc Nephrol 3：88-95, 1992.
54) Suter W：Das kongenitale aneurysma der basalen gehirnarterien und cystennieren. Schweiz Med Wochenschr 79：471-476, 1949.
55) Brown RAP：Polycystic disease of the kidneys and intracranial aneurysms. The etiology and interrelationship of these conditions. Review of the recent literature and report of seven cases in which both conditions coexisted. Glasgow Med J 32：333-348, 1951.
56) Bigelow NH：The association of polycystic kidneys with intracranial aneurysms and other related disorders. Am J Med Sci 225：485-494, 1953.
57) Chapman AB, Rubinstein D, Hughes R, et al：Intracranial aneurysms in autosomal dominant polycystic kidney disease. N Engl J Med 327：916-920, 1992.
58) Huston J, Torres VE, Sullivan PP, et al：Value of magnetic resonance angiography for the detection of

intracranial aneurysms in autosomal dominant polycystic kidney disease. J Am Soc Nephrol 3 : 1871-1877, 1993.
59) Ruggieri PM, Poulos N, Masaryk TJ, et al : Occult intracranial aneurysms in polycystic kidney disease : screening with MR angiography. Radiology 191 : 33-39, 1994.
60) Atkinson JLD, Sundt TM Jr, Houser OW, et al : Angiographic frequency of anterior circulation interacranial aneurysms. J Neurosurg 70 : 551-555, 1989.
61) Pirson Y, Chauveau D : Cerebral aneurysms, In Polycystic kidney disease. Watson M, Torres V (eds). p205-227, Oxford University press, Oxford, England, 1996.
62) McCormick WF, Nofzinger JD : Saccular intracranial aneurysms : an autopsy study. J Neurosurg 22 : 155-159, 1965.
63) Inagawa T, Hirano A : Autopsy study of unruptured incidental intracranial aneurysms. Surg Neurol 34 : 361-365, 1990.
64) Mariani L, Bianchetti MG, Schroth G, et al : Cerebral aneurysms in patients with autosomal dominant polycystic kidney disease-to screen, to clip, to coil? Nephrol Dial Transplant 14 : 2319-2322, 1999.
65) Chauveau D, Pirson Y, Verellen-Dumoulin C, et al : Intracranial aneurysms in autosomal dominant polycystic kidney disease. Kidney Int 45 : 1140-1146, 1994.
66) Lozano AM, Leblanc R : Cerebral aneurysms and polycystic kidney disease : A critical review. The Canadian. J Neurological Sciences 19 : 222-227, 1992.
67) Chauveau D, Pirson Y, Grunfeld JP : Intracranial aneurysms and autosomal-dominant polycystic kidney disease : Preliminary results of a cooperative study (Abstract). Kidney Int 39 : 1321, 1991.
68) Kassell NF, Torner JC, Haley EC, et al : The international cooperative study on the timing of aneurysm surgery. Part 1 ; Overall management results. J Neurosurg 73 : 18-36, 1990.
69) Locksley HB : Report on the cooperative study of intracranial aneurysms and subarachnoid hemorrhage. Section V, part I. Natural history of subarachnoid hemorrhage, intracranial aneurysms and arteriovenous malformations. Based on 6368 cases in the cooperative study. J Neurosurg 25 : 219-239, 1967.
70) Wang PS, Longstreth WT, Koepsell TD : Subarachnoid hemorrhage and family history : A population-based case control study. Arch Neurol 52 : 202-204, 1995.
71) Bromberg JEC, Rinkel GJE, Algra A, et al : Subarachnoid in first and second degree relatives of patients with subarachnoid haemorrhage. BMJ 311 : 288-289, 1995.
72) Schievink WI, Schaid DJ, Michels VV, et al : Familial aneurismal subarachnoid hemorrhage : A community-based study. J Neurosurg 83 : 426-429, 1995.
73) Wiebers DO, Whisnant JP, Sundt TM, et al : The significance of unruptured intracranial saccular aneurysms. J Neurosurg 66 : 23-29, 1987.
74) Wiebers DO, Whisnant JP, O'Fallon WM : The natural history of unruptured intracranial aneurysms. N Engl J Med 304 : 696-698, 1981.
75) Lozano AM, Leblanc R : Cerebral aneurysms and polycystic kidney disease : A critical review. The Canadian J Neurological Sciences 19 : 222-227, 1992.
76) Levey AS : Cerebral aneurysms. In : Problems in diagnosis and management of polycystic kidney disease. Grantham JJ, Gardner KD (eds). p135-144, PKR Foundation, Kansas City, 1985.
77) Dalgaard OZ : Bilateral polycystic disease of the kidneys : A follow-up of two hundred and eighty-four patients and their families. Acta Med Scand 328 : S1-S255, 1957. (suppl 1)
78) Iglesias CG, Torres VE, Offord KP, et al : Holley KE, Beard CM, Kuland LT : Epidemiology of adult polycystic kidney disease, Olmstead County, Minnesota. Am J Kidney Dis 2 : 630-639, 1983.
79) Watson ML : Complications of polycystic kidney disease. Kidney Int 51 : 353-365, 1997.
80) Butler WE, Barker FG, Crowell RM : Patients with polycystic kidney disease would benefit from routine magnetic resonance angiographic screening for intracerebral aneurysms : A decision analysis.

Neurosurgery 38 : 506-515, 1996.
81) Lever AS, Pauker SG, Kassirer JP : Occult intracranial aneurysms in polycystic kidney disease : When is cerebral arteriography in dicated ? N Engl Med 308 : 986-994, 1983.
82) Vega C, Kwoon J, Lavine S, et al : Intracranial aneurysms : Current evidence and clinical practice. Am Family Physician 66 : 601-608, 2002.
83) Pirson Y, Chauveau D, Torres V : Management of cerebral aneurysms in autosomal dominant polycystic kidney disease. J Am Soc Nephrol 13 : 269-276, 2002.
84) Slaba SG, El-Hajj LF, Abboud GA, et al : Selective angiography of cerebralaneurysm using gadodiamide in polycystic kidney disease with renal insufficiency. AJR 175 : 1467-1468, 2000.
85) Nakajima F, Shibahara N, Arai M, et al : Ruptured cerebral aneurysm not detected by magnetic resonance angiography in juvenile autosomal dominant polycystic kidney. Int J Urol 7 : 153-156, 2000.
86) Nakajima F, Shibuhara N, Arai M, et al : Intracranial aneurysms and autosomal dominant polycystic kidney disease : Followup study by magnetic resonance angiography. J Urology 164 : 311-313, 2000.
87) Stamm ER, Townsend RR, Johnson AM, et al : Frequency of ovarian cysts in patients with autosomal dominant polycystic kidney disease. Am J Kidney Dis 34 : 120-124, 1999.
88) Belet U, Danaci M, Sarikaya S, et al : Prevalence of epididymal, seminal vesicle, prostate, and testicular cysts in autosomal dominant polycystic kidney disease. Urology 60 : 138-141, 2002.
89) Danaci M, Akpolat T, Bastemir M, et al : The prevalence of seminal vesicle cysts in autosomal dominant polycystic kidney disease. Nephrol Dial Transplant 13 : 2825-2828, 1998.
90) Rizk D, Chapman AB : Cystic and inherited kidney diseases. Am J Kidney Dis 42 : 1305-1317, 2003.
91) Gibson P, Watson ML : Cyst infection in polycystic kidney disease : a clinical challenge. Nephrol Dial Transplant 13 : 2455-2457, 1998.
92) Chicoskie C, Chaoui A, Kuligowska E, et al : MRI isolation of infected renal cyst in autosomal dominant polycystic kidney disease. Clin Imaging 25 : 114-117, 2001.
93) Bleeker-Rovers CP, de Sevaux RG, van Hmersvelt HW, et al : Diagnosis of renal and hepatic cyst infections by 18-F-fluorodeoxyglucose positron emission tomography in autosomal dominant polycystic kidney disease. Am J Kidney Dis 41 : E18-21, 2003.
94) Elzinga LW, Golper TA, Rashad AL, et al : Trimethoprim-sulfamethoxazole in cyst fluid from autosomal dominant polycystic kidneys. Kidney Int 32 : 884-888, 1987.
95) Ubara Y, Tagami T, Sawa N, et al : Renal contraction therapy for enlarged polycystic kidneys by transcatheter arterial embolization in hemodialysis patients. Am J Kidney Dis 39 : 571-579, 2002.
96) 乳原善文, 田上哲夫, 星野純一, ほか：多発性囊胞腎の血管内治療. 日本臨床 62 (6) : 578-584, 2004.
97) Luke PP, Spodek J : Hand-assisted laparoscopic resection of the massive autosomal dominant polycystic kidney. Urology 63 : 369-372, 2004.
98) Ubara Y, Takei R, Hoshino J, et al : Intravascular embolization therapy in a patient with an enlarged polycystic liver. Am J Kidney Dis 43 : 733-738, 2004.
99) Hossack KF, Leddy CL, Johnson AM, et al : Echocardiographic findings in autosomal dominant polycystic kidney disease. N Engl J Med 319 : 907-912, 1988.
100) Perrone RD : Extrarenal manifestations of ADPKD. Kidney Int 51 : 2022-2036, 1997.
101) Schrier R, McFann K, Johnson A, et al : Cardiac and renal effects of standard versus rigorous blood pressure control in autosomal-dominant polycystic kidney disease : results of a seven-year prospective randomized study. J Am Soc Nephrol 13 : 1733-1739, 2002.
102) Lumiaho A, Ikaheimo R, Miettinen R, et al : Mitral valve prolapse and mitral regurgitation are common in patients with polycystic kidney disease type 1. Am J Kidney Dis 38 : 1208-1216, 2001.
103) Delakas D, Daskalopoulos G, Cranidis A : Extracorporeal shockwave lithotripsy for urinary calculi in autosomal dominant polycystic kidney disease. J Endourol 11 : 167-170, 1997.

104) Gabow PA, Duley I, Johnson AM : Clinical profiles of gross hematuria in autosomal dominant polycystic kidney disease. AJKD 20 : 140-143, 1992.
105) Glassberg KI : Renal Dysgenesis and cystic disease of the kidney. In Campbells Urology 8th edn, Walsh, Retik, Vaughan, Wein (eds). p1925, Elsevier Science, Philadelphia, 2002.
106) Lederman ED, McCoy G, Conti DJ, et al : Diverticulitis and polycystic kidney disease. Am Surg 66 : 200-203, 2000.
107) Sharp CK, Zeligman BE, Johnson AM, et al : Evaluation of colonic diverticular disease in autosomal dominant polycystic kidney disease without end-stage renal disease. Am J Kidney Dis 34 : 863-868, 1999.
108) Chapman AB, Johnson AM, Gabow PA : Pregnancy Outcome and Its Relationship to Progression of Renal Failure in Autosomal Dominant Polycystic Kidney Disease. J Am Soc Nephrol 5 : 1178-1185, 1994.
109) Okada H, Fujioka H, Tatsumi N, et al : Assisted reproduction for infertile patients with 9+0 immotile spermatozoa associated with autosomal dominant polycystic kidney disease. Hum Reprod 14 : 110-113, 1999. Erratum in : Hum Reprod 14 : 1166, 1999.
110) Gabow PA : Autosomal Dominant Polycystic Kidney Disease. N Engl J Med 329 : 332-342, 1993.
111) Geberth S, Stier E, Zeier M, et al : More Adverse Renal Prognosis of Autosomal Dominant Polycystic Kidney Disease in families with Primary hypertension. J Am Soc Nephrol 6 : 1643-1648, 1995.
112) Chapman AB : Cystic Disease in Women : Clinical Characteristics and Medical Management. Adv Renal Replace Ther 10 : 24-30, 2003.
113) Hammond L, Mckenna PH : Spontaneous Neonatal Pegression of Prenataly Detected Renal Cysts in Autosomal Dominant Polycystic Kidney Disease. J Urology 171 : 331-332, 2004.
114) Brun M, Maugey-Laulom B, Erin D, et al : Prenatal Sonographic Patterns in Autosomal Dominant Polycystic Kidney Disease : A Multicenter study. Urtrasound Obstet Gynecol 24 : 55-61, 2004.
115) Roume J, Ville Y : Prenatal Diagnosis of Genetic Renal Diseases : Breaking the Code. Urtrasound Obstet Gynecol 24 : 10-18, 2004.
116) Wilson PD, Guay-Woodford L : Pathophysiology and Clinical Management of Polycystic Kidney Disease in Women. Semin Nephrol 19 : 123-132, 1999.
117) Lu J, Bankovic-Calic N, Ogborn M, et al : Detrimental effects of a high fat diet in early renal injury are ameriolated by fish oil in Han:SPRD-cy rats. J Nut 133 : 180-186, 2003.

厚生労働省特定疾患 進行性腎障害調査研究班における多発性嚢胞腎の研究の歴史

厚生労働省特定疾患　進行性腎障害調査研究班
分担研究者 東原英二（杏林大学医学部泌尿器科）

　第二次厚生省特定疾患「進行性腎障害」調査研究班（東條静夫班長）は1986年（昭和61年）より開始されている。研究班は「病型と進展因子」「循環系と進展因子」「全身性変化と進展因子」「腎不全への進展因子とその対策」「治療方法の開発と適応確立」という5分科会で構成されていた。他の糸球体腎炎と同じく多発性嚢胞腎も上記分科会の中で取り上げられており、単独研究対象ではなかった。東條静夫班長の1990年4月には、第三分科会（分科会長：酒井紀先生）「全身性変化と進展因子に関する分科会」で、（多発性）嚢胞腎（担当者：阿曽佳郎先生）が膀胱尿管逆流（同：阿曽佳郎先生）とともに取り上げられた。1990年は「進行性腎障害」調査研究班として多発性嚢胞腎を研究対象として取り上げた最初の年になる。このときは多発性嚢胞腎の臨床像把握を目的とした研究班参加施設による後ろ向き調査研究を行い、1992年に発表した[1, 2]。

　1991年度からは班長が東條静夫先生から黒川清先生に代わり、研究体制は、「IgA腎症」「慢性腎疾患の内科的治療」「老人の腎疾患」「多発性嚢胞腎」「糸球体腎炎の分子生物学的診断」となった。後に1994年度からは「老人の腎疾患」が「老人の薬物性腎障害」に、「糸球体腎炎の分子生物学的診断」が「糸球体腎炎の分子生物学的解析と遺伝子治療」に変更になり、新たに「難治性ネフローゼ・急速進行性糸球体腎炎」が加わった。すなわち「進行性腎障害」調査研究班に1991年から「IgA腎症」とともに、多発性嚢胞腎が独立した疾患単位として研究対象に取り上げられたことになる。その多発性嚢胞腎分科会長を東京大学泌尿器科教授の阿曽佳郎先生（91～92年）、河辺香月先生（93～95年）が担当した。多発性嚢胞腎分科会としては多発性嚢胞腎患者数の把握と、終末期腎不全の割合（腎機能の予後）を調査すること、遺伝連鎖解析を目標とした。

　全国疫学調査を行う必要から多発性嚢胞腎の診断基準を1991年に作成した（「付録1：表1 ADPKD診断基準」P. 296参照）。その診断基準を用いて、疫学調査班とともに全国調査を行った。その後、この結果を基に日本における多発性嚢胞腎患者数（医療機関受療者数）と腎機能の予後を発表した[3]。遺伝連鎖解析はその後も続くが、途中経過として発表することができた[4]。なお、班として取り組んだ研究ではないが、このときに発表されたHCGに関する研究は堀江重郎先生

表1 厚生労働省特定疾患 進行性腎障害調査研究班における常染色体優性多発性嚢胞腎の研究の歴史

年	主任研究者(班長)	分科会	分担研究者(班員)	研究内容など	発表文献	コメント
1990	東條静夫	第三分科会	阿曽佳郎	嚢胞腎の後ろ向き臨床調査	1	PKDを初めて取り上げる
1991～1992 1991 1993～1995	黒川 清	多発性嚢胞腎	阿曽佳郎 河辺香月	1) 疫学調査 2) 遺伝連鎖解析 診断基準作成	3 4	PKD分科会ができる
1996～2001 2002	堺 秀人	多発性嚢胞腎	東原英二	1) 遺伝連鎖解析 2) 降圧剤に関する後ろ向き検討 3) 降圧剤に関する前向き検討 常染色体優性多発性嚢胞腎診療指針(初版)	6、7	前向きの調査研究 診療指針
2002～2005 2006	富野康日己	多発性嚢胞腎	東原英二	1) 降圧剤に関する前向き検討 2) イコサペント酸に関する研究 常染色体優性多発性嚢胞腎診療指針(第2版)	10	前向きの介入試験

が発表している[5]。

　1996年度より、堺秀人先生が主任研究者（班長）となり、「進行性腎障害調査研究班」の名称が「進行性腎障害に関する調査研究班」に変わり、班員の名称も分担研究者となった。研究体制も重点疾患（群）を対象に組み替えられ、「難治性ネフローゼ」「IgA腎症」「急速進行性糸球体腎炎」「多発性嚢胞腎」の分科会と、「疫学」「難病特別研究」となった。「難治性ネフローゼ」や「急速進行性糸球体腎炎」は疾患群を対象にしているのに対し、「IgA腎症」と「多発性嚢胞腎」は、その中に多様性はあるものの同じ疾患として定義することができる。多発性嚢胞腎分科会（分担研究者）は東原英二が担当することとなった。疫学調査で、多発性嚢胞腎患者数や腎機能の予後をある程度推測できたので、①多発性嚢胞腎診療ガイドラインを作成すること、②PKD1とPKD2の割合について、対象を広げて調査を行い、日本人患者のデータを出すこと、さらに、③後ろ向きにカルシウムチャンネル阻害薬（CCB）とアンジオテンシン変換酵素阻害薬（ACEI）で治療している患者群の腎機能の変化に差があるかを検討することになった。

①「常染色体優性多発性嚢胞腎診療指針」

　2002年2月（堺主任研究者の最終年）に発行することができた。

②PKD1とPKD2の分布割合についての調査

　全国から検体の解析依頼をいただき、また杏林大学保健学部臨床遺伝学教室・清水淑子教授と教室員のご尽力によって、遺伝連鎖解析を行い発表した[6, 7]。調査研究結果、PKD1とPKD2の割合は、日本人においても人種を越えてほぼ同じであることが確認できた。PKD3に該当する家系が見いだされたが、その意味を明らかにするには今後の研究が必要と思われた。

③後ろ向きにカルシウムチャンネル阻害薬（CCB）とアンジオテンシン変換酵素阻害薬（ACEI）で治療している患者群の間で、腎機能の変化に差があるかを検討した結果。

　1997～1999年度の3年間の後ろ向きの調査では、CCB（n＝16）とACEI（n＝9）の間に有意な差は出なかった。このときの調査研究での反省として

　　a. 後ろ向きの研究では、研究目的（CCBとACEIの比較）が達成できない。

b. ある程度腎機能が低下している患者は、低下の傾向がはっきりしているので、治療による効果が出にくい。
　c.「進行性腎障害に関する調査研究班」に参加する施設のみでは、十分な症例が集まりにくい。

　そこで、2000年度より『多発性嚢胞腎患者の高血圧治療の治療選択に関する前向きのRandomized control study』を開始することとした。ACEIに変えて、アンジオテンシンⅡ受容体拮抗薬（ARB）をCCBに対する対比薬として選択した。理由は、この時点ではARBのほうが新しい薬であること、ACEIに比して咳などの副作用がないので使用しやすい、であった。後ほど、多発性嚢胞腎ではキマーゼ活性が高く、ACEIを投与してもアンジオテンシンⅠはアンジオテンシンⅡにキマーゼによって変換されるので、ACEIが効かなくてもARBは効果が期待できること[8]が発表され、ARB（ブロプレス）を検討対象薬としたのは幸運であった。

　「進行性腎障害に関する調査研究班」に参加する施設からだけでは、十分な症例数を集めるのが困難であったので、腎臓学会で宣伝し「進行性腎障害に関する調査研究班」に参加しない施設にも参加を呼びかけ、比較的多くの症例を集めることができた。研究は堺主任研究者が主宰する期間には終了せず、次の富野康日己主任研究者の研究班に引き継がれた。

　2002年4月より富野康日己先生が「厚生労働科学研究費補助金特定疾患対策研究事業：進行性腎障害に関する調査研究班」の主任研究者になり、現在に至っている。研究体制は、「IgA腎症」「急速進行性糸球体腎炎」「難治性ネフローゼ症候群」「多発性嚢胞腎」「病理」「疫学」「難病特別研究」に分かれたが、多発性嚢胞腎はこのときにも研究対象疾患（分担研究者：東原英二）として取り上げられた。『多発性嚢胞腎患者の高血圧治療の治療選択に関する前向きのRandomized control study』は引き続き行われていたが、終了が2003年に予測されたので、今後の研究としてEPA（イコサペント酸）の多発性嚢胞腎進行抑制効果について検討することとした。ピオグリタゾン（アクトス）[9]についても検討対象薬とすることが考えられたが、腎機能低下患者では水貯留が危惧されるため、より安全なイコサペント酸（エパデール）を選択し、『多発性嚢胞腎患者に対するイコサペント酸投与効果の前向きのRandomized control study』を開始することとした。このEPA研究は、2006年秋に結果が出る予定である。

　2003年に『多発性嚢胞腎患者の高血圧治療の治療選択に関する前向きのRandomized control study』は終了し、CCBよりARBのほうに腎保護作用があることが示唆された[10]。この背景として、糖尿病腎疾患などにみられるARBの過剰濾過抑制作用によること以外に、多発性嚢胞腎では、疾患の原因になっているpolycystin蛋白異常が細胞内カルシウム濃度を低下させる方向に働いており、カルシウムチャンネルによってさらに細胞内カルシウム濃度が低下することが嚢胞の増大を進行させる方向に作用させることが推測された。この研究は、多発性嚢胞腎患者の高血圧治療で腎機能を保護する観点からは臨床的意義が大きいといえる。

　「進行性腎障害に関する調査研究班」が取り組んだ仕事ではないが、虎の門病院腎臓内科乳原善文先生が発表した多発性嚢胞腎腎臓動脈塞栓術[11]に対する、日本での経験を集約するためのアンケート調査を班として行った[12]。

文 献

1) Higashihara E, Aso Y, Shimazaki J, et al：Clinical aspects of polycystic kidney disease. J Urol 147：329-332, 1992.
2) 東原英二, 伊藤晴夫, 島崎淳, ほか：膀胱尿管逆流と腎瘢痕. 日泌尿会誌 82：1781-1789, 1991.
3) Higashihara E, Nutahara K, Kojima M, et al：Prevalence and renal prognosis of diagnosed autosomal dominant polycystic kidney disease in Japan. Nephron 80：421-427, 1998.
4) Higashihara E, Horie S：Genetic study of ADPKD in Japan. Kidney Int 47：729, 1995.
5) Horie S, Higashihara E, Nutahara K, et al：Mediation of renal cyst formation by hepatocyte growth factor. Lancet 344：789-791, 1994.
6) Mizoguchi M, Tamura T, Yamaki A, et al：Mutations of the PKD1 gene among Japanese autosomal dominant polycystic kidney disease patients, including, one heterozygous mutation identified in members of the same family. J Hum Genet 46：511-517, 2001.
7) Mizoguchi M, Tmamura T, Yamaki A, et al：Genotypes of autosomal dominant polycystic kidney disease in Japanese. J Hum Genet 47：51-54, 2002.
8) Mcpherson EA, Luo Z, Brown RA, et al：Chymase-like Angiotensin II-Generating activity in end-stage human autosomal dominant polyclstic kidney disease. J Am Nephrol 15：493-500, 2004.
9) Muto S, Aiba A, Saito Y, et al：Pioglitazone improves the phenotype and molecular defects of a targeted Pkd1 mutant. Hum Mol Genet 11：1731-1742, 2002.
10) Nutahara K, Higashihara E, Horie S, et al：Calcium channel blocker versus angiotensin II receptor blocker in autosomal dominant polycystic kidney disease. Nephron Clin Pract 99：c18-c23, 2005.
11) Ubara Y, Katori H, Tagami T, et al：Transcatheter renal arterial embolization therapy on a patient with polycystic kidney disease. Am J Kidney Dis 34：926-931, 1999.
12) 香村衡一, ほか：常染色体優性多発性嚢胞腎による腹部腫大に対する腎動脈塞栓術. 日本透析医学会和文誌（印刷中), 2006.

嚢胞性腎疾患研究会の歴史

嚢胞性腎疾患研究会
代表世話人　東原英二（杏林大学医学部泌尿器科）

　「嚢胞性腎疾患研究会」は、「嚢胞腎研究会」として当時順天堂大学腎臓内科教授小出輝先生の呼びかけで発足した。小出輝先生の呼びかけで、1993年6月14日山の上ホテル（東京・お茶の水）にて第1回世話人会をもった。集まったのは、小出輝先生、高橋久英先生（藤田保健衛生大学疾患モデル教育研究センター教授）、石川勲先生（金沢医科大学腎臓内科教授）、一圓剛さん（エーザイ株式会社）、それに当時東京大学医学部泌尿器科助教授であった私であった。この発起人会には欠席されていたが、小磯謙吉先生（筑波大学医学部泌尿器科教授）も発起人となった。代表世話人は小出輝先生が担当することになった。

　その年の10月2日に経団連会館にて第1回目の「嚢胞腎研究会」（当番世話人：小出輝先生）が行われ、その結果は「嚢胞腎研究会第一回記録集」として印刷されている。翌1994年、石川勲先生の当番世話人で第2回「嚢胞腎研究会」がもたれ、前年度より検討していたGrantham教授（Kansas大学）をお招きして講演をしていただいた。

　1997年の第5回研究会のときに初めて市民公開講座を開催した。このときは、厚生省疾病対策課、財団法人「腎研究会」、日本製薬工業協会、日本経済団体連合会の共催をいただき、経団連会館クリスタルルームで行った。NHKの放送や新聞社の宣伝もいただき、500人を超える多数の市民の方が参加された。予測していたことであったが、単純性腎嚢胞をもっておられる市民の方も参加していた。しかし、多発性嚢胞腎患者さんに疾患の正しい情報を提供することが嚢胞腎研究会の使命の一つであると考えていたので、その役目を果たす始まりとすることができた。また第5回より「嚢胞腎研究会」の名称を「嚢胞性腎疾患研究会」と変更した。

　1998年9月に会則を作成し、役員に名誉世話人、代表世話人、世話人、監事を置くこととなった。1999年1月時点の「嚢胞性腎疾患研究会」の役員は代表世話人：小出輝、名誉世話人：小磯謙吉、世話人：飯野靖彦、清水淑子、高橋久英、石川勲、高原史郎、上桝次郎、東原英二、監事：荒井純子、塚本雄介であった。その後、2000年9月より代表世話人は小出輝先生から東原英二に交代し、世話人にもその間変更があり、2006年1月現在の役員を**表2**に示した。

　「嚢胞性腎疾患研究会」の直接活動ではないが、2001年9月に小出輝、東原英二編集で南山堂より『多発性嚢胞腎－遺伝子からベッドサイドまで－』を出版した。この本は医師を対象としたものだが、興味のある患者さんたちも購入し、疾患に対する理解を深める一助となっている。

　市民公開講座は第5回研究会より、研究会終了後に多発性嚢胞腎患者さんを対象に毎年行っ

表1 「嚢胞性腎疾患研究会」開催実績一覧

	開催年月日	当番世話人	所属	会場
第1回	1993年10月2日	小出 輝	江東病院 内科	経団連会館
第2回	1994年10月11日	石川 勲	金沢医科大学腎臓内科	経団連会館
第3回	1995年	小磯 謙吉	筑波大学医学部泌尿器科	経団連会館
第4回	1996年9月7日	高橋 久英	藤田保健衛生大学疾患モデル教育研究センター	経団連会館
第5回	1997年9月20日	東原 英二	杏林大学医学部泌尿器科	経団連会館
	市民公開講座:多発性嚢胞腎について(杏林大学泌尿器科・東原英二)			
第6回	1998年9月26日	荒井 純子	東京女子医科大学第四内科	凸版印刷101ホール
	市民公開講座:多発性嚢胞腎と食事(東京女子医科大学内科・荒井純子)			
第7回	1999年9月25日	上桝 次郎	鳥取大学医学部第二内科	凸版印刷101ホール
	市民公開講座:1.多発性嚢胞腎の最近の知見(杏林大学泌尿器科・東原英二) 　　　　　　　2.多発性嚢胞腎と脳血管障害(杏林大学脳神経外科・斉藤勇)			
第8回	2000年9月9日	塚本 雄介	森下記念病院健康管理センター	凸版印刷101ホール
	市民公開講座:1.多発性嚢胞腎のABC(森下記念病院健康管理センター・塚本雄介) 　　　　　　　2.専門医に聞く(内科・泌尿器科・脳外科)			
第9回	2001年9月8日	清水 淑子	杏林大学保健学部臨床遺伝科	凸版印刷101ホール
	市民公開講座:1.嚢胞腎疾患とゲノム(杏林大学保健学部臨床遺伝学・清水淑子) 　　　　　　　2.嚢胞腎疾患の治療(杏林大学泌尿器科・東原英二)			
第10回	2002年9月7日	香村 衡一	国立佐倉病院泌尿器科	凸版印刷101ホール
	市民公開講座:1.多発性嚢胞腎 研究における最先端 　　　　　　　　(神奈川県衛生看護専門学校付属病院内科・花岡一成) 　　　　　　　2.多発性嚢胞腎 臨床における問題点(国立佐倉病院泌尿器科・香村衡一)			
第11回	2003年9月13日	乳原 善文	虎の門病院腎センター内科	凸版印刷101ホール
	市民公開講座:1.多発性嚢胞腎患者さんの脳動脈瘤に対する血管内治療 　　　　　　　　(虎の門病院脳神経血管内治療部・根本繁) 　　　　　　　2.多発性嚢胞腎患者さんの高血圧治療(杏林大学泌尿器科・東原英二)			
第12回	2004年9月11日	堀江 重郎	帝京大学医学部泌尿器科	全共連ビル
	市民公開講座:多発性嚢胞腎の治療展望(杏林大学泌尿器科・東原英二)			
第13回	2005年9月17日	土谷 健	東京女子医科大学第四内科	東京女子医大弥生記念講堂
	市民公開講座:多発性嚢胞腎の治療(杏林大学泌尿器科・東原英二)			
第14回	2006年9月9日予定	奴田原 紀久雄	杏林大学医学部泌尿器科	浜離宮朝日ホール

《特別講演一覧》

第2回	Jared J, Grantham, Kansas Univ : The pathogenesis of polycystic kidney disease	
第4回	樋野興夫　癌研究会癌研究所:TSC2 mutant rat における遺伝性腎癌 　　　　　　　　　　　　　　　:ヒト結節性硬化症の腎病変との比較を含め	
第5回	清水信義　慶應義塾大学:ヒトゲノム解析から遺伝子治療まで	
第6回	田辺一成　東京女子医科大学:嚢胞腎と移植	
第7回	佐藤靖文　東北大学加齢医学研究所:血管新生の分枝機構	
第8回	内藤一郎　重井医学研究所:Alport 症候群 　　　　　　　　　　　　:IV型コラーゲン遺伝子の突然変異とコラーゲン分子形成異常	
第10回	乳原善文　虎の門病院:虎の門病院における多発性嚢胞腎への取り組み 高橋久英　藤田保健衛生大学:多発性嚢胞腎を有するモデル動物の紹介と動物実験	
第11回	山口太美雄　Kansas大学:PKD研究の現状と課題;どう臨床に生かすのか?	
第13回	望月俊雄　北海道大学:多発性嚢胞腎－嚢胞形成の新しい仮説－ 糠谷英俊　東京女子医科大学:脳動脈瘤;最近の話題 中西浩一　和歌山県立医科大学:多発性嚢胞腎の病態生理－ARPKDモデルにおける解析を中心に	

表2 「嚢胞性腎疾患研究会」役員名簿

名誉世話人	小出 輝	江東病院理事長
	小磯 謙吉	せんぽ東京高輪病院名誉院長
代表世話人	東原 英二	杏林大学医学部泌尿器科
世話人	石川 勲	金沢医科大学腎臓内科
	乳原 善文	虎の門病院分院腎臓内科
	香村 衡一	千葉東病院泌尿器科
	清水 淑子	杏林大学保健学部臨床遺伝科
	杉村 一誠	大阪市立医科大学泌尿器科
	高橋 久英	藤田保健衛生大学疾患モデル教育研究センター
	土谷 健	東京女子医科大学第四内科
	長尾 静子	藤田保健衛生大学疾患モデル教育研究センター
	奴田原 紀久雄	杏林大学医学部泌尿器科
	花岡 一成	東京慈恵会医科大学腎臓・高血圧内科
	堀田 修	仙台社会保険病院腎センター
	堀江 重郎	帝京大学医学部泌尿器科
	望月 俊雄	北海道大学付属病院第二内科
	山口 太美雄	Kansas 大学腎臓科
監事	荒井 純子	東京女子医科大学第四内科
	塚木 雄介	春日部秀和病院内科

(2006年1月)

てきた。その詳細は表1に記したが、市民公開講座は「厚生労働省難治性疾患克服事業：進行性腎障害に関する調査研究班」の活動とも結びついて機能してきた。患者さんへ調査研究班の研究内容を広報することにより、研究に対する患者さんの理解と協力を得ること、また研究結果をお知らせして研究成果を患者さんに還元するルートの一つができたと考えている。研究班が降圧剤の効果に関する前向きの研究『カルシウムチャンネル阻害薬とアンジオテンシン受容体拮抗薬の多発性嚢胞腎の腎機能に及ぼす比較研究』を行ったときの患者登録の呼びかけ、また結果が出たときの研究結果の説明の場として市民公開講座は役立った。この市民公開講座で『EPAの腎保護作用についての研究』への患者登録を呼びかけることができた。

　患者団体とわれわれ多発性嚢胞腎に興味をもつ医師の間のコミュニケーションを市民公開講座の場を通して図ることもできたと考えている。

　今後、多発性嚢胞腎研究が日本でも米国ほど盛んになれば、多発性嚢胞腎の摘出腎臓が必要となると予測されるので、研究環境を作る役割を果たすことも「嚢胞性腎疾患研究会」に期待されると予測している。

　この紙面を借りて、「嚢胞性腎疾患研究会」の運営に多大の協力をして下さった、現ヒュービットジェノミック株式会社取締役一圓剛さん、それに長年無料で会場を提供して下さった凸版印刷株式会社に厚く御礼を申し上げます。

付録 4

● 患者の会の歴史

1. PKDの会

PKDの会事務局長　林　紀子

1) 生い立ち

　1992年、当時北里大学病院の真下節夫先生、塚本雄介先生、武和子先生、溝口満子先生がPKDプロジェクトを立ち上げられました。翌年から年1回患者の集いが開催され、PKDに関する講演会や座談会を開催してくださいました。

　1996年5月18日患者主導による第1回総会を開催し、以下の会則（一部抜粋）を決定しました。

名称：「PKDの会」

目的：多発性嚢胞腎をもつ者が、病気に克つ強い心をもって生活できるように多発性嚢胞腎に関する知識を深め、会員相互の交流を図ること。

会費：年会費1,000円（2002年3,000円に改正）

会員：患者本人である会員と家族や会の目的に賛同する者である賛助会員をいう。発足当初北里大学病院の患者16名、現在約200名。ホームページ開設により全国から入会しています。（分布図参照）

2) 活動

- 講演会、座談会開催
  過去の講演会のテーマ
  「嚢胞腎の現状」「社会福祉の現状と今後の行方」「分科会、透析・栄養・遺伝」
  「嚢胞腎への取り組み」「肝嚢胞の治療」「腎動脈塞栓術」「PKDと社会保障」「料理講習会」
  「腎臓の機能とPKD」「ADPKD診療指針と最近の話題」「ADPKDと腎移植」
  「PKDにおける塞栓術」「PKDの新しい治療」
- 会報『北斗星』の発行
- PKDF機関誌『progress』の翻訳・配布
- 『PKDに関するQ＆A』(1997年)、『PKD患者日常生活のヒント』(2003年) の翻訳・販売
- 関西部会を大阪に置き（2000年）毎月定例会、座談会、講演会を開催
- ホームページ公開（1998年）
  http://homepage2.nifty.com/pkdnokai/
- 電話、メールによるQ＆A
- 公開市民講座、大塚製薬治験、PKDFCと懇親会等PKDに関する活動に参加

分布図

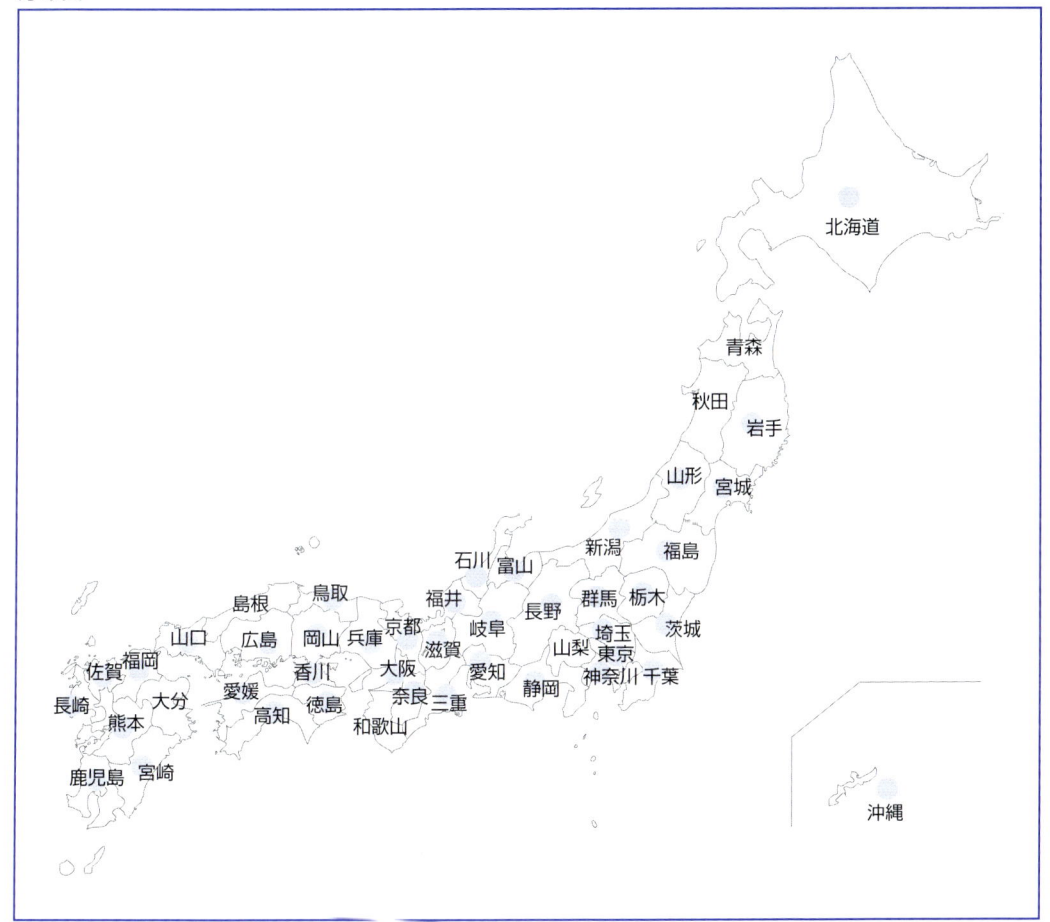

10周年を迎え、新しい治療法の開発に期待し、今後は情報の少ない地方にも患者同士支え合う場を提供したいと考えます。

付録 4

● 患者の会の歴史

2. 多発性嚢胞腎財団日本支部
(PKDFCJ：Polycystic Kidney Disease Foundation Chapter of Japan)

代表　程内栄子

1) PKDFCJの歴史

1996年6月　：米国Kansas CityにあるPKD Foundation本部のDan Larson理事長と覚書を交わし、25番目の支部と認定される。

1997年2月　：PKRFFJ（現在のPKDFCJの前身：Friend Chapter）発足。

1997年4月　：日本医科大学にて第1回講演会開催。参加者18名（患者・家族12名、医師6名）。患者や家族が学び、助け合い、支えていくcure & careを目指して、"You are not alone!!（あなた方は、一人ぼっちではない!）"という本部の標語を掲げ始動する。

1998年5月　：本部理事長Larson氏来日、講演。

1999年11月：米国メイヨクリニックDr. Torres来日、講演および医師とのカンファレンス開催。

2004年5月　：本部理事長再来日、日赤医療センターにて講演。

2) PKDFCJの活動内容

　PKD Foundationは、多発性嚢胞腎の発生機序解明と治療法の開発のための研究促進、病気に関する正しい理解のための情報提供などを目的として活動している財団である。本部は積極的な募金活動を展開し、毎年多くの研究費を交付し、また出版物刊行などの事業も行っている。以下に状況を示す。

(1) 日本支部会員数

日本支部会員数は330名である。

(2) 実際の活動状況

①講演会（勉強会）：年間2回、著名な専門家を招き、最新の治療・研究状況の把握に努める。

②小集会（懇談会）：各地で年間2回開催。患者同士の交流と最新情報の提供を図る。

③電話、Fax、e-mailによる相談を実施。

④講演記録・会報誌発行：会員・医療従事者への定期的な情報提供を行う。

⑤インターネット（ホームページ）により広く社会に情報を提供。

⑥米国本部年次大会への参加：現地で本部会員との交流を図る。講演会に出席して情報を収集

する。
⑦募金活動：治療開発のための研究費として会費の一部を米国本部に送金。
⑧国内の患者会「PKDの会」との交流および情報交換を行う。

3）今後の課題
（1）情報提供のますますの充実
　推定3万人といわれるADPKDであるが、当会の会員数はわずか1%に過ぎない。患者から寄せられる声は、遺伝全般に関する問題や悩み・栄養・治療法・生活全般についての問い合わせが増加傾向にある。年間の相談件数は、60～80件あり、大半が非会員の方である。患者自身が病気に対する正しい知識をもち、病気を理解して、対処する力をつけることで治癒力が高まる。2005年より臨床薬の治験が始まり、会員以外の方々にも広くこの病気について理解する必要性が日々高まっている。当会では、今後も役立つ情報を具体的かつ積極的に発信していく。

（2）患者間の交流促進とカウンセリングの充実
　多発性嚢胞腎は患者数が少ないため、患者間のコミュニケーションを図ることが困難である。また、家族にも相談することができない人がいて、メンタルケアの必要な患者が少なくない。当会では小集会を実施し、ピアカウンセリングを設け、その場で治療に関する情報交換も行うことができる。医療社会でカウンセリングに対する理解が深まり、患者がもっと気軽にカウンセリングを受けられるよう働きかけていきたいと思う。2006年より医療カウンセリングの専門家と研究会レベルでの交流を開始したが、学習のみならず活発な意見交換や患者側からの申し入れを行っていきたいと思う。

付録 5

生活上の注意

藤田保健衛生大学　疾患モデル教育研究センター
長尾静子、高橋久英、西井一宏

はじめに

　PKDは、多くの病気がそうであるように、発症機序と病態進行機序が完全に解明された病気とは言い難い。このため、患者さんご自身が日々の生活に注意を払うことは、PKDの進行を遅らせるうえで重要である。この生活上の注意は、培養細胞や疾患モデル動物から得られた実験結果と疫学的な集計結果を参考にして考えるべきであろう。最近の実験結果は、嚢胞壁細胞の増殖、嚢胞内液の蓄積、基底膜の肥厚および炎症と線維化等を抑制することが、病気の進行を抑

表1

disease	controlling	Nephronophthisis	ADPKD	ARPKD	ARPKD	ARPKD	ARPKD
cause gene		Nphp3	Pkdr1	Cys1	TgN737Rpw	Bicc1	Pkhd1
animal model		pcy	Cy/+	cpk	orpk	bpk	pck
AVPV2R antagonists	proliferation	◎		◎			◎
endogenous AVP	proliferation						◎
protein restriction	inflammation fibrosis	◎	◎				
soy protein　genistein　saponin　isoflavone	proliferation inflammation fibrosis	◎	◎				
EPA*	inflammation fibrosis	◎					
flax oil	inflammation fibrosis		◎				
caffeine	proliferation		◎ increased MAP				
methylprednisolone	inflammation	◎	◎				
probucol	oxidant	◎					
paclitaxel	proliferation	NON	NON	◎	NON		
EGFR tyrosine kinase inhibitor	proliferation		◎		◎	◎	NON
EGF(neonatal)	proliferation			◎		◎	
TGF-alpha inhibitor	proliferation					◎	
pioglitazone	proliferation						
rapamycin	proliferation		◎				

◎：effective treatment　　NON：non-effective treatment

制することにつながることを示している。一方、疫学的には、同じPKD患者さんの中でも病態の進行に違いがあることは明らかである。その違いは①責任遺伝子が異なる、②責任遺伝子の変異部分が異なる、③調節遺伝子が存在する、④遺伝的背景が異なる、⑤環境が異なる、ことによって起こる可能性がある。①〜④は、患者さん個人ではどうすることもできない。しかし、⑤の環境因子は、各々の患者さんの意思で調節できる部分もある。そこで、実験結果あるいは疫学的な集計結果の中から、特に4つの項目について以下に述べる。(「Ⅲ 多発性嚢胞腎の治療」P. 207参照)

1) 水の飲み方について

最新の実験結果から、水の飲み方がPKD患者さんの生活上の注意として重要であることが示唆されている。すなわち、疾患モデル動物であるPCKラット(「6. 動物のPKD遺伝子変異」P. 40参照)では、抗利尿ホルモン(AVP)の増加が認められる。このAVPの受容体(V2R)は、集合管(このラットの嚢胞発生部位)の上皮細胞に存在し、cAMPを介した細胞増殖や嚢胞液の蓄積に関与する。そこで、筆者らは内在性AVPを減少させるために、PCKラットに十分な水を飲ませたところ、PKDの病態の進行が劇的に抑制されたので、2005年に開催された米国腎臓学会で報告した(表1 reference B)。一方で、AVPV2Rの拮抗剤の投薬は、複数の疾患モデル動物の病態の進行を抑制することも報告されている(表1 reference A)。

ADPKD Pkd1 Pkd1$^{-/-}$	ADPKD Pkd2 Pkd$^{WS25/-}$	reference	
	◎	Gattone : Dev Genet 1999. Gattone : Nat Med 2003. Torres : Nat Med 2004. Wang : J Am Soc Nephrol 2005.	A
		Nagao : ASN 2005.	B
		Aukema : Kidney Int 1992. Ogborn : J Am Soc Nephrol 1995.	C
		Ogborn : Am J Physiol 1998. Aukema : Kidney Int 2001. Ogborn : Lipids 2002. Philbrick : Kidney Int 2003.	D
		Yamaguchi : Res Commun Chem Pathol Pharmacol 1990.	E
		Ogborn : Lipids 2002.	F
		Tanner : Am J Kidney Dis 2001. Belibi : J Am Soc Nephrol 2002.	G
		Gattone : Am J Kidney Dis 1995.	
		Nagao : Am J Kidney Dis 2000.	
		Woo : Nature 1994. Martinez : Am J Kidney Dis 1997. Sommardahl : Pediatr Nephrol 1997.	
		Sweeney : J Am Soc Nephrol 2000. Torres : Kidney Int 2003. Torres : Kidney Int 2004.	
		Nakanishi : Pediatr Nephrol 2001.	
		Dell : Kidney Int 2001.	
◎		Muto : Hum Mol Genet 2002.	
		Tao : J Am Soc Nephrol 2005.	

これらのことから、腎機能の良好な患者さんには、内在性AVPの産生を抑制するため、継続的に水分を補給（摂取）するよう薦めることが望ましいと考えられる。少なくともAVPの分泌が促される渇水状態になることは、避けたほうがよいといえる。ほかに、AVPはストレス状態でも分泌が促されるので、ストレスをためないように指導することも重要であろう。腎機能は個々の患者さんで異なる。腎機能を十分加味して飲水量を調節することが重要であると考える。

2）蛋白質の摂り方について

疾患モデル動物を用いた実験結果から、蛋白質は過剰に摂取しないよう心がけ、摂取する蛋白質の種類は、動物性蛋白質を控え植物性蛋白質を摂るよう心がけるように指導するとよいと考えられる（**表1** reference C）。

EKI-785（チロシンカイネースインヒビター）は、嚢胞壁の細胞増殖を抑制してPKDの悪化を抑制すると考えられるが、大豆にはこの薬剤の一種であるgenisteinが含まれる。ほかに、大豆蛋白質は、PKDで増加するIGF-1成長因子を抑制する効果がある。PKD進行の抑制は大豆蛋白質のうちsaponinや抗酸化作用のあるisoflavoneが作用するという報告もある（**表1** reference D）。

3）n-3脂肪酸類（α-リノレン酸）

魚油（EPA、DHA）や亜麻仁油（flax oil）に含まれるn-3脂肪酸類（α-リノレン酸）がPKDの嚢胞形成の抑制や、炎症や線維化を抑制して腎機能を保つことが報告されている。α-リノレン酸は、えごま油、しそ油、なたね油のほかに、大豆油にも含有されている。大豆の摂取は、腎臓組織内のn-3脂肪酸を増加させて、炎症反応に関わるn-6脂肪酸（アラキドン酸）の割合を減少するので、腎臓の炎症や線維化を抑制すると考えられる（**表1** reference E、F）。

4）カフェイン

カフェインは、慢性的に過剰に摂取するとPKDで上昇する血圧をさらに上げることや、嚢胞壁細胞の増殖を促すcAMPの分解を抑制することが報告されているので、過剰に摂取しないよう気をつける。カフェインは、コーヒーのほか、紅茶、日本茶、コーラ、ドリンク剤や感冒薬等にも含まれるのは周知である。論文中では、薄いアメリカンコーヒー（カフェイン100mg程度？）なら1日4杯以下に控えることが推奨されている（**表1** reference G）。

おわりに

総括的には、腎機能が保持されている場合、水分を適切に摂取し、カフェインを控えて、塩以外の調味料を工夫して使用し、植物性蛋白質等を含む大豆などやn-3脂肪酸を含む魚を蛋白源とする日本食が推奨されるのではないだろうか。

ほかに患者さんに生活上の注意として、
①定期的な受診
②重要な合併症である高血圧の管理（降圧剤を正しく飲む、過剰な塩分摂取を避ける）
③家族に既往歴のある患者さんの頭蓋内動脈瘤の検査

④極端な制限食による免疫機能の低下を避ける

などが考えられる。

※なお、本項は、表1にあげた参考文献のほかに、PKD Foundation 16th annual conference on PKDの内容も参考にした。

付録 6

トルバプタンの開発の経緯

大塚製薬株式会社　薬効開拓研究所
森　豊樹、中村茂樹、藤木浩之
大塚製薬株式会社　新薬開発本部
山村由孝、出口恭平、佐藤　修

1) バソプレシン受容体拮抗薬の多発性嚢胞腎モデルにおける有効性

　初めて、バソプレシン受容体拮抗薬が多発性嚢胞腎に有効である可能性が示されたのは1999年のことである。カンザス大学の解剖学者Gattone IIらにより、多発性嚢胞腎の自然発症モデルの一つである*cpk*マウスの生後3日目から21日目に非ペプチド性バソプレシンV_2受容体拮抗薬である塩酸モザバプタン（OPC-31260）を皮下投与すると、投与しなかった同腹のマウスに比べ、腎嚢胞の拡大が抑制されていることが報告された[1]。この報告はそれほど大きな注目を浴びることはなかったが、2003年さらに、Gattone IIらは、PCKラットおよび*pcy*マウスに塩酸モザバプタンを餌に混ぜて経口投与しても、多発性嚢胞腎に有効であることを示し[2]、大きな注目を浴びることになった。この報告では、PCKラットおよび*pcy*マウスにおいて、発症初期だけではなく、すでに嚢胞形成が認められている週齢より塩酸モザバプタンを投与しており、塩酸モザバプタンが嚢胞形成を抑制するだけではなく、形成された嚢胞の進展抑制あるいは嚢胞の退縮を引き起こす可能性を示した。*cpk*マウス、PCKラットおよび*pcy*マウスは常染色体劣性多発性嚢胞腎（autosomal recessive polycystic kidney disease：ARPKD）のモデルであるが、その後Torresらにより、常染色体優性多発性嚢胞腎（autosomal dominant polycystic kidney disease：ADPKD）のモデルである*Pkd2$^{-/tm1Som}$*マウス（PKD2遺伝子を改変したマウス）に、塩酸モザバプタンを餌に混ぜて経口投与しても、有効であることが示された[3]。さらに、Wangらにより、塩酸モザバプタンに化学構造的に類似した非ペプチド性バソプレシンV_2受容体拮抗薬であるトルバプタン（OPC-41061）をPCKラットに餌に混ぜて経口投与しても、多発性嚢胞腎の発症過程において有効であることが確認された[4]。以下に、塩酸モザバプタンおよびトルバプタンの開発の経緯について述べる。

2) バソプレシン受容体拮抗薬の開発の経緯

　大塚製薬株式会社では、1984年頃より、水を選択的に排泄できる利尿剤の開発に着手した。創薬ターゲットとして、腎臓での水の再吸収に関与しているバソプレシン受容体が選択された。当時、ペプチド誘導体のバソプレシン受容体拮抗薬を探索している製薬会社はあったが、大塚

製薬では、経口投与での臨床使用を考え、当初より非ペプチド性バソプレシン受容体拮抗薬を探索した。1991年にYamamuraらは、世界で最初の非ペプチド性バソプレシン受容体拮抗薬を報告した[5]。これは、OPC-21268というコード名で、バソプレシンV_1受容体の選択的拮抗薬であった（図1に構造式）。V_1受容体は、肝細胞や血管平滑筋に発現しており、バソプレシンの名前のとおり、血管収縮ホルモンとしての作用を引き起こす受容体である。振り返ってみると、1980年代の終わりから1990年にかけて、ペプチドホルモン受容体の非ペプチド性拮抗薬が相次ぎ発見されている。非ペプチド性バソプレシン受容体拮抗薬の発見は、アンジオテンシンII受容体、ニューロキニン受容体に続き、3種目のペプチドホルモン受容体に対する非ペプチド性拮抗薬の発見であると思われる。

1992年にYamamuraらは、OPC-21268の構造変換により、V_2受容体選択性への変換に成功し、選択的V_2受容体拮抗薬である塩酸モザバプタン（図1に構造式）を報告した[6]。V_2受容体は、腎集合尿細管に発現しており、バソプレシンの別名である抗利尿ホルモンとしての作用を引き起こす受容体である。V_2受容体が刺激されると、受容体とカップリングしたアデニル酸サイクレースの活性化が生じ、腎集合尿細管細胞内のサイクリックAMP（cAMP）が増加し、それが水チャンネルであるアクアポリン2の管腔側細胞膜へのトラフィッキングを促進し、管腔側の水が再吸収され、抗利尿をもたらすというメカニズムが知られている[7]。陸棲哺乳類ではこのメカニズムを用い、腎糸球体で濾過された原尿の約99％が再吸収されるといわれる。そのため、V_2受容体を阻害する塩酸モザバプタンは、水を選択的に排泄できる強力な利尿剤として作用する。塩

図1 バソプレシン受容体拮抗薬の化学構造

V_1受容体拮抗薬

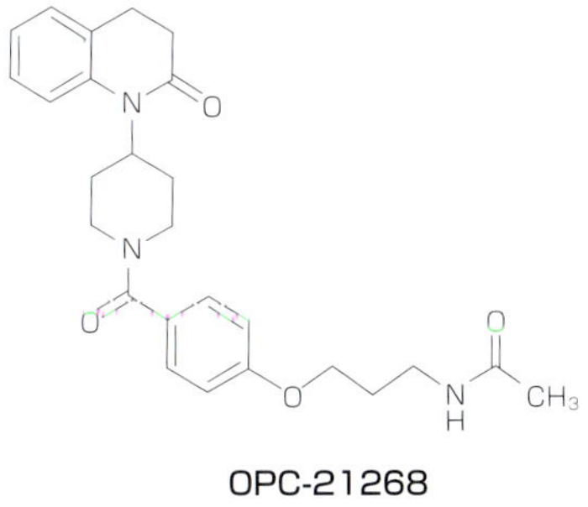

OPC-21268

V_2受容体拮抗薬

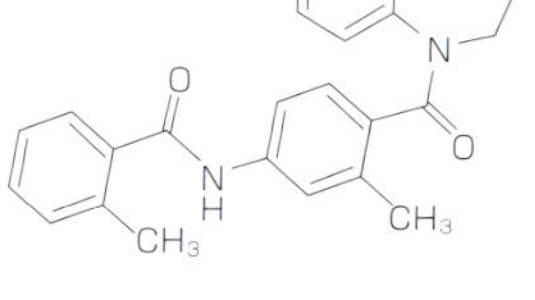

トルバプタン(OPC-41061)

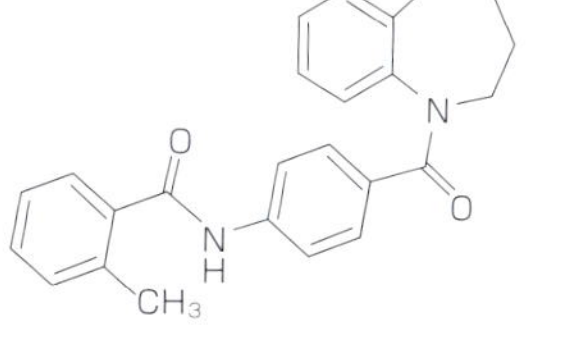

塩酸モザバプタン(OPC-31260)

酸モザバプタンの構造修飾により、さらに強力な利尿作用をもつトルバプタン（図1に構造式）が見いだされた[8, 9]。

3）バソプレシン受容体拮抗薬の多発性嚢胞腎における有効性の推定機構

さて、それではなぜ、バソプレシンV_2受容体拮抗薬である塩酸モザバプタンやトルバプタンが多発性嚢胞腎の動物モデルで有効性を示したのだろうか？　その推定される機構について、以下に述べたい。

その前に、現在知られている、多発性嚢胞腎における嚢胞形成の機序は以下のようなものである。多発性嚢胞腎は*PKD1*遺伝子あるいは*PKD2*遺伝子の先天的変異による遺伝性疾患であり、進行性の嚢胞の形成がみられ、末期においては多数の嚢胞により著しい腎機能低下が認められる。2000年、2つの独立したラボから、細胞内情報伝達物質であるcAMPがADPKD患者由来の嚢胞上皮細胞の増殖や嚢胞液の分泌に関与することが報告され、嚢胞形成におけるcAMPの病態生理学的な役割が明らかにされた[10, 11]。*PKD1*遺伝子および*PKD2*遺伝子の遺伝子産物であるpolycystin 1（PC-1）およびpolycystin 2（PC-2）蛋白は、尿細管細胞繊毛に存在するが、PC-1およびPC-2が複合体を形成してカルシウムイオンを流入させるカチオン透過性チャンネルとして機能することが報告された[12]。さらに、細胞内cAMPの上昇は、正常の細胞においては細胞増殖に対して抑制的に作用するものの、ADPKD患者由来の嚢胞上皮細胞に対しては、細胞増殖を促進させることが示された。このcAMPによる細胞増殖の促進には、細胞内Ca濃度の低下が関与するとされ[13]、PC-1/PC-2複合体のカルシウムイオン透過性チャンネルとしての機能とcAMPの関係から嚢胞形成が理解できるようになった。細胞増殖、嚢胞形成に至るcAMPの下流のシグナルとして、B-Raf、ERKといったMAPカイネースのカスケードが報告されている[14, 15]。また、最近、PC-2が、細胞周期と細胞分化の調節に重要な蛋白質であるId2と結合しており、PC-1依存性のPC-2のリン酸化によりこの結合が制御されることから、PC-1やPC-2に変異があると、核に移行できるId2が増加し、それによりサイクリン依存性カイネースのシグナルを亢進し、細胞増殖が進むというカスケードも報告された[16]。

前述のように、生体内のバソプレシンは、腎集合尿細管のバソプレシンV_2受容体を刺激すると細胞内のcAMPの上昇を引き起こす。また、ADPKD患者では健常人に比較して血中のバソプレシン濃度が高値を示すとの報告もあり[17]、バソプレシンの嚢胞形成への関与が示唆されている。PC-1やPC-2に変異がありカルシウムイオン透過性チャンネルとして機能が低下しているところで、V_2受容体刺激によりcAMPの上昇が起こると細胞増殖、嚢胞形成の方向へ向かうが、V_2受容体拮抗薬によりバソプレシンによるcAMPの上昇が抑制されると、細胞増殖、嚢胞形成が抑制されるというのが、現在考えられる動物モデルにおける有効性のメカニズムである。もちろん、生体内において細胞内のcAMP濃度は、バソプレシン以外の生理活性物質によっても制御されており、また、cAMPを介さない腎嚢胞細胞増殖のシグナルも存在するので、V_2受容体拮抗薬のより詳細な作用メカニズムの解明が必要であると考えられる。

4）臨床試験の展望

多発性嚢胞腎の治療薬の開発は強く望まれているが、いまだに、臨床的にその効果が証明さ

れたものはない。血圧の上昇は、多発性嚢胞腎の進行の増悪因子と考えられるが、血圧降下剤として、カルシウム拮抗薬よりは、アンジオテンシン受容体拮抗薬がよいとの報告がある[18]。これは、アンジオテンシン受容体拮抗薬には腎保護作用があり、それが降圧作用に加えて作用したためであると考えられている。動物モデルでは、種々のカイネース阻害剤の有効性が報告されているが、これらの多くは、抗癌剤として開発されているもので、その副作用が懸念される。現在、ADPKD患者を対象としたトルバプタンの臨床試験が計画され進行中である。V_2受容体拮抗薬は、水を選択的に排泄する利尿剤として、低ナトリウム血症や心不全の治療薬[19, 20]として開発されている。その薬理作用から、多尿、口渇などが副作用として考えられる。前述のように、V_2受容体は集合尿細管に存在する受容体である。その点からは、集合尿細管上皮細胞由来の嚢胞には有効であるが、それ以外の由来の嚢胞には有効でない可能性も考えられる。今後の臨床試験の結果や、作用メカニズムの解明から、それらの点も明らかにされ、臨床の場で有用な薬剤になることを期待している。

文 献

1) Gattone VH 2nd, Maser RL, Tian C, et al：Developmental expression of urine concentration-associated genes and their altered expression in murine infantile-type polycystic kidney disease. Dev Genet 24：309-318, 1999.

2) Gattone VH 2nd, Wang X, Harris PC, et al：Inhibition of renal cystic disease development and progression by a vasopressin V2 receptor antagonist. Nat Med 9：1323-1326, 2003.

3) Torres VE, Wang X, Qian Q, et al：Effective treatment of an orthologous model of autosomal dominant polycystic kidney disease. Nat Med 10：363-364, 2004.

4) Wang X, Gattone V 2nd, Harris PC, et al：Effectiveness of vasopressin V2 receptor antagonists OPC-31260 and OPC-41061 on polycystic kidney disease development in the PCK rat. J Am Soc Nephrol 16：846-851, 2005.

5) Yamamura Y, Ogawa H, Chihara T, et al：OPC-21268, an orally effective, nonpeptide vasopressin V1 receptor antagonist. Science 252：572-574, 1991.

6) Yamamura Y, Ogawa H, Yamashita H, et al：Characterization of a novel aquaretic agent, OPC-31260, as an orally effective, nonpeptide vasopressin V2 receptor antagonist. Br J Pharmacol 105：787-791, 1992.

7) Noda Y, Sasaki S：Molecular mechanisms and drug development in aquaporin water channel diseases：molecular mechanism of water channel aquaporin-2 trafficking. J Pharmacol Sci 96：249-254, 2004.

8) Yamamura Y, Nakamura S, Itoh S, et al：OPC-41061, a highly potent human vasopressin V2-receptor antagonist：pharmacological profile and aquaretic effect by single and multiple oral dosing in rats. J Pharmacol Exp Ther 287：860-867, 1998.

9) Hirano T, Yamamura Y, Nakamura S, et al：Effects of the V_2-receptor antagonist OPC-41061 and the loop diuretic furosemide alone and in combination in rats. J Pharmacol Exp Ther 292：288-294, 2000.

10) Hanaoka K, Guggino WB：cAMP regulates cell proliferation and cyst formation in autosomal polycystic kidney disease cells. J Am Soc Nephrol 11：1179-1187, 2000.

11) Yamaguchi T, Pelling JC, Ramaswamy NT, et al：cAMP stimulates the in vitro proliferation of renal cyst epithelial cells by activating the extracellular signal-regulated kinase pathway. Kidney Int 57：1460-1471, 2000.

12) Hanaoka K, Qian F, Boletta A, et al：Co-assembly of polycystin-1 and -2 produces unique cation-permeable currents. Nature 408：990-994, 2000.

13) Yamaguchi T, Wallace DP, Magenheimer BS, et al : Calcium restriction allows cAMP activation of the B-Raf/ERK pathway, switching cells to a cAMP-dependent growth-stimulated phenotype. J Biol Chem 279 : 40419-40430, 2004.
14) Nagao S, Yamaguchi T, Kusaka M, et al : Renal activation of extracellular signal-regulated kinase in rats with autosomal-dominant polycystic kidney disease. Kidney Int 63 : 427-37, 2003.
15) Yamaguchi T, Nagao S, Wallace DP, et al : Cyclic AMP activates B-Raf and ERK in cyst epithelial cells from autosomal-dominant polycystic kidneys. Kidney Int 63 : 1983-1994, 2003.
16) Li X, Luo Y, Starremans PG, et al : Polycystin-1 and polycystin-2 regulate the cell cycle through the helix-loop-helix inhibitor Id2. Nature Cell Biol 7 : 1102-1112, 2005.
17) Michalski A, Grzeszczak W : The influence of hypervolemia on electrolytes level and hormones regulating volemia in patients with autosomal dominant polycystic kidney disease (ADPKD). Pol Arch Med Wewn 96 : 329-43, 1996.
18) Nutahara K, Higashihara E, Horie S, et al : Calcium channel blocker versus angiotensin II receptor blocker in autosomal dominant polycystic kidney disease. Nephron Clin Pract 99 : c18-23, 2005.
19) Gheorghiade M, Niazi I, Ouyang J, et al : Tolvaptan Investigators. Vasopressin V2-receptor blockade with tolvaptan in patients with chronic heart failure : results from a double-blind, randomized trial. Circulation 107 : 2690-2696, 2003.
20) Gheorghiade M, Gattis WA, O'Connor CM, et al : Acute and Chronic Therapeutic Impact of a Vasopressin Antagonist in Congestive Heart Failure (ACTIV in CHF) Investigators. Effects of tolvaptan, a vasopressin antagonist, in patients hospitalized with worsening heart failure : a randomized controlled trial. JAMA 291 : 1963-1971, 2004.

索引

■あ
アポトーシス 57, 59, 125, 141, 160
アルカリ 213
アンジオテンシンI 157
アンジオテンシンII 156, 157
アンジオテンシンII受容体拮抗薬 122, 156
アンジオテンシンII type1受容体阻害薬 217
アンジオテンシン受容体拮抗薬 135, 136
アンジオテンシン転換酵素阻害薬 135, 136

■い・う
イオンチャンネル 67, 73, 127
I型髄質嚢胞性腎疾患 270
イントロン21 26, 92
イントロン45 26
ウロモデュリン遺伝子 243, 244
ウロモデュリン関連腎疾患 243

■え
液分泌 104
エタノール 280
エリスロポエチン活性 196
炎症 133
エンドセリン 134
エンドセリン受容体拮抗薬 216, 217

■か
拡張型心筋症 186
過剰発現 97
家族性糸球体嚢胞性低形成腎 246
家族性若年性高尿酸血症性腎症 270
カフェイン 216
カリクレイン-キニン系 136
カルシウム含有結石 190
カルシウムチャネル 107, 122
カルシウムチャネル 60, 68, 69, 70
肝移植 182
肝型脂肪酸結合蛋白 135
管腔形成 103, 105
管腔構造 103
管腔側膜の生合成 103
間質線維化 133
患者発生率 18
患者頻度 20
肝腫大 183
肝腎摘出移植 180
感染 235, 288
完全型腎尿細管性酸血症 273
肝胆道系感染症 188
肝嚢胞 176, 230
肝脾腫 202
肝部分切除術 180

■き
喫煙 216
キマーゼ 157
胸部大動脈瘤 186
巨大腎嚢胞 230
魚油 210
近位尿細管障害 135

■く
くも膜下出血 163, 164, 165, 172
くも膜嚢胞 166, 195
クリッピング術 173, 174
クレアチン 216
クロライドチャンネル 127, 128

■け
経尿道的尿管砕石術 191
経皮的腎砕石術 191
外科的開窓術 182
外科的腎摘除術 179
血液透析 162, 230

血管障害 160, 161
血管新生 125
血管内皮依存性動脈弛緩 155
血漿レニン活性 155
結石 273, 288
結節性硬化症 29, 197, 248
結節性硬化症遺伝子(TSC2) 24, 29
原発性副甲状腺機能亢進症 273

■こ
コイル塞栓術 173, 174
抗炎症薬 215
硬化剤注入療法 182
高カルシウム尿症 270
口顔指症候群 241
抗凝固薬 229
高血圧
82, 135, 152, 155, 156, 160, 161, 162, 163, 164, 177, 202, 229, 259
高脂肪食 210
後天性嚢胞性腎疾患 151, 283

■さ
サイクリックAMP 120
細胞外マトリックス 132, 133, 215
細胞極性 129
細胞周期蛋白とPC1 58
細胞接着因子 124
細胞増殖 156, 160
細胞膜貫通ドメイン(TM) 54
酸化ストレス 135

■し
糸球体嚢胞性腎 246
失明 255
シプロフロキサシン 193
若年性ネフロン癆 151
重症肺低形成 203
修飾遺伝子 79, 82
修飾因子 79, 82
終末期腎不全 77
16番染色体 24
出血 230, 235
出血原因 163
松果体嚢胞 195
常染色体劣性多発性嚢胞腎 151
上皮成長因子(EGF) 123
小胞融合 104
腎移植 233
腎盂移行上皮癌 198
腎盂炎 188
腎盂周囲嚢胞 282
腎盂腎杯憩室 288
腎盂性憩室 288
腎癌 235, 285
腎奇形 241
腎血管抵抗 162
腎結石 190, 270, 272
腎細胞癌 198
腎sarcoma 198
腎腫瘍 230
腎性高カルシウム尿症 270, 273, 274
腎性貧血 179
腎臓摘出 235
心臓弁膜症 186
腎摘除術 180, 181, 259
腎洞性嚢胞 282
腎動脈塞栓術 125, 176, 194
腎動脈塞栓療法 176
心内膜線維弾性症 202
腎尿細管 106
腎尿細管性アシドーシス 151
腎嚢胞開窓術 181
腎杯憩室 288
腎不全 161

■ す

腎容積	152
髄質海綿腎	198, 264, 265, 266, 267, 268, 269, 271
髄質嚢胞腎	239, 240, 270
髄質嚢胞性疾患	151, 243, 270
水腎症	198
膵臓の嚢胞	195
頭蓋内血管障害	160
頭蓋内疾患	166
頭蓋内出血	162, 163
頭蓋内動脈瘤	160, 162, 163, 164, 165, 172, 186
頭蓋内嚢胞	162

■ せ

成人型多発性嚢胞腎	48
精神発達遅滞	255
赤血球増多	196
赤血球増多症	196
穿刺吸引	193
疝痛発作	270
先天性肝線維症	141
全透析患者に占める多発性嚢胞腎患者数の割合	18
繊毛	45, 55, 109, 111, 113, 114, 115, 116, 117, 141, 142, 143, 144, 208, 238, 241, 256
繊毛(cilia)	52, 107
繊毛関連蛋白	116
繊毛関連蛋白異常	115, 116
繊毛形成	111
繊毛内輸送	111
繊毛の構造	112

■ そ

巣状糸球体硬化症	284
総胆管拡張症	195
鼠径ヘルニア	196

■ た

第16番染色体	26
体外衝撃波砕石術	191, 273
体外衝撃波治療	289
体細胞変異	91
大豆	210
大豆蛋白	211, 214
大腸憩室	196, 235
タキソール	215
多嚢腎	257
多嚢胞化萎縮腎	150, 151, 283, 285
多嚢胞腎	151
多嚢胞性異形成腎	151, 257
多発性単純性腎嚢胞	151
多発性嚢胞肝	181
多房性腎嚢胞	151, 261
男子不妊症	195
単純性腎嚢胞	279
蛋白尿	132, 134

■ ち・つ

中空(hollowing)形成	104
長期透析	283
ツーヒット説	89, 90

■ て

低クエン酸尿症	270
低脂肪食	210, 211
低蛋白食	214, 222
転写因子AP-1	68
転写制御因子複合体 AP-1 (activated protein-1)	57

■ と

動静脈シャント再建術	229
透析患者	18, 179, 196, 225, 285, 286
透析患者の主な死亡原因	19
疼痛	191, 193, 230
動物モデル	141
動脈塞栓術	179, 180, 181, 182
動脈瘤の破裂	164
トリメトプリム-スルファメトキサゾール	193

■ に

Ⅱ型髄質嚢胞性腎疾患	270
肉眼的血尿	152, 270
日本脳ドック学会ガイドライン	172
乳頭集合管	269, 272
尿管結石	230
尿細管形成	106, 109
尿路感染症	188, 258, 270
尿路奇形	258
尿路結石	191, 193, 270, 271
妊娠回数	152

■ ね・の

ネフロン癆	116, 117, 238, 270
脳血管障害	20, 230, 233
脳動脈瘤	163, 172, 173, 230, 233
脳内出血	162, 163
嚢胞液吸引	182
嚢胞開窓術(開腹)	180
嚢胞開窓術(鏡視下)	180
嚢胞感染	188
嚢胞感染症	230
嚢胞形成促進因子	123
嚢胞出血	181, 183, 188
嚢胞上皮細胞	129, 130
嚢胞性腎細胞癌	261
嚢胞性腎疾患	115
嚢胞線維症	127
嚢胞穿刺吸引療法	180
嚢胞穿刺硬化療法	180, 181

■ は

肺動脈塞栓	197
バソプレシン	122
バソプレシンV2受容体阻害薬	208
馬蹄鉄腎	197
ハプロ不全	94
破裂動脈瘤	174
破裂脳動脈瘤	172, 173, 174

■ ひ

非ステロイド性消炎鎮痛剤	193
ヒトPKD遺伝子	40
皮膚症状	248
肥満	255
病院受診者集計	17
病院剖検	16

■ ふ

ファイブロシスチン	144
ファイブロシスチン/ポリダクチン	144, 145
フォルスコリン	123
腹腔鏡下開窓術	182
腹腔鏡下肝嚢胞開窓術	181
腹腔鏡下嚢胞摘除	193
腹部膨満	176, 180, 202
腹壁ヘルニア	196
プロトオンコジーン	125

■ へ・ほ

β-catenin	124
片側性腎嚢胞症	150, 280
片側性嚢胞性腎疾患	290
傍腎盂嚢胞	282
ポリシスチン2	144
ポリダクチン	139, 144
本態性高血圧患者	161
本態性高血圧症	156

■ ま・み

マルファン症候群	198
慢性腎不全透析療法導入基準	228
ミノサイクリン	280
未破裂頭蓋内動脈瘤	165, 166
未破裂脳動脈瘤	172, 173
脈絡叢嚢胞	195

■ む・も

無症候性動脈瘤	173
網膜色素変性症	238
門脈圧亢進症	202

■ よ

陽イオンチャンネル	68
溶液転送異常	129
Ⅳ型コラーゲン	133

■ ら・り・れ

卵巣嚢腫	195
罹患率	16
両側副腎腫瘍	198
レニン・アンジオテンシン・アルドステロン系	155
レニンアンジオテンシン系	136

■ A

ACDK	150
ACE遺伝子	82
ACE阻害薬	156, 157, 217
acquired cystic disease of the kidney	151, 283
ADPKD	41, 82, 127, 134, 135, 136, 156, 157, 179, 181, 186, 290
ADPKD、PKDモデル動物	125
ADPKD原因遺伝子	32
ADPKD細胞	121, 122, 129, 216
ADPKD診断基準	151
ADPKD嚢胞	209
ADPKDモデル	210, 213, 216
angiogenesis	125
angiomyolipoma	249
AP-1	56, 57
AP-1活性化蛋白	57
apical and luminal 蛋白	106
apical membrane biogenesis	103
arachnoid cyst	166
ARB	122
ARPKD蛋白	143
ARPKD動物モデル	140, 200
ARPKDの診断基準	202, 203
ARPKDマウスモデル	212
arterial dolichoectasia	166
ATP	127, 129
autosomal dominant polycystic kidney disease	290
autosomal recessive polycystic kidney disease	151
AVP	122

■ B

BALB/c-bpk マウス	45
Bardet-Biedl syndrome	255
Bardet-Biedl症候群	117, 255
batimastat	215
BAY43-9006	122, 124, 125
BBS	117, 255
Bicc1遺伝子	45
BPKマウス	142

■ C

C3H-orpk マウス	45
C57BL/6J-cpk マウス	43
Caチャネル	94
Caチャンネル	157
Ca^{++}チャンネル	208
Ca^{2+}イオンチャンネル	68
Ca^{2+}チャネル	120
Ca^{2+}チャンネル	69
CAF	123
calcium modulating cyclophilin ligand	145
calyceal diverticulum	288
CAML	145
cAMP	120, 121, 122, 123, 127, 128, 129, 130, 156, 157, 208, 209, 216, 222
caspase阻害薬	213
CF	127
CFTR	82, 127, 128, 143
CFTR阻害薬	209, 210
cilia	111, 113, 136, 141, 142, 208, 216
cilia関連遺伝子	117
cilia関連蛋白異常	115
c-myc antisense oligonucleotide	215
Cogan症候群	238
coiled-coilドメイン	55
congenital hepatic fibrosis	141
cord hollowing	105
cortical tuber	249
COX-2 inhibitor	193
CPKマウス	141
cpkマウス	216
C-type lectinドメイン	53
Cushing症候群	198
Cux-1	58
cyclic-AMP(cAMP)	156
Cys1遺伝子	43
cyst activation factor	123
cystic disease of renal medulla	270
cystic fibrosis	127, 130
cystic fibrosis transmembrane conductance regulator	127, 128, 143

■ D

DBA/2FG-pcyマウス	41
denaturing high-performance liquid chromatography	140
DHPLC	140
ductal plate malformation	141
dystic renal cell carcinoma	261

■ E

ED	161
EDD	161
EDR	161
EF-hand	69
EGFR	212
EGF受容体(EGF-R)	123
EIDR	161
EKB-569	212
EKI-785	212
endothelial-dependent dilatation	161
endothelial dysfunction	161
endothelium-dependent relaxation	161
endothelium-independent relaxation	161
eNOS遺伝子多型	83
epidermal growth factor receptor(EGFR)関連薬	212
ESRD	77, 79, 81, 82, 152
ESWL	191, 289
ETA受容体拮抗薬	217
exocyst	136

■ F

familial hypoplastic glomerulocystic kidney disease	246
familial juvenile hyperuricemic nephropathy	270
fibrocystin	113, 116

■ G

GCKD	246
glibenclamide	209
glomerulocystic kidney disease	246

GPS(G protein-coupled receptor proteolytic site)ドメイン …54
G蛋白 …………………………………………… 55, 56, 129
G蛋白共役受容体(G protein-coupled receptors) ……… 55

■ H

Hajdu-Cheney syndrome ………………………………… 197
Han:SPRD-Cyラット …………………………………… 41
Han:SPRD-cyラット ……………………………… 212, 216
Han:SPRDラット ………… 161, 210, 211, 213, 214, 215, 217
haplo-insufficiency ……………………………………… 94
Hax-1 ……………………………………………………… 69
hepatocyte nuclear factor-1-beta(HNF-1β)遺伝子 …… 246
HMG-CoA阻害薬 ……………………………………… 214
hypomorphicノックアウトマウス …………………… 97

■ I

IC ………………………………………………… 163, 166
Id2 ……………………………………………………… 59
IFT ……………………………………………………… 111
IMT ……………………………………………………… 161
Incidence ………………………………………………… 18
International Study of Unruptured Intracranial Aneurysms …172
International subarachnoid aneurysm trial ……………… 174
intima-media thickness ………………………………… 161
intraflagellar transport ………………………………… 111
ISAT …………………………………………………… 174
isovolumic relaxation time …………………………… 162
ISUIA ………………………………………………… 172
IVRT …………………………………………………… 162

■ J・K

JAK-STAT …………………………………………… 124
JAK-STAT系 ………………………………………… 58
JAK-STAT刺激伝達系 ……………………………… 124
JNK …………………………………………………… 56
juvenile nephronophthisis …………………………… 151
Kartagener症候群 …………………………………… 115

■ L

Laurence-Moon-Biedl症候群 ………………………… 255
LDL(low density lipoprotein)領域 …………………… 53
left ventricular mass index ………………………… 162
leucineーrichリピート(LRRs) ………………………… 53
L-FABP ……………………………………………… 135
liquid secretion ……………………………………… 104
long-acting somatostatin …………………………… 222
lov-1(location of vulva)遺伝子 …………………… 60
lovastatin …………………………………………… 214
LVM index ………………………………………… 162

■ M

matrix metalloproteinase …………………………… 132
matrix metalloproteinases ………………………… 215
matrix metalloproteinasesの阻害薬 ……………… 215
MCDK ………………………………………… 257, 258
MCKD …………………………………… 239, 240, 243
MDCK細胞 …………………………… 104, 105, 145
MDRD ……………………………………………… 222
medullary cystic disease ………………… 269, 270
medullary cystic disease of the kidney …………… 151
medullary cystic kidney disease ………………… 240
medullary cystic[kidney]disease ………………… 243
medullary cystic kidney disease type 1 ………… 270
medullary cystic kidney disease type 2 ………… 270
medullary sponge kidney ………………… 264, 267, 269
MEK阻害薬 ……………………………… 124, 214
MFS ………………………………………………… 198
MKS3遺伝子 ……………………………………… 45
MMP ………………………………………………… 132
MMP-1 ……………………………………… 133, 215
MMP-2 ……………………………………………… 132
MMP-3 ……………………………………………… 132
MMP-9 …………………………………… 132, 133, 215

multicystic dysplastic kidney ……………… 151, 257
multicystic kidney ……………………………… 151
multilocular cyst ……………………………… 261
multilocular cysts of the kidney ……………… 151
multiple simple renal cyst …………………… 151

■ N

nephronophthisis ………………… 116, 117, 238, 270
neurofibromatosis ……………………………… 198
NFAT ……………………………………………… 56
niflumic acid …………………………………… 209
nitoric oxide阻害薬 …………………………… 217
node flow説 …………………………………… 115
non-PKD1 ……………………………………… 35
non-PKD2 ……………………………………… 35
NO産生抑制剤 ……………………………… 161
NPH ……………………………………………… 238
Nphp3遺伝子 …………………………………… 41

■ O

OFD ……………………………………………… 241
OFD1遺伝子 …………………………………… 241
OFD1型 ………………………………………… 241
oral-facial-digital syndrome ………………… 241
oral-facial-digital(OFD)症候群 ……………… 117
ORPKマウス …………………………………… 142
oxidant stress ………………………………… 135

■ P

p21 …………………………………… 58, 59, 124
p27 ……………………………………………… 58
p53 ……………………………………………… 59
parapelvic cyst ……………………………… 282
PC1 … 51, 52, 53, 54, 55, 56, 57, 58, 59, 60, 99, 106, 107, 108
PC2 ……………… 52, 54, 55, 56, 59, 106, 107, 108
PCD ……………………………………………… 115
PCKラット …………………………… 40, 140, 141
pcyマウス ……………………………………… 214
pcyマウスモデル …………………………… 211
PD184352 ……………………………………… 124
peripelvic cyst ……………………………… 282
pioglitazone …………………………………… 214
PKD ……………………………………… 130, 132
PKD遺伝子 ………………………… 89, 96, 113
PKD遺伝子操作動物 ……………………… 45, 46
PKD遺伝性自然発症突然変異動物 ……… 40
PKD関連蛋白 ……………………………… 143
PKD細胞 …………………………… 132, 209
PKD蛋白 …………………………………… 113
PKDドメイン ……………………………… 53
PKDモデル ………………………………… 136
PKDモデル動物 …………………………… 135
Pkd-/-ラット ……………………………… 214
PKDラットモデル ………………………… 157
PKD1 ……………………………………………
 24, 32, 33, 35, 37, 48, 49, 53, 54, 57, 58, 59, 77, 79, 96,
 113, 120, 124, 150, 195, 208
PKD1+/-マウス ……………………………… 160
PKD1L1 ……………………………………… 61
PKD1L2 ……………………………………… 61
PKD1L3 ……………………………………… 61
PKD1-TSC2 contiguous gene syndrome …… 29
PKD1異常家系 ……………………………… 78
PKD1遺伝子 …………………………………
 24, 25, 26, 27, 29, 32, 35, 37, 54, 58, 60, 77, 80, 92, 97, 98,
 99, 155
PKD1遺伝子産物 …………………………… 51
Pkd1遺伝子操作マウス …………………… 59
PKD1家系 …………………………………… 25
PKD1家系患者 ……………………………… 96
PKD1偽遺伝子 ………………………… 26, 28
PKD1近傍遺伝子 …………………………… 29
PKD1大腸菌人工染色体 …………………… 98
PKD1蛋白 …………………………… 51, 73, 160
PKD1トランスジェニックマウス ………… 98

Pkd1ノックアウトキメラマウス	92, 93, 94, 95
Pkd1ノックアウトホモマウス	59, 60, 106
pkd1ノックアウトマウス	58
Pkd1ノックアウトマウス	90
PKD1ノックアウトマウス	160
PKD1類似蛋白	54, 60
PKD2	32, 35, 37, 48, 49, 77, 79, 81, 96, 113, 115, 195, 208
PKD2+/−マウス	160
PKD2L1	39
PKD2L2	39
PKD2異常家系	78
PKD2遺伝子	32, 35, 37, 60, 61, 66, 77, 108, 160
PKD2遺伝子変異	33
PKD2家系患者	96
PKD2蛋白	73, 160
Pkd2ノックアウトホモマウス	106
Pkd2ノックアウトマウス	90, 91
PKD2類似遺伝子	39
PKD3	35
PKD3遺伝子	35
Pkdr1遺伝子	41
PKDREJ	62
PKHD1	48, 49, 139, 140, 208
PKHD1遺伝子	139, 140, 143, 246
Pkhd1遺伝子	40, 45
PLAT(polycystin-1, lipooxygenase and alpha toxin)ドメイン	54
PNL	191
polycystic kidney and hepatic disease 1	139
polycystin	83, 94, 113, 114, 124
polycystin蛋白産生	96
polycystin蛋白複合体	74
polycystinファミリー	60
polycystin複合体	75
polycystin 1	43, 45, 51, 52, 56, 68, 69, 70, 73, 74, 75, 79, 106, 113, 114, 115, 116, 120, 124, 129, 132, 143, 155, 160, 197, 208
polycystin 1蛋白	186
polycystin 2	43, 45, 52, 66, 67, 68, 69, 70, 73, 74, 75, 113, 114, 115, 116, 120, 124, 129, 132, 143, 144, 160, 208
polycystin 2L1	67, 69
polycystin 2L2	67
polycystin 2チャンネル活性	74
polycystin 2類似蛋白	67
polyductin	139
PPAR-γ	58
PRA	155, 156
primary carcinoid	198
primary ciliary dyskinesia	115
protein kinase effectorsの阻害薬	214
pyelocal calyceal diverticulum	288
pyelogenic cyst	288

R

RAAS	155
Raf isoforms阻害薬	124
Raf阻害薬	125
regulated intramembrane proteolysis(RIP)	55
REJ(receptor for egg jelly：卵子ゼリーレセプター)ドメイン	53
renal sinus cyst	282
renal-TAE	176, 179
renal transcatheter arterial embolization	176
renal tubular acidosis	151
resistivity indices	162
retinoids	214
RTA	273
RVA	162

S

SAH	164, 165, 166
SAHガイドライン	174
Senior-Loken症候群	117, 238
Siah-1	60
simple cyst	279
simvastatin	222
somatic mutation	91
somatostatin受容体遺伝子	222
Sotos症候群	198
sponge kidney	269
subependymal giant cell astrocytoma	249
subependymal nodule	249

T

TAE	125
TAE療法	179
Tam-Horsfall蛋白	240
TgN737Rpw遺伝子	45
The Modification of Diet in Renal Disease	222
TIMP	132
TIMP-1	132, 133, 215
tissue inhibitor of metalloproteinase	132
transcatheter arterial embolization	125
transient receptor potential(TRP)channel superfamily	68
TRPP2	66
TSC	29, 197
TSC1	197
TSC2	197
TSC/PKD1 contiguous gene syndrome	99
TSC2/PKD1 contiguous gene syndrome	197
TSC2/PKD1隣接遺伝子症候群	197
TSC2遺伝子	98, 99
tuberous sclerosis	248
tuberous sclerosis complex	197
TUL	191
two-hit theory	89

U

UAKD	243
UIA	165
UMOD	240, 243
unilateral renal cystic disease	280, 290
unruptured intracranial aneurysm	165
URCD	150, 280, 290
uromodulin associated kidney disease	243
uromodulin蛋白	240
uromodulin蓄積病	270

V

vascular endothelial growth factor	125
VEGF	125
VEGFR-2/Flk-1	125
VEGF受容体	125
vesicle fusion	104
VHL遺伝子	250, 252, 253
VHL病	250, 252
VHL病の診断基準	250, 251
von Hippel-Lindau病	250
VPV2拮抗薬	209

W

Wntシグナル	58, 109
Wntシグナル伝達系	57
wpkラット	45
(putative)WSCドメイン	53
WTACE2	213

多発性嚢胞腎の全て

2006年6月14日 初版第1刷発行

[監　修] 東原英二
[発行人] 赤土正幸
[発行所] 株式会社インターメディカ
　　　　 〒102-0072
　　　　 東京都千代田区飯田橋2-14-2
　　　　 TEL　03-3234-9559
　　　　 FAX　03-3239-3066
　　　　 ホームページ　http://www.intermedica.co.jp
[印　刷] 大平印刷株式会社

ISBN4-89996-168-5　C3047　　定価：本体4,500円（税別）